临床护理要点与常用技术操作流程

张　睿　王　莉　郭　鸿　李海燕　孙　青　赵　洁　主编

天津出版传媒集团

天津科学技术出版社

图书在版编目（CIP）数据

临床护理要点与常用技术操作流程 / 张睿等主编
. -- 天津 ：天津科学技术出版社，2023.7
ISBN 978-7-5742-1120-9

Ⅰ．①临… Ⅱ．①张… Ⅲ．①护理－技术操作规程
Ⅳ．①R472-65

中国国家版本馆CIP数据核字(2023)第085873号

临床护理要点与常用技术操作流程
LINCHUANGHULIYAODIANYUCHANGYONGJISHUCAOZUOLIUCHENG
责任编辑：李　彬
责任印制：兰　毅

出　　版：天津出版传媒集团
　　　　　天津科学技术出版社
地　　址：天津市西康路 35 号
邮　　编：300051
电　　话：（022）23332377
网　　址：www.tjkjcbs.com.cn
发　　行：新华书店经销
印　　刷：天津印艺通制版印刷股份有限公司

开本 787×1092 1/16 印张 30.75 字数 400 000
2023年7月第1版第1次印刷
定价：70.00元

编委会名单

主　编：张　睿　王　莉　郭　鸿

　　　　李海燕　孙　青　赵　洁

副主编：孔德兰　高玲花　高娟娟

　　　　颜伟伟　王小燕　庞凤美

　　　　陈　培　侯　波　曹秀秀

　　　　孙　晔　李　燕　程　娇

编　委：冯　静　张明灿　刘　真

　　　　赵　文　李　娟　李玉平

　　　　吴金芝　蔡玉培　范莉莉

　　　　刘　乐　王　辉　郑冬梅

《临床护理要点与常用技术操作流程》
编委会

张　睿　枣庄市精神卫生中心
王　莉　枣庄市立医院
郭　鸿　枣庄市立医院
李海燕　山东国欣颐养集团枣庄中心医院
孙　青　枣庄市立医院
赵　洁　枣庄市立医院
孔德兰　枣庄市中医医院
高玲花　山东中医药大学第二附属医院
高娟娟　山东中医药大学第二附属医院
颜伟伟　枣庄市立医院
王小燕　山东国欣颐养集团枣庄枣庄医院
庞凤美　枣庄市台儿庄区运河街道社区卫生服务中心
陈　培　山东国欣颐养集团枣庄中心医院
侯　波　山东国欣颐养集团枣庄中心医院
曹秀秀　山东国欣颐养集团枣庄中心医院
孙　晔　山东国欣颐养集团枣庄中心医院
李　燕　山东国欣颐养集团枣庄中心医院
程　娇　山东国欣颐养集团枣庄中心医院
冯　静　山东国欣颐养集团枣庄中心医院
张明灿　山东国欣颐养集团枣庄中心医院
刘　真　山东国欣颐养集团枣庄中心医院
赵　文　山东国欣颐养集团枣庄中心医院
李　娟　山东国欣颐养集团枣庄中心医院
李玉平　山东国欣颐养集团枣庄中心医院
吴金芝　山东国欣颐养集团枣庄中心医院
蔡玉培　山东国欣颐养集团枣庄中心医院
范莉莉　山东国欣颐养集团枣庄中心医院
刘　乐　山东国欣颐养集团枣庄中心医院
王　辉　山东国欣颐养集团枣庄中心医院
郑冬梅　山东国欣颐养集团枣庄中心医院

目　　录

第一章　病人的清洁、舒适与安全护理

病人的清洁、舒适与安全护理，是整体护理中最基本、最重要的组成部分，尤其是对危重或生活不能自理的病人来说，机体的清洁、舒适有利于人体新陈代谢产物的排泄，能预防感染，减少并发症的发生，从而提高病人的生活质量，达到促进康复的目的。

第一节　病人的清洁、舒适护理

一、口腔护理

口腔是病原微生物侵入人体的主要途径之一。正常人口腔中有大量的细菌存在，其中有是的致病菌，当人体抵抗力降低，饮水、进食量少，咀嚼及舌的动作减少，唾液分泌不足，自洁作用受影响时，细菌可乘机在湿润、温暖的口腔中迅速繁殖，造成口腔炎症、溃疡、腮腺炎、中耳炎等疾患；甚至通过血液、淋巴，导致其他脏器感染，给全身带来危害；长期使用抗生素的病人，由于菌群失调又可诱发霉菌感染。所以，做好口腔护理对病人十分重要。

（一）目的

1. 保持口腔清洁、湿润、舒适，预防口腔感染等并发症。

2. 防止口臭、口垢、增进食欲，保持口腔正常功能。

3. 观察口腔黏膜、舌苔的变化及有无特殊口腔气味，协助诊断。

（二）用物

1. 轻病人口腔护理用物脸盆、毛巾、漱口杯盛清水或漱口溶液、牙刷、牙膏。

2. 重病人口腔护理用物治疗盘内盛换药碗、漱口溶液浸湿的棉球，弯钳与压舌板各1，纱布1块，小茶壶或杯内盛温开水，弯盘，手电筒，毛巾，液体石蜡，棉签，珠黄散或冰硼散，锡类散，漱口溶液，必要时备开口器等。

（三）常用漱口溶液

1. 正常口腔用清水、生理盐水、朵贝氏液。

2. 口腔糜烂、口臭用1%～3%过氧化氢（遇有机物时放出氧分子，有防腐、防臭作用），2%～3%硼酸溶液（酸性防腐药，可改变细菌的酸碱平衡，起抑制作用），0.02%呋喃西林（有广谱抗菌作用），以及甘草银花液等。

3. 酸中毒、霉菌感染用1～4%碳酸氢钠溶液（属碱性药，对霉菌有抑菌作用）。

4. 绿脓杆菌感染用0.1%醋酸溶液。

5. 中西药制成的含漱消炎散、口洁净等，具有消炎止痛，防治口腔疾患作用。

（四）操作方法

1. 一般病人的口腔护理适用于不能起床的病人。抬高床头支架，使病人取斜坡卧位，也可侧卧或头偏向一侧，取病人的干毛巾围于领下，脸盆放于旁边接取漱口污水，备好牙刷、牙膏、漱口水，让病人自己刷牙。护士应指导的刷牙方法，沿牙齿的纵向刷或用牙线剔牙（图6～1，6～2）。病情需要时可由护士协助，刷牙后擦干面部，整理用物。

2. 重病人的口腔护理用于高热、昏迷、危重、禁食等生活不能自理的病人。

（1）备齐用物携至床旁，向病人解释，以取得合作。协助病人侧卧或头侧向右侧，颈下铺毛巾，弯盘置于颊旁，协助病人用温开水漱口。

（2）左手持压舌板分开面颊部，右手持手电筒观察口腔黏膜和舌苔情况（观察顺序：唇、齿、颊、腭、舌、咽）。取下假牙。

（3）用弯钳夹持棉球，再用压舌板分开一侧颊部，依次清洁口腔：嘱病人咬合上下牙齿，先擦洗左侧外面，沿牙缝纵向由上至下，由臼齿擦至门牙，同法洗右侧外面。

（4）嘱病人张开上下齿擦洗左侧上下内侧（咬合面）。同法擦洗右侧上下内侧，上腭及舌面（勿触及咽部，以免引起恶心），并弧形擦洗两侧颊部黏膜，每擦洗一个部位，更换 1 个湿棉球。舌苔厚或口腔分泌物过多时，用压舌板包裹纱布擦净分泌物。

（5）协助漱口，必要时可用吸水管吸漱口液或用注洗器沿口角将温开水缓缓注入，嘱属人漱口，然后再由下侧口角吸出，撤去弯盘，用纱布擦净口周。

（6）再次观察口腔是否清洗干净，口腔黏膜如有溃疡，可用珠黄散或冰硼散、锡类散、西瓜霜等撒布溃疡处，口唇干裂可涂液体石蜡，取下毛巾，整理用物，清洁消毒后备用。

对口腔秽臭的病人，除按上述方法进行口腔护理处，每日可用漱口水、中药藿香煎成的汤、口洁净、茶叶水等含漱半分钟后吐掉，一日多次漱口可除口臭，预防口腔炎症。

对神志不清者可用止血钳夹紧 1 块纱布，蘸生理盐水或其他漱口液，拧至半干按口腔护理的顺序操作，以代替用棉球擦洗法。

（五）注意事项

1. 擦洗时动作要轻，以免损伤口腔黏膜。

2. 昏迷病人禁忌漱口及注洗，擦洗时棉球不宜过湿，要夹紧防止遗留在口腔。发现病人喉部痰多时，要及时吸出。

3. 对长期应用抗生素者应观察口腔黏膜有无霉菌感染。

4. 传染病人用物须按消毒隔离原则处理。

＊牙线剔牙法：牙线多用丝线、尼龙线等。取牙线40cm，两端绕于两手中指，指间留14～17cm牙线，两手拇指，食指配合动作控制牙线。用拉锯式轻轻将牙线越过相邻牙接触点，压入牙缝，然后用力弹出，每个牙缝反复数次即可。

附：假牙的护理

1. 假牙也会积聚食物碎屑，必须定时清洗。使用假牙者应白天持续佩戴，对增进咀嚼的功能、说话与保持面部形象均有利；晚间应卸下，可以减少对软组织与骨质的压力。卸下的假牙浸泡在冷水中，以防遗失或损坏。不能自理者由护士协助，操作前洗净双手，帮助病人取下上腭部分，再取下面的假牙放在冷水杯中。

2. 用牙刷刷洗假牙的各面，用冷水冲洗干净，让病人漱口后戴上假牙。

3. 暂时不用的假牙，可泡于冷水杯中加盖，每日更换一次清水。不可将假牙泡在热水或酒精内，以免假牙变色，变形和老化。如遇假牙松动、脱落、破裂、折断，但未变形时，应将损坏的部件保存好。

二、头发护理

（一）床上梳发

生活不能自理的病人，护士协助梳发。

1. 目的梳发可按摩头皮，兴奋头皮血循环。除去污秽和脱落的头皮，使病人清洁、舒适、美观。

2. 用物治疗巾、梳子、纸1张（包脱落的头发用），必要时准备发夹、橡皮圈或线绳50％酒精。

3. 操作方法

（1）向病人做好解释，协助病人抬头，将治疗巾铺于枕头上，将头转向一侧。

（2）取下发夹，将头发从中间分为两股，左手握住一股头发，由发梢梳至发根，长发或遇有发结时，可将头发绕在食指上，以免拉得太紧，使病人感到疼痛，如头发已纠结成团，可用 50% 酒精湿润后再慢慢梳顺。

（3）一侧梳好再梳对侧。长发可编成发辫，用橡皮圈结扎。

（4）取下治疗巾，将脱落的头发缠紧包于纸中，整理用物，归还原位。

（二）床上洗头

1. 目的增进头皮血循环，除去污秽和脱落的头屑，预防和灭除虱虮，保持头发的清洁，使病人舒适。

2. 用物脸盆、搪瓷杯 2 个，大、中、小毛巾各 1 条，橡皮单，纱布，棉球 2 个，洗发膏或肥皂，梳子，内盛热水（40~45℃）的水桶，污水桶。如用洗头车洗头时，应安装好各部件备用。

3. 操作方法之一：扣杯洗头法

（1）备物至床旁，向病人解释清楚，按需要给予便盆，根据季节关门窗，移开桌椅，将热水桶和搪瓷杯放在椅上，另一搪瓷杯扣放脸盆内，杯底部用折好的小毛巾垫好（折成 1/4 大）。

（2）病人仰卧，解开领扣，将橡皮单、大毛巾铺于枕头上，移枕头于肩下，将床头的大毛巾反折，围在病人颈部，头下放脸盆，将头部枕在扣杯上。

（3）取下发夹，梳通头发，双耳塞棉球，用纱布盖病人双眼或嘱病人闭上双眼。

（4）用水将头发湿透，再用洗发膏（肥皂）揉搓头发，按摩头皮，然后用热水边冲边揉搓。盆内污水过多时，用右手托起病人头部，左手将扣杯放于橡皮单上，将盆内污水倒净后，将病人头部枕在扣杯上，也可利用虹吸原理将污水排出（将橡皮管放在盆内灌满污水，用止血钳拉出一端放于污水桶内，污水即自动流至污水桶。）

（5）洗毕，取出脸盆，将肩下枕头移至头部，使病人头睡在大毛巾上，取下纱布、棉球，用热毛巾擦干面部，用大毛巾轻揉头发、擦干，用梳子梳顺、散开，必要时可用电吹风吹干头发。长发者可予以编辫，清理用物，整理床单位。

（6）洗发过程中注意调节水温与室温，以免着凉。防止污水溅入眼、耳内。注意观察病情，如发现面色、脉搏、呼吸异常时应停止操作。

4. 操作方法之二洗头车洗头法

（1）将热水盛于水箱内（水箱容积24L），按位置装好喷头卡子及头垫，污水管插入污水箱放水管内，检查各连接管是否漏水，关闭水截门，插上电源，待水泵起动后（水泵装在车底架上，功率25W，流量8升/分），打开水截门即可使用，临时不用时只要关闭水截门，不必切断电源，并将喷头放在卡子上，以防下滑。

（2）洗头时可根据病情，患者取坐位或仰卧位，病人头部枕于头垫上，洗头的方法同扣杯法。

（3）洗毕，切断电源，放出污水，整理用物及床单位，擦干洗头车，放于干燥处妥善保管。

身体虚弱不宜床上洗头者，可用酒精擦洗头发除去头屑和汗酸味，并有止痒和使病人舒适的作用。

三、皮肤护理

皮肤是抵御外界有害物质入侵的第一道屏障，长期卧床病人，由于疾病的影响，生活自理能力差，汗液中的盐分及含氮物质常存留在皮肤上，和皮脂、皮屑、灰尘、细菌结合黏液于皮肤表面，刺激皮肤使其抵抗力降低，易致各种感染，因此，应加强卧床病人的皮肤护理。

（一）沐浴目的

1. 保持皮肤清洁、干燥、使病人舒适。

2. 促进皮肤的血液循环，增强其排泄功能，预防皮肤感染。

3. 观察全身皮肤有无异常，为临床诊治提供依据。

（二）沐浴方法

1. 盆浴和淋浴适用于全身情况良好的病人，怀孕7个月以上的孕妇禁用盆浴。

（1）用物脸盆、肥皂、浴巾，毛巾2条，拖鞋，清洁衣裤。

（2）操作方法

①携带用物送病员进浴室，关闭门窗，调节室温在22～24℃上，浴室不宜闩门，以便发生意外时及时入内。②向病人交代有关事项，如调节水温的方法，呼叫铃的应用，不宜用湿手接触电源开关，贵重物品如手表、钱包、饰物等应代为存放。③了解病人入浴时间，如时间过久应予询问，以防发生意外。若遇病人发生昏晕厥，应立即抬出，平卧、保暖，并配合医生共同处理。

（3）注意事项①饭后须过1小时才能进行沐浴，以免影响消化。②水温不宜太热，室温不宜太高，时间不宜过长，以免发生晕厥或烫伤等意外情况。

2. 床上擦浴法适用于病情较重，生活不能自理的病人。

（1）用物同盆浴，另备热水桶（水温47～50℃，并根据年龄、季节、生活习惯增减水温），污水桶，清洁被单，50%酒精，滑石粉，小剪刀。

（2）操作方法①备齐用物携至床旁，做好解释，询问需要。必要时关门窗，以屏风遮挡病人。热水桶、污桶放于床旁，移开桌椅，备好脸盆、水、毛巾、肥皂。如病情许可，放平床上支架。②浴巾铺于颈前，松开领扣，先为病人洗脸、颈部。将毛巾缠于手上，依次擦洗眼、额、鼻翼、面颊部、嘴部、耳后直至下颌及颈部。③协助病人侧卧洗双手。脱下上衣（先近侧后远侧，如有外伤则先健肢后患肢），在擦洗部们下面铺上大毛巾，按顺序先擦洗两上肢。④换热水后擦洗胸腹部，协助病人侧卧，背向护士，依次擦洗颈、背部。⑤协助穿上衣，脱下裤子，更换清水及毛巾后，再依次擦洗会阴部、臀部及两下肢至踝部。⑥将病人两膝屈起，将浴巾铺于床尾，泡洗双脚，洗净擦干，协助穿裤。⑦需要时修剪指、趾甲、梳头，更换床单，骨突部位用50%酒精按摩，防止褥疮的发生，清理用物，归还原处。

（3）注意事项①动作要轻稳、敏捷，防止受凉。②掌握用毛巾擦洗的步骤：先用涂肥皂的湿毛巾擦洗，再用湿毛巾擦净肥皂，最后用浴巾擦干，在擦洗过程中用力要适当，根据情况更换清水（水温要适宜），在腋窝及腹股沟等皮肤皱折处应擦洗干净。③注意观察病情及全身皮肤情况，如出现寒战，面色苍白、脉速等，应立即停止操作。

3. 床上沐浴法适用于夏季卧床的病人，不适用于年老体弱的患者。

（1）用物同盆浴用物，另备塑料水槽。

（2）操作方法将用物携至床旁，向病人做好解释。将水槽放于病人身下，然后充气，使四周挺起一槽形盆，放入40℃左右温水，床边围屏风，协助病人脱去衣裤后沐浴。洗净后打开下端的排水孔排出污水，再塞住排水孔换水冲净后排尽污水，擦干全身，撤去水槽，更换清洁衣裤，整理床单元。此法节省人力与时间，且清洗彻底。

还有用聚乙烯塑料布制成的床上浴盆，由盆体、充气枕头，充气阀、排水阀、塑料管等组成。充气后形状为橡皮船型，体积小、操作简便。

四、卧有病人床的清洁整理法

（一）卧有病人床整理法

1. 目的使床平整、舒适，预防褥疮，保持病室的整洁美观。

2. 用物床刷、毛巾袋套或扫床巾。为防止交叉感染，采用一床一消毒巾湿扫法。

3. 操作方法

（1）携用物至床旁，向病人解释，了解需要，酌情关门窗，移开床旁桌椅，如病情许可，放平床头及床尾支架，便于彻底清扫。

（2）协助病人侧卧对侧（先移枕后移病人），松开近侧各层单，先扫净中单、橡皮单，并搭在病人身上，再从床头至床尾扫净大单上的渣屑，注意枕下及病人身下各层彻底扫净。需要时整理褥垫，最后将大单，橡皮中单，中单逐层拉平铺好，将病人移至近侧，护士转至对侧以上法逐层清扫并拉平铺好。

（3）使病人平卧，整理盖被，把棉被和被套拉平，叠成被筒，为病人盖好。取出枕头扫净、揉松后置于病人头下。

（4）支起床上支架，移回床旁桌椅，整理病床单元，保持病室中床旁桌、椅、病床放置规范化。清理用物，取下床刷上的毛巾袋套或扫床消毒巾，洗净后消毒备用。

（二）卧有病人床更换床单法

1. 目的保持床单清洁、平整，使病人舒适。

2. 用物大单、中单，被套（反面在外），枕套、床刷、毛巾袋套或扫床巾。

3. 操作方法

（1）卧床不起，病情允许翻身侧卧的病人。

①备物至床旁，向病人做好解释。酌情关好门窗，移开床旁桌椅，按需要协助病人排便，病情许可时，放平床上支架。清洁被服按顺序放椅上（酌情）。

②协助病人侧卧于床的对侧，枕头与病人一起移向对侧。

③松开近侧各单，将中单卷入病人身下，扫净橡皮中单搭于病人身上。再将大单卷入身下，扫净褥垫，铺清洁大单，中缝与床中线对齐，一半塞于病人身下，近侧的半幅大单自床头、床尾、中间先后展平拉紧，折成斜角塞入床垫下，放平橡皮中单，铺清洁中单，连同像皮中单一起塞入床垫下。

④协助病人仰卧于清洁单上，转至对侧松开各层单，撤出污中单系于床尾床栏当作污袋，扫净橡皮中单，拉清洁中单一起搭于病人身上，将污大单卷至床尾撤出投入污袋，扫净褥垫，依次将清洁大单、橡皮中单、中单逐层拉平铺好。

⑤协助病人仰卧，撤除污被套（解开被套端带子，将尾端拉向被头在棉胎下拉下，不翻转，以免身体接触棉胎），将清洁被套铺在棉胎上，封口端与被头平齐，从床尾端向床头被头翻转拉平，同时撤出污被套，系被尾带子，叠成被筒为病人盖好。

⑥一手托起病人头部，另一手迅速取出枕头，取下污枕套，扫净枕芯，换清洁枕套，置于病人头下。

⑦一手托起病人取舒适卧位，移回床旁桌椅，清理用物，归还原处。

（2）不能翻身侧卧病人的更单法。

①备物至床旁，向病人做好解释。酌情关好门窗，移开床旁椅，按需要协助病人排便。病情许可时，放平床上支架。清洁被服按顺序放椅上（酌情）。

②一手托起病人头部，另一手取出枕头，放于床尾椅上，松开大单、中单、橡皮中单，横卷成筒式，将污大单卷至肩下。

③将清洁大单横卷成筒状铺床头，中线对齐，铺好床头大单，然后抬起病人上半身，将各层污单从床头卷至病人臀下，同时将清洁大单拉至臀部。

④放下病人上半身，抬起臀部，迅速撤出各层污单，将清洁大单拉至床尾，拉平铺好。

⑤先铺好一侧清洁中单及橡皮中单，余下半幅塞于病人身下，转至对侧以同法铺好。

⑥更换被套、枕套等同上法。

4. 注意事项

（1）动作敏捷轻稳，不过多翻动和暴露病人，以免疲劳及受凉。

（2）注意观察病情及病人的皮肤有无异常改变，带引流管的病人要防止管子扭曲受压或脱落。

（3）更单中应运用人体力学原理，可以节省力和时间，提高工作效率。

另有一种简便的更换床单法，是将干净床单的一边与脏床单的一边对齐，用三个别针固定，然后轻轻抬起病人，在一侧撤出脏床单，干净床单随之代替。

五、晨晚间护理

根据病情需要，为危重、昏迷、瘫痪、高热、大手术后或年老体弱的病人，于晨间及晚间所进行的生活护理，称为晨晚间护理。轻病人的晨晚间护理，可在护士指导与必要的协助下进行。

（一）晨间护理

1. 目的

（1）使病人清洁舒适，预防褥疮及肺炎等并发症，保持病室的整洁。

（2）观察和了解病情，为诊断、治疗和护理计划的制订提供依据。

（3）进行心理护理及卫生宣传。

2. 用物护理车上备梳洗用具，口腔护理，褥疮护理的用物，床刷，消毒的毛巾袋或扫床巾（一床一巾），清洁衣裤，床单等。

3. 操作方法

（1）备齐用物携至床旁，酌情关门窗，遮挡病人，协助排便，留取标本，更换引流瓶。

（2）放平床上支架，进行口腔护理，洗脸，洗手，帮助病人梳头。

（3）协助病人翻身，检查皮肤受压情况，擦洗背部后，用50%酒精或红花油按摩骨突处，为病人叩背，用空心掌从肩胛下角向上拍打，使黏性分泌物顺利排出。

（4）整理病床，可酌情更换床单及衣裤，注意观察病情，整理床单位，协助进早餐，记录输入排出量。

（二）晚间护理

1. 目的使病人清洁、舒适、易于入睡。

2. 用物同晨间护理

3. 操作方法

（1）备齐用物携至床旁，协助病人漱口（口腔护理），洗脸，洗手。擦洗背臀，热水泡脚，为女病人清洁会阴部。

（2）进行预防褥疮的护理，整理床单位，必要时协助排便，挂好蚊帐，将便器放于易取处，用物归位，做好护理记录。

附：协助病人使用便器法

当病人不能去厕所排便，需在床上排尿、排便时，正确使用便器，对方便病人生活与舒适安全起着重要作用。

（一）便盆便盆有搪瓷、塑料和金属三种，使用方法如下：

1. 便器必须清洁，气候寒冷时应先用热水冲洗（使之温热，盆内留少量水，使大便后易清洗，并可减少气味），将便盆外面擦干，携至床旁备用。

2. 协助病人脱裤，能配合的病人，嘱其抬起背部，屈膝，双脚向下蹬在床上，同时抬起臀部，护士一手抬起病人臀部，另一手将便盆置于臀下。如病人不能配合，应先将病人转向一侧，把便盆对着病人臀部，护士一手紧按便盆，另一手帮助病人向回转身至便盆上。病情允许时，可抬床头，以减少病人背部之疲劳。

3. 女病人可用手纸折成长方形，放于耻骨联合上方，以防尿液溅出污染被褥。给男病人递便盆时，应同时递给尿壶，禁用掉瓷便盆，以免损伤病人的皮肤。

4. 将手纸及信号灯开关放在近旁易取处，护士可离开在门外等候片刻。

5. 大便完毕，放平床头，嘱病人双脚蹬床，抬起臀部，擦净、取出便盆。协助病人穿裤，整理病床。必要时需观察排泄物性状、颜色、量及异常情况，留取标本送验，做好记录。

6. 及时倒掉排泄物，用冷水洗净便器（热水清洗，可使蛋白质凝固，不易洗净便器），放回原处，协助病人洗手，开窗通风。

（二）尿壶尿壶有搪瓷和塑料二种专为卧床男病人准备（女病人可用广口女式尿壶），使用方法如下：

1. 能自行排尿者，向其交代使用方法，取出尿壶时，要将壶颈向上倾斜，以防尿液溅出污染床单。

2. 排尿后根据需要观察尿液情况，测量尿量，并记录在记录单上。使用后的尿壶处理与便盆相同。

3. 对尿失禁病人，每2～3小时递送便器一次，帮助病人有意识地控制或引起排尿，并指导病人作会阴部肌肉锻炼，每日数次使其收缩及放松，以增强尿道括约肌收缩功能。

4. 对未插留置导尿管的病人，采用合适的接尿器。如男病人可置便器于外阴部接尿，或采用阴茎套连接尿管引流至袋中，也可用一次性塑料袋接尿。女病人可采用橡胶奶头开口端固定于尿道口处，连接尿管将尿引流入贮水袋中。对此类病人每日应清洁、消毒外阴部每日更换接尿管。

第二节 褥疮的预防及处理

褥疮是局部组织长期受压、血液循环障碍、持续缺血缺氧、营养不良而形成组织坏死的压力性溃疡。

预防褥疮是临床护理中的一项重要工作。应经常对危重和长期卧床的病人进行认真细致的护理。严格交接班，以有效的方法预防和杜绝褥疮的发生。一旦发生褥疮，不仅给病人带来痛苦，加重病情，严重时可继发感染引起败血症而危及生命。

一、褥疮发生的原因

1. 局部长期受压，经久不改变体位，导致血液循环障碍而发生组织营养不良。见于不正确的半坐卧位或坐位、瘫痪、昏迷、年老体弱、消瘦、水肿及手术后不能自己移动体位者。

2. 皮肤经常受潮湿及摩擦等物理因素的刺激，如大量汗液、大小便失禁、分泌物、呕吐物、衣服不平整、床单皱折有碎屑、翻身时拖拉、使用脱漆便器等，可导致皮肤角质层受损。抵抗力降低。

3. 使用石膏绷带、夹板时，衬垫不当，松紧不适，致使局部组织血液循环障碍。

4. 全身营养不良或局部组织供血不足和防病能力降低，都易导致褥疮的发生，如长期发热及恶病质等病人。

二、褥疮的易发部位

多发生于无肌肉包裹或肌肉层较薄、缺乏脂肪组织保护又经常受压的骨隆突处。如枕部、耳郭、肩胛、肘部、脊椎体隆重突处、髋部、骶尾部、膝关节内外侧、内外踝，足跟部等处。俯卧时还可发生于髂前上棘、肋缘突出部、膝部等处。易发部位与病人卧位有关。

三、褥疮的预防

控制褥疮发生的关键是预防，措施落实即可避免褥疮的发生，减少病人的痛苦，提高疗效。因此要求做到六勤，即勤翻身、勤擦洗、勤按摩、勤整理、勤更换、勤交班。

（一）避免局部组织长期受压

1. 经常更换体位使骨骼突出部位交替地减轻压迫。实验证明，毛细血管压如超过 2.13kPa（16mmHg），即可阻断毛细管对组织的灌流超过 2.67kP（20mmHg），持续 2～34 小时即可引起褥疮。因此，应鼓励和协助长期卧床的病人常翻身，每 2～3 小时翻身一次，最长时间不超过 4 小时，必要时每小时翻身一次，建立床头翻身记录卡。翻身时尽量将病人身体抬起，避免拖、拉、推以防擦伤皮肤。

2. 保护骨隆突处和支持身体空隙。病人体位安置妥当后，可在身体空隙处垫软枕或海绵垫，酌情在骨隆突处和易受压部位垫橡胶气圈、棉圈、水袋，使受压部位悬空，必要时可用护架抬高被毯。以避免局部受压。使用气圈时，应充气 1/2～2/3 满度，套上布套，布套应平整无折，气门向下放于两腿之间，以免压迫局部组织。水肿和肥胖者不宜使用气圈。因局部压力重，用气圈反而影响血液循环，妨碍汗液蒸发而刺激皮肤。可选其他支持物。有条件时，可使用喷气式气垫，其结构分气垫与气泵两部分，中间由导管相连。气垫经气泵充气后，支撑病人身体，可分散体重，减轻对局部表面的压迫，防止血循环障碍。使用时打开电源15 分钟后，气垫膨胀，气垫表面有许多小孔，能自动喷出微风，使病人身体周围的床铺温度下降，保持皮肤干燥。流动的空气还可阻止化脓菌的繁殖，起到防止和治疗褥疮的作用。另外，也可使用交替充气式床垫、水褥、翻身床等。

3. 使用石膏、夹板或其他矫表器械者，衬垫应松紧适度（松则易移动，起不到固定作用。则影响血液循环）尤其要注意骨骼突起部位垫，应仔细观察局部和肢端皮湿的变化情况重视病人的主诉，经予及时调整。

（二）避免局部受刺激

1. 保持床铺清洁、平整、无皱折，干燥、无碎屑。

2. 有大小便失禁、呕吐、出汗者，应及时擦洗干净、衣服、被单随湿随换；伤口若有分泌物，要及时更换敷料，不可让病人直接卧于橡皮单上。

3. 使用便器时，应选择无破损便器，抬起病人腰骶部，不要强塞硬拉。必要时在便器边缘垫上纸或布垫，以防擦伤皮肤。

（三）促进血液循环

经常进行温水擦浴，局部按摩，定时用50%酒精或红花油按摩全背或受压处，达到通经活络，促进血液循环，改善局部营养状况，增强皮肤抵抗力的作用。

1. 手法按摩

（1）全背按摩协助病人俯卧或侧卧，露出背部，先以热水进行擦洗，再将药液少许倒入手掌内作按摩。按摩者斜站病人右侧，左腿弯曲在前，右腿伸直在后，从病人臀部上方开始，沿脊柱旁向上按摩（力量要足够刺激肌肉组织）。至肩部时，手法稍轻，转向下至腰部止，此时左腿伸直，右腿弯曲，如此反复有节奏地按摩数次。再用拇指指腹由骶尾部开始沿脊柱按摩至第5颈椎处。

（2）局部按摩蘸少许50%酒精，以手掌大小鱼际肌部分紧贴皮肤，作压力均匀的向心方向按摩，由轻到重，由重到轻，每次3~5分钟，如局部已出现褥疮的早期症状，按摩时不要在该处加重压力，可用拇指指腹以环形状动作由近褥疮处向外按摩。

2. 电动按摩器按摩电动按摩器是依靠电磁作用，引导治疗器按摩头振动，以代替各种手法按摩。操作者持按摩器，根据不同部位，选择适用的按摩头，紧贴皮肤，进行按摩。

（四）改善营养状况

长期卧床或病重者，应注意全身营养，根据病情给予高蛋白、高维生素膳食。不能进食者给予鼻饲，必要时需加支持疗法，如补液、输血、静脉滴注高营养物质等，以增强抵抗力及组织修复能力。

四、褥疮的分期及处理

根据褥疮的发展过程，轻重程度不同，可分为三期：

（一）瘀血红润期

局部皮肤受压或受潮湿刺激后，出现红、肿、热、麻木或触痛，有的无肿热反应。

此期应采取积极措施，防止局部继续受压，使之悬空，避免摩擦潮湿等刺激，保持局部干燥，增加翻身次数。

（二）炎性浸润期

如果红肿部继续受压，血液循环得不到改善，受压表面皮色转为紫红，皮肤因水肿变薄而出现水疱，此时极易破溃，显露出潮湿红润的创面。

护理重点是保护皮肤，避免感染。除继续加强上述措施外，对未破的小水疱应减少摩擦，防感染，让其自行吸收；大水疱用无菌注射器抽出水疱内液体（不剪表面）后，表面涂以2%碘酒或用红外线照射，每次15分钟，保持创面干燥。

（三）溃疡期

静脉血液回流受到严重障碍，局部瘀血致血栓形成，组织缺血缺氧。轻者浅层组织感染，脓液流出，溃疡形成；重者坏死组织发黑，脓性分泌物增多，有臭味。感染向周围及深部扩展，可达骨骼，甚至引起败血症。

此时应清洁创面，祛腐生新，促其愈合，根据伤口情况给予相应处理。

1. 药物治疗

（1）碘酊具有使组织脱水促进创面干燥、软化硬结构的作用。将碘酊涂于创面，加烤灯照射10分钟（或电吹风吹干），每日2次。

（2）多抗甲素它能刺激机体的免疫细胞增强免疫功能，促进创面组织修复。对创面较大者，先用生理盐水清创，然后用红外线灯照射20分钟，创面干燥后用多抗甲素液湿敷，再用红外线灯照射10分钟，最后用灭菌紫草油纱布覆盖，对渗出液多者，每日换药3次。

（3）甲硝唑对杀灭厌氧菌有特效，并能扩张血管，增强血液循环。用此药冲洗后，湿敷创面，加红外线灯照射20分钟，每日3~4次。

2. 物理疗法

（1）鸡蛋内膜覆盖新鲜鸡蛋内膜含有一种溶菌酶，能分解异种生物的细胞壁，杀灭活体，起消炎、杀菌的作用。将鸡蛋内膜平整紧贴于创面上，加红外线灯照射10分钟，每日更换1次。

（2）白糖覆盖在高渗环境下可破坏细菌生长，减轻伤口水肿，有利于肉芽生长，促进伤口愈合。清创后，将食用白糖散于创面上，用无菌纱布敷盖。

（3）氧疗利用纯氧抑制创面厌氧菌的生长，提高创面组织中氧的供应量，改善局部组织代谢。氧气流吹干创面后，形成薄痂，利于愈合。方法：用塑料袋罩住创面，固定牢靠，通过一小孔向袋内吹氧，氧流量为5~6L/分钟，每次15分钟，每日2次。治疗完毕，创面盖以无菌纱布或暴露均可。对分泌物较多的创面，可在湿化瓶内放75%酒精，使氧气通过湿化瓶时带出一部分酒精，起到抑制细菌生长，减少分泌物，加速创面愈合的作用。

3. 中药将桉树叶制成的烧伤粉，用生理盐水调成糊状，加地塞米松5mg涂于褥疮创面，每日2次。

4. 外科手术对大面积、深达骨质的褥疮，上述保守治疗不理想时，可采用外科治疗加速愈合，如手术修刮引流，清除坏死组织，植皮修补缺损等。外科手术修复亦适用于战伤并发大面积褥疮，因战伤病人失血多，机体抵抗力差，褥疮迁延不愈，易造成全身感染。采用手术修复可缩短褥疮的病程，减轻痛苦，提高治愈率。

五、节力翻身法

（一）目的

使病人安全、舒适，预防并发症。适用于不能自理的病人。

（二）操作方法

要领：托重心、用合力，不抓不捏找空隙；防撞碰、不擦皮，既轻又稳亦省力。

1. 一人节力翻身法（平卧翻左侧卧位）

（1）护士立于病人右侧，两腿距离 10～15cm 以维持平衡，重心恒定。将病人左右手交叉置腹部。

（2）移上身（上身重心在肩背部）。右手将病人右肩稍托起，左手伸入肩部，用手掌及手指扶托颈项部；右手移至对侧左肩背部用合力抬起病人上身移向近侧。

（3）移下身（下身重心在臀部）。左手伸入病人腘窝，右手扶于足背，屈膝双下肢；右手沿腿下伸入达尾骶部，左手移至对侧左臀部用合力抬起病人下身移向近侧。

（4）调整体位。左手扶背，右手扶双膝，轻翻转病人，抬起病人右腿，拉平裤子，托膝使病人屈髋膝置于床旁；抬左腿拉平裤子放于床中。平整衣服，以软垫支持病人背部和双腿，取舒适卧位。

侧卧翻平卧，护士立于病人左侧，步骤同上，两手动作相互调整。

2. 两人节力翻身法（平卧翻侧卧位）对于身体胖重且不能活动者，如截瘫、偏瘫、昏迷等病人则宜采用两人协助翻身。

两位护士站在病床的同侧，一个托病人两手放于腹部，托其颈肩和腰部，另一人托臀和腘窝部，两人同时将病人抬起移向床缘，分别扶托肩、背、腰、膝部位，轻推，使病人转向对侧。

对有导管者，应先将导管安置妥当，翻身后检查导管，保持通畅。严重烧伤者可采用翻身床。颈椎和颅骨牵引者，须使头、颈、躯干保持在同一水平翻动。

第三节　病人的卧位与安全护理

一、病人的卧位

卧位是病人卧床的姿势。卧位与论断、治疗和护理有密切的关系，正确的卧位对减轻症状、治疗疾病、预防并发症均起到良好的作用。

（一）卧位的性质

1. 主动卧位病人在床上自己采取最舒适的卧位。

2. 被动卧位病人自身无力变换卧位者，如意识丧失或极度衰弱的病人，必须由护士帮助更换卧位。

3. 被迫卧位由于疾病的影响或治疗的需要所采取被迫的卧位。

（二）常用的几种卧位

1. 仰卧位

（1）去枕仰卧位病人去枕仰卧，头偏向一侧，两臂放于身体两侧，双腿伸直，将枕横立置于床头。适用于昏迷或全麻未清醒病员，可防止呕吐物流入气管而引起窒息及吸入性肺炎等并发症；用于脊椎麻醉或脊髓腔穿刺后的病人，可预防脑压减低而引起的头痛。

（2）休克卧位抬高头胸部约 10 度～20 度，抬高下肢约 20 度～30 度，适用于休克病人。抬高头胸部，有利于呼吸；抬高下肢，有利于静脉血回流。

（3）屈膝仰卧法病人采取自然仰卧，头下垫一枕头，两臂放在身体两侧，双腿屈曲，使腹肌放松，适用于胸腹部检查。

2. 侧卧位病人侧卧，两臂屈肘，一手放于胸前，一手放于枕旁，下腿稍伸直，上腿弯曲；必要时两膝之间、背后、胸腹前可放置一软枕。

用于灌肠、肛门检查。侧卧与平卧交替可预防褥疮。

3. 半坐卧位病人卧床上，以髋关节为轴心，上半身抬高与床的水平成 40 度～50 度角（自动床、半自动床，或手摇床），再摇起膝下支架。放平时，先摇平膝下支架，再摇平床头支架。若无摇床可在床头垫褥下放一靠背架，将病人上半身抬高，下肢屈膝，用中单包裹膝枕垫在膝下将两端带子固定于床两侧，以免病人下滑，放平时应先放平下肢，再放平床头。

半坐卧位适用于以下情况：

（1）用于心肺疾患所引起的呼吸困难的疾病。由于重力作用，部分血液滞留在下肢和盆腔脏器内，可使静脉回流量减少，从而减轻肺部瘀血和心脏负担；半坐卧位可使膈肌位置下降，有利于呼吸肌的活动，能增加肺活量，有利于气体交换，改善呼吸困难。

（2）腹腔、盆腔手术后或有炎症的病人，采取半坐卧位，可使腹腔渗出物流入盆腔、促使感染局限化。因盆腔腹膜抗感染性能较强而吸收性能较差，半坐卧位可减少炎症的扩散和毒素的吸收，减轻中毒反应，同时又可防止感染向上蔓延引起膈下脓肿。

（3）腹部手术后，采取半坐卧位能减轻腹部伤口缝合处的张力，避免疼痛，有利伤口愈合。

（4）端坐位病人坐在床上，身体稍向前倾，床上放一小桌，桌上垫软枕，病员可伏桌休息，并用床头支架或靠背架抬高床头，使病人的背部也能向后依靠。

5. 俯卧位病人俯卧，头转向一侧两臂屈曲，放于头的两侧，两腿伸直，胸下、髋部及踝部各放一软枕。适用于腰背部检查及某些手术后病人。

6. 头低脚高法病人仰卧，头侧向一侧，将枕头横立于床头，以防碰伤头部，床尾用木墩或其他支托物垫高 15～30cm，适用于某些疾病的治疗和检查，以及下肢牵引、体位引流、产妇胎膜早破，防止脐带脱出。

7. 头高脚低位病人仰卧，床头用木墩或其他支托物垫高 15～30cm 或视病情而定，用于减轻颅内压，或作颅骨牵引时作为反牵引力。

8. 膝胸卧法病人跪姿，两小腿平放床上，大腿与床面垂直，两腿稍分开，胸及膝部紧贴床面，腹部悬空，臀部抬起，头转向一侧，两臂屈放于头的两侧。适用于肛门、直肠、乙状镜检查及治疗、矫正胎儿臀位及子宫后倾。

9. 截石位病人仰卧于检查台上，两腿分开放在支腿架上，臀部齐床边，两手放在胸部或身体两侧。常用于会阴、肛门部位的检查治疗或手术，分娩时也取此位。

二、病人的安全护理

对烦躁不安、高热、谵妄、昏迷及危重病人，要防止发生坠床、撞伤、抓伤等意外，必须及时、正确地应用保护具，以确保安全。

床档的应用临床上有用帆布、木质或金属制成的床档，使用时须两侧同时使用，一侧靠墙的可在外侧放置床档，床头及床尾用布带固定好，在进行治疗和护理时，可解开带子，操作完毕即将床档固定好。为便于护理操作，床档中间可安装活动门，使用时打开，用毕即关好活动门，使意识不清的患者或患儿的活动限制在床档范围内。

带床档的新式病床，不用时将床档插于床尾，使用时可插入两边床沿。多功能床档附加一木桌，以便病人在床上进餐，必要时还可插入患者的背部，作体外心脏按压时使用，也可按需要升降。

2. 约束带的应用需限制病人肢体活动时使用约束带，常用于固定手腕和踝部，防止发生意外。

（1）宽绷带约束先用棉垫包裹手腕或踝部，再用宽绷带打成双套结，套在棉垫外稍拉紧，使不脱出（以不影响肢体血循环为度），然后将带子固定于床缘上。

（2）筒式约束带需限制病人坐起时可用筒式约束带固定。筒式约束带用布制成，宽 8cm 长 12cm。操作时，将患者两侧肩部套进袖筒，腋窝衬棉垫，两袖筒上的细带子在胸前打结固定，将下面两条较宽的长带系于床头。

（3）膝部约束带常用于固定膝部，限制患者下肢活动。膝部约束带宽 10cm 长 280cm，用布制成。操作时，两膝衬棉垫，将约束带横放于两膝上，宽带下的两头带各缚住一侧膝关节，然后将宽带两端系于床缘。

（4）尼龙搭扣约束带操作简便、安全，便于洗涤和消毒，可以反复使用，临床已广泛应用。可用于固定手腕、上臂、踝部、膝部。约束带由尼龙搭扣和宽布带构成，操作时，将约束带置于关节处，被约束部位衬棉垫，松紧度要适宜，对合尼龙搭扣后将带子系于床缘。若无上述特制的约束带时，可用大单代替，固定双肩和膝关节。

（5）使用约束带的注意事项

①用前应先向病人及家属解释清楚，可用可不用时应尽量不用。

②保护性制动措施，只宜短期应用，同时须注意病人的卧位舒适，要经常更换体位。

③被约束的部位，应放衬垫，约束带的松紧要适宜，并定时放松，按摩局部以促进血液循环。

④约束时应将病人的肢体置于功能位置。

3. 支被架的使用主要用于病人的肢体瘫痪时，防止盖被压迫肢体而造成不适和足下垂等，也可用于灼伤病人使用暴露疗法时有助保暖。

（张　睿　王　莉　李海燕　孙　青　赵洁）

第二章　病人营养与饮食护理

营养是指机体摄取、消化、吸收和利用食物中的营养物质以维持生命活动的综合过程。合理的营养能够保证人体正常发育，维持生命与健康，提高机体的抵抗力和免疫能力，适应各种环境条件下的机体需要，对疾病的预防和治疗起着重要作用。而对于医院的病人来说，由于疾病原因各异，病情轻重不同，病人的消化吸收功能有别于正常人，所以必须按不同病情和治疗需要供给不同的饮食，做到既符合病情需要，又满足机体康复对营养的要求以及符合食品卫生条件，这是病人营养与饮食管理的目标。

第一节　概述

一、人体的营养需要

人体为了维持生命与健康，保证正常的生长发育和从事劳动，每天必须从食物中获得营养物质。这些食物中能够被人体消化、吸收和利用的有机和无机物质称为营养素。营养素可分为碳水化合物、脂肪、蛋白质、无机盐、维生素和水等六类。这些营养素在体内的主要功用是供给能量，构成及修补组织，调节生理功能。人体对能量和营养素的数量和质量都有一定要求，许多国家对膳食中的营养素供给量都订有标准，即推荐的膳食供给量（RDA）。我国也订有膳食供给量标准。

现简单介绍正常人的营养需要

（一）热能

人体为维持生命活动和从事劳动，每天必须从食物中获得能量，以满足机体需要，人体热能的需要是与其热能的消耗相一致的，即：能量的需要＝基础代谢＋体力活动＋食物特殊动力作用的能量消耗。对处在正常生长发育阶段的儿童，还要增加生长发育所需要的能量。成年男子 18～40 岁（体重60kg），需能量 10.0MJ～16.7MJ/d；成年女子 18～40 岁（体重53kg）需9.24MJ～13.41MJ/d。在一日总热能摄入中，碳水化合物宜占 60%～70%，脂肪宜占 17%～25%，蛋白质宜占 12%～14%。

（二）碳水化合物

膳食中碳水化合物的供给量，主要决定于饮食习惯、生产生活水平和劳动强度。一般以占总热能的 65%～75%为宜。膳食中碳水化合物的主要来源是谷类和根茎类食品，如各种粮食和薯类。蔬菜和水果除含少量单糖处，是纤维素和果胶的主要来源。

（三）蛋白质

蛋白质宜占总能量的 10%～14%。蛋白质供给量成人大约每人每日每千克体重为 1g。我国膳食以植物为主，蛋白质质量稍差，故定为 1.2g 上下。蛋白质的主要来源是肉类，蛋类和豆类。在膳食调配中，应注意发挥蛋白质的互补作用，可遵循三个原则搭配食物。其一是食物的生物学种属愈远愈好，其二是搭配的种类愈多愈好；其三是同时食用。

其主要生理作用为：①构成和修补身体组织；②调节生理功能；③构成有特殊生理作用的物质，如酶、激素、抗体等；④供给热能，但不甚经济。

（四）脂肪

脂肪的供给量易受饮食习惯、季节和气候的影响，变动范围较大。一般占总热能的 17%～25%，不宜超过 30%，以避免油脂食入过多。我国成年人每天摄取 50g 的脂肪就可以基本满足生理需要。其主要来源是各种植物油及炼过的动物脂肪。

其主要生理作用为：①提供必需脂肪酸；②携带脂溶性维生素类物质；

③为机体提供高深度的热能和必要的热能储备；④使膳食具有饱腹感；⑤增加食物的风味和保护蔬菜等食物中的维生素等物质，免于与氧接触而氧化。

（五）无机盐

已知存在于生物体内的元素有几十种，除碳、氢、氧、氮外，其余各种元素，统称为无机盐。在体内含量较多的，如钙、镁、钾、钠、磷、氯、硫等，称为常量元素；铁、铜、碘、锌、锰、钴等在体内含量极少，甚至只有痕量，称为微量元素。无机盐在食物中分布很广，一般都能满足机体需要。比较容易缺乏的无机元素有钙、铁和碘，特别是对正在生长发育的儿童、青少年、孕妇和乳母，钙、铁、和碘的缺乏较为常见。

其主要生理作用为：①构成机体组织，如钙、磷、镁、是骨骼和牙齿的重要成分，磷、硫是构成组织蛋白的成分；②无机盐与蛋白质协同、维持组织细胞的渗透压；③酸性、碱性无机离子的适当配合，加上重碳酸盐和蛋白质的缓冲作用，维持着体液的酸碱平衡；④各种无机离子，特别是保持一定比例的钾、钠、钙、镁等离子是维持神经肌肉兴奋和细胞膜通透性的必要条件；⑤无机元素是机体某些具有特殊生理功能的重要物质成分，如血红蛋白和细胞色素酶系中的铁，甲状腺激素中的和谷胱甘肽过氧化物酶中的硒；⑥无机离子是很多酶系的激活剂或组成成分，如盐酸对胃蛋白酶元、氯离子对唾液淀粉酶等。

（六）维生素

维生素是人体所必需的一类有机营养素。根据溶解性，维生素可为二大类；其一是脂溶性维生素，如维生素 A、D、E、K 等；其二是水溶性维生素如维生素 B_2、B_6、B_{12}、C 等。由于体内不能合成或合成量不足，虽然需要量很少，但必须由食物供给。其主要功用是调节生理功能，已知许多维生素参与辅酶的组成，在物质代谢中起重要作用。当膳食中长期缺乏某种维生素，最初表现为组织中维生素的储备量下降，继则出现生化缺陷和生理功能异常，进而引起组织学上的缺陷，最后出现各种临床症状。

（七）水

水是人体构成的重要成分，占体重的60%～70%。

二、营养治疗的重要性

营养治疗是现代综合治疗中不可缺少的一个重要组成部分，营养治疗是根据疾病的病理生理特点，给予病人制订各种不同的膳食配方，以达至辅助治疗及辅助诊断的目的，借以增强机体的抵抗力，促进组织修复，纠正营养缺乏。

合理的营养饮食，不仅饮食中所含的营养成分齐全，配比恰当，色、香、味、形美观，且可增进病人的食欲，对病人在恢复健康中起到药物所起不到的作用。因此，利用营养治疗可达到以下目的：

（一）调整营养需要。依疾病治疗需要，利用营养素的补充或减少以达到辅助治疗作用。

（二）减轻体内某一脏器负荷，以利疾病的治疗。

（三）控制营养成分的摄入以达到控制疾病发展的目的。

（四）利用营养食品的选择应用和烹调方法来改变食物的性质，以利于疾病的治愈。

（五）供给特种治疗需要。

（六）利用试验膳食可辅助临床诊断..

三、营养治疗的基本原则

（一）膳食的配制

必须符合营养要求和治疗原则，以及食品卫生条件。全日膳食的分配比例要恰当，早餐占全日总热量25%～30%，午餐40%～50%，晚餐30%～35%为宜。两餐间隔4～5小时。

（二）烹调方法

必须使饭、菜的色、香、味、形做到美味可口。品种宜多样化，能使食物促进食欲，有助消化吸收，注意季节的变换，夏季饭菜应清淡爽口，避免过于油腻，冬季饭菜以稍浓厚为宜。

（三）治疗膳食的要求

既要达到符合营养治疗原则，也不可忽视维持机体营养的需要。作好膳食指导，使患者自觉地配合营养治疗。

（五）特殊情况下的膳食要求

凡因治疗或检查需要严格控制热能时，饮食要称重，并嘱患者卧床休息，减少活动，避免发生低血糖等。

第二节 医院膳食

医院的膳食种类很多，通常可分三大类，即基本膳食、治疗膳食、和试验膳食。

一、基本膳食基本膳食详见表 2 ~ 1

表 2 – 1 医院基本膳食

种类	适用范围	饮食原则	用法
普通膳食	病情较轻：无发热和无消化道疾患，疾病恢复期及不必限制饮食者	营养素平衡：美观可口、易消化无刺激性的一般食物均可采用。但油煎、胀气食物及强烈调味品应限制	每日三次，每日总热量 9.2 ~ 10.88MJ（2200 ~ 2600kcal）
软质膳食	消化不良：低热、咀嚼不便，老幼病员和术后恢复期阶段	同上：要求以软烂为主食，如软饭面条菜肉均应切碎煮烂，易于咀嚼消化	同上
半流质膳食	发热、体弱、消化道疾患，口腔疾病，咀嚼不便，手术后和消化不良等病员	少食多餐，无刺激性易于咀嚼及吞咽纤维素含量少，营养丰富食物呈半流质状如粥、面条、馄饨、蒸鸡蛋、肉末、豆腐、碎菜叶等	每日 5 次，每日总热量 6.276 ~ 8.368MJ（1500 ~ 2000kcal）
流质膳食	病情严重、高热、吞咽困难、口腔疾患术后和急性消化道疾患等病员	用液状食物：如乳类、豆浆、米汤稀藕粉、肉汁、菜汁、果汁等。因所含热量及营养素不足，故只能短期使用。	每日 6 ~ 7 次每 2 ~ 3 小时一次，每日约 200 ~ 300ml，每日总热量 5.02 ~ 5.86MJ（1200 ~ 1400kcal）

二、治疗膳食

治疗膳食详见表2-2

表2-2 医院治疗膳食

种类	适用范围	饮食、原则
高热量膳食	甲亢、高热、烧伤、产妇、需增加体重者，恢复期病人	在基本膳食的基础上加餐两次如普通膳食者三餐之间可加牛奶、豆浆、鸡蛋、藕粉、蛋糕等，如半流质或流质饮食，可加浓缩食品如奶油，巧克力等。每日供给总热量12.55MJ（3000kcal）左右
	营养不良，严重贫血，烧伤，肾病综合征，大手术后及癌症晚期等病人	
		在基本膳食基础上增加含蛋白质丰富的食物，如肉类、鱼类、蛋类、乳类、豆花等。蛋白质供应每日每公斤体重2g，但总量不超过120g,，总热量10.46~12.552MJ（2500~3000kcal）
低蛋白膳食	限制蛋白质摄入者：如急性肾炎尿毒症、肝性昏迷等	应多补充蔬菜和含糖高的食物，维持正常热量，日蛋白质摄入量限于40g以下
低脂肪膳食	肝胆疾患：高脂血症，动脉硬化，肥胖症，腹泻病人	避免多用动物油，可用植物油，不用油煎及含脂肪高的食物。每日脂肪摄入量在50g以下
低盐膳食	心脏病、肾脏病、（急、慢性肾炎）、肝硬化、（有腹水）重度高血压但水肿较轻者等病员	低盐膳食，每日可用食盐不超过2g（含钠0.8g）但不包括食物内自然存在的氯化钠
无盐低钠膳食	按低盐膳食适用范围，但水肿较重者	无盐膳食，除食物内含钠量外，不放食盐烹调。低钠膳食，除无盐外，还须控制摄入食物中自然存在的含钠量（每天控制在0.5g以下），慎用腌制食品，对无盐和低钠者，还应禁用含钠食物和药物，如发酵粉（油条挂面）汽水（含小苏打）和碳酸氢钠药物等
要素饮食*	有超高代谢状态的病人，胃肠道瘘患者，手术前准备和术后营养不良，肠炎及其他腹泻患者，消化和吸收不良，肿瘤病人等	是将氨氨酸、单糖、脂肪酸、多种维生素、无机盐及微量元素，按一定比例配制而成的一种平衡膳食。可口服，经鼻饲管胃内滴注，空肠造瘘置管滴注，口服温度37℃左右，每小时50ml，逐渐增至100ml鼻饲及空肠造瘘温度宜41~42℃，每小时由50ml增加到120ml，最快不宜超过150ml，尽可能24小时保持恒定滴速。注意无菌，一切用具均须经高压消毒后使用

＊要素饮食又称要素膳，它是一种含有人体必需的各种营养素，不需消化或轻微水解即可在小肠上端吸收的无渣膳食，通常状态为干粉状。应用时加水稀释即可，供口服或管饲的方法使用。

三、试验膳食

（一）潜血试验膳食该膳食用于配合大便潜血试验，以了解消化道出血情况。

试验前3天禁食肉类、动物血、蛋黄、含铁剂药物及大量绿色蔬菜。可食蛋白、豆制品、菜花、面条、马铃薯等。

（二）甲状腺摄碘[131]试验膳食适用于甲状腺摄碘[131]测定及碘[131]治疗甲亢的病人。

检查或治疗前1个月，忌用海带、紫菜、海藻等含碘食物。

（三）内生肌酐清除率试验膳食该膳食用于测定肾小球的滤过功能的病人。

检查前3天均素食，禁食肉类、鱼类、鸡类等食物。试验期间不要饮茶和咖啡。

（四）胆囊造影试验膳食该膳食用于慢性胆囊炎、胆石症，怀疑有胆囊疾病者，配合检查胆囊及胆管功能。

方法如下：

1. 造影前一天行餐进高脂肪、高蛋白膳食，使胆汁排空。通常脂肪量不低于50g，临床上常用50g左右的油煎荷包蛋2只。

2. 造影前一晚，进纯碳水化合物少渣饮食，目的是减少胆汁分泌。可选用粥、藕粉、面包、馒头、果酱、果汁等。

3. 造影当日免早餐，定时拍片，观察胆囊的显影情况。如果显影满意可让病人进食上述的高脂肪、高蛋白膳食，拍片观察胆囊的收缩情况。

第三节　病人的膳食管理及护理

一、护士在膳食管理中的作用

对病人进行膳食管理是成功地实施整体护理计划的重要一环，护士在工作应了解患者的饮食习惯，结合病情对患者的饮食及营养需要做出评估；尊重患者对膳食的选择，特别要尊重、关注少数民族的饮食习惯和风俗。饮食护理贯穿于教与学的过程。护士要向患者讲解饮食与人体健康、疾病痊愈的关系。让患者理解治疗、试验膳食的必要性和重要性，使其能愉快地接受。积极配合。

二、影响消化吸收的几个因素

（一）食物的色、香、味美味的食物能刺激消化液的分泌，增进食欲。因此，只要不违反医疗原则，尽量照顾病员的口味，调换食物的种类及烹调方法，做到食物多样化，色、香味俱全。

（二）病人的情绪强烈的情绪，可抑制消化机能，如兴奋、忧虑、恐惧、疼痛等。医务人员应以满腔热情对待病员，消除其顾虑，解除心理压力，使病员以愉快的情绪进食。

（三）进食时的环境病室清洁，空气流通，湿度适宜，无臭味，食具清洁，均可提高病员的食欲和增强消化机能。反之，污秽的环境，过高或过低的气温，不洁的食具均会影响病员的食欲，影响消化和吸收。

（四）进食的规律，无规律的进食会使消化机能失调。病区必须建立有规律的饮食制度，以利于食物的消化和吸收，一日三次餐是我国人民的饮食习惯，但流质饮食因每次量少且在胃内停留时间短，故进餐的次数应适当增多。

三、病人的膳食管理

患者入院后，由医生开出膳食医嘱，护士填写患者入院膳食通知单送交营养室。当患者因病情需要更改膳食、术前需要禁食或出院不再需要膳食时，应由医生及时开出医嘱，护士按医嘱填写更改或停止膳食通知单送交营养室。护士还应根据膳食医嘱的开出和更改写在病区膳食单上，作为分发膳食的依据。对需禁食者应告知原因，以取得配合，在病床上挂标记并作交班。为了合理地安排病员进食，应根据病情做好以下工作。

（一）进食前

1. 环境的准备进餐前注意病室卫生，清除一切污物，停止一切不必要的治疗和检查，保持安静清洁的环境，同时备好清洁的餐具，如安排在病区餐室进餐。要除去不良气味，不良的视觉映象，安排一个可以相互交流的轻松环境，使患者充分享受到集体进食的乐趣。

2. 病员的准备对卧床病人按需要给予便器，用后撤去，协助洗手，扶助老弱病员坐起或用床上小桌。

3. 工作人员衣帽应整洁，戴好口罩，操作前洗净双手。根据膳食单上的膳食种类配发，掌握当日需要禁食或限量以及延迟进食等要求，防止差错。检查探视者带来的食物是否符合该病人的治疗原则。

（二）进食时

1. 护士应督促和协助配餐员，及时将热饭菜正确地送给每位患者，餐具要清洁，并放在患者易取到的位置。

2. 护士要巡视观察患者的进餐情况，鼓励患者进食，检查督促治疗膳食和试验膳食的落实情况并观察效果，征求患者意见，与医生、营养室保持密切联系。

3. 对不能自行进食者应耐心喂食，注意速度适中，湿度适宜。

喂食方法①用餐巾或病人的干毛巾围在病人颌下以保持衣被清洁。②协助病人取舒适的卧位，头偏向护士一侧。③喂食时要耐心，每匙量不可过多，待完全咽下后再喂第二口，食温有玻璃吸管，使用后必须冲洗干净，防止细菌污染，以备再用。

喂水方法：协助饮水或进流质膳食，可用饮水管让病人吸吮，采用一次塑料管为宜，若用玻璃吸管，使用后必须冲洗干净，防止细菌污染，以备再用。

（三）进食后

协助患者漱口或做口腔护理，除去餐巾，清理餐具，整理床单位，根据需要做好记录。

四、病人的膳食指导

1. 定期进行营养饮食卫生的宣传指导，使病人了解良好的饮食习惯、合理的营养与人体健康的密切关系，改善不良的饮食习惯，维护合理营养。

2. 安排食谱时可向病人介绍食物中所含的各种营养素及其含量，以及有关营养素的生理功能，并根据其生理状况和疾病治疗对营养的需求，共同制定食谱，选择食物。

3. 出院时进行饮食指导，病人出院后仍需继续进行营养治疗者，应向患者及家属交代出院后的饮食注意事项。纠正不正确的营养观念，例如有些人在选择食物时以物价的高低作为衡量的标准，认为只有价高的食品才是营养品，不惜以高价购买食用燕窝、鱼翅等，认为这是上好的营养佳品，其实不然，就拿鱼翅来说，它所含的蛋白质中缺少色氨酸，是一种不完全蛋白质；而廉价的黄豆及其制品却含有人体所需要的各种氨基酸，它与肉、蛋类相比也不逊色。因此，出院时应与病人共同制定康复饮食计划，根据合理营养的原则，要求经济、合理、有效地选择食物。

附：完全胃肠外营养

当病人完全不能从胃肠道进食而由静脉途径获得每日所需的全部营养物质的胃肠外营养时，称为完全胃肠外营养或全静脉营养（简称TPN）。

（一）适应证

1. 胃肠道功能不良、肠瘘（尤其是高位高流量）、短肠综合征、克罗恩病、溃疡性结肠炎、严重腹部创伤、腹膜炎、麻痹性肠梗阻等。

2. 超高代谢状态、严重创伤、广泛烧伤。

3. 患其他各种病症时对病人的营养补充，如肿瘤、营养不良病人的术前准备和术后支持等。

（二）营养液的选择和配制原则

营养液必须含有全部人体所需的营养物质即水分、能量（碳水化合物和脂肪乳剂）、氨基酸、离子成分、维生素。配制原则如下：

1. 配制必须严格遵守无菌技术操作。

2. 所有的营养液必须当日制备，现配现用。

3. 每日用量由药剂师在药房混合后装袋或在配药室内将葡萄糖和氨基酸溶液按定量在密封输液瓶内混合，再加入适量电解质、微量元素、维生素等，以上操作要求在层流通风橱内进行。

4. 制备好的营养液如不立即使用应放4℃冰箱内。

（三）灌注部位一般成人使用经皮肤进入锁骨下静脉，也可经皮肤从周围静脉插入长的导管至上腔静脉，婴儿则使用颈外静脉。

（四）并发症及预防可能出现的并发症有：感染、栓塞（血栓、气栓）、代谢性骨病、氨基酸水平异常，肝功能低下等。

预防措施有：严格无菌操作；做好皮肤准备；给小剂量肝素防血栓形成，做好心理护理；定期血液监测等。

（张　睿　王　莉　高玲花　张明灿）

第三章 体温、脉搏、呼吸、血压的观察及测量

体温、脉搏、呼吸和血压是机体内在活动的客观反映，是判断机体健康状态的基本依据和指标，临床称之为生命体征。正常人的生命体征相互间有内在联系，并且呈比例、相对稳定在一定范围之内。当机体在致病菌因子作用下，一般是体温、脉搏、呼吸和血压首先出现不同程度的异常，反映出疾病发生、发展的动态变化。因此，监测并及时正确地记录生命体征，为临床正确诊断、及时治疗及护理提供第一手资料和依据，是护理工作的重要任务。

第一节 体温的观察及测量

一、正常体温的观察及生理性变化

人体内部的温度称体温。保持恒定的体温，是保证新陈代谢和生命活动正常进行的必要条件。体温是物质代谢的产物。三大营养物质在氧化过程中释放的能量，其中50%左右的能量变为体热以维持体温，并以热能的形式不断散发于体外；另有45%的能量转移到三磷腺苷（ATP）的高能磷酸键中，供机体利用。机体利用的最终结果仍转化为热能散出体外。这就是产生体温的由来。

正常人的体温相对恒定的，它通过大脑和丘脑下部的体温调节中枢调节和神经体液的作用，使产热和散热保持动态平衡。在正常生理状态下，体温升高时，机体通过减少产热和增加散热来维持体温相对恒定；反之，当体温下降时，则产热增加而散热减少，使体温仍维持在正常水平。

（一）正常体温机体深部的体温较为恒定和均匀，称深部体温；而体表的温度受多种因素影响，变化和差异较大，称表层温度。临床上所指的体温是指平均深部温度。一般以口腔、直肠和腋窝的体温为代表，其中直肠体温最接近深部体温。正常值：口腔舌下温度为37℃（范围36.2~37.2℃），直肠温度37.5℃［比口腔温度高（0.3~0.5℃）］，所谓正常体温不是一个具体的温度点，而是一个温度范围。

（二）生理性变化体温并不是固定不变的，可随性别、年龄、昼夜、运动和情绪的变化等因素而有所波动，但这种改变经常在正常范围内。

1. 性别因素一般女性较男性稍高，女性在月经前期和妊娠早期轻度升高，排卵期较低，这种波动主要与孕激素分泌周期有关。

2. 年龄因素新生儿体温易受外界温度的影响而发生变化。因为新生儿中枢神经系统发育尚未完善，皮肤汗腺发育又不完全，从而体温调节功能较差，容易波动。儿童代谢率高，体温可略高于成人。老年人由于代谢率低，故体温偏低。

3. 昼夜因素一般清晨2~6时体温最低，下4~8时体温最高，其变动范围约在0.5~1℃之间。这种昼夜有规律的波动，是由于人们长期的生活方式如活动、代谢、血液循环等相应的周期性变化所形成的。而长期从事夜间工作者，周期性波动则出现夜间体温升高，日间体温下降的情况。

4. 情绪与运动情绪激动时交感神经兴奋，运动时骨骼肌收缩，均可使体温略有升高。

此外，外界气温的变化，进食等均可使体温产生波动。

二、异常体温的观察和护理

疾病、药物与其他因素（高热或寒冷环境），使体温调节中枢功能受损时，产热和散热的平衡关系发生变化，出现异常体温。体温过高或过低都是异常现象。

（一）发热

病理性的体温升高超过一般人的正常范围称发热。由于致热源直接作用于体温调节中枢，使体温中枢功能紊乱及各种原因引起的产热过多或散热减少所致。发热是疾病的常见症状，也是机体对致病因子的一种防御反应，但长期发热可使体内能量物质大量消耗。引起重要器官功能发生障碍。

1. 引起发热的原因

（1）感染性发热临床上最常见，包括生物性病原，如细菌、病毒、立克次氏体、原虫、寄生虫等感染引起。

（2）非感染性发热中枢性发热，体温调节中枢功能紊乱所致（中暑、脑外伤）；吸收热（大面积烧伤、内出血）；变态反应性发热（风湿热、药物热、输液反应）；内分泌与代谢障碍所引起的发热（甲亢、失水）。

2. 发热程度的划分（以口腔温度为计）

（1）低热体温 37.5～37.9℃。如结核病，风湿热。

（2）中等热体温 38～38.9℃。如一般性感染性疾病。

（3）高热体温 39～40.9℃，如急性感染疾病。

（4）超高热体温 41℃以上，如中暑。

3. 发热的过程

（1）体温上升期其特点为产热大于散热。临床表现病人自感畏寒、无汗、皮肤苍白。由于皮肤血管收缩，皮温下降所致。此期时间长短因素而异，有的几小时体温就上升到最高点，如肺炎双球菌性肺炎、疟疾等；也有在数日内上升到最高点，如伤寒疾病等。

（2）高热持续期其特点为产热和散热在较高水平趋于平衡，体温维持在较高状态。病人表现出颜面潮红，皮肤灼热，口唇干燥，呼吸和脉搏加快，此期可持续数小时、数天甚至数周。

（3）体温下降期（退热期）其特点为散热增加而产热减少，体温恢复至正常调节水平。病人表现为大量出汗和皮肤温度下降。退热的方式有骤退和渐退两种。骤退型体温急剧下降；渐退型为体温逐渐下降。体温下降时，由于大量出汗体液丧失，老年体弱及心血管病者，易出现血压下降、脉搏细速、四肢厥冷等虚脱休克现象，应密切观察、加强护理。如果体温突然下降，脉搏、呼吸增快，全身症状加重，则是病情恶化的表现。若是体温下降，症状减轻，则表示病情好转，趋向正常。

4. 热型根据病人体温变化的特点分类，具有一定的临床意义。常见的热型有以下几种。

（1）稽留热体温升高达 39℃ 以上，持续数天或数周，日差不超过 1℃。常见于大叶性肺炎、伤寒、副伤寒等。

（2）弛张热体温在 39℃ 以上，24 小时内体温差达 1℃ 以上，最低体温仍超过正常。常见于风湿热、败血症、肝脓肿等。

（3）间歇热发热期与无热期交替出现，发热时体温骤然上升达 39℃ 以上，且伴畏寒，持续数小时或更长时间后下降至正常，退热时常伴大汗淋漓，经数小时或数日后又再次发热。常见于疟疾、肾盂肾炎、淋巴瘤等。

（4）有规则热体温在一日内变化无规则，持续时间不定。常见于流行性感冒、肺结核、支气管肺炎等。

（二）对高热病人的观察及护理

1. 卧床休息高热时，代谢增快，进食少，消耗大，体质虚弱，故应卧床休息，减少活动。

2. 保暖发热早期，病人常伴畏寒，皮肤苍白，应调节室温，注意保暖，必要时给热饮料。

3. 心理护理病人高热时易产生焦虑和恐惧心理。护士应体贴、安慰病人，及时有效地解除躯体痛苦，以消除其不安心理。

4. 降温较好的降温措施是物理降温。体温超过 39℃，可用冰袋冷敷头部，体温超过 39.5℃ 时，可用酒精擦浴、温水擦浴或作大动脉冷敷（见第十三章）。物理降温半小时后观测体温，并做好记录及交班。

5. 密切观察高热病人应每隔 4 小时测量体温一次，注意观察病人的面色、脉搏、呼吸、血压及出汗等体征。小儿高热易出现惊厥，如有异常应及时报告医生。体温恢复正常三天后，可递减为每日测两次体温。

6. 营养和水分的补充给病人营养丰富易消化的流质或半流质饮食，鼓励少量多餐，多饮水。对不能进食者，遵医嘱予以静脉输液或鼻饲，以补充水分、电解质和营养物质。

7. 口腔护理高热病人唾液分泌减少，口腔黏膜干燥，当机体抵抗力下降时，极易引起口腔炎、舌炎和黏膜溃疡，应在晨起、睡前的饭后协助病人漱口或用棉球揩擦，防止口腔感染，口唇干裂者应涂油保护。

8. 保持清洁在退热过程中病人大量出汗，应及时擦干汗液，更换衣服及床单、被套、以防着凉。

（三）体温过低

体温在 35.5℃ 以下称体温过低。常于早产儿及全身营养衰竭的危重病人。前者由于体温调节中枢尚未发育成熟，对外界温度变化不能自行调节；后者则因末梢循环不良，特别是在低温环境中，如保暖措施不当，极易导致体温不升。

若发现上述情况，除及时报告医生外，应设法提高室温（24～26℃为宜），采取相应的保暖措施，如加盖被、足部放热水袋等，对老人、小儿及昏迷患者，应注意防烫伤，同时密切观察生命体征的变化。

三、测量体温方法

（一）体温

1. 水银体温计的种类及结构

（1）种类①口表：盛水银的端较细长，可作口腔或腋下测量。②肛表：盛水银一端呈圆柱形，用于直肠测温。

（2）结构水银体温计是由一根有刻度的真空玻璃毛细管构成。其末端有贮液槽，内盛水银。当水银槽受热后，水银膨胀而沿着毛细管上升，其高度和受热程度成正比。体温表的毛细管下端和水银槽之间有一凹缩处，可使水银柱遇冷不致下降。

体温计和刻度为 35～42℃，每 1℃ 之间分成 10 小格，每一小格表示 0.1℃，在相当于 0.5℃ 和 1℃ 的地方用较粗且长的线标示。在 37℃ 处则染以红色。

2. 电子体温计（充电式）采用电子感温探头来测量温度，测得的温度直接由数字显示，读数直观，测温准确，灵敏度高。使用时只需将探头放入外套内，外套使用后丢弃。注意探头须插入外套顶端，置探头于病人的测量部位，如舌下热窝处维持 60 秒，即可读数字。

3. 化学点状体温计此体温计内有若干化学单位，在 45 秒内能按特定的温度来改变体温表上点状的颜色。当颜色点从白色变成绿色或蓝色时，即为所测的体温。该体温表用后即丢弃，可避免交叉感染。

（二）测量方法

1. 用物体温计放入盘内（垫纱布）或体温篮内，纱布，记录本，笔和手表。

2. 操作方法测量前，先清点体温计总数，检查体温计有无破损，水银柱是否在 35℃ 以下。备好用物携至病床边，对初诊或新入院病人给予解释，以取得合作。

（1）口腔测温适用于成人，清醒、合作状态下，无口鼻疾患者。将口表水银端斜放于舌下热窝（舌系带两侧），嘱病人紧闭口唇，勿用牙咬，3 分钟后取出，用消毒纱布擦净，看明度数，将体温计甩至 35℃ 以下，放回容器内，记录结果。

（2）腋下测温常用于昏迷、口鼻手术、不能合作病人和肛门手术者、腹泻婴幼儿。消瘦者不宜使用。解开病人胸前衣扣，轻揩干腋窝汗液，将体温计水银端放于腋窝深处紧贴皮肤，屈臂过胸，必要时托扶病人手臂，10 分钟后取出，用消毒纱布擦净，看明度数体温计甩至 35℃ 以下，放回容器内记录结果。

（3）直肠测温常用于不能用口腔或腋下测温者。有心脏疾患者不宜使用，因肛表刺激肛门后，可使迷走神经兴奋，导致心动过缓。嘱病侧卧，屈膝仰卧或俯卧位，露出臀部，体温计水银端涂润滑油，将体温计轻轻插入肛门 3~4cm，3 分钟后取出，用卫生纸擦净肛表，看明度数，将体温计甩至 35℃ 以下，放入消毒液内浸泡，协助病人取舒适体位，记录。

（三）注意事项

1. 测量体温前后，应清点体温计数目，甩表时，勿触及他物，以防破碎。

2. 凡给婴幼儿、精神异常、昏迷及危重病人测温时，应用手扶托体温计，防止失落或折断。病人睡眠时应唤醒后再测温。

3. 病人进冷、热饮食、蒸汽吸入，面颊冷热敷等须隔 30 分钟后，方可口腔测温；沐浴、酒精擦浴应隔 30 分钟后，方可腋下测量；灌肠、坐浴后 30 分钟，方可直肠测温。

4. 发现体温与病情不相符合，应守护在病人身旁重测，必要时可同时作口温和肛温对照。予以复查。

5. 当病人不慎咬破体温计吞下水银时，应立即口服大量牛奶或蛋白，使汞和蛋白结合，以延缓汞的吸收，在不影响病情的情况下，可服大量精纤维食物（如韭菜）或吞服内装棉花的胶囊，使水银被包裹而减少吸收，并增进肠蠕动，加速汞的排出。

6. 病人体温过高或过低，应及时报告医生，严密观察，及时处理。

四、体温计的清洁与消毒

（一）目的保持体温计清洁，防止交叉感染。

（二）常用消毒液 1% 过氧乙酸，3% 碘附，1% 消毒灵等。

（三）用物备 3 个内有擒攀夹层并带盖的容器（盛体温计和消毒液用）。

（四）方法

1. 体温计先以肥皂水和清水冲洗干净，擦干后全部浸于消毒容器内，5 分钟后取出，放入另一盛有消毒液容器内，30 分钟后取出，用冷开水冲洗，再用消毒纱布擦干，存放于清洁的容器内备用。

2. 肛表、腋表、口表要分别清洗与消毒。

3. 切忌将体温计放在40℃以上的温水中清洗，以免爆破。

消毒液和冷开水须每日更换，体温计及盛放的容器应每周进行一次彻底清洁和消毒。

五、体温计的检查方法

体温计需定期检查其准确性。

方法：将所有体温计的水银柱甩至35℃以下，于同一时间放入测试过的40℃温水内，3分钟后取出检视。若读数相差0.2℃以上或玻璃管有裂隙的体温计不再使用。

第二节　脉搏的观察及测量

一、正常脉搏的观察及生理性变化

动脉有节律的搏动称为脉搏。由于心脏周期性活动，使动脉内压和容积发生节律变化，这种变化以波浪形式沿动脉壁向外周传播形成脉搏。

（一）正常脉搏

1. 脉率即每分钟脉搏搏动的次数。成人在安静时，每分钟脉搏为60～100次。正常情况下，脉率和心率是一致的，当脉率微弱难以测得时，应测心率。

2. 脉律即脉搏的节律性。正常脉搏的节律是有规则、均匀的搏动，间隔时间相等，在一定程度上反映了心脏的功能。

3. 脉搏的强弱它取决于动脉的充盈程度、动脉管壁的弹性和脉压大小。正常时脉搏强弱一致。

4. 动脉管壁的弹性正常的动脉管壁光滑柔软，有一定的弹性。

（二）生理性变化

脉搏可随年龄、性别、情绪、运动等因素而变动。一般女性比男性稍快。幼儿比成人快，运动和情绪变化时可暂时增快，休息和睡眠时较慢。

二、异常脉搏的观察及护理

（一）频率异常

1. 速脉成人脉率每分钟超过 100 次，称为速脉。常见于发热、休克、大出血前期等病人。

2. 缓脉成人脉率每分钟低于 60 次，称为缓脉。常见于颅内压增高，房室传导阻滞、洋地黄中毒等病人。

（二）节律异常脉搏的速率、节律、强度发生不规则的变化。可分为：

1. 间歇脉在一系列正常均匀的脉搏中，出现一次提前而较弱的搏动，其后有一较正常延长的间歇（即代偿性间歇），亦称期间收缩或期前收缩，发生机制：主要是由于窦房结以外的异位起搏点于下一次窦性搏动前发出冲动，使心脏搏动早出现。

间歇脉多见于心脏病或洋地黄中毒的病人，也可见于少数无心脏病的健康人。

2. 二联律、三联律是有一定规律的不整脉。即每隔一个正常搏动出现一次期间收缩，称二联律。每隔两个正常搏动出现一次期间收缩，称三联搏。

3. 脉搏短绌即在同一单位时间内，脉率少于心率。其特点为心律完全不规则，心率快慢不一，心音强弱不等。发生机制是由于心肌收缩力强弱不等，有些心输出量少的搏动只发生心间，但不能引起周围血管的搏动，因而，造成脉率低于心率，这种现象称为"脉搏短绌"或"绌脉"。见于心房纤维颤动的病人。脉搏短绌越多，心律失常越严重，当病情好转，"绌脉"可能消失。若遇此病人，应同时测心率与脉率。

（三）脉搏强弱的异常

1. 洪脉当心输出量增加，动脉充盈度和脉压较大时，脉搏大有力，称洪脉，见于高热病人。

2. 丝脉当心输出量减少，动脉充盈度降低，脉搏细弱无力，扪之如细丝、称丝脉。见于大出血、休克病人。

3. 交替脉节律正常而一强一弱交替改变的脉搏。这是由于心肌受损，心室收缩强弱交替所引起，见于高血压性心脏病、冠状动脉粥样硬化性心脏病、心肌炎等病人。

4. 奇脉吸气时脉搏显著减弱、甚至呈消失现象，称奇脉。奇脉是心包填塞的重要体征之一，主要是由于左心室搏出量减少之故。心包填塞时，吸气时胸腔负压增大使肺循环血容量增加，但因心脏舒张受限，体循环向右心室的回流量不能相应增加，使肺循环流入左心的血量减少，左心室搏出量则减少。见于心包积液和缩窄性心包炎。

（四）动脉管壁弹性的异常

动脉硬化时，管壁粗硬，失去弹性，且呈纡曲状，用手触摸时，有紧张条索感，如同按在琴弦上，中医称为弦脉。见于动脉硬化病人。

（五）异常脉搏的护理

1. 遵医嘱给药，做好心理护理，消除顾虑。

2. 协助做各项检查，如心电图等。

三、测量脉搏的方法

（一）测量部位凡身体浅表靠近骨骼的动脉，均可用以诊脉。常用的有桡动脉，其次有颞浅动脉、颈动脉、肱动脉、腘动脉、足背动脉、胫后动脉、股动脉等。

（二）用物手表或秒表、笔和记录本。

（三）操作方法

1. 触诊法

（1）诊脉前，病人情绪应稳定，避免过度活动及兴奋。

（2）病人手腕放于舒适位置。

（3）诊脉者以食、中、无名指（三指并拢），指端轻按于桡动脉处，压力的大小以清楚触到搏动为宜，一般病人计数半分钟，并将所测得数值乘2即为每分钟的脉搏数。异常脉搏（如心血管疾病、危重病人等）应测1分钟。当脉搏细弱而触不清时，可用听诊器听心率1分钟代替触诊。测后记录结果。

（4）脉搏短绌的病人，应由两人同时测量，一人听心率，另一人测脉率，两人同时开始，由听心率者发出"起"、"停"口令，测1分钟。以分数式记录。记录方法为心率/脉率，如心率为100次，脉率为76次则写成100/76次/分。

2. 特殊仪器检测法

（1）脉搏描记仪检测法用脉搏描记仪记录动脉搏动，称为脉搏曲线图。临床上利用观察脉搏波形，作为心血管疾病的诊断资料。

（2）血压、脉搏监护仪一般用于危重病人，特别是对心脏病、手术期间与手术后病人的脉搏可起自动监护的作用。根据病人的具体情况设定脉搏的上、下限，越限时仪器会自动发出光、声报警。其测量结果较为迅速、准确、客观。脉搏数据均有数码显示。

（四）注意事项

1. 活动或情绪激动时，应休息20分钟后再测。

2. 不可用拇指诊脉，以免拇指小动脉搏动与病人脉搏相混淆。

3. 偏瘫病人测脉应选择健侧肢体。

第三节　呼吸的观察及测量

一、正常呼吸的观察及生理性变化

机体在新陈代谢过程中，需要不断地从外界吸取氧气排出二氧化碳，这种机体和环境之间的气体交换，称为呼吸。呼吸的全过程有三个组成部分，即外呼吸、气体在血液中的运输和内呼吸。呼吸运动是外呼吸的一种综合表现，包括吸气与呼气两个过程。

（一）正常呼吸正常呼吸表现为胸壁自动，频率和深度均匀平稳，有节律的起伏，一吸一呼为一次呼吸。成人在安静时每分钟16～20次，呼吸率与脉率之比约为1∶4。

（二）生理性变化呼吸可随年龄、运动、情绪等因素的影响而发生频率和深浅度的改变。年龄越小，呼吸越快；老年人稍慢；劳动和情绪激动时呼吸增快；休息和睡眠时较慢。此外，呼吸的频率和深浅度还可受意识控制。

二、异常呼吸的观察及护理

由于疾病、毒物或药物的影响，可使呼吸的频率、节律和深浅度发生变化。

（一）频率异常

1. 呼吸增快呼吸频率增快，成人每分钟超过24次，称呼吸增快或气促。见于高热、缺氧等病人。因血液中二氧化碳积聚，血氧不足，可刺激呼吸中枢，使呼吸加快。发热时体温每升高1℃，呼吸每分钟增加约4次。

2. 呼吸减慢呼吸频率减少，成人每分钟少于10次，称呼吸减慢。见于颅内疾病、安眠药中毒等。这是由于呼吸中枢受抑制所致。

（二）节律异常

1. 潮式呼吸又称陈~施氏（Chyme-Stokes's）呼吸，是一种周期性的呼吸异常。

特点：开始呼吸浅慢，以后逐渐加快加深，达高潮后，又逐渐变浅变慢，而后呼吸暂停数秒（约5~30秒）后，再次出现上述状态的呼吸，如此周而复始，其呼吸运动呈潮水涨落般的状态，故称潮式呼吸。

发生机理；当呼吸中枢兴奋性减弱时，呼吸减弱至停，造成缺氧及血中二氧化碳潴留，通过颈动脉体和主动脉弓的化学感受器反射性地刺激呼吸中枢，引起呼吸由弱到强，随着呼吸的进行，二氧化碳排出，使二氧化碳分压降低，呼吸再次减弱至停止，从而形成周期性呼吸。见于脑溢血、颅内压增高病人。

2. 间断呼吸又称毕奥氏（Boor's）呼吸。其表现为呼吸和呼吸暂停现象交替出现。

特点：有规律的呼吸几次后，突然暂停呼吸，周期长短不同，随后又开始呼吸。如此反复交替出现。

发生机理：同潮式呼吸，为呼吸中枢兴奋性显著降低的表现，但比潮式呼吸更为严重，多在呼吸停止前出现。见于颅内病变、呼吸中枢衰竭病人。

（三）深浅度异常

1. 深度呼吸又称库斯莫氏（Kussmaul's）呼吸。是一种深而规则的大呼吸。见于尿毒症、糖尿病等引起的代谢性酸中毒。

2. 浮浅性呼吸若呼吸浅而快，见于胸壁疾病或外伤；若呼吸表浅不规则，有时呈叹息样呼吸，见于濒死病人。

（四）音响异常

1. 蝉鸣样呼吸即吸气时有一种高音调的音响，多由于声带附近阻塞，使空气进入发生困难所致，常见于喉头水肿、痉挛、喉头有异物等病人。

2. 鼾声呼吸由于气管或支气管有较多的分泌物蓄积，使呼气时发出粗糙的鼾声。多见于深昏迷病人。

（五）呼吸困难

病人主观上感到空气不足，呼吸费力；客观上可见呼吸用力，张口抬肩，鼻翼扇动，辅助呼吸肌也参加呼吸运动，呼吸频率、深度节律也有改变，可出现发绀。根据表现临床上可分为：

1. 吸气性呼吸困难吸气费力，吸气时间明显长于呼气时间，辅助呼吸肌收缩增强，出现三凹征（胸骨上窝、锁骨上窝、肋间隙凹陷）。见于喉头水肿、喉头有异物者。

2. 呼气性呼吸困难呼气费力，呼气时间明显长于吸气时间。多见于支气管哮喘、肺气肿。

3. 混合性呼吸困难吸气和呼气均费力，呼吸的频率增加而表浅。多见于肺部感染和肺水肿、胸膜炎、气胸、心功能不全。

（六）异常呼吸的护理

1. 调节室内空气，调整体位，保持呼吸道通畅。

2. 根据医嘱给药，酌情给予氧气吸入，必要时可用呼吸机辅助呼吸。

3. 有针对性地做好病人的心理护理，消除其恐惧与不安。

三、测量呼吸的方法

（一）操作方法

1. 在测量脉搏之前或之后，护士的手仍按在病人手腕处，以转移其注意力，避免因素紧张而影响检查结果。

2. 观察病人胸部或腹部起伏次数，一吸一呼为一次，观察 1 分钟。

3. 危重病人呼吸微弱不易观察时，用少许棉花置于病人鼻孔前，观察棉花被吹动的次数，一分钟后记数。

（二）注意事项

1. 要在环境安静，病人情绪稳定时测量呼吸。

2. 在测量呼吸次数的同时，应注意观察呼吸的节律、深浅度及气味等变化。

第四节　血压的观察及测量

一、正常血压的观察及生理性变化

血压是指在血管内流动的血液对血管壁的侧压力。临床上所谓的血压一般是指动脉血压。机体内各种不同的血管，其血压不同，动脉血压最高，其次为毛细血管压，静脉血压最低。由于心脏交替收缩和舒张，因而动脉压也随之波动。当血液射入主动脉，此时动脉的压力最高，称为收缩压；当心脏舒张时，动脉管壁弹性回缩，压力降至最低位，称为舒张压。收缩压与舒张压之间的压力差称为脉压。平均动脉压为舒张压加 1/3 脉压，它与各器官和组织的血流量直接相关。动脉血压与心输出量、血液黏稠度和外周阻力成正比，与血管壁的弹性成反比。

（一）血压正常值血压通常以肱动脉血压为标准。正常成人安静时收缩压为 12～18kPa（90～140mmHg）舒张压为 8～12kPa（60～90mmHg），脉压为 4～5.3kPa（30～40mmHg）。

（二）生理性变化正常人的动脉血压，经常在一个较小的范围内波动，保持相对恒定，但可因各种因素的影响而发生改变。

1. 年龄和性别对血压的影响动脉血压随年龄的增长而增高，新生儿血压最低，小儿血压比成人低。中年之前女性血压比男性偏低，中年以后差别较少。

2. 时间和睡眠对血压的影响一般傍晚血压高于清晨。过度劳累或睡眠不佳时，血压稍有升高。

3. 环境对血压的影响受寒冷刺激血压可上升，在高温环境中血压可下降。

4. 精神状态对血压的影响紧张、恐惧、害怕、兴奋及疼痛等精神状态的改变，易致收缩压升高，而舒张压无变化。此外，饮食、吸烟、饮酒等也会影响血压值。

5. 其他，一般右上肢血压高于左上肢，因右侧肱动脉来自主动脉弓的第一大分支无名动脉，左侧肱动脉来自动脉弓的第三大分支左锁骨下动脉，由于能量稍有消耗，故测得压力稍低 0.3～0.5kPa（2～4mmHg）。下肢血压比上肢高 2.6～5.3kPa（20～40mmHg），因股动脉的管径较肱动脉粗，血流量多，故在正常情况下，下肢血压比上肢高。

二、异常血压的观察及护理

（一）高血压成人收缩压在21.3kPa（160mmHg）以上舒张压在12.7kPa（95mmHg）以上，即称为高血压。

（二）临界高血压成人血压值在正常和高血压之间。收缩压高于18.7kPa（140mmHg）而低于 21.3kPa（160mmHg），或舒张压高于 12kPa（90mmHg）而低于 12.7kPa（95mmHg），称为临界高血压。

（三）低血压成人收缩压低于 12kPa（90mmHg），舒张压低于 6.6kPa（mmHg）称为低血压。

（四）脉压的变化脉压增大，见于主动脉瓣关闭不全，主动脉硬化等；

脉压减少，可见于心包积液、缩窄性心包炎等。

（五）异常血压的护理

1. 发现血压异常时，勿流露出紧张表情，应与病人基础血压对照后，给予解释、安慰、并严密观察，做好记录。

2. 病人血压过高，应卧床休息；血压过低者，应迅速取平卧位，或休克卧位，报告医生，做相应的处理。

三、血压计的各类及构造

（一）种类

1. 示柱式血压计（台式、立式两种，立式血压计可任意调节高度）。

2. 弹簧表式血压计。

3. 电子血压计。

（二）构造由三部分组成。

1. 输气球及调节空气压力的活门。

2. 袖带为长方形扁平的橡皮袋，长 24cm，宽 12cm，外层布套长 60cm（小儿袖带宽度是上臂直径的 1/2～1/3），袋上有 2 根橡胶管，1 根接输气球，另一根和压力表相接。

3. 血压计

（1）汞柱式血压计在盒盖板壁上有一固定的玻璃管，管面刻度为 0～40kPa（0～300mmHg），每小格为 0.5kPa。玻璃管上端和大气相通，其顶端盖以金属帽，帽内有软木垫，麂皮垫和金属网，可使空气自由出入。玻璃管下端和水银槽相通，内装 60g 水银，调节开关与水银相通，使用时，将开关打开，槽内水银可进入玻璃管，用毕，关紧开关，防止水银外溢。

（2）弹簧表式血压计外形似表，呈圆盘状，盘面标有刻度，数字为 2.6～40kPa（20～300mmHg）中央有一指针，以指示血压数值。其优点为体积小，便于携带，但每年应和汞柱式血压计校对一次，以免仪器不准确。

（3）电子血压计用探头输入，电子自动取样，取样后的讯号由模数转换器把模拟讯号转换为数字讯号，再经过数字运算后由液晶显示板直接显示舒张压、收缩压和脉搏三个参数。由于采用自动取样、数字运算和自动放气形式，所以仪器省略掉听筒和放气系统。数字能直接显示和贮存，这样完全排除人为测量误差，精确度较高。

（四）测量血压的方法

（1）用物血压计、听诊器。

（2）测量部位上肢肱动脉、下肢动脉是常测部位。

（3）操作方法。

1. 上肢肱动脉测量法。

（1）测量前，嘱病人休息 15 分钟，以消除劳累或缓解紧张情绪，以免影响血压值。

（2）病人取坐位或仰卧位，露出上臂，将衣袖卷至肩部，袖口不可太紧，防止影响血流，必要时脱袖，伸直肘部，手掌向上。

（3）放平血压计，打开盒盖呈 90 度垂直位置。取袖带，平整无折地缠于上臂，袖带下缘距肘窝 2~3cm，松紧以能放入一指为宜。过紧致血管在袖带未充气前已受压，测得血压偏低；过松可使气袋呈气球状，导致有效测量面积变窄，测得血压偏高。打开水银槽开关。

（4）戴好听诊器，在肘窝内侧处摸到肱动脉搏动点，将听诊器胸件紧贴肱动脉处，不宜塞在袖带内，护士一手固定胸件，另一手关闭气门的螺旋帽，握住输气球向袖带内打气至肱动脉搏动音消失（此时袖带内的压力大于心脏收缩压，动脉血流被阻断，无血通过），再上升 4kPa。然后以每秒 0.5kPa 的速度慢慢松开气门，使汞柱缓慢下降，并注视汞柱所指的刻度，当袖带内压力下降和心脏收缩力相等时，血液即能在心脏收缩时通过被压迫的血管，从听诊器中听到第一声搏动音，此时汞柱上所指刻度，即为收缩压，随后搏动声继续存在并增大，当袖带内压力逐渐降至与心脏舒张压力相等时，搏动音突然变弱或消失，此时汞柱所指刻度为舒张压。世界卫生组织统一规定，以动脉音消失为舒张压，但目前多数仍以动脉音变调为舒张压读数。当变音和消失音之间有差异时或危重病人，两个读数都应记录。

（5）测量完毕，排带内余气，拧紧气门的螺旋帽，整理袖带放回盒内，将血压计向水银槽倾斜45度角时关闭水银槽开关（防止水银倒流）。

（6）将测得的数值记录在体温单的血压一栏内，记录方法为分数式，即收缩压/舒张压。若口述血压数值时，应先读收缩压，后读舒张压。

2. 下肢腘动脉测量法。腘动脉处测量血压的方法与上述相同。

（1）病人取平卧或俯卧位，暴露一侧下肢。

（2）血压计的袖带应比用于上肢的袖带宽2cm，将袖带下缘沿腘窝上3~5cm处平整缠妥。若肥胖者，袖带不够缠时，可在袖带外包一宽布带，缠于肢体上，将听诊器胸件放于腘动脉搏动处。

（3）如用测上肢的袖带来测量腘动脉血压时，收缩压比肱动脉血压高2.6~5.3kPa，是由于股动脉的管径大于肱动脉，血流量也较多之故。舒张压无明显变化。记录时，应注明下肢血压，以免误解。

3. 电子血压计测量法。

（1）接通电源，选择测量项目，接上打气插头。

（2）把换能器"⊙"放于肱动脉搏动处，扣好袖带。手动充气键至仪器发出蜂鸣声后，即为气压加足，10秒钟左右显示板上数字停止跳动，可显示三个数字（即收缩压、舒张压、脉搏读数）。

（四）注意事项

1. 定期检查血压计。方法：关紧活门充气，若水银不能上升至顶部，则表示水银量不足或漏气，该血压计不得使用。

2. 为了免受血液重力作用的影响，测血压时，心脏、肱动脉和血压计"0"点应在同一水平位上。

3. 需要密切观察血压的病人，应尽量做到"四定"，即定时间，定部位，定体液，定血压计，以确保所测血压的准确。

4. 当发现血压异常或听不清时，应重测。先将袖带内气体驱尽，汞柱降至"0"点，稍待片刻，再测量。

5. 打气不可过猛，过高，以免水银溢出。水银柱出现气泡，应及时调节、检修。

6. 为偏瘫病人测血压，应测量健侧，以防患侧血液循环障碍，不能真实地反映血压的动态变化。

附：kPa 与 mmHg 的换算，详见表 3 - 1

表 3 - 1　双刻度血压计 kPa 与 mmHg 换算

KPa	4	4.5	5	5.5	6	6.5	7	7.5	8	8.5	9	9.5
MmHg	30	33.75	37.5	41.25	45	48.75	52.5	56.25	60	63.75	67.5	71.25
KPa	10	10.5	11	11.5	12	12.5	13	13.5	14	14.5	15	15.5
MmHg	75	78.75	82.5	86.25	90	93.75	97.5	101.25	105	108.75	112.5	116.25
KPa	16	16.5	17	17.5	18	18.5	19	19.5	20	20.5	21	21.5
MmHg	120	123.75	127.5	131.25	135	138.75	142.5	146.25	150	153.75	157.5	161.25
KPa	22	22.5	23	23.5	24	24.5	25	25.5	26	26.5	27	27.5
MmHg	165	168.75	172.5	176.25	180	183.75	187.5	191.25	195	198.75	202.5	206.25
Kpa	28	28.5	29	29.5	30	30.5	31	31.5	32	32.5	33	33.5
MmHg	210	213.75	217.5	221.25	225	228.75	232.5	236.25	240	243.75	247.5	251.25
Kpa	34	34.5	35	35.5	36	36.5	37	37.5	38	38.5	39	39.5
MmHg	255	258.75	262.5	266.25	270	273.75	277.5	281.25	285	288.75	292.5	296.25

1kPa = 7.5Hg，kPagn 与 mmHg 换算法：

1. 末尾有 0 时，末尾去 0，除以 3，商与被除数相加。

例：90mmHg，相当于 9 ÷ 3 = 3，3 + 9 = 12kPa。

100mmHg，相当于 10 ÷ 3 = 3.3，3.3 + 10 = 13.3kPa.

2. 末尾无 0 时，末尾数前加小数点，除以 3，商与被除数相加。

例：105mmHg，相当于 10.5 ÷ 3 = 3.5，3.5 + 10.5 = 14kPa.

88mmHg，相当于 8.8 ÷ 3 = 2.9，2.9 + 8.8 = 11.7kPa.

第五节　体温单的使用

测量体温、脉搏、呼吸和血压所获结果，按要求记录于体温单上。记录要求：数据正确，字迹清晰，一律用蓝黑墨水书写，圆点等大等圆，连线平直，达到准确、美观、整洁的目的。

一、体温单上各项目的记录法

1. 眉栏用蓝笔填写下列各项：①姓名②入院日期③科别（病区）④床号⑤住院号（病案号）；⑥日期：每张体温单的第一日应写明年、月、日，如 95～9～30。中间换月份应注明，如 30，10～1、2……

2. 在 42～40℃横线之间，用蓝笔在相应日期与时间内记录下列各项；①入院时间；②手术（不写名称）；③分娩时间；④转科（注明科别）；⑤出院；⑥死亡时间；⑦外出；⑧拒试。

凡需写时间一律用中文书写×时×分

3. 在 35～34℃横线之间，当体温＜35℃时，则用蓝笔写"不升"。

4. 自呼吸记录以下各项，用蓝笔以阿拉伯数字记录，免记计量单位。

（1）呼吸次数相邻两次呼吸次数应上下错开记录。

（2）大便次数每隔24小时填写前一日的大便次数，如无便记0；灌肠后的大便次数应于次数后加短斜线写"E"，如 3/E 表示灌肠后大便 3 次，3/2E 表示灌肠两次后大便 3 次；1/2/E 表示自解一次，灌肠后解两次；人工肛门写大便失禁写"＊"。

（3）摄入、排出液量记录前一日统计数字。

（4）尿量同上

（5）空格做机动用，记录痰量、抽出液、腹围等数字。液体记 ml 数，长度记观 cm 数免记单位名称。

（6）体重以 kg 计数填入，凡因各种原因不能测体重者，记"卧床"。

（7）血压以分式表示。免加单位。

（8）手术后日期一般记一周即止，如第二次手术的第一天则写"Ⅱ～1"，第二天写"Ⅱ～2"，依此类推，此格亦可用于记录急性传染病人患病日数或产妇分娩日数。

（9）页码用蓝笔填写

二、体温、脉搏记录法

1. 体温按实际测量读数记录，不得折算，体温单内每小格为0.2℃，5小格为1℃。

（1）口腔温度以蓝点表示"●"。

（2）腋下温度以蓝叉表示"×"。

（3）直肠温度以蓝圈表示"○"

各点、叉、圈之间以蓝线相连。

（4）物理降温如温水或酒精擦浴、大动脉冰敷后的体温，以红圈表示，并用红色虚线与物理降温前的体温相连，一次体温亦应与物理降温前体温相连。

（5）遇拒试、外出、不升时，前后两次体温曲线应断开不连。

2. 脉搏、体温单内每小格为4次、5小格为20次。

（1）脉率以红点表示"●"，用红线相连。

（2）心率以红圈表示"○"，用红线相连。

（3）当体温与脉搏重叠时，先画体温，然后在体温外面一红圈表示脉搏，如肛表测温时，在蓝圈内画一红点表示脉搏如⊕

（4）若需记录脉搏短绌图表，则于心率与脉率之间以蓝笔涂满。

（王　莉　李海燕　高娟娟　刘　真）

第四章 传染病区的管理及隔离技术

第一节 概述

一、隔离的概念

隔离是将传染病人及带菌者在传染期间安置在指定的地点与健康人群分开，便于治疗和护理。同时，便于污染物的消毒，小污染范围，减少传染病传播的机会。这样，既有利于防止传染病人的蔓延，也有利于病人的康复。

二、隔离的意义

鉴于任何一种传染病都具有传染性及流行特征。因此，对传染病人的隔离意义在于管理传染源，切断传播途径，便于集中治疗，以最少的人力，物力控制传染病流行，提高治愈率，以达保护易感人群之目的。

三、传染病区的设置要求与清洁区、污染区的划分。

（一）传染病区的设置要求，传染病区应与普通病区分开，并远离水源、食堂和其他公共场所。传染病区应设有多个出入口，以便工作人员和病人分道出进。

隔离单位的划分，以病人为单位，每位病人有单独的生活环境和用具与其他病人隔开，如综合性医院普通病区的隔离病人。有的是以病种为单位，同种传染病的病人，可住在同种病室，但应与其他病种的传染病人相隔离。

凡未确诊或发生混合感染及危重病人有强烈的传染性时，应住单间隔离。

（二）清洁区与污染区的划分

1. 清洁区凡未被病原微生物污染的区域称为清洁区。如更衣室、值班室、配膳室及库房等。

2. 半污染区有可能被病原微生物污染的区域称为半污染区。如医护办公室、治疗室、化验室、内走廊及出院卫生处置室等。

3. 污染区凡被病原微生物污染或被病人直接接触和间接接触的区域称为污染区，如病室、厕所、浴室等。污染区内的物品未经消毒不准带出它处。

四、隔离消毒的原则

1. 明确清洁与污染的概念，病室门口和病床要悬挂隔离标志。门口备有泡手的消毒液及洒有消毒液的擦鞋垫和挂隔离衣用的立柜或壁橱。

2. 进入隔离区按规定戴工作帽、口罩及穿隔离衣。穿隔离衣前，备齐所用物品，不易消毒的物品应放入塑料袋内避污，穿隔离衣后，只能在规定范围内活动。

3. 病室内每日须用紫外线行空气消毒一次，或用消毒液喷洒消毒。每日晨起后用1%氯胺溶液或其他消毒液擦拭病床及床旁桌椅。

4. 病室内污染物品必须先经过消毒后进行清洁处理。任何物品均不可放在地上，已经在地上或落地的物品视为污染，必须经过消毒后再用。病人接触过的用物，须经严格消毒后方可递交，病人的信件、票证、书籍等须经熏蒸消毒处理后才能重新使用。

5. 病人的传染性分泌物经培养三次，结果为阴性或确已渡过隔离期，经医生开出医嘱解除隔离。解除隔离后病人经过沐浴更衣方可离开，病室所有用物必须终末消毒。

6. 终末消毒分类进行。将布类包好注明隔离用物送洗衣房消毒清洗；茶壶、脸盆、痰杯煮沸消毒；被褥枕芯曝晒6小时或晾在阳台24小时；用通风或紫外线照射形式空气消毒，必要时以福尔马林熏蒸消毒。熏后通风，再以1%氯胺溶液擦拭床单位。

第二节　隔离种类

传染病病人是病原携带者，能向体外排出病原体而成为传染源，所以，应根据不同传染病病原体的排出方式与传播途径，采用不同的隔离措施。

一、严密隔离

适用于传染性强或传播途径不明的疾病所采取隔离措施。如鼠疫、霍乱等烈性传染病。要求病人住单人房间（同病种可住一室），室内物品力求简单并耐消毒，门口挂有醒目标志，禁止探视；进入病室要戴口罩、手套、穿隔离衣、换鞋，不得随意开启门窗；物品一经进病室即视为污染，均应严格消毒处理；室内空气每日消毒 1 次，地面及距地面 2 米以下的墙壁、家具用消毒液每日擦洗 1 次，病人出院或死亡后病室及其一切用物应严格消毒。

二、呼吸道隔离

适用于病原体经呼吸道传播的疾病所采取的隔离方法。如麻疹、白喉、百日咳、流行性脑脊髓膜炎等。要求：同种病人可住一室，但相互间不得借用物品或传阅书籍；接近病人时应戴口罩、帽子和穿隔离衣，并保持干燥；病人到其他科室会诊或治疗时应戴口罩，病人呼吸道分泌物经消毒后方可倒入专用下水道或焚烧，病室内空气每日消毒 1 次。

三、消化道隔离

适用于病原体通过污染食物、食具、手及水源，并经口引起传播的病症所给予的隔离方法。如病毒性肝炎、伤寒、细菌性痢疾等。要求：不同种病人应尽可能分室收住，如同住一室两床相距不少于 2 米；接触病人时应穿隔离衣，护理不同病种的病人应更换隔离衣，并消毒双手；病人的食具、便器、呕吐物、排泄物须严密消毒；病室地面、家具每日消毒液喷洒或擦拭；病人之间不得接触或交换用物、书报等；病室应有完善的防蝇设施。

四、接触隔离

适用于病原体经皮肤或黏膜进入体内的传染病所采取的隔离方法。如破伤风、炭疽、狂犬病等。要求：不同种病人分室收住，不得接触他人；进行治疗护理时必须穿隔离衣，皮肤有破损者，避免伤口换药及护理，必要时戴手套，已被污染的用具和敷料应严格消毒或焚烧。

五、昆虫隔离

适用于病原体通过蚊、虱、蚤等昆虫传播的疾病所进行隔离的方法。如流行性乙型脑炎、疟疾、斑疹伤寒等。要求：病室应有严密的防蚊设备；虱传播的疾病，病人要洗澡、更衣并经灭虱处理后方可进入病室。六、床边隔离适用于普通病区发现的胃肠道传染病人，传染病区暂无床位收住，临时以病床为隔离区的一种隔离方法。要求：床头挂隔离标志；床间相距不小于2米或用屏风隔开；要有专用隔离衣、洗手消毒液、听诊器、体温计、病人之间不得相互接触；病人的各种用物、排泄物、便器等须经消毒处理；病人出院或转院时病室及病床设施应妥善消毒。

七、保护性隔离

亦可称为反向隔离。适用于抵抗力低下或易感染的病人，如大面积烧伤病人，早产婴儿、白血病病人及脏器移植病人等所采取的保护性措施，避免由他人（包括医护人员）将病室外的致病菌带进病室内而采用的隔离方法。要求：病人住单间病室，家具及地面每日用来苏水擦拭或0.2%漂白粉澄清液作喷洒消毒；接触病人前须洗手，戴口罩、帽子、换鞋并穿清洁隔离衣；患有呼吸道疾病者或咽部带菌者应避免接触病人，病室每日紫外线照射消毒2小时，通风换气时注意保暖，以免病人受凉。

八、血液、体液隔离

适用于病原体通过血液、体液（引流物、分泌物）等传播的疾病的隔离方法。如肝炎、艾滋病病毒等感染性疾病。要求：注射器、针头、输液器、侵入性导管等须严格按"一人一针一管一巾"的要求，进行各项检查、治疗及护理；若须回收用具应在病室内进行消毒处理，然后送到供应室交换；标本应醒目注明，以引起重视。

传染病污染物品消毒方法见表4。

表4-1　传染病污染物品消毒方法

	类别	消毒方法
病室物品	房间、地面、墙壁、家具	乳酸、福尔马林或2%过氧乙酸熏蒸 0.2%～0.5%过氧乙酸、0.5%～3%氯胺喷洒擦拭
医疗用具	玻璃类搪瓷类橡胶类	<5%过氧乙酸溶液浸泡（2）高压蒸汽或煮沸消毒
	金属类	（1）0.1%氯己定溶液浸泡 （2）环氧乙烷气体消毒 （3）2%碱性戊二醛溶液浸泡
	血压计、听诊器、手电筒	（1）环氧乙烷气体消毒 （2）0.2%～0.5%过氧乙酸擦拭
	体温	（1）1%过氧乙酸溶液浸泡30分钟连续2次 （2）3%碘附浸泡30分钟
日常用品	食具、茶壶、药杯	（1）煮沸15～30分钟 （2）环氧乙烷气体消毒 （3）0.5%过氧乙酸溶液浸泡
	信件、书报、票、证及各种印刷品	（1）环氧乙烷气体消毒 （2）福尔马林熏蒸，按80ml/m³加水40ml，加热10分钟，密闭24小时
被服类	布类、衣物	（1）环氧乙烷气体消毒 （2）高压灭菌 （3）煮沸消毒
	枕芯、被褥、毛纺制品	（1）烈日下晒6小时以上 （2）环氧乙烷气体消毒
其他	排泄物、分泌物	（1）用漂白粉或生石灰消毒 （2）痰盛于蜡纸盒内焚烧
	便器、痰盂	3%漂白粉澄清液浸泡或0.5%过氧乙酸溶液浸泡
	剩余食物	煮沸30分钟后倒掉
	垃圾	焚烧

第三节　隔离技术

一、工作帽及口罩的使用

详见第五章第四节"无菌技术"。

二、手的清洁及消毒法

传染病区一般情况下，口罩使用4~8小时应更换。若接触严密隔离或呼吸隔离的病人，应每次更换。使用一次性口罩不得超过4小时。传染病区工作人员刷手与手术室刷手操作不同之处是用刷子蘸肥皂乳按前臂、腕关节、手背、

三、开关水龙头法

（一）脚踏开关水龙头用脚踏开关，可避免引起交叉感染。

（二）长臂水龙头当手污染时，用肘部或刷子开关。

（三）一般水龙头当手污染时，用刷子敲开，刷手毕，用清洁手关上水龙头。

四、穿脱隔离衣

（一）目的保护工作人员和病人；避免相互间交叉感染；避免无菌物品或无菌区域被污染。

（二）操作方法

1. 穿隔离衣。

（1）戴好口罩及帽子，取下手表，卷袖过肘（冬季卷过前臂中部即可）。

（2）手持衣领取下隔离衣，清洁面朝自己；将衣领两端向外折齐，对齐肩缝，露出袖子内口。

（3）右手衣领，左手伸入袖内；右手将衣领向上拉，使左手套入后露出。

（4）换左手持衣领，右手伸入袖内；举双手将袖抖上，注意勿触及面部。

（5）两手持衣领，由领子中央顺着边缘向后将领扣扣好，再扎好袖口（此时手已污染），松腰带活结。

（6）将隔离衣一边约在腰下5cm处渐向前拉，直到见边缘，则捏住；同法捏住另一侧边缘，注意手勿触及衣内面。然后双手在背后将边缘对齐，向一侧折叠，一手按住折叠处，另一手将腰带拉至背后压住折叠处，将腰带在背后交叉，回到前面系好。

这些步骤可用以下口诀概括；

右提衣领穿左手，再伸右臂齐上抖；

系好领扣扎袖口，折襟系腰半屈肘。

2. 脱隔离衣。

（1）解开腰带，在前面打一活结。

（2）解开两袖口，在肘部将部分袖子套塞入袖内，便于消毒双手。

（3）消毒清洗双手后，解开领扣，右手伸入左手腕部套袖内，拉下袖子过手；用遮盖着的左手握住右手隔离衣袖子的外面，将右侧袖子拉下，双手转换渐从袖管中退出。

（4）用左手自衣内握住双肩肩缝撤右手，再用右手握住衣领外面反折，脱出左手。

（5）左手握住领子，右手将隔离衣两边对齐（若挂在半污染区，隔离衣的清洁面向外，挂在污染区，则污染面朝外），挂在衣钩上。不再穿的隔离衣脱下清洁面向外，卷好投入污染袋中。

上述步骤可用以下口诀概括：

松开腰带解袖口，套塞双袖消毒手

解开领扣退双袖，对肩折领挂衣钩。

清洁隔离衣只使用一次时，穿隔离衣方法与一般方法相同，无特殊要求。脱隔离衣时应使清洁面朝外，衣领及衣边卷至中央，弃衣后消毒双手。

（三）注意事项

1. 保持隔离衣里面及领部清洁，系领带（或领扣）时勿使衣袖及袖带触及面部，衣领各工作帽等。隔离衣须全部覆盖工作衣，有破洞或潮湿时，应即更换。

2. 穿隔离衣时避免接触清洁物；穿隔离衣后，只限在规定区域内进行工作，不允许进入清洁区及走廊。

3. 隔离衣应每天更换一次。接触不同病种病人时应更换隔离衣。

五、污物袋的使用及处理

凡被污染而无须回收的物品，可集中于不透水的塑料袋或双层布的污物袋中，封口或扎紧袋口，袋上应有"污染"标记，送指定地点焚烧处理。可再用的物品按上述袋装标记后，按先消毒后清洁的原则处理。

六、避污纸的使用及处理

避污纸即为清洁纸片。使用避污纸拿取物品或作简单操作，保持双手或用物不被污染，以省略消毒手续。如收取污染的药杯，拿病人用过的物品，或拾取掉在污染区地面上的物件等，可垫避污纸以避免污染工作人员的手，以污染的手接触清洁物品时，可垫着避污纸，避免污染用物，如开自来水龙头，电源或门窗。

使用避污纸时，要从上面抓取，不可掀页撕取。用后放进污物桶内，集中焚烧。

七、护理隔离病人的常用操作法

护士进入病室进行各项操作时，须先备好所需用具，然后穿隔离衣。一切物件，接触传染病病人后或掉在地上，均应消毒。

（一）铺床给不同病种铺床时，必须更换隔离衣，戴口罩，其余同普通病室铺床法。

（二）测量体温、脉搏、呼吸隔离病人体温计应固定使用。给严密隔离病人测体温时，应穿隔离衣，手表置入小有机玻璃盒内或装入小透明袋内，以免污染。如给一般隔离（呼吸道、消化道、接触及昆虫隔离）病人测体温时，可不穿隔离衣，但要注意工作衣不能接触病人及床单位。另须备浸泡消毒液的小毛巾。护士保持一手清洁，以便记录；一手诊脉和取体温计，看清读数后，将体温计放入盛有1%过氧乙酸消毒液瓶中。每测一病人体温、脉搏、呼吸，经小毛巾擦手消毒后，方可测另一病人。

（三）测量血压严密隔离者或须密切观察血压的病人，血压计，听衣器应固定使用，最后作终末消毒。一般隔离病人血压计不要专用时，可在血压计臂带外加薄膜或布袖套。操作时将布袖套套于病人臂部，其余部分铺在床上及病人身上，使成一清洁区，血压计放在清洁区内测量。测毕，取出血压计，将清洁面向外折叠，定期更换消毒。不同病种病人，用后应即换下消毒，备用。

（四）服药、注射将备好的服药盘、注射盘及服药本、注射本一并放在治疗车上，车下层放水壶及盛消毒液的盆2个，推车至病室门口，核对无误后，为病人服药，药杯用避污纸取回放入专用消毒液内；然后为病人注射，注射毕，将注射器置入另一消毒液内。消毒双手，再为另一病种的病人注射。一次性药杯和注射器，用后可集中处理。

（五）搬运病人用担架接送人去他室检查或治疗时，应在担架上铺清洁布单，移病人至担架上，盖好被子，将布单两边包住病人，到达诊疗室后，将布单连同病人一齐移至检查床上。用毕将布单清洁面向外卷好，投入污衣袋内。若为呼吸道隔离病员，应加戴口罩。

（李海燕　张　睿　陈　培　赵　文）

第五章 常用急救技术

第一节 给 氧

氧气是机体生存须臾不可缺少的物质。机体通过呼吸运动与外界进行气体交换。呼吸运动的某个环节发生障碍即可引起缺氧。缺氧是指向组织器官送氧减少或组织利用氧发生障碍时机体内发生的病理过程。严重缺氧可以导致死亡。

氧气吸入疗法是供给病人氧气,通过给氧提高肺泡内氧分压,纠正各种原因所造成的缺氧状态,促进代谢,以维持机体的生命活动。

一、缺氧的症状

1. 轻度 胸闷、心慌、乏力、精力不集中,血氧分压在 $6.67 \sim 9.33kPa$,二氧化碳分压大于 $6.67kPa$。

2. 中度 憋气、呼吸深而急促、发绀、烦躁不安。血氧分压为 $4.67 \sim 6.67kPa$,二氧化碳分压大于 $9.33kPa$。

3. 重度 嗜睡或昏迷,呼吸困难,发绀显著,血氧分压在 $4.67kPa$ 以下,而二氧化碳分压大于 $12kPa$。极度缺氧病人很快就会休克死亡。

二、给氧的目的及适应证

给氧的目的是使病人动脉血氧张力达到正常,以维持生理需要,改善缺氧症状。

适应证为：影响病人呼吸的呼吸系统疾患，如哮喘、肺炎、气胸、呼吸道异物等；心功能不全导致的呼吸困难，如风湿性心脏病、心力衰竭；各种中毒引起的呼吸困难，使氧不能由毛细血管渗入组织而产生缺氧，如一氧化碳中毒、药物中毒等；昏迷病人，如脑血管意外、颅脑外伤病人；外科手术前后病人、大出血休克病人；分娩时产程过长致胎儿心音不良，以及贫血病人。

三、给氧方法

1. 鼻吸氧法

（1）备好、检查好氧气装置，湿化瓶内盛半瓶蒸馏水。

（2）向病人解释后为病人清洁鼻腔。

（3）打开氧流量开关，调节好流量，连接鼻导管，如为双塞塑料导管，将两塞置于鼻前庭内，固定好。

（4）记录吸氧时间，观察病人缺氧改善状况。

（5）停止吸氧时应先取下导管再关氧气装置开关，并协助病人清洗面部、鼻腔，整理好用物。

2. 面罩法　此法多用于加压给氧，可吸入较高浓度的氧。

（1）使用面罩应与病人面部贴紧，不漏气。

（2）面罩用带子固定在头颈部。

（3）氧流量以每分钟6L～10L为宜。

3. 氧气帐法

（1）将病人头胸部置于透明塑料薄膜制成的帐幕内，有特别的仪器控制氧流量，保证帐内的氧浓度和湿度。

（2）此装置价格贵，耗氧量大，只限于新生儿及大面积烧伤病人抢救使用。

四、氧疗监护

观察氧疗效果，记录好给氧时间、浓度及病人缺氧状态改善情况；防止交叉感染。给氧鼻塞、导管、面罩、湿化瓶等应定期消毒更换；经常检查并保证病人呼吸道通畅,以提高氧疗效果;注意用氧安全,要随时注意防火、防热及防易燃易爆物品。

五、氧浓度和氧流量的换算

可根据下列公式推算不同氧流量相应氧浓度。为方便临床,可直接由下表氧流量的对应数查出氧浓度(表5-1)。

表5-1 不同氧流量相应氧浓度对应数

氧流量 (L/分钟)	1	2	3	4	5	6	7	8	9
氧浓度(%))	25	29	33	37	41	45	49	53	57

第二节 洗 胃

对口服有毒物中毒的病人,抢救能否成功往往取决于洗胃是否及时和彻底。洗胃是将胃管由病人鼻腔或口腔插入胃内,经管灌入大量溶液后再吸引出来的方法。

一、应用范围

1. 解毒。清除胃内毒物或刺激物,避免或减轻毒物吸收。

2. 清除胃内滞留食物,减轻胃黏膜水肿,缓解病人上腹胀闷、恶心呕吐等不适。

3. 为某些手术或检查作准备。

二、常用洗胃液及用量

常用液体有生理盐水、温清水、2%碳酸氢钠液、1:5 000高锰酸钾液等。中毒病人需根据毒物性质选择适宜溶液。每次灌洗量400ml~500ml,须反复灌洗,直至洗净为止。一般灌洗总量为2 000ml~5 000ml。中毒病人灌洗总量为10 000ml~20 000ml。洗胃液温度不宜过冷过热,以32℃~38℃为宜。

三、洗胃方法

1. 漏斗胃管洗胃法运用虹吸原理，将洗胃液灌入胃内之后再吸引出。

（1）病人取坐位或半坐位，胸前围橡皮围裙，污水桶放病人身旁。插胃管操作同鼻饲法。

（2）证实胃管人胃后，将漏斗放置低于胃部的位置，挤压橡皮球，抽尽胃内容物。必要时留取标本送检。

（3）举漏斗过头部约 30cm～50cm，将洗胃液倒入 300ml～500ml。当漏斗内尚存余少量溶液时，迅速将漏斗降至低于胃部的位置，并倒置于污水桶内，利用虹吸作用引出胃内溶液。若引流不畅时可挤压橡胶球。待溶液流完后再次高举漏斗重新灌注洗胃液。如此反复清洗，至流出灌洗液体澄清、无味为止。

（4）洗胃完毕，反折胃管迅速拔出。协助病人漱口，并安排休息。整理用物并记录灌洗量及洗胃过程中病人的情况。

2. 自动洗胃机洗胃法洗胃机具有快速、彻底、效果好、副作用少等优点，已在临床广泛使用。

（1）接好电源，检查好机器正负压力。

（2）按洗胃法插入胃管与机器连接。

（3）将配好的洗胃液放入桶内与机器药管连接，放一空桶在污水管口。

（4）按"自动"键后，机器对胃自动冲洗。待冲洗干净后，按"停机"键，机器停止工作，拔出胃管。

（5）洗毕，按"清洗"键，机器自动清洗各部管腔，待机器内的水完全排净后，关机，收拾清理用物。

3. 注意事项

（1）急性中毒病人，尤其是进食后服毒者，宜先催吐后洗胃。洗胃时最好选用粗胃管，以防食物残渣堵塞胃管，使洗胃顺利，减少毒物吸收。

（2）当中毒物质不明时，要先取胃内容物标本进行实验室检查。洗胃液选用温开水或等渗盐水。待毒物查明后，再采用对抗剂洗胃。

（3）严格掌握适应证与禁忌证。若为强腐蚀性毒物，如强酸、强碱中毒，或有消化道出血、穿孔、胃癌及肝硬化食管静脉曲张病人应谨慎洗胃或禁止洗胃，避免发生食管或胃穿孔、大出血等并发症。

（4）洗胃过程中病人如出现腹痛、虚脱现象或吸出液呈血性时，应立即停止洗胃，通知医生进行紧急处理。

（5）掌握液体灌入量和洗出量的平衡，以防进多出少引起急性胃扩张、胃撕裂及水中毒。出现流出液少的情况时应暂停灌洗，查明并去除原因，否则应停止洗胃。

（6）用电动吸引器洗胃时，压力不宜过大，以免损伤胃黏膜。一般负压维持在 13.3kPa 即可。

第三节　心、肺、脑复苏

呼吸、心搏骤停是临床最为紧急的情况。若抢救不及时，将导致病人重要器官缺氧、缺血而死亡。因此，必须分秒必争地进行心肺复苏术，迅速建立起有效呼吸和有效循环，防止脑损害的发生。

一、心搏骤停的抢救

1. 心脏跳停的原因

（1）各类心脏病，如急性心肌梗死、病毒性心肌炎或严重心律失常。

（2）过敏性休克、药物中毒，如青霉素过敏及洋地黄药物过量。

（3）意外事故，如电击、溺水、严重创伤、大出血及窒息。

（4）电解质紊乱与酸碱平衡失调，如高钾血症、酸中毒等。

2. 心搏骤停的判断标准

（1）突然的意识丧失。

（2）表浅大动脉搏动消失。

（3）瞳孔散大、呼吸停止。

3. 心脏复苏　胸外心脏按压，即用人工方法在胸外间接地按压心脏，使血液灌入主动脉和肺动脉，从而建立起大小循环，暂时代替心脏自然收缩，为心脏自主节律的恢复创造条件。具体方法是：

（1）一旦发现心搏骤停，应立即就地抢救。

（2）病人仰卧于硬板床或地上，软床背部应垫木板。

（3）操作者两手交叉重叠，下面一手的掌根部放在病人胸骨下 1/3 处，两臂伸直，依靠身体重力和臂力有节律地垂直施加压力，使胸骨下陷 3cm ~ 4cm，将左心室血液挤出。然后迅速放松解除压力使胸骨复原，形成胸腔负压，以利于心室舒张，回心血量增加。为小儿行胸外心脏按压时，用一只手即可。若为新生儿则可用拇指或食、中两指进行挤压。

（4）按压次数，成人每分钟 60 ~ 80 次，小儿 80 ~ 100 次。

（5）按压时注意用力均匀，深度适当。不可用力过猛，以免发生肋骨或剑突骨折。

二、呼吸骤停的抢救

呼吸停止往往与心跳停止相继发生，因此呼吸复苏应与心脏复苏同时进行，这是保证机体重要器官供氧和减少死亡的重要措施。常采用人工呼吸的方法，有节律地使气体被动吸入肺内并排出。维持病人肺内氧和二氧化碳的交换，从而使病人机体保证了氧的需求。

1. 口对口人工呼吸　这是最简便且行之有效的方法。具体步骤为：

（1）病人取仰卧位，头尽量后仰使气管伸直。

（2）迅速清除口腔内分泌物、异物及假牙，盖一清洁纱布或手绢。

（3）操作者左手托起病人下颌，并用拇指和食指轻按环状软骨，使其压迫食管防止空气入胃。右手捏紧病人鼻孔防止漏气，深吸一口气紧贴病人口唇吹入，使胸廓隆起。吹气后松开捏鼻孔的手让胸廓及肺部自行回缩，或用手压胸部使气体排出，这样有节律地反复进行。

（4）吹气次数，成人每分钟 16 ~ 20 次。吹气与心脏按压的比例为 1：4 或 1：5。

（5）根据病人年龄、体质给予适当吹气量。吹气不可过猛，尤其是小儿，以防肺泡破裂。若病人牙关紧闭，可改为口对鼻人工呼吸，关键要能维持有效的气体交换。

2. 简易呼吸器的使用　简易呼吸器由呼吸囊、呼吸活瓣、面罩及连接管等组成，可持久地进行有效的人工呼吸，适合抢救时应用。

（1）清除病人上呼吸道分泌物或呕吐物，使病人头后仰，扣紧面罩。

（2）有节律地间歇挤压呼吸囊。挤压时空气由气囊进入肺部，放松时，肺部气体经活瓣排出，1 次挤压可有 500ml～1000ml 空气入肺。

（3）速率每分钟 16～20 次，连接氧气使用效果更佳。

3. 自动呼吸器　用机械方式进行人工呼吸，效果最好。适用于各种呼吸衰竭的抢救及麻醉期间的呼吸管理。

呼吸器分压力控制型和容量控制型两类。压力控制型呼吸器以高压氧气或压缩空气为动力，把含氧的混合空气送入肺泡。此型呼吸器的频率、潮气量和呼吸时比都不能直接调节，而是在使用中随肺弹性和气道阻力而变动，故适用同步辅助呼吸。

容量控制型呼吸器多以电为动力。吸气期呼吸器将预定潮气量压入呼吸道使肺泡扩张，呼气时呼吸道压力降至大气压，肺脏回缩，肺泡内气体排出体外。经一定间歇，呼吸器充满新鲜空气后再转入吸气期。

适用于无自主呼吸、肺泡通气不足和急性呼吸窘迫综合征。

（1）使用时需先行气管插管，然后连接呼吸器。

（2）检查机器各部件并正确连接。打开电源开关，观察机器运转情况，有无漏气等。可先连接模拟肺，观察压力表指数及模拟肺胀缩情况，确定正常后方可给病人使用。

（3）调节好各项参数：呼吸时间比例为 1.5～2.1；压力为 1.76～2.45kPa；潮气量为 400ml～600ml；呼吸频率为 16～20 次/分。

（4）使用呼吸器必须有雾化装置。一般使用氧气浓度为 40%。

（5）严密观察病人使用呼吸器情况，发现呼吸道阻塞或有管道扭曲时要及时处理，随时根据血气分析结果调节呼吸器各项参数。

（6）停用时，先分开呼吸器导管再关闭呼吸器及氧气。对呼吸器螺纹管及各接头配件等进行消毒后备用。

三、脑复苏

脑复苏是衡量复苏成败的重要指标。人脑重量虽只占体重的2%，却接受心排血量的15%，占全身耗氧量的20%～25%。可见脑对氧和热能需要量之大。神经细胞在丧失血氧供应10秒钟后即可出现病理变化，因此，国内外许多专家认为，脑血流阻断4分钟以上，即使心肺复苏成功也有可能遗留下严重的脑功能障碍。过去对脑复苏重视不够，使有些病人出现了"去脑强直"状态，虽恢复了生命却成为没有意识的植物人。因此，必须从心肺复苏开始就同时开始脑保护，防止脑缺氧性损害的发展，否则时间拖得越长，发生后遗症的可能性越大。

1. 低温疗法 低温可降低脑代谢率，提高脑细胞对缺氧的耐受性，减慢脑细胞受损的进程，有利于脑细胞恢复。此外，低温有降低颅内压、改善脑细胞渗透性及控制脑组织损害后产生反应性高热的作用。

（1）与心脏复苏同步，力争在脑水肿未发生之前应用冰帽或冰槽头部降温。

（2）心脏复苏后应行全身降温，可用冰毯或冰水灌肠等。

（3）低温疗法应持续3～5日，过早中止会使病情再度恶化。

2. 脱水疗法 脱水疗法可缩小脑体积，保持脑细胞的完整性，促进脑循环自动调节功能的恢复，加速脑水肿的消散。应根据医嘱给25%甘露醇、50%葡萄糖液和其他利尿脱水剂。

（孙　青　赵　洁）

第六章 呼吸系统疾病护理

第一节 急性上呼吸道感染

急性上呼吸道感染是由病毒或细菌在鼻、咽喉部产生的急性炎症，是常见的呼吸道传染病。其病因一般可分为病毒和细菌感染两类。其中病毒感染约占70%～80%，细菌感染继发于病毒感染之后。

急性上呼吸道感染的临床表现可有头痛、畏寒、发热、鼻塞、喷嚏、流涕、咽部干痛、咳嗽、全身肌肉酸痛、乏力及食欲减退等。

对此类疾病目前尚无可靠的抗病毒药物，主要治疗为对症处理和预防并发症（鼻窦炎、支气管炎等）。

上呼吸道感染病人的护理如下：

1. 一般护理　发热时应卧床休息，多饮水，每日需补充2 000ml～4 000ml水，并给以流质或半流质清淡易消化饮食。在保暖的同时还应注意室内空气流通，降低空气中的微生物数量。

2. 健康教育　病毒具有高度的传染性，通过飞沫在空气中传播，亦可借污染的食具和物品传播，所以应教育病人做好呼吸道隔离，戴口罩，尽量不去公共场所，并将所用水杯、毛巾、脸盆、碗筷与健康人分开使用，以免传染他人。

室内也可用食醋熏蒸或用艾卷燃熏，隔日1次，每次1小时，以达到空气消毒的目的。

健康人的鼻咽部经常有一些病毒和细菌存在，受凉、疲劳等因素可减弱机体抗病能力而致病。所以，平时应加强身体锻炼，注意避免发病诱因，增强自身抗病能力。

第二节 肺 炎

肺炎是常见的呼吸道疾病。按病因学分类，肺炎可分为细菌性、病毒性、支原体性、立克次体性及真菌性等。目前临床中常见的肺炎有军团菌肺炎和支原体肺炎等。本节重点介绍军团菌肺炎。

军团菌肺炎是由军团菌引起的急性肺部感染，其高危人群为老人和免疫功能低下者。

军团菌可分泌含锌的金属蛋白酶，该酶可能是引起肺组织溶解破坏、形成空洞的原因。

军团菌肺炎起病时往往有乏力、肌痛或头痛，有时也有咽痛、畏光和流涕。发病的 1~2 日内可发热，体温高者可超过 39℃课常伴干咳及剧烈的胸痛，l0%~33% 的病人咯血。

治疗以控制感染及对症治疗为主要原则。控制感染中红霉素为首选药物。

肺炎病人的护理如下：

1. 一般护理 军团菌对热的耐力较强，在蒸馏水中可存活 139 天，在人工管道水源中可定居，通过气溶雾吸方式感染人群。所以，要注意定时开窗通风，保持室内空气新鲜，台面用 0.5% 洗消净擦拭，吸氧管、湿化罐、雾化器每周应彻底消毒 1 次。通风时注意病人的保暖，避免冷空气直吹或对流。急性期、高热期间绝对卧床休息，恢复期可适当活动。胸痛剧烈者取患侧卧位，以减轻痛苦。呼吸困难者取半卧位并给予氧气吸入。给予高蛋白、高热能、高维生素、易于消化的饮食，多食富含维生素 C 的水果。鼓励病人多饮水，每日至少 2 000ml～4 000ml。

2. 症状及并发症的观察和护理

（1）高热：可行冰袋、温水擦浴、温酒精擦浴等物理降温法，减轻病人的痛苦，增加其舒适感。由于高热时唾液分泌减少，口唇干裂，容易发生口腔炎，可用生理盐水或复方硼砂溶液，口唇干裂可涂液体石蜡，防止发生口腔炎。

（2）咳嗽：军团菌肺炎好发于年老体弱者，他们活动量少，痰液多蓄积体内，无力咳出。此时可指导病人学习有效咳嗽的方法，鼓励自行咳痰。若痰液黏稠不易咳出或无力咳出时，可行雾化吸入、翻身、体位引流、应用祛痰剂等，以保持呼吸道的通畅。

（3）水、电解质紊乱和肾功能异常：军团菌可释放毒素引起低血钠等，所以应定期检查病人血电解质、尿常规及肾功能。发现异常积极协助医生治疗抢救。

3. 药物治疗的观察和护理　红霉素为治疗军团菌肺炎的首选药物，可以口服也可静脉滴注，一般疗程为 2～3 周。输注时病人可出现局部疼痛、胃肠道不适（恶心、呕吐）等，故宜慢速滴入并做好生活护理，及时清除呕吐物，鼓励病人少食多餐，适量进食。

4. 健康教育　肺炎多因机体抵抗力降低，细菌乘虚而入所致，好发于冬春季。所以，应加强机体自身耐寒能力的锻炼，避免受凉，预防感冒，养成不吸烟、不饮酒的好习惯。同时，还应注意保持周围环境的清洁，避免水源的污染。

第三节　慢性支气管炎

慢性支气管炎（简称慢支）是指气管、支气管黏膜及其周围组织的慢性非特异性炎症，是一种严重危害人民健康的常见病，尤以老年人为多见，且男性多于女性。

慢性支气管炎主要由以下几方面因素引发：

1. 理化因素 如大气污染、吸烟、寒冷空气等，可损伤呼吸道黏膜，使纤毛脱落，引起支气管痉挛等。

2. 感染 即由病毒和细菌引起的呼吸道反复感染，可诱发慢性支气管炎。

3. 变态反应 这是发病的危险因素。

4. 年龄因素 老年人呼吸道中免疫球蛋白减少，组织退行性变，防御反应降低，所以易患慢性支气管炎。

慢性支气管炎的临床表现主要是咳、痰、喘。

治疗原则主要是抗炎、止咳、祛痰及平喘。

慢性支气管炎病人的护理如下：

1. 一般护理 室内保持空气流通新鲜，冬季应有取暖设备，避免病人受凉感冒，加重病情。饮食上给予高蛋白、高热能、高维生素、易消化的食物。若食欲欠佳，可给予半流或流质饮食，注意食物的色香味，并鼓励病人多饮水，每日至少饮 3 000ml。

2. 症状的观察和护理

（1）咳嗽、咳痰：仔细观察咳嗽的性质，出现的时间和节律；观察痰液的性质、颜色、气味和量，并正确留取痰标本及时送检。鼓励病人有效地咳嗽、咳痰。有痰不易排出时，可行超声雾化吸入，根据病情加入相应药液，以达到局部用药，稀释痰液，便于引流的目的。同时，还可采取体位引流等措施排痰。具体方法参见症状护理中咳嗽、咳痰节。

（2）喘：病人主诉喘憋加重，呼吸费力，不能平卧，应给予半卧位吸氧。根据血气分析结果，调节吸氧流量。并指导病人练习腹式呼吸及呼吸操［参见本节症状护理（一）呼吸困难］，以改善通气功能。

3. 药物治疗的观察和护理此类疾病最主要是控制感染，应针对致病菌的类别和药物敏感性合理应用抗生素。护士应正确采取痰标本，留痰前清洁口腔，标本盒应为无菌痰盒（具体方法参见症状护理中咳嗽、咳痰章节）。抗生素使用后，应严密观察病人的体温及病情变化，重视病人主诉，为医生提供最直接的临床资料。在药物治疗的同时，应注意营养支持，注意痰液的稀化和引流，这是缓解气道阻塞、有效控制感染的必要条件。

4. 健康教育　嘱病人加强身体耐寒锻炼，气候变化时注意衣服的增减，避免受凉。耐寒锻炼需从夏季开始，先用手按摩面部，后用冷水浸毛巾拧干后擦头面，渐及四肢。体质好、耐受力强者，可全身大面积冷水摩擦，持续到 9 月份，以后继续用冷水摩擦面颈部，最低限度冬季也要用冷水洗鼻部，以提高耐寒能力，预防和减少本病的发作。同时，应避免尘埃和煤烟对呼吸道的刺激，有吸烟嗜好者应戒除。

第四节　支气管哮喘

支气管哮喘是气道慢性可逆性炎症引起的一种支气管反应性过度增高的疾病。炎症是导致支气管哮喘的基本原因。变态反应原、环境因素、职业性因素、药物性因素和与运动有关的原因等，均与支气管哮喘的起病有联系。这些因素可引起支气管平滑肌收缩痉挛，诱发哮喘发作。而反复发作后使呼吸道防御能力受损，容易继发感染。感染诱因炎症反应及分泌物增多而使支气管痉挛加重，如此形成恶性循环。

支气管哮喘的主要症状是气道被激惹引起的气道阻塞、咳嗽及带有哮鸣音的呼气性呼吸困难。其症状往往于夜间和清晨加重。

当严重哮喘发作持续 24 小时以上时，经一般支气管舒张药物治疗无效者，称为哮喘持续状态。此时，病人表现为极度呼吸困难、呼气费力、张口喘气、大汗淋漓、面色苍白、四肢厥冷、脉快细弱、心率每分钟可达 140 次以上，有明显发绀，严重时可出现神经精神症状及呼吸衰竭。

治疗原则为哮喘发作时应积极进行激素抗感染治疗，辅以平喘及病因治疗。

支气管哮喘病人的护理如下：

1. 一般护理　将病人安置在清洁、安静、空气新鲜及阳光充足的房间，避免摆设花草，铺地毯等；作卫生清洁时应注意用湿法打扫，避免尘土飞扬。使用某些消毒剂时要转移病人。哮喘发作时病人多取半坐卧位或端坐位，可用枕头支托，也可让其伏桌而坐，桌上放枕，增加病人舒适感。饮食上应给予营养丰富的易消化的食物。多食蔬菜、水果，多饮水，以补充由于憋喘出汗过多失去的水分。严禁食用与发病有关的食物，如蛋类及牛奶、鱼、虾、蟹等海味食品。同时注意保持大便通畅，减少因用力而致的疲劳。另外，应协助病人寻找过敏源，并指导病人掌握发病的规律，以便提前采取预防措施。

2. 哮喘持续状态病人的护理

（1）注意观察哮喘发作的前驱症状，如发现病人鼻、咽、眼发痒，有打喷嚏、咳嗽等黏膜过敏表现及胸部有压迫窒息感时，及时通知医师以便采取预防措施。

（2）哮喘持续状态时病人可出现全身衰竭，甚至突然死亡，必须作为急症处理。给予氧气吸入，每分钟 3L～5L，迅速建立静脉通路，遵医嘱静脉滴注糖皮质激素，保持呼吸道通畅，协助排痰，必要时吸痰，行气管插管或气管切开。

（3）发作时做好生活护理，及时擦干身上的汗水，更换干燥、柔软的衣被，协助病人变换体位，按摩受压部位及骨突处，以保持皮肤的完好。

（4）加强心理护理。哮喘发作时病人极度紧张，烦躁不安，护士应安慰病人，尽量满足病人的合理要求，缓解紧张情绪。

3。用药指导教会病人正确使用定量气雾剂。方法分 4 步：①摇匀气雾剂。②轻轻呼气。③口含喷嘴慢慢吸气同时下压盛药子罐。④屏气 10 秒。若要作另一次吸入，需要等候 1 分钟以上才可重复上述步骤。应注意先使用

β2－受体气雾剂，15～20分钟后使用激素类气雾剂，用药后漱口，以减少口腔真菌感染。

4. 健康教育 病人在缓解期应避开过敏源，加强自身体质锻炼，提高御寒能力。目前认为，哮喘病人最好的运动方式是游泳。另外，在冬季及气候多变时预防感冒，并保持情绪的稳定，可减少发作的次数。

第五节 支气管扩张

支气管扩张是一种常见的慢性支气管疾病，是由于支气管管壁损伤后变形和持久的扩张所致。本病多发生于青年和儿童，男性多于女性。

支气管扩张的主要病因是支气管和肺脏的感染和支气管阻塞。感染损害了支气管管壁各层组织，削弱了它的弹性。炎症的黏稠分泌物、异物、肿瘤致支气管部分或完全阻塞引起肺不张，因胸腔内负压对病肺的牵引，助长支气管的扩张。

临床上典型症状为慢性咳嗽，咳大量脓痰，间断咯血及反复肺部感染。咯血是支气管扩张的临床特征之一。据文献报道，约90%的病人有不同程度的咯血。

治疗原则为积极防治呼吸道感染，清除脓痰，保持呼吸道通畅。必要时手术切除。

支气管扩张病人的护理如下：

1. 一般护理 反复咯血及咯血活动期应卧床休息。饮食上给予高蛋白、高热能、多维生素、易消化的饮食或半流食。

2. 症状的观察及护理

（1）咯血：病人咯血后多有恐惧紧张情绪，所以应关心安慰病人，指导病人轻轻将气管内存留的积血咳出。及时建立静脉通路及吸氧。备好抢救物品，如吸引器、止血药及气管插管等（其余详见症状护理中咯血章节）。

（2）咳痰：①密切观察痰液量、性质。支气管扩张的病人一般咳脓性痰，每日可达 100ml～400ml。痰放置数小时后可分 3 层：上层为泡沫、中层为黏液、下层为脓性物和坏死组织。伴有厌氧菌感染时可有恶臭味。②排除气管内分泌物，保持呼吸道通畅。协助病人作体位引流。若病变在肺下叶时，可将病人置于头低足高位，进行深呼吸、咳嗽和咳痰。必要时引流前可先行雾化吸入，引流时辅以叩背，可提高引流效果。每次引流 15～20 分钟，每日 2～4 次，体位引流宜在病人空腹时（餐后 2 小时）进行。

第六节　慢性阻塞性肺气肿

慢性阻塞性肺气肿是由于肺脏充气过度，终末细支气管远端部分包括呼吸细支气管、肺泡管、肺泡囊和肺泡等的膨胀及过度充气，导致肺组织弹性减退、体积增大和肺功能减低的疾病。

慢性阻塞性肺气肿常继发于慢性支气管炎、支气管哮喘和肺间质纤维化。病人在吸气时支气管扩大，空气能通畅进入肺内；在呼气时支气管缩小，过多的残气滞留于肺泡内，引起肺泡内压增高。若慢性炎症持续存在，肺泡不断膨胀，最后发生肺气肿。膨胀的肺泡还可发生破裂，多个肺泡破裂融合成大泡，有效的呼吸面积减少，导致机体缺氧。

主要临床表现为缺氧及进行性的呼吸困难，严重的可伴有二氧化碳潴留，最终可并发呼吸衰竭。

治疗原则是控制呼吸道感染，保持呼吸道通畅，纠正缺氧及酸碱失衡等。

慢性阻塞性肺气肿病人的护理如下：

1. 休息　有严重缺氧和二氧化碳潴留者应卧床休息，以减少氧的消耗。

2. 体位　呼吸困难者取半卧位或端坐位。

3. 氧疗　明显缺氧者给予吸氧，有二氧化碳潴留者采用鼻导管低流量持续给氧，流量每分钟 1L～2L。长期二氧化碳潴留使呼吸中枢对二氧化碳的敏感性降低，呼吸兴奋性主要靠低氧对周围化学感受器的刺激来维持。如给予高流量氧气吸入，缺氧对呼吸中枢的兴奋作用被解除，更加重二氧化碳潴留。因此，对慢性阻塞性肺气肿的病人单纯吸高浓度的氧是危险的，甚至是致命的。氧疗期间应监测病人反应、血气分析结果及氧饱和度情况，以免发生二氧化碳蓄积。

4. 营养支持　慢性阻塞性肺气肿的病人由于在克服气道阻塞、弹性回缩力变化等做了大量呼吸功，使呼吸肌疲劳，加之长期慢性咳嗽，咳痰，反复感染等的消耗，多数病人处于营养不良的状态。目前，营养支持问题日益受到重视，一般除恰当的食谱配置外，必要时应行肠道内或肠道外的营养物质的补充，以维持体重，增强肌力，减少疲劳等。

5. 保持呼吸道通畅　当病人痰量多且坠积于下肺，咳嗽又无力或无效时，应指导病人进行体位排痰，并辅以超声雾化湿化气道及叩背等，以利于痰液的排出。如上述效果不佳时可行吸痰及气管插管等。

6. 健康教育

（1）首先让病人掌握此病的本质，树立抗病信心。同时指导病人根据病情进行适当的体育锻炼，如腹式呼吸、噘嘴呼吸、呼吸体操等，增强呼吸肌肌力。注意生活规律和丰富的饮食营养，以全面增强体力、减少复发及提高生活质量。

（2）家庭中长期氧疗，每日吸氧时间应超过 15 小时，可延长病人生存期。

（3）加强自身耐寒锻炼，感冒流行期不去公共场所。天气变化时注意增减衣服，避免感冒，减轻发病症状，减少入院次数。

第七节　肺结核

肺结核是由结核杆菌感染肺组织所引起的慢性传染病。结核杆菌主要通过呼吸道传播，在人体免疫力低下或大量毒力强的结核杆菌侵袭时才发病。结核杆菌感染人体后，类脂质能引起病变部位单核细胞增多及上皮样细胞和淋巴细胞浸润，形成结核结节。

主要临床表现为午后低热、夜间盗汗、消瘦、乏力、食欲不振、咳嗽及咯血等。

治疗肺结核以应用抗结核化学药物治疗（简称化疗）及营养支持为主要疗法。而用药又以早期、规律、全程、联合和适量为原则。

肺结核病人的护理如下：

1. 一般护理为病人提供空气新鲜、阳光充足、安静的休养环境，给予高热能、高蛋白、多维生素的饮食，如牛奶、禽蛋、鱼肉、豆制品、新鲜蔬菜和水果等。每日测量体温4次，尤应注意午后的温度。鼓励病人多饮水，每日3 000ml左右。盗汗的病人做好皮肤护理，并及时更换床单及衣裤。

2. 症状的观察和护理　观察痰的颜色、有无血痰和咯血的征象。如发现痰中带血或咯血，及时通知医生，并留取痰标本送检。若痰菌检验结果阳性，应将病人转到结核病防治所治疗。其痰液应吐在纸上烧掉或吐在痰杯里用20%漂白粉溶液泡6~8小时灭菌后处理。

3. 药物治疗及副作用的观察和护理　在抗结核用药上要指导病人遵医嘱有规律地长期服药，严格掌握用药的剂量、方法及时间，观察副作用。常用抗结核药有链霉素、利福平、乙胺丁醇、异烟肼、吡嗪酰胺、对氨基水杨酸钠及卡那霉素等。这些药物的副作用分述如下：

（1）链霉素：一般为肌肉注射。当病人出现眩晕、耳鸣及听力减退时应及时报告医生，调整用药。

（2）利福平：空腹口服。尿液呈红色为正常现象。对肝肾有毒性损害。

（3）乙胺丁醇：口服。久用对视神经有损伤，病人常主诉视物模糊。早期改药，症状可恢复。

（4）异烟肼：口服。主要副作用是周围神经炎及肝功能异常。

（5）吡嗪酰胺：口服。副作用有关节痛，对肝毒性较大。

（6）对氨基水杨酸钠：避光静脉使用。副作用为严重的胃肠道反应及变态反应。

（7）卡那霉素：肌内注射使用。对第八对脑神经有损伤，病人可出现听力障碍及肾功能异常。

抗结核治疗是一个长期过程，一般需 6～9 个月或更长时间，应指导病人坚持按时服药、定期复查。

4. 健康教育

（1）加强心理咨询，掌握病人心理动态，告诉病人只要积极配合治疗，本病是可以治愈的。

（2）对病人及家属进行卫生宣传教育，普及结核病防治知识，养成不随地吐痰，有痰吐在纸上，然后焚烧的习惯。病人咳嗽、打喷嚏时应以手帕掩住口鼻，以防飞沫传播，并及时消毒手帕。食具应煮沸消毒 10～15 分钟，用过的被服、书籍在烈日下曝晒 4～6 小时灭菌。

（3）锻炼身体，增强机体的抵抗力与免疫力，一旦感染了结核菌，也可因强健的身体、良好的免疫功能将细菌消灭而不致发病。

（4）新生儿应接种卡介苗，以提高免疫力。

第八节　自发性气胸

当肺泡和脏层胸膜破裂，空气进入胸膜腔时称为气胸。常由慢性呼吸道疾病、胸部创伤、手术及胸腔穿刺等造成肺组织及脏层胸膜破裂，使原为负压的胸腔变为正压，因而不能维持肺的扩张并发生肺不张。

临床症状的轻重取决于气胸发生的急缓、积气量的多少及肺压缩的程度等。一般的轻症病人可无明显症状，仅稍感胸闷、憋气。而重症病人可有突发的胸痛和气急、发绀及大汗，患侧胸痛尖锐剧烈。

治疗原则为松解肺脏的压缩，解除气急，可用人工气胸器测压抽气或胸腔闭式引流持续排气；积极治疗原发病并预防并发症的发生。

气胸病人的护理如下：

1. 一般护理 病人应卧床休息，取半卧位或患侧卧位，使健侧肺在上，缓解憋气症状。憋气严重时给予高流量鼻导管或面罩吸氧。给予高蛋白、高热能、多维生素的饮食，多食水果及蔬菜，并保持排便通畅，以免过度用力加重憋气症状，必要时给予缓泻剂。

2. 胸腔闭式引流的护理一般肺压缩 20% ~ 30%，经休息、吸氧后可自行吸收；当肺压缩在 20% ~ 50%，可用气胸抽气机直接抽气；当肺压缩达 50% 以上时，应行胸腔闭式引流排气法。

（1）定时巡视，观察引流瓶中液体的颜色、性状，合并液气胸时应记录引流量。并观察排气情况，保持引流管的通畅。嘱病人轻轻咳嗽，可观察到管中液面的波动。

（2）病人床旁备好两把止血钳，在翻身、更换引流瓶液体时可应用两把止血钳将引流管夹闭，以免外界气体、液体逆流入胸腔，加重病情变化。

（3）水封瓶置于患侧床下，低于病人胸部，防止瓶中液体逆流，引起继发感染。

（4）手术伤口处每日更换敷料，每日用灭菌生理盐水更换引流瓶中的液体，避免感染发生。

（5）鼓励病人轻轻翻身活动，做深呼吸运动，适当咳嗽，以加速胸腔内气体排出，使肺尽早复张。

（6）如引流瓶中玻璃管末端连续无气泡排出，排除阻塞的因素外，提示肺已复张，可以先夹管，观察 24 小时以上，无气急等症状且胸片示肺已复张时可以拔管。

3. 健康教育 自发性气胸好发于 20 ~ 40 岁较消瘦的青年人，应对这一类型的人加以指导。在活动中避免用力过猛、过快，如突然转身、剧烈咳嗽、打喷嚏、过度屏气或提重物等，并注意加强营养，增强体质，改变体型，以免诱发气胸。

第九节 呼吸衰竭

当人体的气体交换发生严重障碍，不能维持正常的氧合功能，不能排出代谢所产生的二氧化碳时，即为呼吸衰竭（简称呼衰）。呼衰可分为两型：单纯低氧血症，动脉血氧分压（PaO_2）低于8kPa（60mmHg），动脉血二氧化碳分压（PaCO2）正常或低于正常，为Ⅰ型呼衰；Ⅱ型呼衰为低氧血症伴二氧化碳潴留，此时动脉血二氧化碳分压超过6.67kPa（50mmHg）。

引起呼吸衰竭的主要原因为支气管肺疾病，其次有神经肌肉疾病、胸廓病变及其他如成人呼吸窘迫综合征等。上述疾病可导致肺泡通气不足，肺内气体弥散障碍，通气/血流比例失调和静动脉分流量增加发生缺氧和二氧化碳的潴留。

主要临床表现为呼吸困难、发绀及神经系统症状。缺氧时病人表现为判断力减退、记忆力降低、焦虑不安、失眠、眩晕。而高碳酸血症时病人表现为头痛、嗜睡、昏迷、谵语、幻听、幻视及烦躁不安等。

为保持呼吸道通畅，积极控制原发病及合理的氧气治疗。

呼吸衰竭病人的护理如下：

1. 非机械通气的护理

（1）一般护理：住单间设专人护理，密切观察病情变化，注意病人的意识状态、计算力、定向力、球结膜水肿情况、呼吸频率和节律、心率和血压的变化，每小时记录尿量，监测电解质、血气的变化，认真做好护理记录。

（2）营养支持：热能供给不足是产生或加重呼吸肌疲劳的重要原因之一，所以，应保证充足的营养及热能供给，并尽量选择胃肠道的方式，清醒病人应鼓励自行进食。不适当地补充过量的糖类会增加二氧化碳的产生，加重呼吸肌的负担。

（3）保持气道通畅：气道不畅使呼吸阻力增大，呼吸功消耗增多，加重呼吸肌的疲劳，也使炎性分泌物排出困难，加重感染，同时还可能发生肺不张，使气体交换面积减少。气道如完全阻塞，则必然发生窒息，病人可在短时间内死亡。所以，应注意气道的湿化、痰液的稀释及排出。可根据病变部位拍背排痰，必要时行机械通气治疗。

2. 机械通气的护理

（1）保持呼吸道通畅是机械通气的首要问题。应用呼吸机治疗时，病人由于机械正压通气、咳嗽反射减弱及呼吸道分泌物增多等原因，常发生阻塞性肺不张，故呼吸道通畅及排痰至关重要。具体方法是：①经常帮助病人翻身（每小时翻身1次），不但能防止褥疮的发生，而且利于分泌物引流。在翻身的同时，给予叩背，利于痰液的排出。注意，在翻身拍背时应防止气管导管的脱出。②每1~2小时吸痰1次，必要时应反复、及时吸痰。有效吸痰的操作方法是：吸痰前先调高氧浓度至100%，气道内注入2%碳酸氢钠盐水3ml~5ml，2分钟后抽吸痰液；插入吸痰管时先关闭负压，插入一定深度（比气管导管长4cm~5cm）后打开负压，边旋转边上提拔出吸痰管，及时连接好呼吸机；再吸入高浓度氧2分钟后调低氧浓度。注意：1次吸痰过程（从插入至拔出吸痰管）不能超过10~15秒。

（2）严格无菌操作，减少院内感染的发生。①吸痰时戴无菌手套；先抽吸气管插管内分泌物，再吸口鼻分泌物，以免口鼻中杂菌进入气道。每根吸痰管只用1次。②呼吸机管道每日更换消毒1次。③保持气管切开伤口处清洁，每日更换敷料2次，如被污染及时更换。

（3）安全管理事项：①气管插管或气管切开管道固定要牢固，松紧适宜。②正确连接呼吸机管道，随时观察管道有无漏气、脱落或断开现象。③加床档，四肢（尤双上肢）应加以约束，以免躁动时将插管拔出而窒息，导致死亡。

（4）机械通气的同时应放置胃管，进行胃肠内营养，同时给予静脉高营养，以保证机体需要。

（5）监测血气及电解质的指标，记录呼吸机参数，分析呼吸机报警原因，及时检查并处理。如低压报警提示：①通气回路脱节、漏气。②气管导管套囊破裂或充气不足等。高压报警提示：①气道分泌物增多。②通气回路打折、阻塞。③人机对抗等。

（6）心理护理。意识清楚、使用呼吸机治疗的病人，对其耐心细致地解释和给予精神安慰，可以起到增强病人的自信心及通气治疗的作用。向病人说明机械通气的目的与需要配合的方法。询问病人的自觉感受，做一些卡片和病人交流。经常和病人握手和说话，增加病人的安全感。长期应用呼吸机者可产生依赖性，要帮助病人锻炼自主呼吸，争取早日脱机。

（7）加强一般护理。做好病人生活护理及皮肤护理，保持口腔及外阴、肛周清洁，预防褥疮的发生。

第十节　支气管肺癌

支气管肺癌（以下简称肺癌）的病因至今未明，一般认为与吸烟和环境因素、慢性呼吸道疾病及遗传因素等有关。

癌细胞起源于支气管黏膜或腺体，向支气管腔内生长或沿支气管黏膜下蔓延，导致黏膜增粗变厚，管腔变窄，形成肿块。

临床表现为咳嗽、咯血或血痰、胸痛、发热、气急等。

治疗原则为手术治疗、化学治疗、放射治疗，并配合中医治疗。肺癌的预后较差，易复发及转移，应坚持早期发现、早期诊断、早期治疗的原则。

肺癌病人的护理如下：

1. 一般护理　肺癌病人有明显气急、胸痛症状时，应取半卧位或患侧卧位休息。鼓励病人多进食高蛋白、高热能、多维生素、易消化的饮食，以增强抵抗力。

2. 药物治疗及副作用的观察和护理

（1）严格掌握化学药物的用量、方法和药理作用，遵医嘱准确给药。由于化学药物静注时刺激血管，所以，应提高穿刺的成功率，并经常观察穿刺处皮肤有无红肿，误入皮下时应进行适当局部封闭治疗，防止局部组织坏死。

（2）治疗肺癌的主要化学药物有环磷酰胺、阿霉素、氨甲蝶呤、长春新碱、卡铂、顺铂、丝裂霉素等。其副作用主要有：胃肠道反应（恶心、呕吐）、骨髓抑制（白细胞下降、血小板减少）、脱发、口腔溃疡等。对各种副作用除对症处理外，还要监测血象（白细胞、血小板）的变化，严格执行无菌操作规程，采取保护性隔离，避免交叉感染。

3. 健康教育

（1）对于确诊肺癌又无明显症状者，应坚持按时化疗、放疗，加强营养支持，保持乐观健康的心态，正确面对所患疾病，利用自身潜力战胜疾病。

（2）对于健康人群应加强卫生宣传教育，戒烟戒酒，避免各种诱因刺激，并锻炼身体以增强机体免疫能力。并定期进行集体体格检查及胸透，以期达到早期发现、早期治疗的目的。

（王 莉 李 娟 李玉平 陈 培）

第七章 循环系统疾病护理

第一节 急性心力衰竭

急性心力衰竭是指心脏在短时间内发生心肌收缩力明显减弱或心室负荷加重而出现的心排血量降低的临床表现。引发心肌收缩无力的任何急性弥漫性心肌损害，致使心脏压力负荷过重、排血受阻的急性机械性阻塞，以及急性容量负荷过重和急性心室舒张受限，都可以引起急性心力衰竭。临床以急性左心衰竭最常见，表现为急性肺水肿。

临床表现为起病急，突然出现呼吸困难、咳嗽、咳白色泡沫样或粉红色泡沫痰。同时伴有面色灰白、口唇发绀、大汗淋漓及烦躁不安。双肺可闻干、湿啰音或哮鸣音。心率增快。心尖部可听到奔马律，但有时被肺啰音掩盖。初期可有血压升高。

治疗原则为去除和纠正诱发因素，控制心力衰竭症状，应用强心、利尿、扩血管药物，减轻心脏前后负荷，促进心功能恢复。增强心肌收缩力，提高心排血量。解除支气管痉挛。给予氧疗、休息、限制钠盐的摄入也极为重要。

本节主要介绍急性左心衰竭病人的护理。

1. 协助病人采取半卧位或坐位，双下肢下垂，以减少静脉回心血量，使膈肌下降，利于减轻心脏负担及呼吸困难。

为减少回心血量，也可用止血带轮流结扎四肢近端，每一肢体每次结扎5分钟，防止由于结扎过久引起动脉供血障碍发生坏疽。

2. 给予高流量氧气吸入，吸氧方式可采用鼻导管、鼻塞、面罩吸氧或加压给氧。

（1）鼻导管或鼻塞吸氧：为保证氧疗效果，应注意氧气流量，鼻塞或鼻导管有无堵塞情况，每8~12小时更换到另一侧鼻孔。

为降低肺泡内泡沫的表面张力，使泡沫破裂，改善通气，提高血氧浓度，可使氧气通过20%~35%酒精湿化瓶，但时间不宜过长，一般为间歇应用。

（2）面罩吸氧：适用于血氧分压明显降低，或同时有二氧化碳分压降低的病人，但意识清醒者多不能耐受，故仅限于暂时应用。

（3）加压给氧：适用于给氧后氧分压仍低于6.67kPa者。加压给氧不仅可以纠正缺氧，还可通过提高肺泡和胸腔内压力，减少肺泡内液体渗出和回心血量。使用时须注意压力不宜过大，以免损伤肺泡。应间歇使用，同时注意观察有无恶心、呕吐、干咳、胸骨后疼痛及抽搐等氧中毒症状。应在血气分析监测下给氧。

3. 严密观察血压、心率、心律、呼吸及肺部啰音的改变情况，准确记录出入量。

4. 应用氨茶碱静脉滴注时，配制液体量不宜过多，避免因放置时间过久药物分解变色而失效。滴注速度宜缓，浓度适当，如过快或用量过大，可引起低血压及休克，亦可引起心律失常。

应用血管扩张剂剂量要准确，严格掌握速度，同时监测血压变化。

应用强心药物的护理要点详见本节慢性充血性心力衰竭有关用药护理部分。

5. 心功能低下病人应避免过度劳累、暴饮暴食及呼吸道感染等诱发因素。

对有心、肺疾患及年老的病人，在治疗过程中，应控制输液量及输液速度，避免心脏负荷过重而发生心衰。

第二节　慢性充血性心力衰竭

慢性充血性心力衰竭系指心功能不全、心排血量降低、不足以维持机体代谢需要而出现的一系列临床症状和体征的综合征。各种心血管疾病由于心脏长时间负荷过重、心肌受损及收缩力减弱，以及心室充盈受限都可导致心力衰竭。心功能不全常见的诱因有感染、过度劳累、心律失常、情绪激动、大量或快速输液、钠盐摄入过多、妊娠和分娩、贫血和出血、电解质紊乱，以及使用某些抑制心肌收缩力的药物。

临床表现有早期症状为呼吸困难、疲乏及无力。左心功能不全表现还有咳嗽、咳痰、咯血，还可因脑缺氧而出现嗜睡、烦躁、精神错乱等精神神经系统症状。

右心功能不全表现有颈静脉怒张、发绀、水肿、胸水、腹水、肝大伴有压痛，以及消瘦、营养不良等。

应针对每例病人的病因、病情采取个体化治疗原则。去除和控制病因及诱发因素．限制活动，控制钠盐摄入，利尿，减少水钠在体内潴留。扩张血管，减轻心脏的容量及压力，增强心肌收缩力，提高心排血量，缓解症状。

慢性充血性心力衰竭病人的护理如下：

1. 休息原则　心力衰竭一度病人可参加轻度活动，增加休息；二度病人则需限制活动，延长卧床休息时间；三度病人以绝对卧床休息为主。

2. 卧床病人并发症的预防

（1）由于心力衰竭病人常伴有水肿、呼吸困难而表现强迫体位，病人不能活动或活动受限，加之缺氧、末梢循环差，极易发生褥疮，故应加强皮肤护理，预防褥疮。对伴有高度水肿病人，在保持皮肤清洁、干燥的同时，注意避免划破、摩擦等，保持皮肤的完整性，防止皮肤破溃、感染不愈。水肿较重的部位如会阴部，可用50%硫酸镁湿敷。

（2）长期卧床病人易发生下肢深静脉血栓，可每日按摩下肢，鼓励并协助病人在床上做主动或被动的肢体伸屈活动。尽量避免在下肢静脉输液。注意观察下肢皮温、颜色，有无肿胀和疼痛，如有变化，提示有血栓形成，应及时报告医生处理。同时，病人应绝对卧床，肢体抬高于心脏平面以上，避免大幅度活动、剧烈咳嗽和用力排便，以防栓子脱落而引起肺栓塞。

（3）卧床病人由于体位改变，活动量减少而出现便秘，因此应食入含纤维素较多的食品，多食蔬菜、水果，养成定时排便的习惯，必要时服用缓泻药物。

3. 用药护理

（1）应用利尿剂以清晨或上午为宜，以便日间利尿，防止夜间多次排尿影响睡眠。利尿期间应准确记录出入量，定期检查血液电解质水平，防止水、电解质失调。

（2）服用强心甙类药物前应观察心率、心律，静脉使用应稀释后缓慢推入，同时有专人观察心率、心律情况，指导用量。服用此类药物期间，如有不明原因的各种心律失常，尤其是室性早搏、黄视、绿视、头痛、嗜睡、食欲不振、恶心及呕吐等症状，应警惕为洋地黄中毒，需及时处理。如有条件可定期查血清地高辛浓度，当>2.0μg/ml时，提示有药物

中毒的可能性。

（3）应用血管扩张剂前应测量血压、心率，用药过程中定时复查，酌情调整滴速。如出现不良反应，如胸闷、出汗、气急、脉速、血压下降、恶心及呕吐等，应通知医生减慢或停止注射。对口服血管扩张剂者，注意防止体位性低血压的发生，告诫患者服药后需卧床休息片刻，立起时动作需缓慢。静脉应用硝普钠或硝酸甘油时，应现用现配，先输注葡萄糖液体并调整好速度后再加入药物，避光输注。因硝酸甘油易黏附在塑料上，应避免使用塑料输液器具。快速心律失常、严重贫血、低血压及青光眼病人，应慎用硝酸甘油。

4. 饮食原则　限制钠盐的摄入，心功能 Ⅲ 级时，限制膳食含钠量为 1.2g～1.8g，心功能 Ⅳ 级时，含钠量应小于 1g。但限制过严可引起低钠血症。当合并稀释性低钠血症时，应限制水的摄入。另外，为避免增加心脏负担，需少量多餐，进食易消化的食物。

5. 心理护理　病人常因病情反复而表现烦躁不安、紧张恐惧及悲观失望等，以致病情加重。因此，应帮助病人认识本病的特点，教会病人自我护理的方法，介绍如何预防呼吸道感染、避免过度劳累及饮食原则等。多给予病人鼓励和支持，讲明心理因素对疾病的影响，稳定病人情绪，增强治疗信心。

第三节　高血压病

高血压是以体循环动脉血压升高为主的临床综合征，可分为原发性和继发性两大类。继发性高血压往往是某种疾病的一种临床表现，常见病因有肾动脉狭窄、肾实质病变、大动脉炎及嗜铬细胞瘤等。

原发性高血压亦称高血压病，病因尚未明了，一般认为与家族遗传、长期从事精神紧张的脑力劳动、高钠饮食、年龄增长及肥胖等因素有关。

原发性高血压起病缓慢，早期多无自觉症状，可因劳累、情绪激动等因素引起发作性血压增高，有时可有头晕、头痛、耳鸣、眼花、失眠、健忘等症状。症状与血压水平未必一致。随病情进展，血压持续升高，可出现眼底、心脏、肾脏、脑的损害，眼底视网膜动脉硬化、出血、渗出，视盘水肿，病人视物模糊，甚至失明。心脏损害表现为左心室肥厚、扩大，代偿期可有心悸症状；失代偿期可表现为左心衰竭，甚至全心衰竭。肾脏损害表现为肾动脉硬化，肾功能降低，尿常规检查可出现蛋白、管型等。病人表现初始为夜尿增多，晚期可有尿毒症表现。脑损害严重者可发生颅内出血或脑血栓。

部分高血压病人，可在短期内发生血压急剧增高，常伴有心、脑、肾功能障碍。属于高血压急症，临床上可分为：

1. 恶性高血压病情进展迅速，舒张压持续在 17.3kPa（130mmHg）以上，常于数月到 1 年内出现严重的并发症。如不及时治疗，预后不佳，可死于肾功能衰竭、脑卒中及心力衰竭。

2. 高血压危象 在短期内血压急剧升高，收缩压可高达 34.6kPa（260mmHg）、舒张压可达 15.9kPa（120mmHg）以上，出现头痛、烦躁、呕吐、面色苍白或潮红、视物模糊等一系列临床症状。可出现急性左心衰竭、急性肾功能衰竭及高血压脑病，危及病人生命。

3. 高血压脑病 在血压突然或短期内明显增高的同时，出现中枢神经系统功能障碍，如脑水肿、颅内压增高，表现为剧烈头痛、呕吐、抽搐、意识不清及昏迷等。

治疗原则为调整大脑皮质功能，避免精神紧张及情绪激动，去除加重大脑皮质功能失调的因素，保证足够的睡眠，加强体育锻炼。

预防动脉硬化，保护心、脑、肾等重要器官的功能，限制饮食及钠盐的摄入，控制体重。

降低血压，减轻症状，延缓病情发展，预防和治疗并发症。

高血压病病人的护理如下：

1. 保证合理的休息、睡眠，避免劳累 提倡适当的体育活动，尤其对心率偏快的轻度高血压病人，进行有氧代谢运动效果较好，如骑自行车、跑步、做体操及打太极拳等，但需注意劳逸结合，避免时间过长的剧烈活动。对自主神经功能紊乱者可适当使用镇静剂。严重的高血压病人应卧床休息，高血压危象者则应绝对卧床。

2. 心理护理 病人多表现有易激动、焦虑及抑郁等心理特点，而精神紧张、情绪激动、不良刺激等因素均与本病密切相关。因此，医务人员对待病人应耐心、亲切、和蔼、周到。根据病人特点，有针对性地进行心理疏导。同时，做好卫生宣传教育工作，使其掌握预防保健的基本知识，了解控制血压的重要性，指导病人训练自我控制的能力，参与自身治疗护理方案的制订和实施。教会病人及家属测量血压的正确方法；指导病人坚持服药，定期复查。

3. 饮食护理应选用低盐、低热能、低脂、低胆固醇的清淡易消化饮食。鼓励病人多食水果、蔬菜，戒烟，控制饮酒、咖啡、浓茶等刺激性饮料。对服用排钾利尿剂的病人应注意补充含钾高的食物如蘑菇、香蕉、橘子等。肥胖者应限制热能摄入，控制体重在理想范围之内。

4. 病情观察对血压持续增高的病人，应每日测量血压 2～3 次，并做好记录，必要时测立、坐、卧位血压，掌握血压变化规律。如血压波动过大，要警惕脑出血的发生。如在血压急剧增高的同时，出现头痛、视物模糊、恶心、呕吐、抽搐等症状，应考虑高血压脑病的发生。如出现端坐呼吸、喘憋、发绀、咳粉红色泡沫痰等，应考虑急性左心衰竭的发生。出现上述各种表现时均应立即报告医生，进行抢救处理。

5. 用药护理　服用降压药应从小剂量开始，逐渐加量。同时，密切观察疗效，如血压下降过快，应调整药物剂量。在血压长期控制稳定后，可按医嘱逐渐减量，不得随意停药。

某些降压药物如哌唑嗪、胍乙啶等，可引起体位性低血压，嘱病人服药后卧床 2～3 小时，必要时协助病人起床，待其坐起片刻，无异常后，方可下床活动。同时，告诫病人变换体位时动作应缓慢，以免发生意外。

有些降压药，如肼屈嗪、长压啶、胍乙啶等可引起水钠潴留。因此，需每日测体重，准确记录出入量，观察水肿情况，注意保持出入量的平衡。

6. 高血压危象及脑病病人的护理　一旦发生危象或脑病，应迅速建立静脉通道，静滴速效降压药物，或含服硝苯地平。对持续抽搐病人，护士应守护在病人身旁，去除口腔内假牙，安放牙垫，以防咬伤舌头。及时吸痰，保持呼吸道通畅。对意识不清、烦躁不安者需加床档，防止坠床。

第四节　感染性心内膜炎

血液中的细菌、真菌和立克次体等病原微生物黏附在粗糙不平的心内膜、心瓣膜及大动脉内膜上形成赘生物。赘生物易碎，易脱落成带菌栓子随血液播散到机体各部位，导致栓塞或脓肿。主要原因有风湿性心脏病、先天性血管疾病、二尖瓣脱垂、瓣膜退行性病变、肥厚性心肌病、心脏手术、心导管术、长期应用激素或抗生素、拔牙及吸毒。

急性病人临床表现有感染灶，起病急，中毒症状重。感染性心内膜炎病人主要表现有发热、进行性贫血、栓塞、皮肤瘀点；手指及足趾末端掌面有紫红色微隆起的压痛结节——欧氏结节，手掌及足底部位的无压痛小结节——詹恩威结节；甲床下有条纹状出血并压之疼痛；充血性心力衰竭。

治疗为经血培养及细菌药敏检验后，选择有效的杀菌性抗生素。早期足量联合应用4~6周，停药观察两个月，复发者应加大抗生素剂量或改换抗生素，联合用药和延长疗程时间继续治疗。对长期高热、贫血的病人予以支持疗法，增强机体抵抗力。瓣膜病变严重，导致血流动力学障碍的病人及感染不易控制的病人，可择期手术治疗。

感染性心内膜炎病人的护理如下：

1. 一般护理治疗期间尽量卧床休息，保持大便通畅，勿用力，必要时应用缓泻剂，减少栓子脱落机会。长期高热及贫血病人宜选用高热能、高蛋白质、多维生素和易消化的饮食。心功能不全病人应限制钠盐摄入量。

2. 病情观察　注意观察有无栓塞症状，如脑栓塞可出现头痛、偏瘫和失语；肺栓塞可突然发生胸痛、气促、发绀和咯血；冠状动脉栓塞可突然出现胸痛、休克、心力衰竭和心律失常等心肌梗死症状。观察有无口腔黏膜、眼结膜及前胸部皮肤的瘀血点。抽取血培养要注意选择病人寒战体温骤升时，可获阳性结果。至少2次同样阳性结果，对诊断治疗有帮助。阴性结果也不能除外本病的存在。

3. 药物治疗效果观察　长期大量联合应用杀菌抗生素，要观察肠道菌群失调引起的腹泻症状，复查肝、肾功能。抗生素药物应现用现配，并观测用药后体温变化曲线。

4. 健康教育　病人住院治疗时间长，在病情不易控制的情况下，要取得病人的信任，使其了解疾病特点及治疗检查目的，增强其信心和参与意识，争取早日康复。

第五节　冠状动脉粥样硬化性心脏病

冠状动脉的粥样硬化和血管痉挛使血管腔狭窄、闭塞，导致心肌缺血、缺氧、损伤和坏死的心脏病。主要病因有高脂血症、高血压、吸烟、缺乏运动及过度疲劳。

临床上有剧烈的胸骨后疼痛、血清心肌酶增高和动态心电图改变的心肌梗死表现，进而发生心力衰竭、心律失常和心搏骤停。

治疗原则为控制导致冠心病的危险因素。应用心血管药物。介入性治疗有冠状动脉造影及冠状动脉腔内成形术。心肌梗死发病 12 小时内无溶栓禁忌证者可采用溶栓疗法。有手术指征者可行冠状动脉搭桥术。

冠心病病人的护理如下：

1. 一般护理　日常生活中应避免诱因，如吸烟、饮烈性酒、激动、生气、劳累、不适当运动、血压高且不易控制等。进食宜清淡易消化，不要暴饮暴食。冠心病发作时应卧床休息，遵医嘱及时服药。

2. 病情观察　心绞痛发作时，含服速效救心丸或硝酸甘油后可缓解；不缓解者应观察心电图动态改变。心肌梗死病人要注意胸痛缓解时间、血清心肌酶变化及心电图 ST 段回落情况。心源性休克病人可出现面色苍白、四肢湿冷、意识改变、心率增快、血压下降及尿少等，要配合医生给予扩充血容量及升压等治疗。心力衰竭病人可突然出现呼吸困难或原有呼吸困难加重，不能平卧，憋喘，咳嗽，咳痰。血氧饱和度降低及其他血气指标不正常，肺部有湿啰音等，要配合医生给予强心利尿剂治疗。心律失常病人可出现室性心律失常、房性心律失常、窦性心律失常及传导阻滞，要及时发现，遵医嘱给药并观察疗效。

3. 药物疗效观察　应用硝酸甘油扩张冠状动脉治疗时，要观察输液速度及胸闷胸痛症状缓解情况；有些病人可出现头痛或血压偏低等现象。应用利多卡因治疗室性心律失常时，要注意输液速度，少数病人可出现意识障碍、烦躁等精神症状，停药后精神症状很快消失。溶栓治疗的病人可出现寒战、发热、皮疹及出血等变态反应；溶栓成功血管再通时，病人用药 2 小时内可出现胸痛突然缓解，心电图抬高的 ST 段回落 50% 以上，短暂的一过性的心律失常（即再灌注心律失常），血清心肌酶升高的峰值前移。

4. 冠状动脉造影病人　术后卧床 24 小时，观察穿刺部位渗血、血肿情况。观察患侧肢体感觉、皮肤温度、色泽及足背动脉搏动情况，防止血栓栓塞。观察血清心肌酶、心电图情况，防止造影导致心肌梗死。鼓励病人多饮水，尽快将造影剂排出。

5. 健康教育　冠心病的高危因素中动脉硬化与高脂血症关系密切。要指导病人控制饮食，限制胆固醇及动物脂肪的摄入。有家族史的病人应定期查血脂水平，做好预防工作。嘱病人按医生要求服药，不得随意增减药物。服药不能控制症状时，应及时到医院诊治，以免耽误时机。不论自我感觉如何，一定要定期到医院随诊。

第六节　心肌炎

心肌炎是指由于理化因素、毒素及免疫反应所引起的心肌局限性或弥漫性炎性病变。主要病因为发病前 1~4 周有上呼吸道感染史。

发病前 1~4 周有上呼吸道感染史。临床表现有发热、与发热不相称的窦性心动过速、气短、心脏扩大及胸痛。轻者可无明显症状，重者可出现心源性休克、心力衰竭、心律失常甚至猝死。

治疗原则为卧床休息及药物治疗，应用改善心肌细胞营养、代谢及调节细胞免疫功能的药物；应用抗生素控制和防止感染。积极治疗原发疾病和出现的并发症。

心肌炎病人的护理如下：

1. 一般护理早期无并发症的病人，卧床休息到症状消失及心电图恢复正常，这对今后的生活很重要。有并发症的病人，要延长卧床休息时间，以控制心脏扩大及病情发展。

2. 病情观察　卧床休息有助于病情控制，预防并发症的发生。如病人出现突然不能平卧、心慌、气短、憋气、咳嗽、咳痰及心率快，要考虑

急性左心衰竭，尽快通知医生，并遵医嘱应用强心利尿剂治疗。

3. 观察药物疗效　心肌炎病人对洋地黄耐受性降低，因此对心衰病人应用洋地黄药物治疗时要密切观察有无中毒症状。观察心律失常病人用药后症状改善情况，及时配合医生抢救治疗。

4. 健康教育　卧床休息时间较长使病人易产生悲观情绪，对治疗信心不足。要告诉病人此病的危害，讲明卧床休息的重要性，指导病人合理安排作息时间，可适当看书，与他人聊天，听音乐等。指导病人按时服药及进餐。帮助病人了解疾病转归知识，使其主动参与治疗和自身护理。

第七节　心包炎

心包炎是由多种病因造成的心包膜脏层和壁层的炎性病变。有急性和慢性之分。急性心包炎分为感染性、非感染性、过敏或自身免疫有关的 3 大类。慢性心包炎一般由急性心包炎发展转变而来，可出现不同程度的粘连、

缩窄、心包积液和心脏压塞而影响心脏功能。

临床主要表现有胸痛，可随呼吸、咳嗽、体位改变而加剧，干咳，心包摩擦音，心电图ST—T特征性变化，以及发热、倦怠、头晕等非特征性表现。转为慢性以后可表现有易疲劳、消瘦、劳力性呼吸困难、肝大、腹水、水肿及心包叩击音等。

治疗原则为积极查找原发病，治疗原发病。卧床休息，保证营养，对症治疗。有心包积液时行心包穿刺放液。化脓性心包炎应用抗生素治疗。缩窄性心包炎尽早行心包剥离术。

心包炎病人的护理如下：

1. 急性心包炎病人在发热、胸痛症状未消失前应卧床休息。发热病人定时观察体温变化。高热病人给予温水或酒精擦浴；无效时遵医嘱应用退热剂，并观察降温效果。大汗病人注意防止感冒、虚脱，并及时更换衣服，协助病人多饮水。

2. 观察心包填塞症状。病人突然出现呼吸困难加重、烦躁、静脉压上升、血压下降、心搏减弱症状时，应立即采取半卧位，给予吸氧，配合医生抢救，进行心包穿刺引流。

3. 进行心包积液引流的病人，要观察引流管的位置是否移动及脱开，伤口部位有无渗液或感染，引流液的量和性质。保持引流管的通畅，记录引流量。遵医嘱应用抗生素并注意观察用药效果。

（张　睿　王　莉　刘　璐　冯　静）

第八章　消化系统疾病护理

第一节　恶心、呕吐

恶心为呕吐的前驱症状，是一种紧迫欲吐的胃内不适感。呕吐是胃内容物与部分肠内容物经食管由口排出，可因全身或消化系统器质性疾病及精神情感因素而引发，如急性胃肠炎、幽门梗阻、肠梗阻、胃癌、肝胆胰及腹膜疾患、颅内压增高、前庭功能障碍、急性感染、药物毒副作用、代谢与内分泌疾病、精神因素及妊娠等。

对恶心、呕吐病人的护理如下：

1. 呕吐的观察

（1）观察呕吐的次数、时间、量，呕吐物的性质、气味，必要时留取标本送检，记录呕吐量。

（2）注意呕吐的伴随症状，幽门痉挛所致呕吐在食后不久发生；幽门梗阻的呕吐在食后 6～12 小时发生，呕吐量大，伴隔餐或隔夜食物，有酸臭味，吐后症状缓解；颅压增高所致呕吐伴头痛，呕吐呈喷射状，且为顽固性；急性感染所致的呕吐常伴发热、全身感染症状、腹泻；腹部器质性疾患伴上腹胀满及腹痛；前庭功能障碍所致呕吐伴眩晕、耳鸣、眼球震颤、恶心、皮肤苍白、出冷汗，减少体位和头部位置移动，嘱其闭目平卧可使症状缓解。神经性呕吐不影响进食，营养状况无明显变化。剧烈呕吐者注意酮症出现。频繁呕吐可造成食管及胃黏膜撕裂出血。

2. 防止窒息，协助病人坐起、侧卧或头偏向一侧，昏迷者及时吸净口中呕吐物，吐后协助漱口，更换被污染的衣物，减少不良刺激。

3. 严重呕吐可导致营养不良、脱水、电解质紊乱、酸碱平衡失调，应注意防止发生或及时纠正。

第二节　腹　　泻

腹泻是胃肠疾病常见的症状，也可由精神因素和其他器官疾病引起。主要原因是肠蠕动加强、肠液分泌过多和吸收功能失常。正常人每日大便 1~3 次或 1~3 日 1 次，大便成形，外观及实验室检查正常。腹泻病人排便习惯明显变化，每日大便 3 次以上，外观及实验室检查均不正常。主要病因有肠道感染性疾病，如急性肠炎、细菌性痢疾、阿米巴性痢疾及霍乱。非感染性炎症如溃疡性结肠炎、克罗恩病及肿瘤。消化吸收障碍性疾病如慢性胰腺炎及胰腺癌。另外，大量使用广谱抗生素、滥用泻药、对牛奶等食物过敏、全身性疾病、尿毒症等均可引起腹泻。

腹泻病人的护理如下：

1. 观察排便的性状、次数、量、气味及与饮食的关系。米汤样粪便见于霍乱；蛋花样粪便见于伪膜性肠炎；洗肉水样粪便见于急性菌痢和重症溃疡性结肠炎；果酱样便见于阿米巴痢疾和升结肠癌；酸臭的糊状便见于吸收不良。观察腹泻的特点，明确腹泻的原因。腹泻伴水样便或糊状便提示小肠病变；结肠炎症、溃疡和肿瘤病人便中含脓血和黏液；因炎症或直肠癌使直肠受激惹则出现里急后重症状。观察腹泻与腹痛的关系，并注意有无全身伴随症状，如发热、营养不良、脱水等，遵医嘱及时处理。

2. 注意休息与营养。休息可减少消耗和毒素的吸收，使病人增加舒适感。饮食采用易消化、有营养的软食，忌食多脂和粗纤维食物。注意补充水分，重症者禁食、补液或给予静脉高营养治疗，及时纠正水、电解质紊乱。

3. 做好肛周护理。频繁腹泻可致肛周皮肤发炎、糜烂，注意便后及时用温水清洗，用棉布或软纸吸干水分，涂鞣酸软膏或氧化锌软膏加以保护，起到消炎和收敛作用。

4. 留取粪便标本及时送检，应取粪便的异常部分，以增加检测的阳性率。注意记录粪便量。感染性腹泻注意便器的消毒，粪便应用消毒剂浸泡后弃之，防止交叉感染。霍乱病人应采取严密隔离措施，并注意上报传染病卡。

第三节 便 秘

便秘是指排便困难，粪便干结、量少，大便次数每周 3 次以内。便秘常见于神经系统异常或肠道平滑肌病变，也可见于生活习惯改变、老年、全身虚弱者。一些药物如止痛剂、麻醉剂、肌肉松弛剂、抗惊厥剂、抗抑郁剂、抗胆碱能药物、含钙制酸剂、降压药、利尿剂等也可引发便秘。

便秘病人的护理如下：

1. 注意观察，明确原因，治疗原发病。观察消化道有无机械性梗阻症状，如腹部有无扩张的肠型，可否触及存粪的肠襻，有无腹胀、腹痛等。了解有无肛门疾患，如内痔、外痔、肛裂引起的排便疼痛、精神紧张或粪便嵌塞，应及时对症处理。观察病人全身情况是否虚弱，协助有关检查，明确是否存在器质性病变。

2. 对非器质性病变的便秘，为刺激肠蠕动，应进食富含纤维素的食物，多食水果、蔬菜，多饮水。

3. 生活起居要有规律，应养成良好的排便习惯，在睡醒和进餐后结肠蠕动增强，即可产生便意，应每日定时排便，形成习惯。坚持适当的体育锻炼，改善肌张力，增加肠蠕动，有利于排便。

4. 对卧床病人应创造良好的排便条件，老年体弱者，可适用缓泻剂，如蓖麻油、番泻叶、酚酞；滑润剂如植物油、液体石蜡等，也可用灌肠法清肠。

第四节　呕血、黑便和便血

呕血、黑便和便血均为消化道出血的表现。呕血和黑便常见于屈氏韧带以上的消化道出血。呕血的颜色取决于出血量的多少、出血的速度和在胃内停留的时间。少量而缓慢的出血，血液在胃内停留时间长，在胃酸作用下，呕吐物呈暗褐色或咖啡色；反之，出血量大，在胃内停留时间短，吐出鲜红色血或血块；部分血液下行进入肠腔，血红蛋白在肠道细菌作用下形成硫化铁，则排出柏油样黑便。便血常见于下消化道出血，但是上消化道大量出血时，因肠道蠕动增快，也可排出暗红色血便。常见的出血原因有消化系统疾病如溃疡病、食管贲门黏膜撕裂、肝硬化、肿瘤及炎症性肠病等；全身疾病有血液病、尿毒症、结缔组织病及流行性出血热等。

消化道出血病人的护理如下：

1. 出血量大时，病人应卧床休息，抬高下肢增加回心血量，注意保暖，给予吸氧，迅速建立静脉通路，配血，补充血容量纠正休克。禁食，对消化性溃疡仅有便血者，应尽早进流食或少渣饮食中和胃酸；呕血停止后24小时可进流食，促进肠蠕动，便于胃内积血向下运行，减少恶心、呕吐症状。

2. 加强病情观察，注意出血先兆和伴随症状。嘱有上腹不适、恶心、欲吐等出血先兆病人，保持镇静情绪并卧床休息。观测血压、心率变化，详细记录病情。观察呕吐物和粪便的颜色、性状及量，正确估计出血量。一般出血 5ml～10ml，粪便隐血阳性；出血量在 60ml 以上可有柏油便排出；胃内潴血在 250ml～300ml 可引起呕吐；出血量在 500ml 病人可有头晕；出血量达 800ml 时，临床表现有口渴、心烦、少尿、血压下降；出血量在 1 500ml 可有休克表现。中等量出血病人可有体温升高表现，可能因血容量减少而体温调节中枢不稳定，或有继发感染。

3. 协助病因诊断。采取各种止血措施，注意询问病史，配合紧急纤维胃镜检查。

第五节　腹　　痛

腹痛是临床常见症状，可因腹腔脏器功能性或器质性病变、全身性疾病以及神经功能失调引起。腹腔内实质性器官病变或炎症，腹痛呈持续性并进行性加重；胃、肠、胆等空腔脏器疼痛常为阵发性绞痛；胀痛常因器官包膜张力增加，系膜牵拉或肠管胀气扩张所致。疼痛分急、慢性两种，急性腹痛多见于脏器炎症、破裂、穿孔、梗阻、肿瘤破裂、血管栓塞等；慢性腹痛见于腹腔慢性炎症、消化性溃疡、腹腔淋巴瘤及寄生虫感染等。

腹痛病人的护理如下：

1. 密切观察腹痛发生的时间、部位、性质及有无伴随症状和体征，如发热、呕吐、腹泻、黄疸，与饮食的关系，腹部有无肿块、压痛或反跳痛，协助医生寻找病因。

2. 观察生命体征变化，注意病人的姿势、体位和活动情况，且不应忽视腹外邻近器官疾病如胸腔、盆腔、胸腰椎病变的影响，观察有无腹痛持续加重、腹肌紧张、有无明显压痛反跳痛等急腹症表现。要做好紧急处理或手术治疗的准备。

3. 腹痛是一种主观感觉，疼痛程度因人的痛觉感受阈值和耐受性不同而异，可通过实验室检查、X线检查、B型超声、内窥镜、腹腔穿刺、手术探查等手段协助诊断。在诊断不明时，不能盲目使用强镇痛剂，如哌替啶、吗啡等，以免掩盖病情贻误诊断。禁用灌肠和局部热敷。

4. 及时留取尿、便、呕吐物及腹水等标本送检，协助诊断。

第六节 反流性食管炎

反流性食管炎是指胃、十二指肠内容物反流入食管引起的食管黏膜炎症。过多的反流物刺激食管上皮，致黏膜发生充血、水肿、炎性渗出、糜烂及溃疡。主要病因有食管下段贲门括约肌功能不全，即张力低下或松弛；食管蠕动减慢；胃排空迟缓；腹内压增高等因素所引起的胃内容物反流，使黏膜受损，导致食管炎。

主要临床表现为胸骨后疼痛、烧灼感，于进食或饱餐后明显。由酸性反流物刺激食管深层上皮感觉神经末梢引起，与体位有关，严重时可放射到颈、背、胸部，酷似心绞痛发作。由于胃酸反流，病人常有恶心、嗳气、打嗝、胃灼热症状，严重者可因食管糜烂引起消化道出血。

对需要做内窥镜检查、食管 pH 值监测、食管压力测定的病人，护士应了鷥检查的目的、方法及注意事项，并告知病人取得配合，以明确诊断。治疗上以增强胃肠动力，减少胃内容物反流，加快胃排空，抑制胃酸分泌，增强黏膜抵抗力，减轻症状，预防和治疗并发症为原则，轻者可不服药。

反流性食管炎病人的护理如下：

本病经治疗预后良好，护理重点是指导病人做好自我保健：注意避免饱餐，少进咖啡、巧克力及高脂肪饮食；限制吸烟或戒烟；睡前不宜进食或喝饮料，晚餐与睡觉时间应间隔 3 小时以上；进食后要取直立位或散步，借助重力作用促进胃排空；睡眠时床头位置适当抬高，有利于抗反流；生活中养成良好的饮食卫生习惯，忌食刺激性食物；避免剧烈运动，以减轻症状，减少复发。

第七节　消化性溃疡

消化性溃疡是一种常见的慢性胃肠道疾病，通常指发生在胃或十二指肠的溃疡。病因复杂，主要是因胃和十二指肠黏膜的损害因素与黏膜自身防御因素之间失去平衡所致。损害因素有：胃酸、胃蛋白酶、胆盐、药物及微生物等；胃肠自身保护因素有：黏膜屏障、黏膜血流量、黏膜细胞更新及前列腺素 E 的抑酸分泌作用等。其他还与遗传因素、幽门螺杆菌感染、吸烟、饮食习惯及精神因素有关。

典型溃疡病的临床表现为节律和周期性疼痛，与进食有关，十二指肠溃疡疼痛部位在中上腹偏右，疼痛出现在两餐之间和午夜；胃溃疡疼痛部位在中上腹偏左，疼痛一般在餐后 1 小时。其他症状有：返酸、嗳气、恶心、呕吐、食欲减退，病程迁延可致消瘦、贫血、失眠、心悸及头晕等症状。

治疗原则是减少胃酸分泌，加强胃、十二指肠黏膜的防御能力，缓解症状，促进溃疡愈合，预防并发症，防止复发。

消化性溃疡病人的护理如下：

1. 一般护理　溃疡病病人应避免劳累和精神紧张，要求生活规律，保持乐观情绪，注意睡眠和休息；养成良好的饮食习惯，采用定时、少量多餐、逐渐增加饮食的原则，忌食刺激胃酸分泌的酸辣、生冷、油炸食物和咖啡等，禁烟戒酒。

2. 并发症的观察和护理

（1）出血：上消化道出血是消化性溃疡常见的并发症，出血前可有疼痛加重，于出血后疼痛减轻或消失，其原因是胃酸被血液稀释、中和。溃疡出血的临床表现取决于出血的速度和量，出血量在 50ml～100ml 时，临床即可出现黑便；出血量在 1 000ml 以上影响循环功能；而快速出血在 1 500ml 以上时，会出现休克症状，即脉细速、收缩压低于 10.6kPa、皮肤湿冷、苍白、呼吸浅促、口渴、焦躁不安。因肾血流灌注不足出现少尿,细胞缺氧出现代谢性酸中毒。此时,应绝对卧床休息,观测血压、脉搏及呼吸,详细记录病情、出血量和性状,迅速建立静脉通道,保证各种有效治疗措施及时、准确进行,如输血、输液、升压及止血等。做好口腔护理,呕血后及时漱口,更换被血污染的衣物,消除不良刺激因素。出血量少可进少量冷流食以中和胃酸,按时服用止血药。严重出血保守治疗无效时,应做好手术前准备,并做好安慰和解释工作。

(2)穿孔:溃疡深达肌层、浆膜层可发生穿孔,出现急性弥漫性腹膜炎,突然有剧烈腹痛,腹肌呈板状,伴明显压痛、反跳痛,肝浊音界消失,恶心,呕吐,面色苍白,脉细速,血压下降。要认真听取病人主诉,协助医生给予禁食、补液、配血,做好手术准备。

(3)幽门梗阻:典型症状是上腹饱胀,餐后加重,吐有酸臭味的隔餐或隔夜食物,吐后症状缓解。查体上腹饱满,有胃型和振水声。症状轻者可进流食,重症者禁食、补液。每晚洗胃或胃肠减压。此时注意补充足量的水、电解质,维持体内酸碱平衡。对胃肠减压病人要观察和掌握负压吸引力,不可因负压过大损伤黏膜造成出血。对长时间呕吐、禁食、洗胃或胃肠减压的病人要加强口腔护理,预防口腔和呼吸道并发症,严格记录24小时出入量。经内科治疗效果不佳应做好手术准备。

3. 指导病人合理用药 护士应熟悉掌握所用药物的药理作用和副作用,督促病人按时服用。抑酸剂应在餐后1~2小时研碎服,胃动力药应餐前15~30分钟服,且不宜与抗胆碱能药同服,以免影响药效。硫糖铝和复方铋剂需在酸性环境中才能发挥作用,故应空腹服,若与H2受体拮抗剂同用,要提前30分钟给药。H2-受体拮抗剂及质子泵抑制剂有较强的抑酸作用,是治疗溃疡病的主要药物。为抑制夜间胃酸分泌高峰,睡前应加服1次。清除幽门螺杆菌,可以降低溃疡病的复发率,所以对幽门螺杆菌阳性的病人应该同时进行杀菌治疗。

第八节　克罗恩病

克罗恩病是一种原因不明的胃肠道非特异性、肉芽肿性全肠壁炎。病变多发生在回肠末端和邻近的结肠，也可侵犯肠道的任何部位，呈节段性分布。病因不明，可能与感染、免疫反应、遗传及精神因素有关。

本病发病隐匿，病程较长，反复发作，青壮年多见。病情轻重与病变部位、程度有关。主要表现为痉挛性的右下腹及脐周疼痛，排便后缓解；大部分病人病变早期有间歇发作性腹泻，后期为持续性，大便呈糊状无黏液、脓血；因肠道炎症或继发感染可致发热；溃疡穿孔引发内瘘、外瘘、窦道、脓肿是常见表现。因为是慢性病程，还可见消瘦、贫血、低蛋白血症、营养不良及青少年发育迟缓等。

目前对克罗恩病尚无根治措施，一般采用糖皮质激素及支持疗法。给予要素饮食或静脉高营养，纠正代谢紊乱，改善贫血和低蛋白血症。对症治疗包括解痉、止痛、止泻、控制继发感染和治疗并发症。

克罗恩病人的护理如下：

1. 一般护理　病情活动期须卧床休息，饮食应给高热能、多维生素、易消化、无刺激的食物。重症者禁食，给予胃肠外高营养治疗，注意水、电解质、微量元素的补充，根据病情逐步过渡到要素饮食。注意口腔护理。对于发热、腹痛、腹泻的病人，注意降温、止痛处理。做好频繁腹泻病人的肛周护理，即以温水清洗、软布擦拭，局部外涂氧化锌软膏或鞣酸软膏，起到减少刺激、消炎、收敛的作用。密切观察大便的性状、量和出血情况，必要时做细菌培养，做好详细记录。本病病程迁延，预后不佳，影响生活质量，病人可产生焦虑心理，应关心、体贴病人，满足其基本生活需求，鼓励其治疗疾病的信心。

2. 症状及并发症的观察和护理

（1）腹痛：注意疼痛的性质和伴随症状，持续腹痛伴明显压痛者提示病变侵犯腹膜或脓肿形成；腹痛伴腹胀并出现肠型可因部分或完全性肠梗阻引起；腹痛加剧伴腹肌紧张要警惕急性肠穿孔的可能。应注意听取病人主诉，及时配合医生进行相应的处理。有手术适应证时要做好必要的术前准备。

（2）出血：病变累及十二指肠，可出现上消化道大量出血和黑便；累及直肠、肛门时粪便带鲜血；隐匿、慢性、少量多次出血可致缺铁性贫血。应密切观察出血情况，注意追查大便隐血，观察血压变化。

（3）瘘管形成是本病一大特点，内瘘可在肠段或脏器间形成；外瘘可通向腹壁和肛周；也可形成肛周与直肠脓肿；粪质与肠液自瘘管溢出，引起水电解质紊乱、酸碱平衡失调和营养物质的丢失，肠瘘通向的组织、器官因粪便污染而继发感染。护理中要加强对肠瘘周围皮肤的护理，及时吸尽外溢的粪质及肠液，清洁瘘口周围皮肤，并擦氧化锌软膏加以保护，保持局部的清洁干燥，及时准确地用药控制感染和其他并发症。

3. 药物疗效和副作用的观察和护理

（1）治疗本病常用的消炎药为柳酸偶氮磺胺吡啶，药物副作用有恶心、呕吐、皮疹，偶致骨髓抑制及男性精子减少，并影响叶酸的吸收，故用药时注意追查血象，适量补充叶酸。

（2）为抑制免疫反应，控制炎症及减轻中毒症状，常用糖皮质激素治疗，给药途径可口服、静脉或灌肠。注意严格执行医嘱，准量、准时用药，不可随意加减。副作用有出血、感染、高血糖、高血压及钙磷代谢紊乱等。护理工作中应严格执行无菌操作原则，防止医源性感染。如应用硫唑嘌呤、巯嘌呤治疗，应注意有无胃肠道反应、肝功能异常、白细胞减少及骨髓抑制表现等。

第九节　溃疡性结肠炎

溃疡性结肠炎属非特异性炎性肠病，主要是发生在直肠、结肠黏膜层的炎症。病因不清，可能与自身免疫、感染、遗传、食物过敏、精神及神经因素有关。

本病多数起病缓慢，因肠黏膜充血、水肿、出血、溃疡致腹泻，大便为黏液脓血便，便次可为数次至 20 次不等；重症可排血水或全部脓血便。病变累及直肠可有里急后重。痉挛性的左侧或下腹部疼痛为另一重要症状，可于排便后缓解。其他症状有发热、消瘦、贫血、恶心、呕吐、食欲不振、腹胀及乏力等。肠外症状有关节痛、虹膜炎及结节性红斑。

治疗原则主要为内科治疗，控制急性发作，缓解症状，减少复发，防止并发症。

溃疡性结肠炎病人的护理如下：

1. 一般护理　病情活动期应卧床休息，以减少肠蠕动、肠痉挛和热能消耗，病情好转可逐渐增加活动。给予营养丰富、易消化、少纤维素的软食，忌冷食与吸烟，避免进食可引起过敏的牛奶和乳制品，急性发作期应禁食或进流食。为使肠道充分休息可行胃肠外高营养治疗。情绪紧张、焦虑可使症状加重，应创造安静舒适的休养条件，保证充足的睡眠。

2. 症状的观察和护理

（1）注意观察腹痛的部位、性质和时间，有无腹部胀气、压痛和反跳痛，扩大的肠襻及肠鸣音是否会减退或消失。及早发现中毒性巨结肠和肠穿孔。

（2）注意观察记录排便次数、性状和量。频繁腹泻、大量便血时，及时报告医生处理。观察生命体征变化，尽早发现水、电解质紊乱或失血性休克。做好肛周护理，便后温水清洗，涂鞣酸软膏加以保护。及时留取大便标本送检，以排除其他肠道感染的可能。

3. 药物治疗和护理

（1）解痉止泻药可以减少肠蠕动，用药后要观察腹部体征，有诱发急性肠扩张的可能。

（2）在使用柳酸偶氮磺胺吡啶治疗过程中，注意观察药物的毒副作用。

毒副作用有头痛、厌食、恶心、呕吐、腹部不适或皮疹；变态反应有发热、粒细胞减少、再障或自身免疫性溶血。

（3）糖皮质激素类药物能抑制炎症和免疫反应，缓解毒性症状，应遵医嘱准确给药，不可随意增减。此期病人抵抗力下降，有继发感染的可能，应注意防护。

（4）正确掌握灌肠治疗手法。药物保留灌肠，对病变局限在直肠和左侧结肠的轻中型病人疗效较好，常用药物有锡类散、小檗碱、氢化可的松琥珀酸钠。灌肠前向病人做好解释工作，消除紧张情绪，取得配合，并嘱其排便；灌肠时应取左侧卧位，臀部垫枕抬高；护士操作手法要轻柔，灌肠液量最好在 100ml～200ml 之间，温度 37℃，选用粗的导尿管，插入深度大于15cm，多涂润滑油，尽量减少对局部肠黏膜的刺激，以免增加痛苦，引起排便。进行低压灌肠或缓慢滴入，可延长药液在肠道内的保留时间，有利于肠黏膜充分吸收。

4. 注意事项　育龄期妇女病情活动期应避免妊娠，因妊娠期和产褥期可加重病情。硫唑嘌呤等免疫抑制剂可导致胎儿畸形。

第十节　急性胰腺炎

急性胰腺炎是胰酶对胰腺自身消化引起的化学性炎症。常见病因有胆管疾病、酗酒和暴饮暴食、胰管阻塞；也可继发于感染性疾病、腹部手术和外伤、逆行胰胆管造影术后。有少数不明原因的称特发性胰腺炎。

临床表现按病变程度分为水肿型和出血坏死型。急性水肿型胰腺炎以上腹疼痛、恶心、呕吐、发热、尿和血清淀粉酶升高为主要临床表现。出血坏死型胰腺炎的病情严重，发展迅速，腹痛剧烈且持久，发热高而持续不退，可出现低血压或休克猝死及多脏器功能衰竭。

急性胰腺炎的治疗原则为：

1. 对急性水肿型胰腺炎的内科治疗原则是减少胰腺分泌，阻断自身消化作用，使胰腺充分休息，预防感染及营养支持治疗。

2. 对急性出血坏死型胰腺炎应掌握手术时机，择期尽早手术；同时加强抗休克、抗感染治疗。

3. 治疗局部并发症和原发伴随性疾病。

急性胰腺炎病人的护理如下：

1. 一般护理　急性期病人应卧床休息、保证睡眠、减少胰腺负担，增加脏器血流量，促进组织修复。疼痛时除使用解痉镇痛剂外，可取前倾坐位，减轻症状；为减少胰腺分泌，降低胰管内压而行禁食阶段，要保证充足的液体和营养供给，以补充热能和维持血容量。加强口腔护理，减少异味，防止细菌感染和口腔并发症发生。病人因腹痛、发热、口干、精神萎靡、烦躁，不能耐受禁食，应耐心解释，给予安慰，使其了解并配合。

2. 胃肠减压的护理　用胃肠减压法吸引胃内容物，可减轻恶心、呕吐、腹胀、腹痛症状，是治疗胰腺炎的常用方法，于症状缓解后停止使用。对置胃管病人护理时应注意：胃管在鼻尖部固定牢固，防止脱管和减少对咽部的摩擦刺激；注意观察引流管是否通畅，可定时冲洗；观察引流液的性状和量并详细记录。胃肠减压抽吸力不可过大，以免造成胃黏膜损伤。减压瓶每日清洗、消毒，防止逆行感染。减压阶段机体丢失大量水分及电解质，易造成脱水、酸碱平衡失调，要密切观察生命体征，准确记录出入量，定时抽血查电解质。

3. 症状观察　对于水肿型胰腺炎经禁食、减压、止痛、抗炎等治疗，症状数日即可缓解，血清淀粉酶下降。当腹痛弥漫全腹，发热弛张不退，白细胞计数升高，黄疸加深，有腹肌紧张等腹膜炎症状，血清淀粉酶持续上升或骤然下降，应警惕坏死型胰腺炎并发感染，护士应密切监视病情变化，耐心倾听主诉。发现有明显循环衰竭或主要脏器功能不全表现时，应进行监护治疗。

4. 寻找诱因　治疗后期协助病人寻找诱发胰腺炎的因素，如有无胰腺、十二指肠、胆管的慢性疾病，及早治疗。避免酗酒和暴饮暴食或饥饿后饮食过度，尤其是高脂肪饱餐。向病人介绍少油、无刺激、易消化的合理食谱，防止复发。

第十一节 上消化道出血

上消化道出血是指屈氏韧带以上的消化道，包括食管、胃、十二指肠、空肠上段，及胆管、胰管等部位病变引起的出血。上消化道出血的原因很多，常见的是消化性溃疡、食管胃底静脉曲张破裂、食管贲门黏膜撕裂出血、糜烂性胃炎、应激性溃疡及胃癌等。

上消化道出血的临床表现依据病变的部位、性质、出血的速度和量、病人的全身状况而有所不同。主要表现为呕血和黑便。大量快速出血者表现头晕、心悸、出汗、恶心、口渴、无力、晕厥、精神萎靡、烦躁不安、意识模糊、脉搏细速及血压下降等急性循环衰竭症状。休克控制后出现低热，体温在38.5℃以下，持续3～5日。

治疗原则为针对出血原因采取止血措施，积极抢救，恢复和维持血容量及有效循环量，防止发生周围循环衰竭，同时行胃镜检查，明确出血病因，治疗原发病。

上消化道出血病人的护理如下：

1. 病人绝对卧床，禁食，头偏向一侧，保持呼吸道通畅，防止因大量呕血吸入气道而致窒息。对病人进行安慰，以减少恐惧心理。建立静脉通道，及时施行扩容、止血及升压等抢救措施，密切观察生命体征变化，并详细记录。

2. 密切观察出血，估计出血量。幽门以上出血常为呕血，幽门以下出血表现为黑便；如出血量少而缓慢，即使出血部位在幽门以上，也可表现为黑便，反之出血量大而急，出血部位虽在幽门以下也可反流入胃，引起呕血，并有黑便。呕血和黑便除反映出血部位外，还反映出血的速度和量，如每日出血量在 5ml 时，大便隐血即为阳性，出现黑便时出血量至少在 50ml 以上。胃内潴血达 250ml～300ml 则出现呕血。消化道出血在 500ml 以下多数病人只有轻度头晕；出血量在 500ml～1000ml 时，可出现口渴、烦躁不安、心慌、头晕，收缩压下降至 12kPa，脉搏每分钟 100 次；出血量在 1 000ml～1 500ml 以上时，可有周围循环衰竭表现，如面色苍白，出冷汗，脉细速，每分钟 120 次以上，收缩压下降至 8～10.6kPa 以下，尿少、尿闭等失血性休克表现。

3. 配合医生实施以下止血措施

（1）食管胃底静脉曲张破裂出血：三腔二囊管压迫止血：三腔管使用前应进行充气、试压，检查是否漏气，向病人做好解释。置管后胶布固定必须牢固，防止因脱管气囊压迫气道，引起窒息死亡，应设专人看护。压迫过程中每隔 12 小时放气 5～10 分钟，以免受压时间过长致黏膜缺血糜烂。放气期间注意观察出血情况。为防止管壁和黏膜粘连，可间歇吞服 5ml～10ml 液体石蜡。注意保持胃管通畅，每 2 小时用生理盐水冲洗 1 次，置管 2～3 日病情稳定可考虑拔管。拔管前依次将食管囊、胃囊气体抽空，置管保留 12 小时观察有无出血。拔管时口服液体石蜡 20ml～30ml，润滑管壁，防止因牵拉再次引起出血，操作动作要轻稳。置管期间做好口鼻及皮肤护理，注意观察体温、脉搏、呼吸、血压、胃内容物及大便次数、颜色和量，判断止血效果。

（2）食管静脉曲张硬化剂治疗：在内窥镜下用胃镜注射针向静脉内或静脉周围，或静脉内及静脉周围多次注射适当的硬化剂，使静脉栓塞、机化，达到止血目的。一般在出血时或止血稳定后进行。治疗前做好解释，消除紧张情绪，使病人配合。治疗当日禁食，取下义齿，肌内注射安定和解痉灵。术后给予静脉补液并应用抗生素。8 小时后可进少量冷流食，每次治疗间隔 1 周，4～6 周为 1 个疗程。整个硬化剂治疗期间进流食，术后密切观察病情变化，注意有无食管溃疡、食管狭窄、发热、穿孔、出血及胸骨后疼痛等并发症。

（3）降低门静脉压力药物治疗：可用生长抑素或垂体后叶素。静脉输注垂体后叶素时，注意保持管道通畅，防止药液外渗，造成组织损伤。

4. 非食管静脉曲张出血。冰盐水洗胃止血法：下胃管抽净胃内容物和积血，注入冰盐水 100ml～200ml。嘱病人变换体位，使冰水与胃黏膜充分接触，降低胃黏膜温度，使血管收缩，减少出血，达到止血目的。10～15 分钟后将冰水全部抽出，反复数次，至抽出液完全澄清为止。再自胃管注入去甲肾上腺素冰盐水、凝血酶、云南白药或吉胃乐、安胃得等药物，以促进止血，中和胃酸，保护胃黏膜。此法对小动脉出血非常有效。治疗中密切观察病人全身情况，对年老体弱者尤要注意心率、呼吸及血压变化，观察腹部情况，有无急性腹痛及腹膜炎等。冰水灌注量一般不宜过多，以免造成胃扩张并影响凝血。

协助内窥镜下局部喷撒止血药、注射止血剂、压迫止血、微波、激光等治疗并观察疗效。

第十二节　肝硬化

肝硬化是一种常见的慢性进行性肝病，由一种或多种病因长期或反复作用而致肝纤维化发展而来。主要病因为病毒性乙型肝炎、丙型肝炎、慢性血吸虫病、慢性酒精中毒伴营养不良、心功能不全所致瘀血性肝硬化、胆道疾病引起的胆汁性肝硬化等；其他因素有代谢性疾病、药物和不明原因的肝硬化。

肝硬化的临床表现与病程和肝脏受损程度有关，肝功能代偿期症状无特征性，仅有食欲缺乏、乏力、腹胀、恶心、上腹不适、腹泻及消瘦等。肝功能失代偿期除以上症状外，主要有门静脉高压和肝功能严重受损表现，并伴有各种并发症，面容憔悴，体形干枯呈营养不良状；有出血倾向伴贫血。门静脉高压表现有脾肿大、腹水、水肿和电解质紊乱等。

治疗原则为综合性治疗，首先，治疗导致肝硬化的原发病，其次，为一般支持治疗、保肝治疗及并发症治疗。

肝硬化病人的护理如下：

1. 一般护理　保证病人有充足的睡眠和休息，以减轻肝脏负担；合理调配饮食，予以高热能、高蛋白、高维生素、低脂肪饮食。忌食尖硬、有刺激性食品，以免造成食管静脉曲张破裂出血。有水肿或腹水者，应限制盐的摄入。肝性脑病病人严格限制蛋白。黄疸可致皮肤瘙痒，因病人营养状况差，抵抗力低，血小板少，应做好皮肤护理，可用温热水擦浴或涂止痒剂，防止抓伤皮肤引起出血、感染。对久治不愈的慢性肝病病人的悲观失望情绪，护士应给以安慰，并设法解除病痛；做好口腔护理，以消除肝臭味，增进食欲，减少继发感染的机会。

2. 并发症的护理　密切观察肝硬化病人的病情变化，如体温、意识、出血、腹水及肝肾功能等，发现异常及时处理。

（1）腹水病人的护理：大量腹水导致呼吸困难，可取半卧位，使膈肌下降，增加肺活量，减少肺瘀血，增加舒适感。出现脐疝时注意局部皮肤保护，可使用护带，防止脐疝破溃引起腹水外漏，增加感染机会。有水肿的卧床病人，避免长时间局部受压，为防止皮损，可勤翻身，按摩骨突出部，使用气褥或气垫交替托起受压部位。使用热水袋时注意防止烫伤。每日测量腹围，定时测量体重，观察腹水消长情况，详细记录24小时出入量。在使用利尿剂时要注意抽血查电解质。放腹水可改善腹压增高的不适，但放腹水不可过快过多，应于放水同时束紧腹带，防止减压后出现腹腔脏器充血。放水后观察意识变化，发现肝昏迷先兆及早处理。

（2）出血的护理：肝脏受损致凝血酶原、纤维蛋白原、各种凝血因子生成抑制，加之脾功能亢进易发生出血。护士应密切观察病人有无鼻出血、牙龈出血及便血。注意保持大便通畅，避免排便用力，引起肛周血管破裂出血。详见（六）上消化道出血。

（3）肝性脑病病人的护理：详见（九）肝性脑病。

第十三节　原发性肝癌

原发性肝癌是我国常见的恶性肿瘤，是发生在肝细胞或肝内胆管细胞的肿块，病因不清，与乙型肝炎和丙型肝炎、长期酗酒、食用有黄曲霉素污染的食物有关。另外，与水源污染、遗传因素、有机氯农药、亚硝胺及微量元素等因素也有关系。

起病隐匿，早期无明显症状，症状出现后病情进展迅速。主要表现为持续性的肝区胀痛或钝痛，可有间歇加重。肿瘤侵犯膈肌可牵涉右肩，癌向后生长引起右腰疼痛。肝癌的严重消耗及食欲不振、恶心、呕吐及腹胀，使病人出现进行性的消瘦、乏力，最终导致恶病质。有的病人有发热、黄疸、脾大及腹水。发现有肺、肾、脑、骨骼转移，则可出现相应的症状和体征。

手术治疗切除原发性肝癌为首选。内科治疗除支持疗法改善机体状况外，一般采用联合用药及化疗与手术结合、化疗与放疗结合、化疗与免疫治疗结合、化疗与中药结合等方案，目的在于提高疗效、减轻痛苦、延长生命。

肝癌病人的护理如下：

1. 一般护理　根据病人的体力和精神状况，合理地安排休息和活动，给以生活的满足和精神安慰。病人有权知道自己的诊断，但要注意告知的方式，理解并协助减轻心理压力。饮食宜清淡，适合口味。做好口腔护理，增进食欲。

2. 注意病情观察　观察腹痛和腹胀的性质及其变化，除放宽镇痛剂使用限度外，可采用支撑、变换体位、冷热敷、分散注意力等方式减轻疼痛。观察生命体征和意识状态，及时发现出血、肝昏迷及低血糖表现。如有体温升高应警惕有继发感染的可能，要及时处理，以免加重病情。

3. 做好放疗和化疗期间病人的护理　放疗、化疗期间病人均可出现恶心、呕吐和食欲不振等反应，可适当给镇静止吐剂，鼓励进清淡饮食，多饮水。观察血象变化，白细胞明显下降，要加强保护隔离措施。放疗损伤局部皮肤可出现红、痒、痛感觉，禁用肥皂、香皂清洗，或用手搔痒，可用温水湿敷局部或轻拭，必要时涂薄荷淀粉、炉甘石洗剂或酚剂止痒。化疗药物一般对血管均有刺激，使用时应注意对血管的保护，防止药液漏出血管，造成局部组织的疼痛或坏死。

（王　莉　张　睿　李海燕　高玲花）

第九章　血液系统疾病护理

第一节　再生障碍性贫血

再生障碍性贫血（简称再障），是因骨髓造血组织显著减少，引起造血功能衰竭而发生的一类贫血。它与化学物质、药物、放射线、感染或免疫反应等因素有关。能查明原因称继发性再障，原因不明的称原发性再障。

因全血细胞减少，临床表现为出血、感染、发热及贫血等症状。症状的轻重依病程长短及发病缓急而不同。

急性再障发病急，来势凶猛，以严重的感染并发出血为主。常见有皮肤大片瘀斑或瘀点，牙龈、鼻腔出血以及肺部感染。

慢性再障发病相对缓慢，以贫血为主。病程时间长，可数年或更长。

治疗原则为寻找和去除病因；支持疗法；药物治疗；骨髓移植。

再障病人的护理如下：

1. 一般护理　根据病情，可适当活动，活动时防止滑倒或碰伤；不宜使用锐利的工具，如小刀等，以免刺伤后出血。重病人应绝对卧床。给予高热能、多维生素及高蛋白易消化的饮食。消化道出血时，应禁食。

2. 预防并发症

（1）出血倾向：观察病人出血情况，如皮肤黏膜出血点、瘀斑、鼻出血、牙龈出血、眼底及颅内出血等。①注意口腔、鼻腔的清洁、湿润，避免剔牙及挖鼻。选用软毛牙刷刷牙。鼻腔出血可用冰袋、冷毛巾局部外敷或用吸收性海绵、药物纱条填塞压迫止血，填塞时间不可超过72小时。取条前，局部滴入适量油液，待充分浸润纱条后，再慢慢取出。避免撕拉损伤鼻腔黏膜，造成新的创面出血。②密切观察病人，若突然出现头痛、恶心、呕吐、视物模糊或意识改变，须警惕颅内出血。应保持安静，病人取平卧位，头偏向一侧，保持呼吸道通畅。做好各种抢救的准备工作。及时记录病情变化。⑧进行各种穿刺或注射后，注意局部按压，避免出血、渗血。静脉穿刺后，应沿血管走向按压。

（2）预防感染：预防原则是多方面阻止外部细菌的侵入。病室应环境整洁、空气清新，温度、湿度适宜。病床应平整、清洁，无食物残渣。长期卧床病人应定时翻身、叩背，预防褥疮及肺部感染。口腔是病原微生物侵入人体的途径之一，应注意清洁，积极预防感染。有口腔疾患，如溃疡、脓肿、糜烂者，应给予特殊的口腔护理和药物处理。真菌感染常选用

2%碳酸氢钠液漱口或将制霉菌素片剂研磨成粉状，配以液体石蜡油调制成糊状，涂于清洁后的局部，每日3~4次；口腔黏膜出血、牙龈出血，选用1.5%过氧化氢液（双氧水）含漱或局部擦拭，用药后局部可产生气泡。双氧水有清除血块及坏死组织的功能，但高浓度对组织有较强的刺激性，使用时应注意药液配制。绿脓杆菌感染常用1‰醋酸液漱口；所用口腔护理器械应注意消毒。肛周护理是预防感染的重要环节，病人应保持肛周清洁、干燥，养成每日便后局部清洗的卫生习惯。有肛周疾患者，每次便后以1:5 000高锰酸钾水坐浴。注意保持排便通畅，防止肛裂。肛周糜烂、脓肿的病人，应定时清洁创面，必要时脓肿部位切开放盐水纱条引流，促进伤口愈合。创面也可用抗生素纱布覆盖，预防感染。各种注射、操作均应严格无菌要求。病人白细胞低于0.5×10^9/L，应行保护性隔离，有条件住单间病房，谢绝家属探视，严格无菌操作。

3. **药物治疗护理**　再障病人常规给予抗生素治疗，应密切观察病人对药

物的反应及体温变化等。一般病人慎用退热药物，禁用怀疑与本病发病有关的药物。必要时，应在病历上注明。发热病人降温应注意保暖，嘱病人多饮水，及时更换被汗液浸湿的衣物、被服。使用雄激素治疗，病人会出现痤疮、毛发增多或女性男性化等，应做好解释工作，消除疑虑。长期注射丙酸睾酮，易引起局部硬结甚至脓肿，须深部肌内注射，并交替变换注射部位。反复输血的病人易产生白细胞抗体，输血时要注意速度，观察病人反应情况，发现问题，及时给予处理。

第二节　巨幼红细胞性贫血

巨幼红细胞性贫血是由于体内缺乏叶酸及维生素 B12，或由于其他原因引起脱氧核糖核酸合成受到影响的一类贫血。导致缺乏叶酸及维生素 B12 的原因有：摄入不足，如营养不良及食物烹煮过度等；吸收不良，多因小肠手术所致；需求量增多，主要对叶酸而言，多见于妊娠、哺乳、肿瘤、慢性溶血及感染等。

临床表现除一般贫血症状外，以舌炎、舌痛、口腔炎、舌乳头萎缩及舌质色泽红为特点，称为"牛肉舌"。也可出现神经系统的改变，如共济失调及肢体麻木。

治疗原则为积极治疗原发病，补充叶酸及维生素 B_{12}。

巨幼红细胞性贫血病人的护理如下：

1. 一般护理　根据病情适当地活动与休息；注意饮食结构，合理营养配餐，纠正偏食习惯。掌握科学的食物制作方法，烹煮食物避免过久。多食富含维生素、叶酸的易消化食物，如新鲜的水果、蔬菜、瘦肉、蛋类及乳类食物。

2. 并发症护理注意口腔护理，保持口腔的清洁、湿润。每次进餐后漱口或清洁口腔，避免食物残渣滞留。严重口腔炎、舌炎影响进食，餐前给予

1% 普鲁卡因盐水含漱数分钟，待疼痛消除再进食。口腔溃疡者局部涂擦溃疡散、锡类散，鼓励病人多进餐。

3. 药物治疗不良反应护理　巨幼红细胞性贫血的药物治疗，以补充所需叶酸及维生素 B12 为主。要督促、协助病人定时定量服药，接受治疗。长时间使用维生素 B12 治疗，可出现低血钾症，应定时监测血钾浓度，必要时给予补钾。叶酸缺乏多给予叶酸片剂口服，副作用少。若使用前未排除维生素 B12 缺乏，使用后则会加重因维生素 B12 缺乏造成的神经系统症状。

第三节　急性白血病

急性白血病是一种原因不明的白细胞异常恶性增生性疾病，与病毒、放射线、化学及遗传等因素有关。

贫血、发热、出血倾向及浸润是急性白血病的典型临床表现。多数病人无诱因出现牙龈出血、皮肤黏膜出血及乏力等。急性白血病病情发展迅速，症状严重。

急性白血病以异常增生细胞分为淋巴细胞性白血病及非淋巴细胞性白血病。在诊断明确后，均采用化学药物治疗方法控制病情，预防、治疗并发症。

急性白血病病人的护理如下：

1. 一般护理　嘱病人卧床休息，注意饮食营养，了解病人心理变化，对初次治疗的病人，要体贴关心，正确引导病人，接受现实，配合治疗。

2. 并发症护理　白血病病人极易感染，应采取预防措施。搞好病室环境，房间定时通风、消毒。协助督促病人注意自身卫生，如口腔、皮肤、会阴及肛周等经常保持清洁；勤修剪指甲及胡须，洗头、洗澡及理发。严格无菌操作，白细胞低于 0.5×10^9/L，行保护性隔离，限制探视。高热病人应随时观测体温变化，采取有效的降温措施，如温水擦浴等物理降温，必要时药

物退热。注意观察出血倾向，口腔、鼻腔、皮肤、眼底、颅内、消化道及泌尿道等是常见的出血部位。警惕弥散性血管内凝血的

3. 药物不良反应护理化疗是白血病的治疗手段，但化疗药物毒副作用大，会出现不同程度的消化道症状，如食欲差、恶心及呕吐等，可遵医嘱预防性使用镇吐剂，及时调节饮食品种，以清淡、易消化的食物为主，并尽可能鼓励病人进餐。化疗药物种类很多，给药途径分为静脉、皮下注射及口服。静脉用药均有较强的刺激性，应注意保护血管。选择稍粗大富有弹性的静脉进行穿刺，尽量避开靠近韧带及关节处的静脉，如腕部、手背处静脉。静脉滴注或推注化疗药，须先用带有生理盐水或葡萄糖液输液装置行静脉穿刺，穿刺成功后再将化疗药物加入滴瓶滴人或静脉推注。推注过程中，要不断抽查静脉回血，以避免药液渗漏。推药毕，须再行推人数毫升或滴入适量生理盐水或葡萄糖液，以减少化疗药物长时间滞留、刺激引起静脉炎或静脉阻塞。加强化疗病人的心理护理和卫生宣传教育。老年人由于器官和组织的老化，反应较年轻人迟钝，更须细心观察，及时发现问题，给予相应的护理。化疗期间须准确记录出入量。鼓励病人多饮水，以促进病人排尿，降低药物对膀胱及肾脏的影响。化疗后 7～14 日白细胞降低，应加强预防感染的措施。补充适量的营养，禁止出入公共场所。白细胞低于 0.5×10^9/L，应保护性隔离，限制探视，严格无菌操作。

第四节　慢性白血病

慢性白血病与急性白血病病因相同。临床表现有起病缓慢、贫血、低热、出血、乏力、体重减轻。随病情变化，肝、脾及淋巴结发生肿大。

治疗原则为化疗、放疗控制本病，治疗并发症。

慢性白血病病人的护理如下：

1. 一般护理　视病情程度，重病人绝对卧床，协助有肝脾压迫症状的病

人调整体位。轻病人适当休息并参加活动，鼓励病人坚持适当的身体锻炼，提高身体素质。注意营养配餐，尽量补充多维生素及优质蛋白质食物。避免出入公共场所。嘱病人注意个人卫生，并观察其心理变化及情绪波动，及时给予劝慰和指导。

2. 并发症护理　慢性白血病晚期可急性变，易发生浸润、出血及感染。须注意观察，参照急性白血病一节，给予相应的护理。

3. 药物不良反应护理　慢性病人长期接受药物治疗，应指导病人遵医嘱，按时服药，了解药物副作用，如泼尼松，可迅速改善症状，但不应自行减量或停药；长期应用，可增加感染机会，须注意加强预防措施；马利兰易产生色素沉着等。对院外病人，也应加强宣传。

第五节　淋巴瘤

淋巴瘤是一组原发于淋巴结或其他淋巴组织的恶性肿瘤。发病原因不十分明确，与病毒、感染、免疫缺陷及某些药物有关。

淋巴瘤分为霍奇金病与非霍奇金淋巴瘤，均表现为无痛性淋巴结肿大。肿大的淋巴结可引起邻近器官的压迫症状，伴发热、贫血及消瘦等全身症状。

治疗原则为诊断明确后，采取放疗、化疗或手术治疗方法。

淋巴瘤病人的护理如下：

1. 一般护理　早期淋巴瘤病人可适当休息，晚期病人应卧床。化疗、放疗及发热使病人机体消耗量增大，食欲差，故饮食上应注意营养调配，给予高热量、高蛋白及富含维生素的食品。

2. 并发症护理　肿大的淋巴结会引起邻近器官的压迫症状。如纵隔淋巴结严重受累时，病人会出现呼吸困难和发绀等症状，应给予吸氧、半卧位，并安慰病人，避免紧张。消化道受累时，常出现腹痛、腹泻及肠梗阻。应注意调节饮食，以流食或少渣食物为主，肠梗阻病人应禁食。骨骼受累时易发生骨折，应减少活动量，注意保护，防止发生外伤，护士应注意听取病人的主诉，观察病情变化，给予相应的对症护理。

放疗病人易出现口干、恶心及腹泻，应及时对症处理。给予清淡、易消化的食物，鼓励病人进餐。放疗后局部皮肤发红，继而呈黑色，部分病人局部瘙痒、疼痛，应注意皮肤护理，保持皮肤的清洁、干燥，不宜搔抓，避免摩擦及风吹日晒。可局部涂抹紫草油、维生素软膏或薄荷淀粉类药物，缓解上述症状。

3. 药物副作用护理　联合化疗，对解除或缓解症状效果显著，应遵医嘱顺序给药。静脉滴注药液勿外渗。怀疑或已有外渗时，应立即停止注射，回抽注射器，尽量减少渗出。因多种化疗药液可致局部组织坏死，应立即给予普鲁卡因局部封闭，并局部冰敷，减轻损害。严密监测病人出入量，及时补充体液量，注意避免电解质紊乱。督促病人多饮水，以促进排尿，使药物代谢产物迅速稀释，排出体外。

第六节　多发性骨髓瘤

多发性骨髓瘤是由于骨髓中异常浆细胞增生所致的一种恶性肿瘤。与遗传、放射、病毒及感染等因素有关。

无节制地增殖的浆细胞破坏骨质，引起骨痛及骨折。常见部位有颅骨、肋骨、锁骨、胸椎、腰椎及骨盆。伴有贫血、出血倾向、感染、肾损害和血钙升高。部分病人出现头痛、嗜睡、呕吐、恶心，以至昏迷。

治疗原则为化疗、放疗、手术及干扰素治疗。

多发性骨髓瘤病人的护理如下：

1. 一般护理观察病情变化，关心体贴病人，鼓励病人下床活动，坚持身体锻炼。动作不宜过猛，防止磕碰、滑倒及跌伤。晚期病人应卧硬板床。翻身或搬动时，动作应轻柔，减轻骨痛，避免骨折。长期卧床病人须注意营养。调节饮食，促进食欲。给予优质蛋白及维生素含量丰富的易消化食品。肾功能不全时，应限制钠盐摄入。

2. 并发症护理 晚期病人机体免疫功能降低，应注意预防感染，注意环境及个人清洁卫生，加强基础护理。注意气温的变化，避免受凉、感冒。严重骨质破坏病人应绝对卧加厚棉垫的硬板床。指导病人床上活动及大小便。下地活动须佩戴矫正支架。剧烈咳嗽易引起骨折，应及时处理。注意尿量，给予充足的液体摄入，以避免肾功能损害、高尿酸血症及高钙血症。

3. 药物治疗不良反应护理 干扰素治疗后病人会程度不同的出现发热反应，可预防性使用退热药物，如注射前和注射后服用萘普生片剂。向病人做好解释工作，消除其紧张心情。注意观察，及时对症处理。

第七节 特发性血小板减少性紫癜

特发性血小板减少性紫癜也称免疫性血小板减少性紫癜，分为急性型和慢性型。急性型以儿童多见，成人多为慢性型。发病与免疫、感染及脾脏对血小板的破坏等因素有关。

急性型表现发热、血小板显著减少、黏膜出血、瘀斑、紫癜及消化道出血。

慢性型起病慢、病程长，出血较轻，反复多次出现皮肤瘀点、瘀斑、鼻出血；妇女月经量过多。

治疗原则为大量糖皮质激素及免疫抑制剂控制血小板的破坏，增加血小板数。必要时行脾切除术。

特发性血小板减少性紫癜病人的护理如下：

1. 一般护理 急、慢性出血时，血小板计数明显减少，病人应卧床休息，减少活动，避免创伤。保证食物的热能及维生素含量，给予易消化食物，勿食油炸食品。明显消化道出血者应禁食。做好心理护理工作，使病人尽可能处在良好的心理状态。避免情绪过度紧张加重或激发出血。注意病情变化，观察血压及体温。提高自我保护意识，勿出入公共场所，避免受凉、感冒及感染。穿刺操作时，动作应轻柔，穿刺局部应注意按压止血。

2. 并发症护理　观察记录病人生命体征的变化，注意出血倾向。注意腹痛、恶心、呕吐、粪便性状改变、视力改变及意识变化。注意个人及环境清洁卫生。发生出血等情况时，应安慰病人，避免过度紧张，并及时对症处理。

3. 药物不良反应护理　急性期大剂量使用糖皮质激素控制出血时，要注意副作用，如引起高血压、库欣综合征、感染及糖尿病等。向病人做好解释，取得配合。

第八节　弥散性血管内凝血

弥散性血管内凝血（简称 DIC）是多种疾病发展过程中出现的病理状态，是人体内凝血与抗凝血机制失调的表现。它不是一个独立的疾病，与全身感染、严重创伤、产科意外及恶性肿瘤有直接关系。

临床表现为微血管内血栓形成，大量消耗血小板及凝血因素，导致出血。出血是常见的临床表现，栓塞加重出血。常见出血部位有皮肤黏膜、口腔、鼻腔、消化道、泌尿道、眼底及颅内。

治疗原则为去除病因，肝素抗凝，严重出血时须给予富含凝血物质的新鲜血制品及血小板或新鲜血制品替补治疗。

弥散性血管内凝血病人的护理如下：

1. 一般护理　绝对卧床，对有意识障碍的病人采取保护措施。饮食上给予易消化半流或流食。昏迷病人给予鼻饲饮食。注意营养调节，保持出入量平衡。随时观察记录病情变化，如体温、脉搏、呼吸、血压、意识改变及出血倾向。

2. 并发症护理　早期应注意观察高凝状态病人的表现，如皮肤、甲床颜色变化等。观察机体各部位的出血倾向，定时测量血压和脉搏，注意尿量和意识改变，警惕肾栓塞、脑栓塞。进行穿刺及注射时，应延长注射部位按压止血的时间。

3. 药物治疗观察护理　应用肝素抗凝治疗，应严格按医嘱配制药液，观察出血程度变化。加强皮肤及口腔的护理。过量的肝素可用鱼精蛋白中和，1mg 鱼精蛋白可中和 125U 肝素。肝素使用量过大时，会加重出血，因此，在肝素抗凝的同时，应备用鱼精蛋白。

（王　莉　李海燕　孙　青　高娟娟）

第十章　肾脏疾病护理

第一节　急性肾小球肾炎

急性肾小球肾炎也称急性感染后肾小球肾炎，是由于某些微生物引起机体免疫反应异常而导致双侧肾脏弥漫性的炎症反应。多发生在链球菌感染后，偶见于其他病原体感染后。

本病起病急，全身症状轻重不一，主要表现为血尿及蛋白尿、高血压、水肿、少尿和肾功能受损。

治疗原则以休息和药物治疗为主。

急性肾炎病人的护理如下：

1. 一般护理

（1）急性期应卧床休息，以减少血尿及蛋白尿。一般应卧床休息至肉眼血尿消失、水肿消退及血压正常。

（2）饮食：可根据病人血压及尿量情况，一般给予低盐、高糖、高热能及易消化的饮食。低盐可改善水肿，控制血压，减轻脑水肿和心脏负担；高糖食物既能减少心脏负担，又能补充热能；清淡的饮食有利于消化和吸收，又能增加食欲。对于尿素氮和肌酐升高的病人应限制蛋白质摄入，以减少蛋白质的代谢产物，保护肾功能，防止蛋白质代谢产物进一步升高。

2. 症状及并发症的护理

（1）少尿、血尿、蛋白尿是急性肾炎的主要症状，应严密观察病人的病情变化，及时准确记录每日液体出入量，仔细观察尿液的颜色及透明度。少尿的病人应限制水分的摄入，并协助病人及时留送各种尿标本，以利于病情观察。

（2）急性肾小球肾炎多伴有不同程度的水肿，应加强皮肤护理。

（3）急性左心衰的治疗和护理见急性肾功能衰竭。

（4）各种感染都可引起急性肾炎，尤其是上呼吸道感染和皮肤感染可引起链球菌感染后肾炎。因此，锻炼身体，增强体质，改善身体防御功能，减少感冒的发生是预防的主要措施。改善环境卫生，注意个人卫生，避免或减少上呼吸道感染及皮肤感染，可降低急性肾炎的发病率。猩红热或流感的流行期间应注意隔离，尽量避免去公共场所，以防传染。一旦发生化脓性扁桃体炎、皮肤疖肿等，应积极给予抗感染治疗，并在发病后 1~3 周内密切注意尿液变化，以便早期发现及时治疗急性肾炎。对于反复感染的腭扁桃体炎，应去除慢性感染灶。

（5）急性肾小球肾炎是一自愈性疾病，90% 以上的病人可于发病后半年内痊愈。一般儿童预后较成人好，年龄越大，转为慢性肾小球肾炎的可能性越大。故对于急性感染后肾小球肾炎，即使症状完全消失，实验室检查完全恢复后 1~2 年内，仍应定期复查。

3. 药物治疗和毒副作用的观察和护理　急性肾小球肾炎的主要治疗是对症治疗。其中利尿剂较为常用。急性肾炎的病人由于肾小球滤过率降低及全身毛细血管通透性增加，表现为轻重不等的全身或局部水肿。为有效地控制水肿，减轻症状，使病人排尿增多，尽快恢复肾功能，临床上常用呋塞米、氢氯噻嗪、螺内酯及氨苯蝶啶等药物。使用大剂量呋塞米时，应注意观察其副作用，如恶心、体位性低血压、直立性眩晕、口干及心悸等。长期应用利尿剂时不仅要密切观察血压，还要注意电解质的变化，如果因低血钾、低血钠病人出现肌张力下降、表情淡漠甚至心律失常时，应及时给予对症处理，同时，也应观察病人有无脱水，准确记录24小时尿量，必要时每日测体重。

第二节 慢性肾小球肾炎

慢性肾小球肾炎是一种多病因组成的原发性肾小球疾病，多数病人病因不明。

典型的慢性肾小球肾炎多发生在青壮年，出现症状时年龄多数在20～40岁之间。大多数病例起病缓慢，病程迁延，病程长，从2～3年到数十年不等。临床表现为蛋白尿、血尿、管型尿、水肿、高血压，后期出现贫血和肾功能衰竭。少数病例在整个病程无明显症状，直至出现贫血或尿毒症为首发症状。

慢性肾小球肾炎的治疗以保护肾功能和防止肾功能恶化为原则。

慢性肾小球肾炎病人的护理如下：

1. 一般护理

（1）病人若无明显水肿、高血压、血尿，尿蛋白微量，无肾功能不全表现，可以从事轻工作或学习，但要避免过度劳累及受凉，防止呼吸道感染，不使用肾毒性药物。有明显水肿、持续高血压或肾功能进行性减退，应卧床休息，并积极治疗。若有发热或感染，应尽快控制。

（2）盐、蛋白质和水分的供给，应视水肿、高血压和肾功能情况而定，一般给予低盐、适量蛋白质、富含维生素食品。

（3）给予利尿剂治疗的病人应严格准确地记录出入量。

（4）慢性肾炎病人的自然病程变化很大，有部分病人的病情比较稳定，经5～6年，甚至20～30年，才发展到肾功能不全期，极少数病人可自行缓解；另一部分病人病情持续发展或反复急性发作，2～3年内即发展到肾功能衰竭。一般认为，慢性肾炎有持续性高血压及持续性肾功能减退时预后差。总之，慢性肾炎是具有进行性加重倾向的肾小球疾病，预后是比较差的。

2. 症状及并发症的观察护理

（1）血尿和蛋白尿是慢性肾炎最常见的症状，病人表现为尿蛋白（＋~＋＋＋），24小时尿蛋白定量在1.5g~2.5g，尿红细胞＞10个/高倍视野，并伴有不同程度的管型尿。护理病人时，要严格记录出入量，同时，要密切观察病人尿的性质和量，指导并教会病人留取各种尿标本，如清洁中段尿、24小时尿、清晨一次尿等标本，并告诉取尿时的注意事项。

（2）慢性肾炎病人常有不同程度的高血压，尤其是慢性肾炎高血压型的病人，以持续血压增高为主要表现，特别是舒张压持续升高。当舒张压高于13.3kPa时，会进一步加重肾血管痉挛，引起肾血流量减少，肾功能急剧恶化。对于此类病人，护理上要密切观察病人病情，限制病人活动，每日监测血压变化，指导病人按时服药，保持排便通畅，防止过度用力引起颅内压增高，警惕病人高血压脑病的发生。

3. 药物治疗和毒副作用的观察和护理

（1）降压治疗：一般多选用扩血管性降压药，以保证有益于肾脏的血流动力学变化，保护肾功能。常用的药物有肼苯达嗪、可乐定、卡托普利及米诺地尔等。由于疾病的病程长，对长期服用降压药的病人，应加强卫生宣传教育，使病人充分认识到降压治疗和保护肾功能的作用，嘱病人不可擅自改变药物剂量或停药。同时，还应观察药物的副作用，如头痛、头晕、便秘及体位性低血压等，以确保满意的疗效。

（2）消肿利尿：利尿剂是慢性肾炎最常用的药物，有关治疗的观察和护理见急性肾小球肾炎。

第三节　肾病综合征

肾病综合征是指重度蛋白尿、低血浆蛋白、高脂血症及水肿并存的临床综合征。引起肾病综合征l的病因有：①原发性肾病综合征，包括原发性肾小球肾病和各种急、慢性肾小球肾炎。②继发性肾病综合征，以结缔组织病、过敏性紫癜及代谢性疾病较常见。

肾病综合征的主要临床特点为"三高一低"，即高度蛋白尿（3.5g/24 小时尿）、高度水肿、高脂血症及低血浆蛋白（<30g/L）。

治疗原则为：①病人水肿明显时应控制水和盐的摄入。②应用利尿剂的同时，要防止出现电解质及代谢紊乱。③应用糖皮质激素治疗应遵循足量、慢减及长期维持的原则。④积极治疗原发病。

肾病综合征病人的护理如下：

1. 一般护理

（1）饮食与营养：病人水肿明显时应严格限制水和钠的摄入，限制钠的摄入不仅可以控制水肿进一步发展，也有利于高血压控制。肾病综合征病人由于蛋白丢失较多、食欲减退及进食量减少，处于总热能不足状况。因此，改善和促进病人食欲，增加进食量，对疾病的治疗有积极作用，应给予病人低钠、高热能、低脂肪及富含维生素的饮食。

（2）为促进病人食欲，增加对疾病的抵抗力，不仅要在饮食上注意色、香、味，而且，还应加强病人的口腔护理，注意保持口腔清洁，防止口腔炎。

（3）对于合并有低钙和维生素 D 缺乏的病人，应限制其活动，尤其对于有骨软化及囊性纤维性骨炎的病人应卧床休息，以防止发生病理性骨折。

2. 症状及并发症的观察和护理

（1）水肿：水肿是病程中最常见的表现，水肿的发生可急可缓。病初多见于踝部，呈可凹性，继则延及全身，清晨起床时眼睑水肿明显易被发现。严重水肿除皮下组织外，胸腔、腹腔、阴囊鞘膜腔均可大量积液，一般伴少尿。

（2）感染：由于大量免疫球蛋白自尿中丢失，血浆蛋白降低，影响抗体形成。肾上腺糖皮质激素及细胞毒药物的应用，使病人全身抵抗力下降，极易发生感染，如皮肤感染、原发性腹膜炎、呼吸道感染、泌尿系感染，甚至发生败血症。护理病人时要保护性隔离，严格无菌操作，有条件住单间，限制家属探视。

（3）血栓形成：肾病综合征的病人容易发生血栓。形成血栓的原因有水肿、病人活动少、静脉瘀滞、高血脂、血液浓缩使黏滞度增加、纤维蛋白原含量过高以及使用肾上腺糖皮质激素时血液易发生高凝状态等均可导致血栓的形成。因此，对于肾病综合征病人在病情允许的情况下，可适当增加活动，防止下肢静脉血栓的形成，同时，要观察病人有无心慌、憋气等症状，警惕肺栓塞的发生。

（4）急性肾功能衰竭：肾病综合征病人因大量蛋白尿、低蛋白血症及高脂血症，体内常处在低血容量及高凝状态。呕吐、腹泻、使用抗高血压药及利尿剂大量利尿时，都可使肾脏血灌注量骤然减少，进而使肾小球滤过率降低，导致急性肾功能衰竭。护理见急性肾功能衰竭。

3. 药物治疗和毒副作用的观察和护理

（1）肾上腺糖皮质激素是肾病综合征病人的常用药物之一。根据病情可静脉或口服给药，因此在观察药物疗效的同时还应密切观察药物的毒副作用。加强保护性隔离防止感染。指导病人按时服药，切不可擅自停药。加强卫生宣传教育，使病人正确对待脱发及肥胖等现象。

（2）消肿利尿：肾病综合征的病人血浆蛋白低，在应用利尿剂的同时应补充白蛋白，一般静脉输入白蛋白后再给呋塞米效果较好。

（3）抗凝治疗：由于肾病综合征在病程中有血液高凝状态，可发生血栓，因此主张抗凝治疗，常用肝素。为了防止肝素过量，静脉注射24小时后用试管法测定凝血时间，并随时调整剂量。使用肝素时应注意观察病人用药反应，防止出血。

第四节　急性肾功能衰竭

急性肾功能衰竭是指数小时至数周内发生的肾功能急剧恶化、引起氮质代谢产物在体内潴留，从而产生一系列临床症状，常发生水、电解质及酸碱平衡紊乱。引起急性肾功能衰竭的病因包括出血、感染、中毒性休克和内源性及外源性肾毒性物质对肾脏的毒性作用、肾实质损害、尿路梗阻等。

临床表现分 3 期：

1. 少尿期　在急性肾功能衰竭的持续阶段，病人体内毒性代谢产物的血浓度逐渐升高；水、电解质及酸碱平衡紊乱；伴有高血压、心力衰竭、心律失常及食欲不振、恶心、呕吐等症状；精神及神经系统异常，包括昏睡、嗜睡及精神错乱等。

2. 多尿期病人尿量逐渐增多，24 小时排尿可达 4L～5L，极易发生水、电解质及酸碱平衡紊乱。

3. 恢复期　病人肾功能逐渐恢复，即使肾功能完全恢复，仍应定期复查 1～2 年。

治疗原则为排除任何引起肾功能变坏的因素；纠正肾前因素；努力维持一定尿量；支持及对症治疗；适时进行腹膜透析及血液透析。

急性肾功能衰竭病人的护理如下：

1. 一般护理

（1）急性肾功能衰竭的诊断确立后，应绝对卧床休息，以减轻肾脏的负担。

（2）准确记录每日液体出入量，每日测体重。

（3）急性肾功能衰竭少尿时，体内常发生水过多，控制及预防心衰的重要方法是控制水及盐的摄入。当病人不能理解或不能耐受时，应向病人解释限水、盐摄入及记录的重要性，使病人能积极配合治疗。

（4）应给病人高热能、高维生素、低盐、低蛋白、易消化的饮食。尽量避免食用含钾过高的食物，防止高血钾的发生。必要时补充氨基酸，以减轻蛋白质分解，最大限度地防止尿毒症性代谢产物、酸性代谢产物及钾离子过快地在体内蓄积。

2. 症状及并发症的观察和护理

（1）急性左心衰竭：是急性肾功能衰竭少尿期的主要并发症，病人表现为呼吸困难、端坐呼吸、烦躁不安、发绀、冷汗淋漓、恐惧和濒死感觉、咳粉红色泡沫痰甚至咯血、心率快、双肺可闻湿啰音。此时，治疗的主要环节是：①纠正缺氧，可给病人面罩吸氧，湿化瓶中加 30% 酒精。②镇静，给吗啡 5mg ~ 10mg 皮下注射。③给利尿剂以减少血容量，缓解肺循环和体循环的瘀血症状，并给予强心及扩血管治疗。④必要时进行透析治疗。

（2）感染：急性肾功能衰竭可由严重的感染引起，而急性肾功能衰竭时由于免疫功能低下，以及各种诊断、治疗措施如导尿、气管插管又常导致感染，可加速蛋白质的分解，促进病情进一步恶化，常以呼吸道和泌尿道感染多见。因此，必须采取有效措施预防感染，如作好病室的清洁消毒和空气净化，尽量避免不必要的检查，如需导尿时应严格无菌操作。由于病人病情较重，长期卧床，应加强口腔护理，保持口腔清洁、舒适，促进食欲，防止发生感染；作好皮肤护理，防止损伤及感染；对于年老体弱的病人应注意保持呼吸道通畅，避免发生呼吸道感染和肺炎。

（3）高钾血症：急性肾功能衰竭常伴有电解质及酸碱平衡紊乱。高钾血症是最常见的并发症之一。因此，对于并发高血钾的病人应注意：①积极控制感染，纠正酸中毒。②禁食含钾高的食物和药物。③如需输血，应输入新鲜血。④给高糖和胰岛素静脉点滴。⑤静脉输入氯化钙或葡萄糖酸钙。⑥必要时行透析治疗。

第五节　慢性肾功能衰竭

慢性肾功衰竭是指各种慢性肾脏疾病引起的进行性严重代谢紊乱及其他损害所组成的临床综合征。常见的病因有：肾小球肾炎、间质性肾炎、高血压、糖尿病及梗阻性肾病，多囊肾、遗传性肾病及狼疮性肾炎也较常见。

慢性肾功能衰竭可分成若干不同的阶段。在代偿期，病人可没有任何症状，或仅有乏力腰酸、夜尿增多。慢性肾功能衰竭失代偿期以后，乏力、食欲不振、酸中毒及贫血等逐渐明显。进入尿毒症期后，症状进一步加重，可出现恶心、呕吐、皮肤瘙痒、手足抽搐、心慌、气短、呼气尿素味及反应迟钝等表现。当进入尿毒症晚期，上述症状可继续存在并加重，有的还出现嗜睡、谵妄、心包炎、消化道出血、高钾血症及肺水肿等症状。

治疗原则有：①减少尿毒症毒素的蓄积，并利用肾外途径增加尿毒症毒素的排出。②避免或消除慢性肾功能衰竭急剧恶化的危险因素，如血容量不足、严重高血压及严重感染等。③控制慢性肾功能衰竭渐进性发展的因素。减轻肾小球高滤过、高脂血症、继发甲状旁腺功能亢进等；并积极控制肾脏基础病变，进行病因治疗。④针对不同的临床表现和并发症，采用综合治疗措施，减轻或消除症状。

慢性肾功能衰竭病人的护理如下：

1. 一般护理

（1）慢性肾功能衰竭病人症状严重时应卧床休息，症状缓解后可适当活动，避免过度劳累。病情较重、心功能衰竭及尿毒症脑病的病人应绝对卧床休息。必要时加床档，保证病人安全。

（2）慢性肾功能衰竭的病人由于长期营养不良、贫血及高血压，使血管脆性及硬度增加。因此，在作检查、治疗、静脉输液时，应注意有计划地选择使用血管，尽量保留前臂、肘、踝等大静脉，以备用于血透等治疗。

（3）在护理慢性肾功能衰竭病人时，应严密观察病情变化，监测病人的心率、血压、瞳孔、意识、尿量、出血倾向及有无继发感染等。尤其应注意有无神经精神方面的异常。对重症及昏迷病人应加强护理，防止发生意外。

（4）饮食治疗应以高热能、高维生素、低磷、低蛋白饮食为宜。慢性肾功能衰竭病人血中非必需氨基酸增多，而必需氨基酸减少。故在低蛋白饮食基础上应限制植物蛋白的摄入，补充优质蛋白质。

（5）对于少尿、无尿的病人应严格控制水分的摄入，并准确记录出入量。

2. 症状及并发症的观察和护理

（1）慢性肾功能衰竭，因肾功能严重损害，导致体内非蛋白氮等代谢产物蓄积，使病人出现胃肠道症状，口中有氨味及皮肤尿素霜沉积等。因此，作好口腔及皮肤护理尤为重要。

（2）慢性肾衰竭病人由于长期营养不良，多伴有不同程度的贫血，晚期病人可有出血倾向，出现皮下出血点、瘀斑、胃肠道出血及脑出血等。因此，对于低蛋白饮食治疗的病人，除选择优质蛋白质外，还应给病人补充肾用必需氨基酸、铁剂和叶酸；也可使用促红细胞生成素皮下注射。输入肾用必需氨基酸时要严格无菌操作，缓慢滴入，一般250ml，4小时滴完。输液过程中如有恶心、呕吐可少量用止吐剂、镇静剂，同时减慢输液速度。切勿在氨基酸内加入其他药物，以免引起不良反应。

（3）慢性肾衰病人可见尿毒症脑病。早期出现疲乏、呆滞、记忆力减退、健忘、失眠、精神萎靡、肌肉颤动或不自主抖动，严重者可出现定向力障碍、谵语、躁动、惊厥甚至昏迷等。因此，要加强病情观察，仔细倾听病人主诉，必要时应给病人约束或加床档，保证病人安全。

3. 药物治疗和毒副作用的观察及护理

（1）降压治疗：慢性肾功能衰竭病人多伴有不同程度的高血压，护理同慢性肾炎。

（2）导泻疗法：常用的导泻疗法是大黄制剂口服或保留灌肠，对尿毒症前期病人可使部分症状得到缓解。给予大黄制剂保留灌肠时应注意：①用前先将大黄制剂用200ml开水充分溶解，浸泡10分钟再加温水到800ml，温度与体温相同。②嘱病人先尽量排空粪便，保持肠黏膜和灌肠液充分接触。③操作时插入肛管要深（约15cm～20cm），注药液时速度要慢，一般保留20分钟。④灌肠液不能过凉，以免造成病人因剧烈腹痛而影响灌肠效果。

（3）护理：透析治疗的护理同血液透析和腹膜透析。

第六节　肾小管酸中毒

肾小管酸中毒是由于远端肾小管泌 H^+ 障碍和近端肾小管对 HCO_3^- 重吸收障碍所引起的尿酸化异常，而导致慢性酸中毒和电解质平衡失调的一组临床综合征。此病的病因尚未完全清楚。一般分为原发性和继发性两种。原发性与遗传有关，多有家族史，有的在幼儿期间即可出现症状；继发性则可由多种疾病，如肾盂肾炎、药物中毒、自身免疫缺陷症及钙代谢异常等引起。

临床表现有：①远端肾小管酸中毒，可引起高氯性酸中毒，表现为虚弱无力、厌食、恶心、呕吐；低血钾，表现为肌无力；低钠血症，表现为头痛、表情淡漠、血压偏低；低钙血症，表现为手足抽搐及肾性骨病。②近端肾小管酸中毒主要表现为高氯性酸中毒和低钾血症。

治疗主要为纠正电解质紊乱和酸中毒，治疗原发病。同时，还应注意补钾，慎用利尿剂。

肾小管酸中毒病人的护理如下：

1. 一般护理

（1）肾小管酸中毒严重者需卧床休息。

（2）应给予高热能、高蛋白及富含多种维生素的饮食。

（3）出入量是反映病人机体内水、电解质和酸碱平衡的重要指标，可直接反应病情变化，而各项实验室检查又为临床诊治提供良好的依据。所以应准确记录出入量，正确收集各种标本并及时送检。

（4）肾小管酸中毒易反复发作，要为病人合理安排饮食起居，避免上呼吸道感染及其他部位的感染，并加强锻炼，增强机体抵抗力。

2. 症状及并发症的观察和护理

（1）肾小管酸中毒病人较常见酸碱失衡、电解质紊乱，如低血钾。病人主要表现为肌无力、腹胀，严重者可出现周期性瘫痪。一般口服或静脉补钾，症状可缓解。因此，在护理病人观察症状的同时，要指导病人按时服药，以确保治疗效果，减少并发症的发生。

（2）肾性骨病，肾小管酸中毒常伴钙代谢异常，对因低血钙出现手足搐搦的病人可静脉或口服钙剂。对此类病人要限制活动，必要时卧床休息，加强护理，防止病理性骨折。

（李海燕　孙　青　赵　洁　陈　培）

第十一章　内分泌系统疾病护理

第一节　糖尿病

糖尿病是由于胰岛素分泌绝对或相对不足，引起人体内葡萄糖、脂肪及蛋白质代谢紊乱的一种全身性代谢性疾病。糖尿病可分为两种类型，即胰岛素依赖型及非胰岛素依赖型。病因尚未完全阐明，可能与遗传、自身免疫、环境因素及胰岛素抵抗有关。

糖尿病临床典型症状为多饮、多尿、多食及体重减轻，即"三多一少"。主要特点是高血糖及高尿糖。

治疗方法为：

1. 饮食治疗　控制糖尿病病人每日总热能的摄入，做到合理用餐，为其他治疗手段奠定基础。饮食治疗的目的是控制血糖、维持正常体重、增强机体对胰岛素的敏感性。

2. 运动治疗　运动也可以增强机体对胰岛素的敏感性，促进肌肉对葡萄糖的摄取和利用，从而降低血糖，同时肥胖者可减轻体重，因此，运动是治疗糖尿病必不可少的手段之一。

3. 药物治疗　在单纯饮食及运动治疗不能维持血糖正常水平的情况下，应酌情选用口服降糖药或胰岛素治疗。

糖尿病病人的护理如下：

1. 健康教育　目前我国糖尿病病人已达 2 000 万人，糖尿病患病率呈逐年上升趋势。糖尿病已成为严重威胁病人生命安全的主要慢性非传染性疾病。为降低糖尿病的患病率、致残率及病死率，应重视健康教育。进行糖尿病卫生知识宣传，使病人了解什么是糖尿病及糖尿病对个人、家庭及社会的危害。提倡健康人学习糖尿病有关知识，减少热能摄入，增加体育锻炼，保持正常体重，以预防糖尿病的发生。

对糖耐量减低者进行健康教育的重点是糖尿病症状、糖尿病的监测、预防和治疗方法。

对住院糖尿病病人健康教育的重点是心理卫生、饮食调节、运动锻炼、药物治疗原则及如何检查、预防、治疗糖尿病急、慢性并发症等。

2. 心理护理　糖尿病是一种终身的慢性病，目前尚无根治方法。因此，糖尿病病人心理负担较重，甚至悲观失望，这对于控制疾病发展是十分不利的。糖尿病病人要保持开朗、平静的心情，树立长期与疾病做斗争的信心。

3. 饮食护理　糖尿病病人的饮食要定量、定时、少吃盐、不吃糖，可多食纤维素多的食物。应指导病人参照食物交换份调整饮食结构。食物交换份是将食物按其所含营养成分的比例分为 6 类，标明各类食物提供同等热能 376kJ 的重量，以便交换使用。这样既能使糖尿病病人饮食丰富多彩，以享受正常人进食的乐趣，又不至于热能摄取过多或者过少。

4. 运动治疗护理　让病人长期坚持适量的体育锻炼，保持血糖水平的正常和身体的健美。应选择适量的、全身性的、有节奏的锻炼项目，如做操、打拳、慢跑、跳交谊舞、扭秧歌等。但在血糖控制不稳定、糖尿病人出现心血管并发症、糖尿病肾病时，不宜进行体育锻炼。

5. 药物治疗护理

（1）口服降糖药注意事项：嘱病人按时及正确服药。磺脲类药物应在饭前 15～30 分钟服用。双胍类药物对胃肠道有刺激作用，可在饭中或饭后服用。

（2）胰岛素的注射方法：需要应用胰岛素治疗时，必须指导病人或家属掌握正确注射方法。胰岛素应在饭前 15～30 分钟皮下注射。常用注射部位有上臂三角肌下缘、腹部脐周、大腿外侧、前臂及臀部外上 1/4 处。应经常更换部位，防止注射皮肤局部硬化而吸收不良，两种胰岛素同时注射时应先抽短效胰岛素后抽长效胰岛素混匀后方可注射，抽药先、后顺序不可颠倒，否则长效胰岛素会通过针头带人到短效胰岛素瓶内而影响短效胰岛素的速效效果。胰岛素应在 4℃冰箱内保存。

6. 并发症的预防及护理　糖尿病并发症分急性并发症和慢性并发症两种。糖尿病急性并发症包括急性感染、酮症酸中毒、高渗性非酮症昏迷和低血糖症。相应的预防护理措施如下。

（1）较常见的急性感染：有呼吸道、泌尿道及皮肤感染等。每年对糖尿病病人进行 1～2 次胸部 X 线检查，有助于早期防治呼吸道炎症。糖尿病病人要注意会阴部卫生，防止泌尿系感染。嘱病人保持皮肤清洁，经常洗澡，勤换内衣；避免皮肤损伤，对任何轻微的皮肤损伤都必须及时治疗。糖尿病病人下肢可并发神经病变和血管病变，足部容易受损伤导致感染，一旦感染很难控制，可造成下肢坏死甚至截肢，因此糖尿病病人的足部护理尤为重要。病人应经常用温水泡脚，但要避免烫伤；不宜穿太紧、太硬的鞋，鞋的通气性要好。在修剪趾甲时，不能剪得太短，以免损伤皮肤、伤及甲沟造成感染。平时经常检查足部有无红肿、水疱、溃疡及感染，一旦发现及早治疗。

（2）糖尿病酮症酸中毒：预防措施是病人不要随意停用胰岛素或减少胰岛素的剂量，去除急性感染、创伤等诱因，可有效地防止酮症酸中毒的发生。已发生酮症酸中毒的病人应卧床休息，根据医嘱及时补液纠正脱水；清醒的病人则应多钵水以加速酮体排出。按医嘱每 2～4 小时查血糖、电解质，必要时抽血做血气分析，定时留取尿标本查尿糖及酮体。准确记录出入量，密切观察生命体征，以便及时发现病情变化。

（3）糖尿病高渗性非酮症昏迷：诱因主要是没有实施正规治疗，甚至误用高糖药物或输含糖液；有感染、心绞痛或心肌梗死等急性情况；失水过多造成血液浓缩。预防的关键在于早期发现、积极治疗。

（4）低血糖症：主要是因为没有掌握好饮食、运动和药物治疗这3条原则，如进食量不够，运动量过大，或者药物使用不合理等。护士要注意观察病人有无低血糖反应，指导病人了解低血糖症状，学会自我观察，以便及时发现、及时纠正。发生低血糖后，应立即进食或喝糖水，严重者给予静脉注射50%葡萄糖溶液40ml～60ml。

（5）糖尿病慢性并发症：包括心血管并发症、眼底病变、肾脏并发症及神经并发症。及早发现和控制糖尿病是预防和延缓糖尿病慢性并发症的关键。糖尿病病人应定期检查心血管系统、肾脏及眼底有无病变，以便早发现和早治疗。

7. 糖尿病病人的自我监护教会病人正确测尿糖，以间接了解血糖情况。发现尿糖持续升高，应及时找医生调整治疗方案。

第二节　甲状腺功能亢进症

甲状腺功能亢进症（简称甲亢）是由于多种原因引起甲状腺激素分泌增多，造成多系统兴奋性增高及代谢亢进的疾病。有多种原因可以引起甲亢，但以甲状腺性甲亢最为多见。甲亢的发病机制比较复杂，可能与自身免疫和遗传因素有关。

甲亢病人典型的临床症状有食欲亢进、体重减轻、心悸、多汗、怕热、乏力、好动、腹泻、失眠及神经质。体征有甲状腺肿大和甲亢性突眼。

治疗原则为：

1. 抗甲状腺药物治疗　临床应用的主要抗甲状腺药物为硫脲类。这类药物能抑制甲状腺激素的合成，但不影响碘的摄取及已合成激素的释放。

2. 手术治疗　对甲状腺肿大压迫邻近器官或疾病多次复发者可行甲状腺次全切除术。

3. 其他放射性 131 碘治疗。

甲亢病人的护理如下：

1. 一般护理

（1）病人安置于凉爽、安静、无强光刺激的房间中，避免因不良环境刺激导致病情加重。

（2）关心、体贴病人，说话态度要和蔼，掌握交流技巧，给病人以精神上的安慰，避免情绪激动。

（3）饮食选择高蛋白、高热能、多维生素、低碘饮食。鼓励病人多饮水。禁饮浓茶或咖啡等兴奋性饮料。

（4）嘱病人充分休息，减少体力消耗。

2. 观察体重　每周测量体重1次，每日测脉搏4次，以便及时观察治疗效果，调整治疗方案。

3. 药物治疗的护理　安排好服药时间，遵医嘱按时服药，病人不能自行停药。服药期间注意观察药物的不良反应，如白细胞降低、血小板降低、皮疹、发热、关节痛及肝功能损害等。一般用药初期每周查白细胞1次，以后根据病情每2周或1个月查1次。如白细胞低于$3 \times 10^9/L$，应进行保护性隔离，医护人员要严格执行隔离制度。

4. 突眼护理　有恶性眼球突出的病人，眼睑常不能闭合，易引起角膜损伤，故应注意保护角膜和球结膜。日间为防阳光及灰尘刺激可嘱病人戴茶色眼镜，用0.5%氯霉素眼药水滴眼，4次/日，以保持角膜湿润及预防感染。睡前涂抗生素眼膏，并用清洁的纱布轻轻覆盖，以防止角膜干燥及溃疡。睡眠时适当抬高头部，减轻眼部肿胀。同时，做好病人的心理护理，鼓励病人增加战胜疾病的信心。

5. 预防甲亢危象的发生　感染、过度劳累、精神创伤及术前准备不充分是甲亢危象的主要诱发因素。如发现病人有高热、心率加快、腹泻、呕吐等症状加重时，应立即报告医生，及时处理，控制病情。

第三节 甲状腺功能减退症

甲状腺功能减退症是由于甲状腺激素缺乏，机体代谢及各系统功能下降引起的临床综合征。缺碘、甲状腺发育不良、甲状腺激素合成或转运缺陷是引起新生儿、儿童原发性甲状腺功能减退症的主要原因。成人原发性甲状腺功能减退症主要是由于甲状腺切除术后和 131 碘治疗后导致甲状腺激素缺乏。

临床表现为病人表情呆滞、反应迟钝、颜面水肿、眉毛外 1/3 稀疏、唇厚、舌大、皮肤干燥脱屑、体温偏低、怕冷、汗少、厌食、便秘、体重增加、心率慢、性欲减退、月经失调或闭经。严重者可由于黏蛋白和黏多糖浸润皮肤，产生特征性非凹陷性水肿，称为黏液性水肿。

治疗以甲状腺激素替代治疗为主。常用制剂有甲状腺片和左甲状腺素。

甲状腺功能减退症病人的护理如下：

1. 一般护理

（1）饮食护理：选择高热能、高蛋白、易消化的低盐、低脂饮食。

（2）重症病人应卧床休息，加强生活护理。有嗜睡或精神症状时，应注意病人安全，避免发生意外。

2. 症状护理

（1）对体温偏低、代谢率低的病人，应采取保暖措施，如加盖棉被、置热水袋等。

（2）病人常有便秘，可适当服用缓泻剂，并多吃新鲜蔬菜和水果。适当活动，增加肠蠕动，以保持排便通畅。

（3）病人皮肤干燥粗糙，应注意加强皮肤护理，每天用温水擦洗全身，可涂润滑剂。

（4）每周测量体重 1 次，每天记录出入量，观察有无水肿减轻、体重下降。

3. 注意事项　遵医嘱按时服药，并观察疗效及药物的不良反应。如病人出现心动过速或心前区不适，应立即报告医生处理。

第四节　原发性甲状旁腺功能亢进症

原发性甲状旁腺功能亢进症（简称原发性甲旁亢）是由于甲状旁腺增生、腺瘤或腺癌引起甲状旁腺激素分泌过多，造成钙、磷代谢紊乱的疾病。

临床表现有：

1. 高血钙综合征　病人表现为乏力、记忆力减退、烦躁、失眠、定向力消失，严重者可昏迷；可有食欲不振、恶心、呕吐及便秘等胃肠道症状；溃疡病发生率可增高；高血钙可致心动过速、心律失常。

2. 泌尿系统改变　病人尿量增多、口渴、多饮，可出现泌尿系结石。

3. 骨骼改变　病人身材变矮，可有纤维性囊性骨炎；有全身或局部骨痛，行走困难，易出现病理性骨折。

治疗原则为：对于轻度高钙血症的病人可随访观察。如出现明显症状或有并发症时应手术治疗。

原发性甲状旁腺功能亢进症病人的护理如下：

1. 一般护理

（1）根据病情限制病人活动，给予适当的生活护理。安排病人睡硬板床，避免发生病理性骨折。

（2）已发生骨折的病人应绝对卧床，抬高患肢，并注意观察骨折部位血液循环情况。

（3）术前给予病人低钙高磷饮食。含钙低的食物有：猪肝、鸡、带鱼、牛羊肉及西瓜等。含磷高的食物有：小米、玉米、番茄、花生米及核桃等。手术后则应改为高钙、低磷饮食。嘱病人多吃含纤维素高的食物，保持排便通畅，必要时服缓泻剂。

（4）加强皮肤、口腔护理。卧床病人应按时翻身，防止发生褥疮。翻身时动作要轻，以免发生新的骨折。

2. 留尿的注意事项　留24小时尿时，容器一定要用蒸馏水冲洗干净，保证无尿垢，并加入10ml稀盐酸做防腐剂。

3. 预防并发症　注意观察病情变化及有无并发症发生，如泌尿系感染、顽固性溃疡等。

4. 其他做功能试验时需要控制钙、磷摄入量，给予代谢饭。应嘱病人将代谢饭全部食入，喝水只能喝蒸馏水，以保证试验的准确性。

第五节　甲状旁腺功能减退症

甲状旁腺功能减退症（简称甲旁低），是由于甲状旁腺激素绝对或相对缺乏，引起钙、磷代谢异常，出现低血钙、高血磷的临床综合征。常见的原因有甲状腺或颈前部手术时不慎切除或损伤甲状旁腺、甲状旁腺激素分子结构异常、甲状旁腺激素的靶组织缺陷和甲状旁腺激素的生理功能障碍。

甲旁低主要临床表现为神经、肌肉兴奋性增高。轻者有感觉异常，重者可发生手足搐搦、手足肌肉强直性收缩及双手呈鹰爪样痉挛。严重者可伴有支气管痉挛、窒息、肠痉挛、膀胱括约肌痉挛及冠状动脉痉挛。也可表现为癫痫样发作。

治疗的目的在于纠正低血钙、高血磷。手足搐搦时应立即静脉缓慢注射10%葡萄糖酸钙液10ml～20ml。发作间歇期，病人应长期口服钙剂及维生素D。有条件时，病人可做甲状旁腺移植。

甲状旁腺功能减退症病人的护理如下：

1. 饮食护理。向病人交代饮食护理的重要性，给予高钙、低磷饮食。

2. 避免各种刺激，以减少病人手足搐搦的发作。

3. 遵医嘱长期坚持服用钙剂及维生素 D，不可随便停药。定期复查血钙，及时调整药物剂量。

4. 密切观察病情变化，如发现手足搐搦，应立即静脉注射钙剂。严重低血钙引起喉痉挛、呼吸困难或癫痫发作时，应协助医生进行抢救。对有精神症状的病人要注意保护，以防意外。

第六节　皮质醇增多症

皮质醇增多症是由于肾上腺皮质分泌过多的糖皮质激素，造成体内糖、蛋白质及脂肪代谢紊乱的一组临床综合征。可由于肾上腺皮质腺瘤及腺癌，分泌过多的皮质醇；也可因为垂体腺瘤分泌过多的促肾上腺皮质激素引起双侧肾上腺皮质增生，而致皮质醇分泌增多。

病人以向心性肥胖、满月脸、水牛背、皮肤紫纹、痤疮、多毛、色素沉着、性功能低下、月经失调、高血压、糖尿病及骨质疏松等为主要表现。

由肾上腺皮质腺瘤引起的皮质醇增多症，手术切除肿瘤可使病人获得痊愈。由垂体腺瘤引起的皮质醇增多症，首选治疗方法是经蝶鞍行垂体瘤切除术。对手术后复发或不能经蝶鞍手术的病人，可行双侧肾上腺大部切除加垂体放疗。药物治疗适用于不宜手术的病人及手术前后的辅助治疗。

皮质醇增多症病人的护理如下：

1. 由于病人体型特殊、精神压力较大，故应同情、体贴病人。告诉病人手术治疗效果是显著的，手术后特殊体型可以纠正，鼓励病人增强战胜疾病的信心。

2. 对有骨质疏松的病人应加强生活护理，避免摔、碰，应睡硬板床，防止病理性骨折。

3. 加强基础护理，防止病人因抵抗力降低致口腔、会阴及呼吸道感染。

4. 密切观察病人血压和血糖变化。经常询问病人有无四肢乏力、软瘫等低血钾表现，发现异常及时处理。

5. 准确、及时留取血、尿标本，以协助诊断。

6. 对有精神症状的病人应加强保护，防止发生意外。

（孙　青　赵　洁　张　睿　侯　波）

第十二章　风湿性疾病护理

第一节　类风湿性关节炎

类风湿性关节炎是一种以小关节炎为主要特征的慢性全身性免疫疾病。迄今病因尚未完全明了，一般认为与某些遗传基因、雌性激素、环境因素及自身免疫反应有关。滑膜炎是基本的病理改变。晚期可有关节破坏及畸形，少数病人有不同程度的残废。

临床表现为关节受累，多以小关节为主，呈对称性梭状肿胀，有疼痛、局部发热、运动受限及晨僵。早期呈游走性，逐渐固定。晚期可致关节畸形，如掌指关节的半脱位，手指尺侧偏斜，骨性强直或屈位固定。全身症状可有发热、乏力、食欲不振及贫血等。病情活动期，类风湿因子效价较高时，还可出现淋巴结肿大、脾肿大、结节性红斑、心包炎、胸膜炎、肺纤维化及血管炎引起的脑血管意外、肢体溃破坏死等症状。

治疗原则为初发的类风湿性关节炎先给予非甾体抗炎药物治疗。同时，可应用改善病情的药物，如金制剂、青霉胺或雷公藤等。治疗效果不佳时，可应用环磷酰胺等免疫抑制剂或糖皮质激素治疗。糖皮质激素用量宜小，疗程宜短。

类风湿性关节炎病人的护理如下：

类风湿性关节炎是慢性、全身性疾病，病程长、易反复。有关节疼痛、运动障碍及畸形，给病人造成很大痛苦。护士应耐心做好病人的心理护理，帮助病人认识疾病，掌握自我护理方法，恰到好处地运用休息、锻炼、理疗和药物等多方面的治疗、护理手段，为病人减轻痛苦，促进关节病的恢复，保持关节功能。

1. 病情活动期的护理要点　卧床休息，注意体位、姿势。可采用短时间制动法，如石膏托、支架等，使关节休息，减轻炎症。

进行主动或主动加被动的最大耐受范围内的伸展运动，每日 1 ~ 2 次，以防止关节废用。活动前关节局部可进行热敷或理疗，缓解肌肉痉挛，增强伸展能力。

有晨僵症状的病人应在服镇痛药后出现疲劳或发僵前进行活动。

2. 病情稳定期的护理要点　此时期病人血液中类风湿因子的效价有所下降，免疫复合物测定趋于正常，关节及全身症状好转。因此，应以动静结合为原则，加强治疗性锻炼。基本动作为关节的伸展与屈曲运动，每日进行 2 ~ 3 次。活动前局部应行热敷或理疗。活动程度以病人能够忍受为标准，如活动后不适感觉持续 2 小时以上者，应减少活动量。指导病人逐渐锻炼生活自理能力，鼓励病人参加日常活动。

3. 卧床病人的护理加强皮肤护理，按摩受压部位，定时翻身，保持床单平整、清洁，防止发生褥疮。加强口腔护理，防止口腔黏膜感染及溃疡的发生。加强胸廓及肺部的被动活动，如深呼吸、咳嗽、翻身、拍背等，以防止呼吸道及肺部感染。

4. 用药护理

（1）应用非甾体抗炎药，应饭后服用或应用肠溶片剂，以防止胃肠道反应。服药期间应定期检查血白细胞计数，若白细胞低于 $4 \times 10^9/L$，应酌情暂时停药。服用布洛芬应定期检查视力，出现视力减退，应立即停用，防止中毒性失明。

（2）应用青霉胺应注意观察有无变态反应，如有发生，在抗过敏无效的情况下，应停药。同时，应定期检查尿常规，警惕肾脏损害，出现尿蛋白阳性需停药。

（3）应用免疫抑制剂及糖皮质激素的护理要点，详见系统性红斑狼疮一节。

第二节　强直性脊柱炎

强直性脊柱炎是慢性进行性炎性疾病，其特点是椎间关节出现类似类风湿性关节炎的改变，以及椎间盘纤维环和纤维环附近结缔组织的骨化。病因迄今不明。近年研究提示，可能与某些细菌，如克雷白杆菌感染或遗传因素等有关。

临床表现为起病迟缓、早期有间歇性或持续性腰背疼痛，伴有晨僵，活动后减轻，臀部骶髂关节区可有不适、疼痛及压痛。病变沿脊柱渐向颈椎发展，表现为疼痛、僵硬及驼背，易并发肺部感染、呼吸困难及胸痛等，外周关节，如髋、膝、肩关节也可受累，还可有足跟、足掌痛及大腿痛。此外，还可表现有眼色素膜炎、主动脉炎、肺纤维化及神经系统等症状。

治疗原则为采用非甾体抗炎药对症治疗，以减轻关节疼痛。应用柳氮磺胺吡啶，可达到抑制免疫反应及抗炎的目的。并发眼色素膜炎时，可用肾上腺糖皮质激素液点眼。

强直性脊柱炎病人的护理如下：

强直性脊椎炎治疗护理的目的是力争延缓病程，减少畸形的发生。

1. 心理护理本病是隐袭性慢性进行性的关节病。教育病人认识本病，了解防治方法，按要求进行治疗与锻炼，掌握自我护理的方法。这对于减少关节功能障碍、延缓病程直至参加正常的工作和学习尤为重要。

2. 活动基本原则　早期进行适当活动，可减少脊柱及关节畸形的程度。每日进行脊柱及髋关节的屈曲与伸展锻炼 2 次，每次活动量以不引起第 2 日关节症状加重为限。活动前应先按摩松解椎旁肌肉，可减轻疼痛，防止肌肉损伤。同时，水疗、超短波等物理治疗方法，可起到解除肌肉痉挛、改善血液循环及消炎止痛的作用。

3. 延缓畸形的护理维持<u>直立</u>姿势和正常身高。睡低枕以减少颈椎前弯。睡硬板床。平时注意减少脊椎的负重，避免长期弯腰活动。过于肥胖的病人，应减轻体重，从而减轻关节的负担。

4. 预防感染　由于胸廓受累，易发生肺部感染，应鼓励病人每日进行扩胸运动及深呼吸。对生活不能自理病人，给予翻身拍背，鼓励咳嗽。同时，注意补充营养，增强机体抵抗力。

并发眼色素膜炎时，定时冲洗眼滞留的分泌物，保持结膜囊清洁，眼部不宜遮盖，以免发生感染。

5. 用药护理　应用柳氮磺胺吡啶期间，应定期检查血象，对粒细胞降低者，应采取保护性隔离措施。同时，定期检查肝肾功能，加强对肝肾功能的保护。

应用非甾体抗炎药期间的护理要点，详见本节类风湿性关节炎有关内容。

第三节　多发性肌炎、皮肌炎

多发性肌炎、皮肌炎是主要累及四肢近端和躯干横纹肌的弥漫性炎性疾患。如肌炎同时伴特征性皮疹和皮肤水肿，则称为皮肌炎。病因迄今不明。近年来研究发现，病人肌肉内皮细胞、血管内皮细胞核内、细胞质内有似黏病毒样物质，血清中柯萨奇病毒 B 的中和抗体滴度增高，提示可能与病毒感染有关。也有报告，在病人血中有抗核糖核蛋白（RNP）抗体、抗多发肌炎－1（PM－1）抗体等自身抗体，提示本病为自身免疫病。此外，某些肌炎病例与恶性肿瘤之间存在一定的联系。

临床表现为起病缓慢，逐渐出现对称性近侧肌群软弱无力，肌肉肿胀，肌力下降，表现为下蹲、起立、抬腿、抬头、举物、抬臂、吞咽、发音，甚至呼吸等动作困难。而急性多发性肌炎则发病迅速，伴有或不伴有水肿性皮疹，严重病人全身症状有发热、关节疼痛和体重迅速下降。肌炎早期均有肌肉压痛和运动痛，晚期可出现肌萎缩。

皮肌炎的皮肤损害可先于或与肌肉受累同时发生。向阳性皮疹是在病人上眼睑出现一种特殊的均匀性暗紫色肿胀，此为皮肌炎特征。病变还可累及心、肺、胃肠道，以致功能障碍，甚至丧失。部分病人可合并肿瘤，以肺癌、乳腺癌、胃癌及子宫癌为多见。

药物治疗以糖皮质激素为首选药物，必要时可加用免疫抑制剂。

多发性肌炎、皮肌炎病人的护理如下：

本病病因不明，渐进性肌力下降，给病人造成很大心理负担和生理功能障碍。护士应耐心、细致地做好心理护理和生活护理，帮助病人认识疾病，鼓励病人树立战胜疾病的信心，配合治疗，争取病情的缓解。

急性多发性肌炎病人，病情发展迅速，临床症状严重，应卧床休息，避免肌肉损伤。严密观察病情变化，如呼吸肌无力而出现的呼吸困难甚至窒息，及心肌受损而出现严重的心律失常等，均应做好各种抢救准备。

缓解期病人肌酶谱、肌活检、肌电图皆好转或趋于正常，可适量活动，逐渐锻炼肌力。每日行温水浴，按摩肌肉，鼓励病人尽量自己料理生活，以提高动作协调能力，延缓肌力下降和肌肉萎缩过程。同时，注意避免日光暴晒或受冻。女性病人尽量避免妊娠，以免病情复发或恶化。

给予营养丰富、易消化、高蛋白、多维生素饮食，利于肌力恢复。对吞咽困难者，给予半流质或流质饮食，宜采用少量多餐的方法。进食有呛咳者必要时给予鼻饲，避免引起吸入性肺炎。

皮肤护理极为重要。皮肌炎急性期，皮肤仅表现红肿或出现小疱，局部可使用炉甘石洗剂或单纯粉剂涂抹。如有渗出可使用1：8 000高锰酸钾溶液或3%硼酸溶液冷湿敷。

发生皮肤破溃时应防止皮肤感染。皮损局部保持清洁、干燥，尽量不予包扎。每日更换衣裤、被单，保持清洁卫生，减少感染机会。如皮损并发感染，应做细菌培养，根据结果，采取相应的处理。

用药护理详见本节系统性红斑狼疮有关内容。

第四节 系统性硬化症

系统性硬化症是以皮肤、滑膜及指（趾）动脉出现纤维化或退行性变化为特征的一种全身性结缔组织疾病。病因尚不明了，一般认为可能与自身免疫反应、遗传因素、结缔组织代谢异常和自主神经功能紊乱有关。

临床表现常见面部和双手水肿、僵硬、皮纹消失、皮肤光滑而细薄、面容刻板、张口困难。同时，伴有手指或足趾短时间的肤色苍白—红紫—恢复正常的雷诺现象。关节肿痛、强直；皮肤变硬、挛缩；关节畸形固定。因骨缺血、溶解、吸收，致手指缩短。

本病还可累及肺、心、肾及胃肠道，以致脏器的功能紊乱、衰竭。

本病尚无根治方法，主要采用对症治疗和支持疗法。如累及心脏出现心包积液等，可应用糖皮质激素治疗。应用青霉胺抑制胶原纤维结节，使皮肤柔软。应用硝苯地平，降低雷诺现象发作频率。

系统性硬化症病人的护理如下：

1. 皮肤护理　硬皮病病人的皮肤极易发生皲裂，由于血管病理改变，皲裂难以愈合并易发生感染。因此，病人应保持皮肤清洁，每日或隔日进行热水浴。同时，避免使用碱性较强的肥皂，并涂护肤油脂，以保护皮肤。

根据气候变化，及时实施保暖或散热措施，采用升高室温，增添衣服等方法进行保暖；采用降低环境温度、浸浴等进行散热，以替代皮肤部分功能。尽量避免皮肤损伤，一旦出现要积极预防感染，缩小创面，促进愈合。

2. 疼痛的护理　由于肢端血管管腔变窄，痉挛收缩，造成肢端皮肤苍白疼痛，可使用硝酸甘油膏剂涂擦局部皮肤，以改善症状。同时，应稳定病人情绪，避免激动；减少刺激血管收缩的因素，如寒冷、吸烟等，维护肢端血运通畅，减轻症状。

注意观察雷诺现象发生频率及持续时间，观察皮肤病变程度、范围及颜色的变化，以了解病情发展程度。

3. 缓解关节障碍的护理 为减缓四肢皮肤硬化和纤维化所造成的活动障碍及肌肉因废用而发生的萎缩，可根据情况，每日做多次肢体屈曲、伸展及关节旋转运动。运动前应进行肢体按摩，以松解肌肉的紧张度。

4. 内脏受累病人的护理肺脏受累是本病常见受累器官之一，肺纤维化造成弥散和通气障碍，呼吸困难，最终可并发感染，危及生命。其护理可参照呼吸系统疾病的护理。

对胃肠受累的病人，在加强营养的基础上给予易消化饮食或半流食，利于吞咽，减轻胃肠负担。吞咽困难者，进食时需细嚼慢咽。对消化吸收不良或脂肪泻病人，给予低脂饮食。对并发有食管裂孔疝、食管炎、食管反流及食管狭窄者应积极治疗。对心肌纤维化并发心脏功能障碍者的护理参见第二节循环系统疾病护理。

5. 心理护理 本病有自行缓解倾向，许多症状受精神因素的影响。护士应努力做好耐心细致的解释工作，帮助病人树立信心，掌握自我护理的技能，使其保持乐观的情绪，积极配合治疗。

第五节　干燥综合征

干燥综合征是以唾液腺、泪腺分泌减少，淋巴细胞和浆细胞浸润为特点的自身免疫性疾病。目前病因不明。研究提示，可能是在遗传因素、性激素和感染因素作用下，免疫调节失常而发病。可能与EB病毒感染有关，并与人类白细胞抗原–B8（HLA–B8）和人类白细胞抗原–DR3（HLA–DR3）有相关性。

临床表现为泪腺分泌减少，眼内异物感、烧灼感，眼角、眼眦分泌物多，眼干燥，可有干燥性结膜炎，视物模糊、红眼、眼痛。

唾液腺分泌不足，舌、唇干裂，咀嚼和吞咽困难。口腔和咽喉部烧灼感，声音嘶哑或发音减弱，腮腺肿胀、不适、疼痛并易感染。

胃肠道腺体受累，可出现消化不良、腹泻、黄疸、萎缩性胃炎和慢性胰腺炎。鼻和气管干燥，有慢性咳嗽。汗腺受累可出现皮肤干燥、脱屑、瘙痒。阴道干燥，以致阴道瘙痒，性交灼痛、困难。

部分病人可有结节红斑及紫癜；肾脏可有远端肾小管损坏，导致氢离子、钾离子交换障碍，出现肾小管酸中毒，表现为周期性低血钾性麻痹。约有50%病人淋巴结肿大，并易发生恶性淋巴瘤。

本病目前尚无根治方法，主要采用替代治疗和对症治疗。如应用人工泪液减轻眼干症状；出现低血钾时，给予氯化钾药物治疗。

干燥综合征病人的护理如下：

1. 口、眼的护理保持口腔内清洁，三餐后刷牙、漱口，以减少龋齿和防止口腔继发感染。为防止口干加重，应戒烟酒，避免服用含抗胆碱能作用的药物。应用工人泪液，减轻角膜的损伤及眼干不适，睡前涂眼药膏，戴防风眼镜，注意眼部清洁，减少感染机会。

2. 皮肤护理的特殊要求　少用或不用碱性肥皂，选用中性肥皂。宜使用油质香脂，以减少皮肤干燥瘙痒症状。

3. 伴有肾小管酸中毒　应定期测定血清钾、钠、氯和二氧化碳结合力，注意观察尿量及有无尿路结石症状。同时，加强会阴部清洁，防止泌尿系感染。

给予含钾高的食物，如谷类、鱼类、瘦肉、蘑菇、香蕉、橘子等。口服药物补钾应在饭后或饭中服用，以减少对胃肠的刺激。

注意观察有无呼吸肌麻痹、肠麻痹及严重的心律失常，一旦发生立即给予相应的抢救措施。

4. 有呼吸道病变或有呼吸道感染　应加强对鼻腔、气管、支气管的湿化，每日给予蒸汽吸入或超声雾化吸入，以利于尘埃、异物及分泌物的排出。

5. 消化道腺体分泌减少　病人可出现吞咽困难、味觉低下、消化不良、食欲差，应给予多维生素、易消化的流质或半流质饮食。每日补充胃蛋白酶合剂、胰酶片等药物，以促进蛋白质、脂肪、淀粉的分解消化。

第六节　系统性红斑狼疮

系统性红斑狼疮是一种多脏器受累的慢性自身免疫性疾病。病因迄今不明，可能是由于遗传、感染、内分泌、外界环境和物理、化学等多种因素，导致机体免疫功能紊乱，产生多种自身抗体，造成机体损伤和功能障碍。

临床主要表现为发热、倦怠、乏力、周身不适、关节疼痛、脱发、食欲减退、体重下降等症状。部分病人可出现关节肿胀、晨僵、肌痛，严重者可有肌炎表现。约80%的病人在耳轮、前额、口唇、头皮、手背及颈部等暴露部位有皮肤损害，出现水肿性红斑、斑丘疹、紫斑、溃疡及糜烂。亦可见到盘状红斑。

病人可并发程度不同的肾损害，表现为蛋白尿、镜下血尿、管型尿，最终发生肾功能衰竭。约20%的病人，可并发表现不同的神经、精神系统损害，临床上称其为红斑狼疮脑病，如癫痫发作、精神障碍、偏瘫、脑神经或周围神经炎、蛛网膜下腔出血等。亦可并发心脏的损害、肺损害、骨髓造血系统损害。少数病人还可累及角膜或视网膜。

糖皮质激素是目前治疗系统性红斑狼疮的主要药物，必要时可加用环磷酰胺、甲氨蝶呤等免疫抑制剂；病情严重时，可采用大剂量的冲击治疗。

系统性红斑狼疮病人的护理如下：

1. 一般护理　注意消除病人紧张、消极情绪，争取其配合治疗。活动期病人应卧床休息，病情稳定者可适当参加家务劳动、文娱生活及各种社会活动。按医嘱坚持治疗，避免受凉、感染、过劳及日光曝晒等诱发因素，争取长期缓解的效果。育龄青年，注意择期妊娠，避免病情加重，不宜使用口服避孕药。

2. 皮肤护理对面部及肢端红斑，可采用30℃温水湿敷，并按摩，以促进局部血液循环，减轻症状。经常清洗，保持清洁，有利于脱屑。但忌用碱性肥皂、油膏及化妆品。

对皮损病人，可根据皮损情况，给予清创换药，如有感染可应用适当抗生素抗感染，促进愈合。

约40%病人对光过敏，暴露于紫外光后，可发生皮疹，引起症状复发。光过敏皮疹是病情活动的指标之一。因此，对光过敏病人，应安排在没有阳光直射的病室内。告诫病人外出可使用阳伞，戴宽边帽、防光眼镜及穿长袖衣裤等，避免阳光对皮肤损害，必要时可涂防晒膏。

3. 红斑狼疮脑病病人的护理要点

（1）对于有精神障碍的病人，应加强安全措施，专人看护，防止意外发生。

（2）严密观察血压、意识、瞳孔、呼吸及肢体活动等情况。同时，要观察脑脊液、血象及血液电解质的检验指标，掌握病情的变化，有针对性进行护理。

（3）对有呼吸困难者，给予吸氧，必要时备好气管插管、呼吸器及气管切开等抢救物品。

（4）对偏瘫、截瘫、昏迷、木僵及多发性神经炎病人，注意做好皮肤护理，每日进行2~3次肢体被动活动及按摩，防止肌肉萎缩。对吞咽困难者，给予鼻饲，以保证营养摄入。

4. 用药护理　应用糖皮质激素治疗需注意以下几点：

（1）遵医嘱服药，切不可自行增加或减少药物或突然停药，以防病情反复或因药物大量长期应用而引起血糖增高、骨质疏松及感染等并发症的发生。

（2）观察体温变化，加强口腔、皮肤、会阴部护理，防止感染。

（3）注意摄入富含钙的食物，适当补充钙剂及维生素 D，防止骨质疏松。

（4）定期进行大便隐血检查，观察大便颜色及胃肠道症状，必要时口服氢氧化铝凝胶，保护胃黏膜，防止消化道溃疡或出血。

（5）大剂量激素静脉输入时，掌握滴速，即甲泼尼龙 1g 加入 250ml 或 500ml 5% 葡萄糖液中 4 小时输完。防止速度过快而引起心律失常，造成危险。

（6）糖皮质激素能提高中枢神经系统的兴奋性，用后病人可出现欣快、激动和失眠等症状，个别病人可诱发精神失常。因此，应严密观察病人精神及行为有无异常，如出现精神症状，药物需减量。同时，专人看护，加强安全措施，防止意外。

应用环磷酰胺治疗时，应补充足够的液体，以避免膀胱毒性反应及药物引起的抗利尿激素异常分泌，防止出血性膀胱炎。静脉给药时防止静脉外漏药，一旦发生可进行局部封闭，以防组织坏死。

应用氯喹或羟氯喹治疗皮疹等时，需定期检查视力及眼底，以早期发现因药物引起的视网膜退行性病变，防止造成失明。

第七节　白塞病

白塞病是以累及全身血管为主要特征的自身免疫性疾病，又称口、眼、生殖器三联综合征。病因迄今不明，可能与病毒、链球菌、结核杆菌感染有关。有研究发现与某些微量元素缺乏有关。因在病人体内可找到抗黏膜抗体，故认为此病与自身免疫有关。

临床表现以口腔溃疡、会阴部溃疡及眼部溃疡为典型症状，多为痛性溃疡，易反复发作或持续存在。眼部损害终可导致失明。多种类型的皮炎及皮肤过敏也是本病的主要症状。皮肤针刺试验阳性，是本病特征性试验。病变亦可累及消化道、中枢神经系统及周身血管，出现炎性改变及溃疡等症状。

对本病目前尚无根治方法。应用秋水仙碱，可防止溃疡、动静脉炎、虹膜炎及滑膜炎的发生及发展。有内脏受累者，采用糖皮质激素和免疫抑制剂联合治疗。部分病人血清抗纯化蛋白衍生物（PPD）抗体阳性、结核菌素试验呈强阳性，给予抗结核治疗，病情得以缓解。

白塞病病人的护理如下：

1. 口腔溃疡的护理　加强口腔护理，必要时每日行 3 次清洁口腔，防止感染。每餐后漱口涂药，以保持溃疡面清洁。溃疡部位可使用锡类散、青黛散、口腔溃疡Ⅱ号及利福平溃疡膜等药物，促进愈合。

溃疡面如分泌物多，可用 3% 过氧化氢液清洁创面，用 1.5% 过氧化氢溶液漱口，使溃疡面清洁，便于涂药，促进溃疡愈合。

2. 皮肤护理　保持皮肤清洁，经常更换衣裤、被褥，预防毛囊炎和痤疮的发生。避免外伤，预防各种变态反应尤为重要，一旦出现外伤或感染，应及时对症处理。

3. 会阴部溃疡的护理　每日清洗会阴 2 次，保持溃疡面清洁；清洁后外敷溃疡散；如渗出液较多，可外涂 2% 甲紫；溃疡面并发感染，可用 1∶5 000 高锰酸钾液坐浴或清洗，外涂 2.5% 金霉素甘油。

第八节　结节性多动脉炎

结节性多动脉炎是由中小动脉炎性坏死病变形成的全身性疾病。病因迄今不清。研究发现，可能与某些药物、细菌、病毒感染及注射血清制剂有关。

临床表现可有发热、多汗、无力、体重下降及关节肌肉疼痛，大部分病人有皮下结节、网状青紫、溃疡和坏疽等特征性皮肤损害。还可有肢体烧灼性疼痛及感觉异常等周围神经炎表现，约有80%病人有肾损害，后期可发生肾功能衰竭。

可并发消化道、心脏、呼吸系统及生殖系统损害，重者可发生肠穿孔、出血性胰腺炎、急性阑尾炎、心肌炎及心肌梗死等急症。

治疗原则是应用糖皮质激素药物，加用环磷酰胺等免疫抑制剂治疗，症状缓解后药量减为维持量，需持续用药1年以上。

结节性多动脉炎病人的护理如下：

1. 皮肤护理　对皮疹、水疱、坏死、溃疡、坏疽等皮肤损害，需精心护理，防止感染或新的损伤发生。坚持每日清洁皮肤、减少痤疮的生成。皮疹痒痛可用温热水擦拭，以促进代谢，减轻症状，也可外涂炉甘石洗剂等药物，收敛消炎。皮损处避免抓挠。

当有水疱形成但无感染时，可采用1∶8 000高锰酸钾溶液或3%硼酸溶液湿敷，每日2~4次。创面如有血痂形成，可采用1%依沙叶啶液湿敷去痂。

有皮肤溃疡时需每日清洁换药，用油纱覆盖或涂0.5%新霉素软膏保护溃疡面。一旦出现感染，应彻底清创，给予抗感染治疗。

对卧床病人，应定时翻身活动，按摩受压部位，促进血液循环，防止褥疮。

2. 并发肾损害的病人　注意观察尿量及水肿情况，准确记录出入量，定期进行尿液及肾功能的实验室检查，掌握肾损害程度。肾损害病人的护理参见肾脏疾病护理一节。

3. 病变累及中枢神经系统者　要注意观察病人意识、瞳孔、呼吸、血压及体温等变化，警惕脑出血和脑疝的发生。

对并发周围神经炎病人，注意保暖，避免冷热刺激，抬高患肢，减轻疼痛。

4. 并发消化道损害的病人　给予易消化无刺激性食物，以减轻胃肠负担。同时，摄入足量的蛋白质、维生素食物，以保证营养。注意观察粪便颜色，定期检查粪便隐血，及时发现急腹症的情况，以便尽早抢救。

5. 心脏受累的病人　应注意观察心律、心率及血压等变化，必要时进行心电图动态监测，及时纠正心律失常。一旦发生心绞痛、心肌梗死及心力衰竭等情况，均按循环系统疾病护理一节中相应疾病护理要求实施抢救及护理。

第九节　韦格内肉芽肿

韦格内肉芽肿是以进行性、坏死性肉芽肿和广泛小动脉、微动脉、微静脉和毛细血管炎为特征的全身性疾病。病因不清，有学者认为，本病可能是一种与某抗原有关的变态反应性疾病。也有人认为，本病可能是结节性多动脉炎或是面部恶性肉芽肿的一种变形。

临床表现为初起有鼻塞、流涕、鼻出血及鼻窦区疼痛，继而出现肺炎及胸膜炎症状，如咳嗽、咯血等，并伴有发热、乏力、关节疼痛、体重减轻。重者可出现黏膜溃疡、软骨及骨质破坏。约50‰的病人出现突眼、结膜炎、肉芽肿性虹膜炎、视网膜动脉闭塞及视神经炎等眼部损害。也可有咽痛、声音嘶哑、耳痛及重听等症状；还可使肾、肝、脾、心、胃肠道、神经系统及皮肤受累。

治疗原则为应用糖皮质激素及环磷酰胺联合治疗。同时，给予支持疗法，增强抵抗力，积极抗感染。

韦格内肉芽肿病人的护理如下：

1. 受损部位可采用局部理疗方法，如热敷、超短波或红外线等，以促进炎症消退，改善症状。

2. 缓解鼻窦炎症状，可先用1%麻黄素滴入鼻内，使其黏膜收缩，窦口通畅。然后，病人取坐位，下肢分开，上身下俯，头垂近膝，使窦内脓液排入鼻腔，以减轻症状。

3. 注意眼部清洁，清除内眦分泌物。积极治疗眼部炎症，注意眼部休息，促进局部血液循环，利于恢复。应定期检查视力，了解眼部病变的情况。对眼球突出病人，应嘱其在室外活动时，戴防风眼镜，避免风沙刺激。经常冲洗结膜囊，滴眼药水，睡前涂眼药膏，戴眼罩，减少角膜干燥、受损和感染。

第十节　骨关节炎

骨关节炎又称为增生性关节炎、骨关节病或退行性关节病，是以关节软骨损伤、变性和骨质增生为特点的非炎性疾病。病因迄今不清，可能与长期负重、磨损、不正常的应力，致使软骨细胞受损，释放溶酶体酶，进而使软骨变性有关。亦可能与遗传体质有关。

临床表现为起病缓慢，无全身症状，受累关节酸痛，活动和用力后加重，可有晨僵、关节肿胀、压痛，局部发热，但不红。关节活动时有摩擦者，运动受限。关节周围肌肉常痉挛。最常受累的关节是颈椎、腰椎、髋关节、膝关节、第一跖趾关节、拇指掌指关节、远端及近端指间关节。

应避免关节剧烈活动和过度负重。治疗应用非甾体类抗炎药和物理治疗方法，减轻疼痛。晚期可行手术治疗，如人工关节置换术等。

骨关节炎病人的护理如下：

1. 疼痛的护理　应用理疗和功能锻炼的方法，改善血液循环，解除肌肉痉挛，缓解疼痛症状，如温水浸浴，有条件也可采用蜡疗、超短波、离子导入，以直流电陈醋导入效果较好。应用支托、牵引的方法，使关节复位，缓解神经根性疼痛。功能锻炼应在理疗之后，而且肌肉痉挛有缓解的情况下进行，在关节活动范围之内进行被动或主动运动。

2. 关节局部的护理关节不宜过度持重及过多运动，可适当使用手杖、支架等用具，保持关节功能。体重超重者，为减轻作用于关节的压力，应减肥。颈椎病变可采用颈托、牵引治疗，应低枕睡眠。腰椎病变急性期可采用牵引和应用围腰支架，睡硬板床；慢性期应进行腰背肌及腹肌锻炼。髋关节病变除应用理疗外，还可使用拐杖、手杖，以减轻关节负重。慢性期功能锻炼幅度应适当。膝关节病变可应用膝部支架及弹性支架，以增强关节的稳定性，减轻疼痛。手关节病变，晚间应用夹板或尼龙—斯潘德克斯牵拉手套，这对晨僵、疼痛有缓解作用。

3. 心理护理　本病症状易反复，病人常忧虑，应针对性地对病人进行心理护理，讲解本病的基本常识、治疗方法及预防措施，以减轻病人的心理负担，并注意在各项护理工作中，关心、指导并鼓励病人，积极进行关节功能训练，提高肌力，增强战胜疾病的信心。

第十一节　痛　　风

痛风是由于嘌呤代谢紊乱，导致高尿酸血症进而致使组织损伤的代谢性疾病。病变发生与某些酶代谢异常或遗传缺陷有关，使机体细胞核酸转换增加，尿酸生成增加。另外，某些疾患或因素，使尿酸排泄障碍，亦可致血尿酸增高，发生病变。

临床表现可分为两期：

1. 急性期　以第一跖趾及拇指单指关节炎症为多见，常突发于午夜，剧痛、发热、寒战，血沉可增快，白细胞升高。病程 1~2 日至数周后，可自行缓解，关节局部瘙痒、脱屑、功能恢复。

2. 慢性期　发作频繁，多关节受累，关节活动受限，严重者可出现关节畸形、僵硬。部分病人在耳郭软骨、跟腱关节附近的皮下组织及滑膜、鹰嘴滑囊等处可发生痛风石，还可出现尿道和肾结石，甚至影响肾功能。

治疗原则为急性发作可应用秋水仙碱终止发作，一般口服给药 12 小时总量不超过 6mg，静脉给药总量不超过 4mg，肾功能不全者酌情减量。

慢性期可应用丙磺舒等药物促进尿酸排泄，也可应用别嘌呤醇抑制尿酸合成。有肾结石者应用抑制尿酸合成的药物效果较好。

痛风病人的护理如下：

1. 急性发作期护理　发作期需卧床休息，待关节疼痛缓解 3 日后，可恢复活动。发作时，抬高患肢，局部冷敷。发作 24 小时后局部可行热敷或理疗，同时注意保暖，减轻疼痛。

2. 慢性期及缓解期护理　对于关节畸形者，应先进行理疗，如热敷、热水浴及按摩等，以促进关节血液循环，减轻肌肉痉挛、僵硬，然后进行功能锻炼。锻炼方式以伸展与屈曲动作为主。避免劳累、寒冷、饥饿、精神紧张、创伤和感染等因素，防止诱发急性发作。对存在高尿酸血症而又无临床症状者，应定期检查，如尿 pH 值低于 6，应服用碱性药物，以碱化尿液，利于尿酸排泄。鼓励病人多饮水，保持每日尿量在 2000ml 以上。

3. 饮食护理　选择适宜的饮食对于本病的治疗十分重要。在急性发作期，应选用无嘌呤食物，如脱脂奶、鸡蛋、植物油等，或选用低嘌呤食物如富强粉面包、饼干、稻米饭、牛油、蔬菜、水果等。发作期病人常无食欲，因此应给予足量牛奶、鸡蛋，尽可能多地食用水果和蔬菜。食物应尽量精细，如面包、稻米饭等，全天液体摄入量应在 3 000ml 以上，两餐之间可饮用碳酸氢钠类液体。

慢性期或缓解期应选择低嘌呤饮食，每周应有 2 日为无嘌呤饮食。饮食中注意补充维生素及铁质，多食用水果及黄绿叶蔬菜，控制体重，每日摄入总热能应低于正常的 10%～15%。因脂肪有阻碍肾排泄尿酸的作用，故应限制脂肪摄入。禁食用辛辣刺激性调味品，禁饮酒。对无症状的高尿酸血症病人，宜食用低嘌呤饮食，多食用偏碱性食物，如水果、蔬菜、矿泉水等，同时也需大量饮水。切忌食用高嘌呤食品，如动物肝、肾、脑、鱼类及禽类等。

4. 用药护理　急性期应用秋水仙碱时，静脉推注速度要慢，一般使用相当于药物 5～10 倍容积的生理盐水稀释，静脉注射时间不少于 5 分钟。严防药液漏出静脉外，造成皮下组织坏死。

应用促进尿酸排泄的药物或抑制尿酸合成的药物时，应从小剂量开始，逐渐加量，避免促使急性发作。应用此类药物时，须定期检查肝肾功能、血象及粪便隐血等。密切观察有无胃肠道症状、出血倾向和变态反应。准确记录出入量，及时处理药物的毒副作用。

本病在治疗期间，尽量避免使用水杨酸类药物和吡嗪酰胺、烟酸、乙胺丁醇、利尿剂等药物，以免引起尿酸增高。必须使用时，应注意监测，及时给予对症处理。

（赵　洁　王　莉　张　睿　曹秀秀）

第十三章　神经内科疾病护理

第一节　脑出血

脑出血是指原发于脑实质内的出血。主要发生于高血压和动脉硬化的病人。长期高血压导致小动脉硬化，在一些经常承受高压的部位，可形成微动脉瘤，易破裂出血。动脉粥样硬化，也使动脉管壁变性，动脉周围组织缺血坏死性改变，血压波动时可破裂出血。其他原因还有脑外伤出血、脑内血管畸形或动脉瘤破裂出血、脑瘤出血、血液病并发出血及抗凝药物诱发出血等。

脑出血多发生于 55 岁以上的老年人，多数病人有高血压史。常在情绪激动或活动用力时突然发病，出现头痛、呕吐、偏瘫及不同程度昏迷等。临床按出血部位分为内囊　基底节出血，脑桥出血和小脑出血等。脑 CT 扫描或磁共振检查可明确有无脑出血、出血部位、出血量以及是否入脑室或蛛网膜下腔。

治疗原则有：

1. 脑出血急性期治疗目的是止血、降低颅内压力、减轻脑水肿、调整血压至适宜水平、防止再出血及治疗和预防并发症。

2. 颅内血肿有外科适应证者，应及时手术清除血肿减压。

3. 恢复期治疗重点是使瘫痪的肢体功能恢复。

脑出血病人的护理如下：

1. 一般护理　脑出血急性期应绝对卧床休息，保持安静，减少不必要的搬动，以防出血加重。大量脑出血昏迷病人，24～48小时内禁食，以防呕吐物反流至气管造成窒息或吸入性肺炎。及时清理呼吸道分泌物，保持通畅，防止脑缺氧。加强口腔护理，防止口腔细菌感染并发症。定时翻身，保持皮肤清洁干燥，预防褥疮发生。尿潴留者应置留导尿管定时放尿。置留导尿管时严格无菌操作，防逆行泌尿系感染。便秘者，用缓泻剂或开塞露等协助排便。

2. 控制脑水肿、降低颅内压病人须卧床，头抬高15°～30°，以利于静脉回流，使颅内压下降。吸氧可改善脑缺氧，减轻脑水肿。头置冰袋可降低头部温度，增加脑组织对缺氧的耐受力。甘露醇等脱水剂可快速有效降低颅内压。应注意甘露醇快速静脉滴入速度，以保证降颅压效果。血压维持在适宜水平，既保证有效的灌注压，又防止由于血压高引起出血。

3. 病情观察　急性期重点动态观察生命体征，包括意识、瞳孔、血压、脉搏、呼吸，每半小时测1次，平稳后，2～4小时测1次，并认真记录。如意识障碍加重或躁动不安，双瞳孔不等大，对光反应迟钝，脉搏缓慢，血压升高，说明已有脑疝发生，应及时发现，立即进行抢救。

4. 康复指导　脑出血病人多有不同程度的偏瘫或失语等神经功能障碍，恢复期主要帮助病人进行功能训练。应向病人讲明，通过训练，功能可逐步改善，以取得其合作。同时，向家属介绍训练方法，以便出院后坚持训练。具体方法是：按摩和被动活动瘫痪肢体，以促进血液循环，预防和减轻肌肉挛缩，维持关节及韧带活动度。按摩痉挛性肢体手法要轻，以降低神经肌肉兴奋性，使痉挛的肌肉放松。弛缓性瘫痪按摩手法应适当加重，以刺激神经活动兴奋性。每次按摩5～10分钟，每日2次。肢体被动活动时，要按关节活动的方向和范围做被动运动，一般先活动大关节再活动小关节，幅度从小到大。痉挛性瘫痪肢体活动要缓慢，弛缓性瘫痪肢体勿过度牵拉，以防肌肉和关节损伤。肌力在Ⅱ级以上者，应鼓励自己活动。瘫痪肢体功能训练时，指导病人用意念对患肢发出冲动，使瘫肢的肌肉收缩。反复训练，促进神经传导功能恢复，达到上肢可举起，下肢可站立和行走。为提高生活自理能力，可指导病人用健肢替代患肢的方法，如右侧肢体瘫痪时，可练习用左手吃饭、写字、取物；穿上衣时先穿患肢再穿健肢，脱衣时则相反。训练病人用一只手穿脱鞋、袜、衣裤，使用拐杖及习步车辅助行步等。失语病人，应进行语言训练，从单字、单词发音，达到讲短句、短语。

第二节　蛛网膜下腔出血

蛛网膜下腔出血为多种原因引起的脑表浅动脉破裂，血液进入蛛网膜下腔或脑实质出血破入蛛网膜下腔。先天性脑底动脉瘤和脑表浅部位动脉瘤破裂是原发性蛛网膜下腔出血最常见的原因；高血压动脉硬化、颅脑外伤、颅内肿瘤及血液病等引起脑实质出血破入脑室或蛛网膜下腔，称为继发性蛛网膜下腔出血。

临床表现为起病急，常于用力、情绪激动时发生。突然剧烈头痛、恶心及呕吐，检查时有脑膜刺激征，可出现不同程度的意识障碍和精神症状，部分病人有癫痫发作。严重者昏迷加深，出现去脑强直，脉搏、呼吸变慢，甚至呼吸停止，并发脑疝而死亡。腰穿血性脑脊液有助于确诊，脑 CT 扫描及磁共振检查，可明确蛛网膜下腔出血，并提供继发性蛛网膜下腔出血部位及原因。

治疗目的是阻止继续出血，预防再出血和缓解症状。可用抗纤溶剂止血，对防止再出血有一定作用。有意识障碍、脑水肿、颅内压明显增高和血压过高者应降颅压，降血压，减轻脑水肿。使用钙通道阻滞剂预防和治疗脑血管痉挛，从而缓解脑水肿，降低继发脑梗死的发生率。明确有动脉瘤或并发颅内血肿者应尽早手术。

蛛网膜下腔出血病人的护理如下：

1. 一般护理保持病人安静，尽量少搬动，绝对卧床休息，头部抬高30。左右，利于自然止血，使破裂的血管得以充分修复。降低颅内压。头置冰袋，有一定的止血镇痛作用，增加脑组织对缺氧的耐受力。头痛剧烈和烦躁不安者，用镇静止痛剂。进易消化半流饮食，多吃水果、蔬菜，补充足够的营养。给缓泻药，保持排便通畅，避免大便用力引起再出血。

2. 预防再出血的护理　减少各种用力活动，避免引起血压、颅内压增高因素。给予特护，照顾全部生活。头部转动时应缓慢，不要过早下床活动。病室安静，光线宜暗，减少刺激。保持病人情绪稳定，谢绝探视，不可与病人过多交谈。应向病人说明情绪稳定的重要性，以使其配合。排便用力，会增加腹压致使颅压升高，引起脑疝发生，应确实避免。多进粗纤维食物。泻药通便无效时，可慎用开塞露和"1、2、3"灌肠，以保持排便通畅。预防呼吸道感染，因咳嗽和缺氧可使颅内压增高及血压波动而加重病情。对已有呼吸道感染者应积极用抗生素治疗，服止咳药，减轻咳嗽用力。严密观察生命体征，出现剧烈头痛、烦躁不安、呕吐频繁、意识障碍加重、双瞳孔不等大、对光反应迟钝、脉搏慢、血压升高及呼吸减慢等症状，说明有脑疝发生，应立即进行抢救。

3. 健康教育　蛛网膜下腔出血多由动脉瘤或动静脉畸形引起，发病后应尽早做脑血管造影检查。有手术适应证者应积极行手术治疗，去除隐患。动脉瘤破裂易在发病后2~4周内再出血，在这期间应尽量避免上述诱因。对于原因不明的蛛网膜下腔出血，病愈后也不宜参加过重体力劳动，注意生活规律，保持情绪稳定，排便通畅。高血压者坚持服降压药。定期门诊复查。

第三节　脑梗死

由于血管狭窄或闭塞，供血不足而使相应的局部脑组织缺血坏死，称为脑梗死。按不同病因和发病机制，临床常见类型为脑动脉血栓形成性脑梗死、栓塞性脑梗死和脑腔隙梗死。脑血栓形成最常见的病因是脑动脉硬化、高血压、高血脂、糖尿病及脑动脉炎等。脑栓塞是来自身体各部的栓子，包括不溶于血液中的固体、液体、气体和血凝块等，通过颈动脉或椎动脉阻塞脑血管所致。脑腔隙栓塞是由于微小动脉硬化，来自心脏或大动脉的小栓子阻塞微小动脉，引起脑微动脉梗死。

脑梗死的临床表现有：

1. 脑血栓形成　有动脉硬化病史者多在 60 岁以上发病，动脉炎性脑血栓形成可发生在任何年龄。多在睡眠状态下发病，表现头晕、肢体麻木无力及偏瘫，2~3 日达到高峰。

2. 脑栓塞　临床表现类似脑血栓形成，但起病急骤，无任何前驱脑症状。大的动脉栓塞或多发性脑梗死，可因广泛脑水肿或原发病恶化而致死。同时，伴有原发病，如风湿性心脏病、冠心病及心肌梗死的症状。

治疗原则有：

1. 脑血栓形成急性期治疗原则是改善缺血区的血液供应，增进氧的供应和利用，降低脑代谢，防止并发症。

2. 脑梗死的治疗包括脑梗死和原发栓子疾病及并发症治疗。早期应用抗凝治疗、静脉或动脉溶栓方法有一定疗效。对心脏病进行内外科处理；对亚急性心内膜炎及其他感染并发症应采取有效和足量的抗生素治疗。

脑梗死病人的护理如下：

1. 一般护理　脑梗死急性期应卧床休息，头位不宜过高，以利脑部血液供应。梗死灶小、肢体功能障碍不明显者，可适当下床活动。对卧床病人做好生活护理，定时翻身，保持皮肤清洁干燥，防止褥疮发生。进易消化低脂饮食；昏迷病人及吞咽困难者，用鼻饲保证入量。注意口腔护理，保持口腔清洁卫生。便秘者，可服缓泻剂，保持排便通畅。

2. 症状护理病人出现意识障碍、呕吐及血压增高等颅压增高症状时，可用脱水剂治疗。吸氧纠正脑缺氧。痰多不易咳出时可雾化吸入，稀释痰液有利于排痰和保持呼吸道通畅。急性期血压偏高，不宜快速降压，调整至适合范围，以保持脑血液供应。对脑梗死病人，注意对原发病如心脏病的护理，观察病人心率，有无水肿情况；输液速度要慢，以防止心力衰竭。警惕发生新的脑栓塞，以便及时进行处理。

3. 用药观察进行溶栓抗凝治疗时，应准确给药，观察用药反应。抗凝治疗开始时每日检验凝血酶原活动度，稳定后，每周检验 1 次，作为用药情况的观察及药物调整的依据。注意皮肤和黏膜有无出血点，有无血尿及消化道出血等，一旦发生应立即停药。在抗凝治疗过程中应避免针灸及脑血管造影等，以防引起出血。结束疗程时，应逐步减少药量直到停药，使凝血酶原逐渐回升至正常。

4. 康复指导　康复期功能恢复训练同脑出血。

第四节　癫　　痫

癫痫是由于大脑神经元异常放电所引起的一过性反复发作的短暂大脑功能失调的临床综合征，分为原发性癫痫和继发性癫痫（也称症状性癫痫）两大类。常见原因有：脑肿瘤、炎症、脑血管病及外伤等。缺氧、内分泌障碍和心血管疾病也可引起癫痫发作。诱发因素有惊恐、情绪激动、疲劳、饥饿及饮酒等。

癫痫临床表现分全身性发作和部分性发作。全身性发作以意识障碍和全身抽搐为主，表现突然意识丧失，四肢强直，肢体和躯干肌肉阵挛性抽动，伴口吐白沫、咬舌、尿失禁，抽搐停止后进入昏迷。部分性发作为一个肢体或面部阵发性抽搐，一般持续数秒到数分钟，无明显意识障碍。精神运动性发作也称复杂部分发作，表现视、听、嗅、味等幻觉，情感和思维障碍，发作后无记忆。

癫痫治疗原则是一般卫生教育，去除致病或诱发因素，应用抗癫痫药物治疗，少部分难治癫痫需要外科手术治疗。

癫痫病人的护理如下：

1. 一般护理对全身性发作的病人，应随时作好保护准备。如病人在站立或行走中突然发作，需快速扶其躺下。有先兆者自行就地躺下，以防抽搐时摔倒跌伤。发作时注意保护头和四肢，摘下眼镜、假牙，解开衣领腰带。保持呼吸通畅，吸氧，头转向一侧，及时清理呼吸道分泌物，防呕吐物反流气管而窒息。用手托下颌，避免下颌关节脱臼。用缠有纱布的压舌板置于上下臼齿之间，以免咬伤舌头。抽搐时勿用力按压抽搐的肢体，以免骨折和脱臼。床旁有人保护，加床档，防止坠床。发作时常大汗淋漓，尿便失禁，发作后应予擦干，更换清洁内衣裤，预防感冒。对精神运动性发作的病人，注意保护，防自伤、伤人或走失。抽搐发作后应很好休息，消除疲劳。进高热能易消化饮食，避免过饱。

2. 癫痫连续状态护理病人发作间歇期意识一直不清醒，称为癫痫连续状态，常伴有高热、脱水和酸中毒，如不及时抢救，中止发作，会因全身衰竭、功能紊乱而死亡。需配合医生在最短的时间内中止发作，并保证在24～48小时内不再发作。严密观察病人意识、发作控制情况，用药后效果不好，应加大剂量或更换药物。一些药物需根据病人呼吸、血压、心律变化及发作情况控制使用。抑制呼吸的药物，使用时应注意观察。因连续抽搐致脑缺血、缺氧导致脑水肿、颅内压增高时，用脱水剂降低颅内压。吸氧、吸痰保持呼吸道通畅。无自主呼吸者，行气管切开，使用人工呼吸机维持呼吸。静脉输液保持水、电解质平衡。抗生素预防、治疗肺部感染。加强口腔护理，防止口腔感染。注意皮肤护理，防止褥疮发生。

3. 健康教育病人应建立严格的生活制度。可进行体育运动，但应适度；注意安全，不宜驾车、游泳、单独在河边或夜间外出；不能从事高空作业，不在转动很快的机器或锅炉旁工作，平时远离火炉和开水锅等危险处，防止发作时出现意外。避免各种诱发因素，如精神刺激、惊吓等。妇女经期限制水量，不宜妊娠，不可过于劳累和暴饮暴食。饮食应富于营养易于消化，多吃水果和蔬菜，忌烟酒和辛辣食物。鼓励病人和正常人一样生活、工作和学习。家庭与社会不应歧视癫痫病人。继发性癫痫应尽快明确发病原因，针对病因进行治疗。癫痫病人应遵医嘱服药，不得自行随意增减药量及更换药物，防止癫痫连续状态发生。

第五节　肝豆状核变性病

肝豆状核变性又称威尔逊病，是一种常染色体隐性遗传的铜代谢障碍引起的肝硬化和脑变性疾病。大量铜盐沉积于肝、脑、肾和角膜边缘等，可引起肝硬化、脑部特别是豆状核一尾核变性、肾功能障碍和角膜特征性的色素环（K—F 环）。

本病多在 10～20 岁起病，家庭同胞亲属中常有同症者。主要出现神经、精神及肝脏 3 方面症状。神经系统表现为肢体、头、躯干粗大震颤和不自主运动，活动时加重，睡眠时消失。表情呆板，呈"面具脸"，言语缓慢，单调，流涎。后期肢体屈曲、挛缩，行动困难。精神症状表现为幼稚，有幻觉和妄想，严重者精神衰退。角膜边缘出现色素环。少数病人肝硬化明显时可有黄疸、腹水及脾肿大。根据临床表现，病人有角膜色素沉着。测定血清铜氧化酶、铜蓝蛋白、总铜量及尿铜以助诊断。

治疗原则为促进排铜、保肝及控制症状。肝硬化门脉高压、脾肿大及脾功能亢进者可行外科手术治疗。

肝豆状核变性病病人的护理如下：

1. 一般护理　病情危重者应卧床休息，肝脏严重损害者应绝对卧床休息。长期卧床，注意皮肤护理，防止褥疮发生。有共济失调及手抖自行进餐困难，应耐心喂水、喂饭。有吞咽困难时，需鼻饲保证营养。加强口腔护理，防止口腔异味及感染并发症。

2. 饮食护理本病是铜代谢障碍，应严格限制高铜食物（如动物肝、瘦肉、坚果类、巧克力及可可粉等），应食低铜食物（如豌豆、蚕豆和玉米）、高糖类、多维生素食物及含钙、铁多的蔬菜。不用铜制器具盛水。肝功能损害严重，有腹水、水肿者应限钠、限水。因为高蛋白饮食可诱发肝昏迷，应予限制。限制饮食，饭菜味道又差，病人有时会拒绝进食或偷吃禁用食品，从而影响治疗效果，故应耐心说服病人，接受特别饮食，配合治疗。

3. 症状观察　肝昏迷前有嗜睡、表情淡漠、意识恍惚、躁动不安、幻觉、谵妄等症状，应注意观察，及时治疗。精神症状为焦虑不安及兴奋暴躁，应给予镇静剂，并避免给病人以精神刺激，以防其伤人和自伤。卧床病人躁动时应加床档，防止坠床发生意外。

4. 用药反应观察　促排铜药口服青霉胺，用前需做青霉素变态试验。常见的变态反应有发热和药疹。长期服用青霉胺可出现皮肤变脆、出血、舌炎、胃炎等；还可引起肾损害，白细胞、血小板减少及维生素 B6 缺乏。用药期间应定时检验血、尿、便，观察皮肤、黏膜有无出血点，注意鼻出血及胃肠道出血倾向，出血量大应止血治疗。肾功能损害严重应停药。

5. 健康教育本病多为青少年，病情严重，预后不良。家庭亲属同胞中常有同症病人，生活不能自理，有严重症状的病人给正常家庭生活带来不利影响，应向家属宣传有关疾病的护理知识，使他们更好地配合治疗。对于病人的精神症状要严加管理，要体贴关心、爱护病人，不能厌烦、歧视他们。为病人创造舒适的休养条件，预防各种并发症的发生。

（张　睿　王　莉　李海燕　冯　静）

第十四章　传染病护理

第一节　麻　疹

是由麻疹病毒引起的急性呼吸道传染病。本病传染性极强，但病后可获终身免疫力。由于麻疹疫苗接种的普及，麻疹的患病率、病死率大大降低。发病年龄亦由小孩趋向成人。

麻疹病毒属副黏液病毒，系核糖核酸病毒。在外界环境中抵抗力弱，室内空气中仅能存活 2 小时，对紫外线、乙醚、过氧乙酸等消毒剂敏感。不耐热，55℃15 分钟即失去活性。耐寒，低温环境（0℃以下）可生存数月。在蛋白质保护下，麻疹病毒的生存时间延长。

病人是唯一传染源。病毒存在于病人鼻、咽及眼的分泌物中。从潜伏期末至出疹后 5 日内都有传染性，前驱期传染性最强。主要经咳嗽、喷嚏及呼吸等方式借空气飞沫传播。密切接触亦可传播。未得过麻疹、未接种过麻疹疫苗或疫苗接种失败者，吸入空气含有带病毒的飞沫均易感染。

主要临床特征为发热、上呼吸道炎症、眼结合膜炎、口腔黏膜斑及全身皮肤红色斑丘疹。典型麻疹表现有 4 期：潜伏期一般 6～12 日；前驱期 3～5 日，有发热、咳嗽、流泪、流涕、畏光及全身不适，口腔颊黏膜出现黏膜斑；出疹期病程第 4～5 日，高热持续不退，全身症状加重，皮疹自耳后发际、颈部、面部，自上而下蔓延至胸、背、腹部及四肢，并融合成片，最后至鼻尖部、手心、足底，为麻疹出齐；恢复期体温下降，皮疹按出疹先后顺序消退，全身情况好转。

非典型麻疹临床表现有轻型和重型。重型麻疹中毒症状重，伴有高热、呼吸急促、脉搏细数、发绀、谵妄、抽搐及昏迷等症状。

治疗以药物治疗，加强对症和支持疗法。心功能不全者及早应用强心剂，缺氧者给氧。明显喉梗阻，应立即行气管切开。

麻疹病人的护理如下：

1. 一般护理常规　呼吸道隔离。病人物品用紫外线照射30分钟或暴晒3小时。餐具、水杯、布类煮沸15分钟或用0.2%过氧乙酸浸泡15分钟。病房用0.75g/m。过氧乙酸熏蒸均可达到消毒效果。

2. 良好的休息与环境

（1）病人卧床休息至皮疹消退、体温正常。病室环境清洁安静，光线不宜过强，空气新鲜湿润（室内温度18℃～22℃，湿度60%左右），每天通风3～4次，每次不少于15分钟。

（2）家中隔离治疗：病人居室内禁止吸烟、炒菜、生火，地面常洒水或湿拖布拖地，以避免油烟、灰尘和干燥空气的刺激。注意保暖，避免凉风直吹病人。

（3）常用温热水擦浴，及时更衣，保持皮肤清洁。

3. 进食与饮水　提供清淡营养价值高的流食。有角膜溃疡者，应补充鱼肝油，多吃含维生素 A 丰富的膳食，如胡萝卜、猪肝汤、鸡蛋，切不可忌口。暂不能进食者，要多饮水，以利于体内毒物排出，增加和改善血液循环，促其降温和出疹。

4. 发热的护理　出疹前期和出疹期，体温高是正常病象，一般不宜降温，因体温下降，可使出疹困难，易于并发症的发生。对烦躁不安或有高热抽风史的婴幼儿，可给予异丙嗪等镇静药物。体温超过40℃以上，亦酌情应用小剂量退热药使高热稍降，以防止抽风。

5. 口、鼻、眼、耳的护理麻疹病人口、鼻、眼、耳都受到病毒的侵害，护理不当会使局部损害加重，不卫生会使细菌积聚发生新的感染。

（1）口腔常用淡盐水漱口、清洗，每日至少4次，并同时检查口腔有无异常。如牙龈、咽及扁桃体红肿，表面有浅黄色脓性分泌物，说明有细菌感染，可用抗生素治疗。口腔黏膜表面，有豆腐渣状的白色或灰白色膜状物，是真菌感染的表现，除用2.5%碳酸氢钠溶液清洁口腔、雾化吸入外，局部可涂抹控制真菌的药粉。

（2）麻疹病人鼻分泌物多，应.及时清除，以免分泌物积存，干后形成鼻痂而堵塞鼻腔，影响呼吸甚至缺氧。发现后，先用温开水湿润软化鼻痂2~3分钟，待软化后，再用棉棍蘸温开水或生理盐水清洗。切忌用指甲强行抠除，以免损伤黏膜造成出血或感染。

（3）保持眼部清洁，常用4%硼酸水或生理盐水、温开水清洗。角膜炎、角膜溃疡及结膜炎较重者，于清洁后交替点涂抗生素药液、药膏，每日4~6次。

（4）病人自诉耳痛，小儿耳朵不让触摸、提拉耳轮上方，按压耳前耳后，病人诉说疼痛，有些病人外耳道流出脓性分泌物，应考虑中耳炎。除用抗生素外，应同时给予小檗碱甘油或利福平药液滴耳，每次每侧滴药3~4滴，每日2~3次。滴前用生理盐水清洗。

6. 并发症的发现与处理

（1）并发症是麻疹病人的主要死亡原因，发现并发肺炎、喉炎或心功能不全应立即报告。

（2）仔细观察体温、脉搏、呼吸及皮疹的变化。进入出疹期，病人高热，而皮疹迟迟不出，或出疹先后无秩序，分布不均匀，皮疹时隐时现，或在出疹高峰体温突然下降，皮疹隐退，疹色暗淡或呈黑色。退疹期皮疹不退或皮疹已退，而体温不降或降后再度升高，病人不思饮食、精神萎靡、咳嗽频繁加剧、呼吸急促、鼻翼翕动，提示肺炎的可能。哭声嘶哑，甚至失声，饮水吸奶时呛咳，咳嗽呈犬吠样，吸气时出现三凹征，应警惕喉炎。

（3）并发喉炎、肺炎或心力衰竭，病人应严格卧床休息，尽量少搬动刺激，保持安静。出疹不顺，四肢发凉，予以热水袋保暖，湿热毛巾外敷，注意防止烫伤。煎煮鲜芦根或香菜水，多次饮服。必要时服用五粒回春丹，每次3~5粒，日服2次，以助出疹。有喉炎、肺炎者，予以雾化吸入，4小时1次，以稀释痰液，减轻喉及肺部炎症。喉炎病人梗阻症状明显，应增加雾化吸入次数，尽快解除喉水肿，缓解梗阻症状。严重喉梗阻，立即进行气管切开。

7. 预防

（1）管理传染源：及早隔离病人，直至出疹后第5日。对密切接触者检疫观察。

（2）自动免疫：对未曾患过麻疹的8个月以上的儿童及成人，接种麻疹疫苗。

（3）被动免疫：对不宜免疫接种的孕妇、活动性肺结核、恶性肿瘤等免疫功能低下者及弱小儿童，在与麻疹患者接触后5日内，注射胎盘球蛋白或丙种球蛋白，可防止发病或减轻症状。

第二节　水　　痘

水痘是儿童常见的急性呼吸道传染病。由水痘一带状疱疹病毒所致。病愈后获终身免疫。

其病原为水痘一带状疱疹病毒，属疱疹病毒科，系脱氧核糖核酸病毒，仅1个血清型。其抵抗力低，在自然环境中很快失去传染性，各种理化因子均易使其失活。病人为唯一传染源。病毒存在于病人鼻咽部分泌物、疱疹液和血液中。出疹前2~5日至疱疹全部结痂前都有传染性。传播途径为借空气飞沫经呼吸道传播。接触疱疹液、血及其污染物也可传播。通过胎盘传给胎儿。易感人群为未患过水痘者，尤以儿童易感。

潜伏期2~3周。起病急，有中度发热、乏力及咽痛不适。一般病人病情较轻。主要临床特征是皮肤、黏膜分批迅速出现斑疹、丘疹、疱疹及结痂。

治疗原则为药物治疗及对症治疗。

水痘病人的护理如下：

1. 按呼吸道传染病一般护理常规。呼吸道隔离，消毒措施同麻疹。

2. 轻型水痘可在家中护理治疗。给予富有营养，易消化吸收的流食、半流食。

3. 防止疱疹感染的措施

（1）忌搔抓。

（2）保持皮肤清洁，剪去疱疹部位毛发，洗净正常皮肤，疱疹部位用0.1%新洁尔灭清洗。

（3）破损疱疹不可任意涂抹抗生素药膏，可点涂干扰素。出血性、脓疱性、大疱性水痘清洗后，用碘酒、酒精消毒（已破的用生理盐水清洗），无菌空针抽出疱液，疱内注入干扰素，每日1~2次。

（4）感染疱疹于清洗后用短波紫外线照射，但应由专业技术人员进行，以免发生意外。

（5）肛周皮肤每次便后进行清洗消毒，方法同前。疱疹部位尽量暴露，以保持干燥。

（6）与皮疹直接接触的床单、被单、内衣内裤、尿布应平整、干净、柔软，勤晒洗。发疹重及疱疹感染者，上述用物每日煮沸消毒15分钟或0.2%过氧乙酸浸泡消毒15~30分钟，或用开水烫洗，并每日更换1次。

4. 防止口腔感染。口腔疱疹每天早、中、晚用淡盐水或2%~3%碳酸氢钠液含漱1分钟。长有鹅口疮时，用2%~3%碳酸氢钠溶液清洗口腔和雾化吸入后，涂抹克霉唑或制霉菌素粉剂。细菌感染者用0.02%呋喃西林液漱口，黏膜溃疡可涂抹锡类散、白清胃散和口服维生素B。

5. 鼓励协助病人进食。重型水痘病人口腔常长有疱疹，因疼痛进食困难，应选用病人爱吃、无辛酸辣味、易咀嚼消化、富有营养的蛋羹、牛奶、稀粥等流食、半流食，温度以温热为宜。

6. 密切观察疱疹、体温及全身情况的变化。当病人高热持续不退，周身皮肤、黏膜，如口腔、鼻腔、眼、会阴及肛周布满疱疹，且层出不退，并为血性、脓疱性或大疱性，最大者为 7mm ~ 8mm，不易结痂愈合。病人伴有咳嗽、胸痛、咯血、呼吸困难等肺炎的表现，或有头痛、抽风、谵语、昏迷等脑炎的症状时，为重型水痘。除积极救治外，病人应绝对卧床休息，并单住一室，由专人照料，减少和他人接触，以防止感染其他疾病。

7. 预防

（1）管理传染源：隔离病人至全部疱疹完全结痂；儿童集中场所，凡接触病人的易感者应留验 3 周。

（2）保护易感人群：恶性肿瘤及白血病病人等应避免接触，接触水痘和带状疱疹病人后 3 日内注射水痘带状疱疹免疫球蛋白、高效价带状疱疹免疫血清或人白细胞转移因子。

第三节　流行性腮腺炎

流行性腮腺炎是由腮腺炎病毒引起的急性呼吸道传染病。

病原为腮腺炎病毒属副黏液病毒，系单股核糖核酸病毒。各种物理消毒和化学消毒可在短时间内将其灭活。传染源是隐性感染者和早期病人，腮肿前 6 日至肿后 9 日传染性最强。主要经空气飞沫传播。人群普遍易感，儿童和青年发病率高。

潜伏期 8 ~ 30 日，以腮腺非化脓性肿胀、疼痛为突出特征。

多数病人无前驱症状，少数有低热、全身不适、食欲不振及肌肉酸痛。1 ~ 2 日后腮腺肿大疼痛，表面皮肤不红，边缘不清，按之疼痛，进食或咀嚼时疼痛明显。腮腺管口红肿。腮腺肿大持续 4 ~ 5 日逐渐消退恢复正常。可并发脑膜脑炎及胰腺炎、睾丸炎。

治疗原则为药物治疗及对症治疗，可配合中医治疗。

流行性腮腺炎病人的护理如下：

1. 按传染病一般护理常规，呼吸道隔离，病人室内通风，$0.75g/m^3$ 过氧乙酸或食醋熏蒸消毒。

2. 急性期病人不论有无并发症均应卧床休息至腮肿完全消退，并发脑膜脑炎应绝对卧床休息。

3. 保持口腔清洁，防止口腔感染。用淡盐水漱口，每日 3～4 次，经常检查腮腺管口有无溢脓，口腔黏膜有无炎症或溃疡，如有异常，应及时予以处理。

4. 病人因腮腺肿大、疼痛，宜进低脂半流或软食，不食用过硬、干燥及酸味食物，如话梅、泡菜、花生等。并发胰腺炎的病人出现腹痛、呕吐，应暂停进食。

5. 对症护理，腮腺局部肿痛，可用如意金黄散、鲜鱼腥草捣烂外敷或冰敷止痛。并发睾丸炎病人卧床休息减少活动，可用提睾带或布托起睾丸、局部冷敷以减轻疼痛。头痛冰敷头部，口服罗痛定等止痛药物。高热行物理降温和药物降温。

6. 腮腺炎的预防

（1）隔离病人至腮肿消退，可疑者应暂时隔离，接触者留验 21 日。

（2）注射腮腺炎疫苗，预防有效率达 95%～97%。

第四节　猩红热

本病是由乙型溶血性链球菌引起的急性呼吸道传染病。乙型溶血性链球菌在外界生命力较强，但热及常用的消毒剂都可将其杀死。传染源为猩红热病人及其带菌者，发病前 1 日至疾病高峰期，传染性最强。主要借飞沫经呼吸道传播。流行特点为冬春季多发。各年龄组都可感染，但以儿童多见。

潜伏期 2~7 日。以发热、咽炎、全身猩红热样皮疹为特征。多数起病急，咽部及扁桃体表面可见灰白色或黄白色渗出物，病程 3 日可出现杨梅舌。发病次日出现皮疹，为针尖大小，密集均匀，弥散性潮红，呈猩红色，压之褪色。颈部、肘窝、腋窝及腹股沟等皮肤皱褶处，皮疹密集成线条状，称帕氏线。口唇周围可见苍白环。出疹两日后，开始退疹。皮疹消退 1 周左右，见糠屑样脱皮，重者呈片状，手足呈大片状、手套状和袜套状脱皮。重型猩红热已少见，可并发中毒性心肌炎和感染性休克。

治疗原则为抗感染治疗及对症治疗，积极治疗并发症。

猩红热病人的护理如下：

1. 按传染病一般护理常规，呼吸道隔离，病房采用紫外线照射 30 分钟，0.75g~1g/m。过氧乙酸熏蒸消毒。餐具、水杯煮沸 15 分钟可达消毒目的。布类、塑料制品等可用 0.2% 过氧乙酸浸泡或环氧乙烷消毒。

2. 发热期卧床休息，并发心肌炎应绝对卧床休息。避免接触其他传染病人。

3. 急性期给予高热能饮食，并发肾炎者，应低盐饮食。口服红霉素宜饭后服用，或服前食用饼干、点心，可减轻恶心、呕吐等胃肠道反应，送服抗生素，不宜用茶水。

4. 口腔用温水或复方硼砂液含漱，每日 4 次。

5. 出疹期禁用肥皂水擦浴，大块脱皮不宜用手撕剥，应让其自然脱落，或用消毒剪修剪，以免撕破发生感染。

6. 注意观察有无心肌炎及肾炎等并发症。

7. 预防措施

（1）隔离病人至咽部细菌培养连续 2 次以上阴性或治疗 7 日。接触病人需戴口罩。

（2）对密切接触者应进行检查。凡带菌者，可注射长效青霉素，淡盐水漱口。

（3）易感者应经常进行室外活动和锻炼，增强抵抗力，减少感染机会。

第五节　流行性脑脊髓膜炎

流行性脑脊髓膜炎（简称流脑）是由脑膜炎双球菌引起的化脓性脑膜炎。冬春季为发病高峰。流脑病情凶险，发展迅速，抢救不及时，病人在24小时内甚至数小时即死亡。脑膜炎球菌属奈瑟菌属。革兰染色阴性，在自然环境中难以生存，超过41℃或低于30℃均不能生长，各种消毒剂可迅速将其杀死。人体内尤其是在脑膜内生长繁殖很快，并释放对人体有害的内毒素。传染源为带菌者和病人。病菌常寄居于人的鼻咽部，多数情况下不发病，成为无症状的带菌者，是流脑的主要传染源。病菌随讲话、呼吸、咳嗽及喷嚏等方式经空气飞沫直接传播。人群普遍易感，各种年龄都可发病，以2岁以下婴幼儿发病率最高。

潜伏期1～7日，一般2～3日。临床常分为普通型、暴发型及败血症型，以普通型多见。部分病人起病初期有咽痛、低热及全身酸软不适。多数突然起病，有高热，体温高达40℃，伴剧烈头痛、喷射性呕吐、表情淡漠及颈项强直。2岁以内的婴幼儿则啼哭吵闹、拒奶、吐奶、反应迟钝、躁动不安、惊厥，前囟未闭者则饱满隆起。亦有部分症状不典型者，则体温不升或低热。发病后数小时，病人皮肤、黏膜出现瘀点或瘀斑。病情严重者，瘀点、瘀斑在短时间内迅速扩大增多，并融合成片，遍及全身。随之皮肤青灰，四肢厥冷，血压下降，因休克而死亡。颅内压增高的病人表现为狂躁、谵妄、抽搐、昏迷、呼吸节律不整，呼吸暂停及抽泣样呼吸，最后呼吸、心跳停止。

本病有特效药物治疗，只要早发现、早治疗，病情则迅速得到控制。根据药敏选用抗生素。对症治疗及抗休克治疗，救治呼吸衰竭。

流行性脑脊髓膜炎病人的护理如下：

1. 按传染病一般护理常规　呼吸道隔离。病人用物用漂白粉、0.2%过氧乙酸浸泡 1 分钟。病人住过的房间通风 1 小时。衣、被、玩具洗涤曝晒。餐具用开水烫洗或煮沸 1 分钟。呕吐物经漂白粉处理均可达到消毒目的。

2. 严密观察病情

（1）在发病季节诉说头痛，又有发热，要警惕流脑的可能。24 小时内密切观察病人的表情、言语及动作。

（2）2 小时测量 1 次体温。用手触摸皮肤，了解病人对外界刺激的反应。

（3）要注意成人头痛的程度和持续的时间。对小儿则要观察其哭声和吃奶的情况。

（4）在光线明亮、温度适宜处，仔细检查头面、胸腹、后背、小腹、臀部、四肢及手指足趾有无皮疹，切勿遗漏一处。只要发现红色、深红色、暗红色的皮疹，压之不褪色，便用蓝色圆珠笔标明范围大小，详细记录部位、数量和颜色，并继续对其追踪观察。如病人体温迅速上升且持续不退，呕吐次数增多，头痛加重，小儿哭闹不安、抽风，乳幼儿哭声无力或尖叫、不吃奶，皮肤黏膜见到出血疹，为流脑早期表现，应立即去医院进行检查治疗。

3. 尽早按时按量用药　发现或可疑流脑病人，尽早使用青霉素、磺胺嘧啶、氯霉素等抗生素治疗。新生儿不宜首选氯霉素。使用原则是用量要足，速度要快，故必须按时按量用药，如青霉素成人每次 320 万 U ~ 400 万 U，儿童每公斤体重 20 万 U，每 6 小时 1 次。每次用药，应在 1 小时内快速从静脉输入完毕，使血液内有足够的药物浓度，以保证脑内有足量的抗菌药物浓度。少用药或迟用药会直接影响病人的治疗效果。治疗流脑应用静脉输入给药，为保证顺利快速给药，静脉输入部位，用木板、胶布固定，以免病人乱动，造成针头脱出或阻塞不畅。用药后，注意观察病人体温是否下降，皮疹是否不再增多扩大，如病情无好转或继续恶化，应改用其他抗生素药物。

4. 严密观察生命体征　体温、脉搏、血压、呼吸，及皮疹、瞳孔、意识等变化，随时做好抢救准备。

5. 环境病人单住一室，专人照料，室内温度适宜，通风良好，环境安静，照明要好，便于观察病情和抢救护理。

6. 并发呼吸衰竭、惊厥、脑水肿的护理　详见"流行性乙型脑炎"一节。

7. 控制高热　积极采取物理降温和药物降温，将体温控制在 38.5℃以下。

8. 饮食　协助病人进食，为病人提供足够的热能与营养。吞咽功能障碍者，采用胃管喂食（膳食同流行性乙型脑炎）。能自行吞咽的病人，选用乳制品及动物肉类、蛋类等高蛋白、高热能的食品。

9. 瘀斑的处理保持局部清洁，不能抓、抠、磨、蹭，必要时覆盖无菌纱布。破损无感染及轻度感染的瘀斑，不得随意涂药和处理，可由专业人员进行短波紫外线照射，以免发生意外，照射后敷盖无菌纱布。已感染，且面积大、损害深的瘀斑，每日换药 1 次，面积过大不易愈合的创面，必要时应予植皮。

10. 功能训练有瘫痪、失语、耳聋者，应尽早进行功能训练，训练方法参见"流行性乙型脑炎"一节，以促使病人尽快恢复正常功能。

11. 预防

（1）早隔离：发现病人立即隔离，直至症状消失 3 日。

（2）预防接种：按计划免疫要求，出生后 6 个月的婴幼儿首次接种流脑菌苗。流行地区，如兵营、工厂及学校人群普遍接种流脑菌苗。

（3）药物预防：对接触密切者及带菌者，口服磺胺嘧啶，并检疫观察 7 日。

（4）个人防护：注意个人卫生，室内经常通风，流行发病季节少去公共场所，或外出时戴口罩。

第六节　病毒性肝炎

病毒性肝炎是由多种肝炎病毒引起的一组传染病，包括甲、乙、丙、丁、戊、己、庚型肝炎。

1. 甲型病毒性肝炎 甲型病毒性肝炎是甲型肝炎病毒（HAV）引起的自限性疾病。甲型肝炎病毒在外界抵抗力较强，但在100℃条件下5分钟或氯1mg/L 30分钟、紫外线照射1小时、1：4 000甲醛37℃72小时的条件下均可灭活。

主要传染源是急性病人和隐性感染者。肝炎病人自潜伏末期至发病后10日传染性最大，出现黄疸后20日开始无传染性，潜伏末期和发病初期粪便中排出病毒浓度最高。黄疸出现后2周，虽部分病人粪便中仍有病毒颗粒，但实际感染力已明显降低。甲型肝炎病毒主要从肠道排出，通过日常生活接触而经口传染。本病主要发生于儿童及青少年，我国人群有普遍易感性。

潜伏期为15～45日，平均30日。病人表现乏力、食欲减退、恶心呕吐、肝区胀痛、腹胀、便秘或腹泻等。部分病人可出现黄疸，表现为尿色逐渐加深，继而巩膜及皮肤先后出现黄染。可出现肝大，有压痛、叩击痛。肝功能检查有明显异常。

治疗原则为合理休息和营养，给予支持疗法及药物治疗。重型肝炎治疗原则同乙型重型肝炎。

甲型肝炎病人的护理如下：

（1）采取消化道隔离方式。

（2）注意休息，早期需卧床，使病人得到充分的休息，待症状改善、黄疸明显减退及恢复期时可逐步增加活动，要避免过度劳累。

（3）合理营养，进高蛋白质、低脂肪、适量糖类和热能的饮食。成人每日热能以8 358～10 460kJ（2 000～2 500kcal）为宜。必要时，还应根据体重、有无发热及病情轻重作适当的调整。肥胖者根据具体情况适当限制热能，控制饮食，避免影响肝功能的恢复和脂肪肝的发生。蛋白质应占热能的16%左右，每日供应90g～130g。蛋白质以鱼类、蛋类、乳制品、大豆及其制品。血氨增高、有肝昏迷倾向或出现症状时，给予低蛋白饮食。脂肪的供给应占总热能的20%左右，以60g为宜。要多给予易消化吸收的脂肪，如全奶、奶油、黄油、人造奶油及各种植物油等。糖类的供应占总热能的60%左右为宜。多食新鲜蔬菜、水果等维生素含量丰富的食品。病人食欲欠佳有厌油时，给予清淡、半流饮食，少量多餐，如面条、面片、鱼片青菜粥、豆腐、豆浆等。

（4）预防感染，保持病房清洁，定时通风。重症肝炎应做好病房消毒工作，可用紫外线照射；预防真菌感染可用0.2%过氧乙酸熏蒸30分钟，也可用0.2%过氧乙酸或有效含氯消毒剂喷雾，喷雾时用被单盖住病人面部。注意口腔护理，每日早、晚及餐后清洁口腔，注意防止口腔真菌感染，可用3%碳酸氢钠液漱口。卧床病人加强背部护理和保温，防止受凉和肺部感染。

（5）观察病人的精神、食欲状况及乏力程度。有无意识障碍，其程度如何。皮肤、巩膜黄染情况，尿、便的颜色。了解黄疸的消退。皮肤、黏膜有无出血点，消化道有无出血等。

（6）因黄疸致皮肤瘙痒时，可用2%碳酸氢钠液涂擦后，涂上苯海拉明软膏或涂擦止痒酒精。必要时可服阿利马嗪或考来烯胺。

（7）指导病人家属及与病人有密切接触者尽早注射甲型肝炎疫苗，方法是：贺福立适，成人剂量为1ml，含720 ELISA（酶联免疫吸附测定）单位；儿童0.5ml，含360 ELISA（酶联免疫吸附测定）单位。1个月后及6个月后再各用1次，共3次注射，或用甲肝疫苗（国产）1ml/支。治愈出院时指导病人逐渐增加活动量，由半日工作过渡至全日工作。

（8）预防措施：①加强水源、粪便及饮食的管理，做好饮用水和食具的消毒，不喝生水，不生食水产品，饭前便后洗手。②注射甲型肝炎疫苗，如贺福立适。密切接触者尽早注射。

2. 乙型病毒性肝炎　乙型病毒性肝炎（简称乙肝）系由乙型肝炎病毒（卜 tgV）引起。乙型肝炎病毒是脱氧核糖核酸病毒，对外界抵抗力强，100℃煮沸20~30分钟、常规高压灭菌、60%的福尔马林加40%的高锰酸钾（固体）熏蒸、5 600ppm的次氯酸钠作用1分钟或2 500ppm作用10分钟、新鲜配制的2%碱性戊二醛2~10分钟、0.2%~0.5%的过氧乙酸、0.5%碘附 10 分钟浸泡或喷雾可灭活。

急性和慢性乙型肝炎病人及病毒携带者均是乙型肝炎的传染源，急性病人从潜伏期末至发病后 66 ~ 144 日，其血液都具有传染性。作为传染源意义最大的是慢性肝炎病人和病毒携带者。乙型肝炎表面抗原（HBsAg）阳性的慢性病人和无症状病毒携带者，其传染性取决于乙型肝炎 e 抗原（HBeAg）是否阳性，乙型肝炎 e 抗原阳性者传染性最强。通过血液、体液、母婴、性生活传播。乙型肝炎较多发生于 20 ~ 40 岁的青壮年。

潜伏期为 40 ~ 180 日。大多数病人起病缓慢。主要症状为乏力、食欲减退、恶心呕吐、腹胀及肝区疼痛。部分病人有肝大，且有压痛或叩击痛。一部分病人并无明显症状，仅表现为血清转氨酶升高或肝脾肿大。黄疸型病人可有尿色加深，巩膜及皮肤先后出现黄染。部分病例病情迁延，转为慢性。少数病人可转变成重型肝炎。临床表现为病情在 10 日内迅速恶化，黄疸迅速加深。明显出血倾向，凝血酶原活动度 <0.40。出现神经系统症状，如有烦躁、谵妄、定向力和计算力障碍、嗜睡及昏迷，并发肝性脑病、肝肾综合征等。实验室检查有肝功能损害。

治疗原则为支持、护肝治疗，改善肝脏细胞功能；药物抗病毒治疗及免疫促进剂治疗。

对重型肝炎，给予支持疗法及对症治疗，如改善微循环和肾功能，治疗肝性脑病、抗感染、止血、脱水治疗等。

乙肝病人的护理如下：

（1）采取血液—体液隔离方式。

（2）注意休息。急性肝炎、症状较重的慢性肝炎及重症肝炎病人均需卧床休息，给予必要的生活照料，尽量解除影响病人舒适度的因素，使病人得到充分的休息。待症状改善、黄疸明显减退及恢复期时可逐步增加活动，要避免过度劳累。

（3）合理营养，原则是高蛋白质、低脂肪、适量糖类和热能的饮食。成人每日热能以 8 358 ~ 10 460kJ（2 000 ~ 2 500kcal）为宜。有的病人必要时，还应根据体重、有无发热及病情轻重作适当的调整。发热时应适当增加热能，肥胖者根据具体情况适当限制热能，控制饮食，避免影响肝功能的恢复和脂肪肝的发生。蛋白质应占总热能的16%左右，每日为90g～130g。蛋白质以鱼类、蛋类、乳制品、大豆及其制品为好。血氨增高、有肝性脑病倾向或症状时，给予低蛋白饮食。严重肝性脑病时，严格限制蛋白质。随着肝性脑病的改善，应尽早逐步增加，并恢复到每日40g～60g，此时以补充植物性蛋白质为好。植物性蛋白质纤维成分多，在肠道停留时间短，可降低毒性物质的吸收，防止和改善肝性脑病。脂肪的供给应占总热能的20%左右，每日约60g。要多给予易消化吸收的脂肪，如全奶、奶油、黄油、人造奶油及各种植物油等。黄疸期给低脂肪食物，少量多餐。糖类的供应占总热能的60%左右为宜，每日约310g～360g。多食新鲜蔬菜、水果等维生素含量丰富的食品，以增加各种维生素。食物应越杂越好，要注意选择富含氨基酸的食物。多吃鱼、虾、鸭、去皮鸡肉、牛奶、黄豆、玉米、小米、糯米、菜花、小红枣等支链氨基酸含量丰富的食品，少吃猪肉、羊肉、牛肉、鸡皮等含芳香族氨基酸多的食物。多吃菠菜、圆白菜、菜花等，可以补充体内的维生素K。

（4）预防感染。急性期和重症肝炎病人实行保护性护理，保持室内的清洁，定时通风。重症肝炎病人做好病房物体表面和空气的定期消毒。加强口腔护理，早晚和进食后清洁口腔，重症肝炎要注意口腔真菌感染，可用3%碳酸氢钠液漱口。做好背部护理和保温，防止感染。

（5）观察病人的精神、食欲状况、乏力程度；有无意识障碍，其程度如何；皮肤及巩膜黄染情况，尿、便的颜色，了解黄疸的消退；皮肤、黏膜有无出血点，消化道有无出血等，以利判断疾病的转归和重症肝炎的早期发现。

（6）为早期发现肝性脑病，可让病人将1～25的数字按顺序排列，所用时间＞30分钟为阳性。也可让病人做20以内的连加或连减，了解有无智力障碍和注意力降低。观察病人有无精神神经异常改变，如定向力障碍、兴奋、性格改变、扑翼样震颤、嗜睡等症状。意义在于及早发现和救治。

（7）注意观察尿量，准确记录出入量，定期测量腹围、体重，观察病人有无水肿、腹水和肝肾综合征表现。应用利尿剂后，观察利尿剂的效果及有无低血钾和电解质紊乱。

（8）保持排便通畅，减少血氨吸收，防止肝性脑病的发生。必要时口服乳果糖或采取其他通便措施。用食醋灌肠，使肠道保持酸性环境，降低肠道内氨的形成。

（9）因黄疸而致皮肤瘙痒时，可用2%碳酸氢钠液擦拭后，涂擦苯海拉明软膏或止痒酒精，必要时可服阿利马嗪或考来烯胺。

（10）了解所用药物的使用注意事项，采用最佳的给药途径和方法，注意药物副作用。

（11）出院指导：掌握规律的生活起居、运动量和合理营养。痊愈后经过全休、半休逐步过渡到全日工作。一般病后 1 年内不宜参加重体力劳动，慢性肝炎病人要劳逸结合，避免过度劳累。对慢性肝炎病人提供合理的营养知识（见护理一节第 3 条），不饮酒，不滥吃药，减轻肝脏负担。吃药时阅读说明书，了解该药对肝脏是否有损害。必须服用对肝脏有损害的药物时，嘱其定期检查肝脏功能。不与家人和其他人共用注射器、针头、刮胡刀、剃须刀、指甲刀等可能接触血液和体液的物品。病人流出的体液和血液应选择对肝炎病毒有效的消毒方法和消毒剂及时消毒，并应先消毒后清洗。餐具与家人分开使用。性生活时使用避孕套。家人若未感染乙型肝炎病毒，应注射乙型肝炎疫苗。乙型肝炎病毒感染者所生的孩子出生后应注射乙型肝炎疫苗。定期复查肝脏功能。如感疲倦、食欲不好、恶心、皮肤或巩膜发黄，尿色加深呈茶色等，及时到医院就诊。告诉病人保持良好的心情和精神状态的重要性和方法。

（12）乙型肝炎的预防措施：①做好血制品管理，使用国家指定厂家生产的血制品，严格筛选献血员。②可能接触病人血液和体液的物品，未经有效消毒不得给他人使用。③病人的血液、体液和分泌物须有效消毒后方可弃去，血液、体液和分泌物污染其他物品须先消毒后再清洗。④进行乙型肝炎疫苗接种。

3. 丙型病毒性肝炎　丙型病毒性肝炎是由丙型肝炎病毒（HCV）所引起。主要传染源是有传染性的献血员和急慢性病人。通过输血和血制品引起。发病者以成人多见。输血后的人发病者约 80%～90% 为丙型病毒性肝炎。丙型肝炎的潜伏期为 14～180 日，由血制品和医院内传播所致的丙型肝炎潜伏期为 7～33 日，平均为 19 日。临床表现、治疗原则及护理基本同乙型病毒性肝炎。其预防参照乙型病毒性肝炎预防的第 1，2，3 条。

4. 丁型病毒性肝炎　丁型病毒性肝炎由丁型肝炎病毒（HDV）所引起。丁型肝炎病毒为一种缺陷性核糖核酸病毒，具有乙型肝炎病毒表面抗原的外壳。丁型肝炎病毒的"装配"需要依赖于乙型肝炎病毒表面抗原的合成，其复制和表达也需要乙型肝炎病毒或其他嗜肝病毒或其他嗜肝脱氧核糖核酸病毒的协助。所以，丁型肝炎病毒只存在于乙型肝炎病毒感染者及某些嗜肝脱氧核糖核酸病毒表面抗原阳性的动物中。乙型肝炎病人感染丁型肝炎病毒可导致病情加重和感染慢性化，并可能与原发性肝癌的发生有关。传染源主要是病人和病毒携带者。传播途径与乙型病毒性肝炎基本相同。成人及儿童普遍易感染，高危人群是乙型肝炎病毒表面抗原阳性的药瘾者、用凝血因子治疗的血友病病人。

丁型肝炎病毒和乙型肝炎病毒同时感染时，临床表现与单纯急性乙型病毒性肝炎相似，少数病人发展为重型肝炎。丁型肝炎病毒和乙型肝炎病毒重叠感染的临床表现基本同乙型病毒性肝炎，但多表现为病情恶化，或在慢性疾病过程中表现为急性肝炎发作，严重的可导致肝坏死。也有的仅有一过性的转氨酶升高。丁型肝炎的治疗、护理、预防基本同乙型病毒性肝炎。

5. 戊型病毒性肝炎　戊型病毒性肝炎是由戊型肝炎病毒（HEV）所致。急性戊型病毒性肝炎病人是戊型病毒性肝炎的主要传染源。通过被污染的水源，经粪—口途径传播。水源性污染所致的暴发流行的肝炎，50% 以上为戊型肝炎。该病好发于青壮年。孕妇发病率和病死率高。多数病人起病急，有黄疸。部分病人有黄疸前期症状，类似甲型病毒性肝炎，但可能较甲型病毒性肝炎严重，持续时间也较长，约 4~5 日后出现黄疸。皮肤瘙痒及陶土色粪便现象较甲型病毒性肝炎常见。部分病人有关节疼痛及复发性皮疹、疱疹性皮疹的表现。大部分病人在急性期有肝脾肿大。本病一般不发展为慢性，但可发展为重型肝炎。本病病死率高，尤以孕妇严重，可致早产和死胎。戊型肝炎的治疗、护理及预防基本同甲型病毒性肝炎。

6. 庚型病毒性肝炎　庚型病毒性肝炎由庚型肝炎病毒（HGV）所致。传染源和传播途径基本同丙型肝炎。治疗、护理根据临床表现参照相应类型肝炎治疗方法。预防同乙、丙等类型肝炎。

第七节　伤寒及副伤寒

伤寒及副伤寒是由伤寒杆菌或甲、乙、丙型副伤寒杆菌所致的肠道传染病。本病长年可见，发病高峰为 7~11 月。

本病病原为革兰阴性杆菌，属沙门菌属。有鞭毛，能活动，不产生芽孢，无荚膜。只感染人，人可长期带菌，甚至终生。在自然界生存能力较强，耐寒，在水中可存活 3 周，在粪便中存活 2 月。对光、热、干燥及消毒剂抵抗力弱，60℃30 分钟或煮沸后迅速死亡。传染源为病人及带菌者。病程 2~4 周传染性最强。病菌污染水、食物经口感染，日常生活接触、苍蝇、蟑螂等媒介亦可进行传播。水源污染可造成暴发流行。人群普遍易感，病后获持久性免疫力。

潜伏期 3~60 日。以持续发热、相对缓脉、特殊中毒症状、脾肿大、玫瑰疹及白细胞减少为主要特征。典型伤寒分为初期、极期、缓解期和恢复期。

除典型伤寒外，根据临床症状又分为：轻型、暴发型、迁延型和逍遥型。在整个病程中，存在复发和再燃现象。

治疗方法为药物治疗，应用抗生素及中药治疗。对症治疗及积极治疗肠穿孔、肠出血等并发症。

伤寒及副伤寒病人的护理如下：

1. 按传染病一般护理常规，消化道隔离。

2. 伤寒饮食要三忌：①忌食多渣、多纤维食物，如芹菜、韭菜、圆白菜、竹笋、梨、香蕉等。②忌食过硬难消化的食物，如豆类、花生、油炸食品及硬果。③忌饮食过饱，少食用产气多的甜食和乳品。因饮食过饱和食用过硬与含渣及多纤维的食物，会增加胃肠蠕动，而诱发肠出血、肠穿孔。因此，伤寒病人饮食宜高营养易消化的半流质饮食，如米粥、藕粉、面片、菜汤、馒头等。并应控制每次食量，宜少量多餐（每餐吃七八成饱）。

3. 便秘时禁用泻药及高压灌肠，泻药能促使肠蠕动加快，高压灌肠则使肠腔充盈、扩大，肠壁变薄，容易诱发肠出血和肠穿孔。便秘可用小肥皂头或安钠素栓塞入肛内或开塞露肛内注入，如上述方法不能奏效，可口服液体石蜡等润滑剂，或酌情用 300ml～500ml 生理盐水低压慢速灌肠。腹胀不宜用新斯的明，宜用肛管排气、松节油腹部热敷，但应注意不要烫伤。腹泻一般不用鸦片制剂，宜用碱式碳酸铋。

4. 高热时不要轻易用退热发汗药，适当用温水、酒精擦浴或头部冰敷。

5. 严密观察肠出血、肠穿孔。在病程 2～4 周，发现病人排柏油样或果酱样粪便时，应警惕出血的可能。少量出血，可无症状或仅有轻度头晕、心慌。如头晕和心慌加重、出冷汗、体温骤降、烦躁不安、面色苍白，提示大量肠出血，应立即止血。如病人突然持续腹痛、呃逆、恶心、呕吐、腹壁紧张、大汗淋漓、脉细速、呼吸快，为肠穿孔表现，应尽快手术修补。

6. 控制随意活动。病人随意活动和过度用力，易诱发肠出血、肠穿孔。病人必须卧床休息直至病程第 5 周，才能逐渐下地活动。做好生活护理，保持皮肤清洁，防止褥疮发生。意识障碍者，应注意安全，防止摔伤及其他意外。

7. 病人用物、居室环境及排泄物应进行彻底消毒：①住室、家具用 1.5% 过氧乙酸喷雾，2.5ml/m^3，作用 2 小时；或过氧乙酸熏蒸，用量 1g～

2g/m，作用 2 小时。0.2%～0.5% 过氧乙酸擦拭，500～2 000ppm 有效氯消毒剂擦拭。②衣服、被褥用环氧乙烷处理 20～24 小时，煮沸 30 分钟或 0.2%～0.4% 过氧乙酸浸泡 30 分钟。③餐具、水杯煮沸 30 分钟（加 0.5% 肥皂或碱），或高压蒸汽灭菌 121℃30 分钟。④剩余食物煮沸或高压蒸汽灭菌 121℃30 分钟。⑤便器用 3%～5% 漂白粉或 0.2%～0.5% 过氧乙酸处理 60 分钟。⑥排泄物、分泌物加等量或双倍量 20% 漂白粉或 0.5%～1% 过氧乙酸作用 1～2 小时。⑦垃圾用 1% 次氯酸钠溶液喷洒消毒或焚烧。

8. **伤寒的预防**：①管理传染源：隔离治疗直至停药后，粪便连续培养 3 次阴性。带菌者予以彻底治疗，对饮食业、水源管理人员及托幼机构人员应调换工作岗位，并定期化验粪便，1 年后无传染性，方可恢复原工作。接触者需观察 23 日。发现病人，协同医疗防疫部门，尽早尽快查清传染源，予以根治，并进行卫生监督。可疑者作粪便培养，阳性者按病人治疗处理。②切断传播途径：开展爱国卫生运动，养成良好个人卫生和饮食卫生习惯；搞好"三管一灭"即粪便管理、水源管理、饮食卫生管理和消灭苍蝇，把好病从口入关。③预防接种：易感人群注射伤寒、副伤寒甲、副伤寒乙三联菌苗。

副伤寒是一种急性消化道传染病。包括副伤寒甲、副伤寒乙和副伤寒丙 3 种。其病原分属于沙门菌属 A、B、C 3 个血清群。临床表现、治疗、护理、预防与伤寒相似，其病情轻、病程短，预后良好。

第八节　细菌性痢疾

细菌性痢疾是由痢疾杆菌引起的急性肠道传染病。各种年龄都可能发病。病原为痢疾杆菌，系革兰阴性杆菌，根据生化反应及抗原组成，痢疾杆菌可分为 A 群（志贺菌及舒氏菌）、B 群（福氏菌及其血清型）、C 群（鲍氏菌及其血清型）、D 群（宋内菌属）。致病菌在体外生命力较强。蔬菜、水果中生存 11~24 日。牛奶中生存 24 日，阴暗潮湿及冰冻情况下生存长达数周。阳光直射 30 分钟或 60℃ 10 分钟即死亡，各种消毒剂都能迅速将其杀死。传染源为急性和慢性病人及带菌者。传播途径为致病菌污染水、食物和器具，经口感染。食物和水源传播可引起大暴发，大流行。各种年龄均可发病，但以儿童、青壮年多见。

潜伏期数小时至 7 日。主要特征有腹痛、腹泻、脓血便、里急后重及全身中毒症状。依病程长短分为急性菌痢与慢性菌痢。

急性菌痢按病情轻重分为轻型、重型和普通型。慢性菌痢为急性菌痢迁延不愈或反复发作，病程 2 个月以上，因不同诱因而出现腹痛、腹泻等急性菌痢症状。

治疗原则为积极抗感染、对症治疗。注意维持水、电解质平衡并及时抢救循环及呼吸衰竭。

痢疾病人的护理如下：

1. 按传染病一般护理常规。高热按高热护理常规。消化道隔离。

2. 病人用物及排泄物应进行消毒

（1）餐、茶具煮沸 20~30 分钟或 0.2%~0.5% 过氧乙酸浸泡 30~60 分钟，剩余食物煮沸 20~30 分钟。

（2）痰杯、便器冲洗后浸泡于 3%~5% 漂白粉澄清液或 0.2%~0.5% 过氧乙酸中 30~60 分钟。

（3）排泄物、分泌物经 20% 漂白粉处理 6 小时，1% 次氯酸钠、0.5%~1% 过氧乙酸作用 1~2 小时。

3. 病人禁吃生冷瓜果，如冷饮、凉拌菜，宜食用低脂，少渣，易消化的米粥、藕粉、面条、面片等，随病情恢复逐步改为正常饮食。腹泻频繁、恶心、呕吐，不能进食者，口服补液溶液（ORS），多饮盐糖水、米汤及橘汁。严重脱水的病人需静脉补液，以补充丢失的水和盐分。

4. 注意观察病情，急性菌痢在发病 24 小时内，容易发展为中毒性痢疾。对发病 24 小时内的病人，要勤观察体温、脉搏、血压、面色、手脚温度及精神状况。若病人持续高热，血压下降，面色发白，手脚发凉（小儿烦躁抽风）等，应警惕转为中毒性菌痢的可能。并立即报告处理。

5. 为防止肛周皮肤破溃，幼儿不要包裹太紧。每次便后用细柔卫生纸擦净，再用温热水毛巾清洗抹干，然后涂抹植物油或防护油保护皮肤。破溃处涂抹紫草油、鱼肝油或氧化锌软膏。肛裂或脱肛者，先用1:5 000高锰酸钾溶液坐浴，坐浴前消毒浴盆。坐浴时将肛周浸泡于溶液中，用淡盐水毛巾托回肛门外露部位。每次坐浴约20~30分钟，每日2次。老龄体弱病人需有人照看，以免摔倒和发生意外。

6. 服用抗生素后注意观察用药效果，如病人腹痛减轻，排便次数减少，体温下降，则病情好转治疗有效，如上述症状加重，应换药治疗。

7. 重型和中毒型菌痢病人的护理

（1）专人护理，随时做好急救准备。保证病人安全，防止坠床。做好口腔护理，预防口腔感染。

（2）密切观察血压、体温、脉搏、神志、面色、肤色、四肢温度、瞳孔变化及有无惊厥。发现异常及时报告。

（3）保持呼吸道通畅。

8. 准确记录出入量，观察粪便量、次及性状的变化。腹痛时可用热水袋热敷或针灸止痛。

9. 慢性菌痢可在家自我疗养，注意饮食卫生，不要暴饮暴食，少进或不进生冷、油大、多渣、辛辣刺激性食品，注意劳逸结合，避免腹部着凉。根据病情采用中西医结合综合治疗措施，如针灸等。

10. 痢疾的预防措施

（1）管理传染源：隔离病人并予以彻底治疗。对托幼机构、饮食行业及炊事人员，定期进行粪便培养，对慢性菌痢及带菌者，应暂调工作岗位，经治愈后才能恢复原工作。

（2）切断传播途径：首先把住病从口入关，加强水及粪便的管理。消灭苍蝇、蟑螂。搞好饮食卫生，做到不吃生冷、不洁蔬菜瓜果，不饮生水，不食用腐败变质食物，剩余饭菜煮沸消毒后食用。养成饭前便后洗手的习惯。不与病人共餐，不共用餐具。凡护理病人后，均应充分洗手，以防传染。病人住所、用物、排泄物按规定进行消毒。

第九节　霍乱及副霍乱

霍乱及副霍乱是由霍乱弧菌所致，是烈性肠道传染病。传播速度快，波及范围广，属三大国际检疫传染病之一，也是我国法定管理的甲类传染病。病原为霍乱弧菌，包括两个生物型即古典生物型和埃尔托生物型。前者引起霍乱，后者引起副霍乱。霍乱弧菌对干燥、日光、热及消毒剂均敏感，耐碱不耐酸，在正常胃酸中仅生存4分钟。病人及带菌者为主要传染源，轻型病人和带菌者不易发现，是最危险的传染源。病菌随病人的吐泻物排出体外污染水，或由苍蝇携带病菌污染食物而传播。水为主要传播途径，可造成暴发流行。人群对本病普遍易感。船民、水上作业人员及居住条件差的人群发病多。人群流动及交通频繁地区，可使本病扩散流行。

潜伏期短则数小时，一般1~3日，多数起病急骤。临床表现轻重不一，重者剧烈吐泻、脱水、代谢性酸中毒、失水性休克及急性肾功能衰竭。典型病例临床表现为3期：吐泻期、脱水期、恢复期或反应期。

治疗原则为迅速补液，避免或纠正水、电解质紊乱。抗菌治疗可选用多西环素及四环素等。剧烈吐泻、肌肉疼痛不止、少尿或无尿者可予以针刺等对症治疗。

霍乱及副霍乱病人的护理如下：

1. 按传染病一般护理常规。病人及可疑者均应住院治疗并实行严密隔离，及时发出疫情报告。

2. 病人吐泻物、用具及污染物品消毒

（1）病人吐泻物、分泌物加两倍量的20%漂白粉、20%石灰乳、1%过氧乙酸混匀作用4~6小时。

（2）便器用5%漂白粉或0.5%过氧乙酸浸泡1小时。

（3）生活污水，每升加漂白粉2g~5g，作用2小时。

（4）居室用具用1.5%过氧乙酸喷雾，用量25ml~30ml/m，或1.5%过氧乙酸熏蒸，用量1g~2g/m，作用2小时。

（5）衣被及日常用具用环氧乙烷消毒，0.4%过氧乙酸浸泡或煮沸30分钟。

（6）水杯、餐具煮沸或高压蒸汽灭菌121℃ 30分钟。

（7）手用肥皂水刷洗后流水冲洗，0.2%过氧乙酸溶液擦手，0.1%优氧净溶液洗手。

3. 食用流质，少量多次饮用糖盐液、米汤或口服补液溶液。配方1：葡萄糖22g，氯化钠3.5g，碳酸氢钠1.5g，氯化钾1.5g，加开水1 000ml。配方2：葡萄糖24g，氯化钠4g，碳酸氢钠3.5g，柠檬酸钾2.5g，加开水1 000ml。吐泻剧烈者禁食，恢复期逐渐增加饮食。

4. 迅速准确进行静脉补液，原则是早期、快速、足量、先盐后糖、先快后慢、纠酸补碱、见尿补钾，同时加强监护，预防肺水肿或心力衰竭发生。大量快速补液时，液体应加温至38℃，保持输液管道通畅，保证液体量能按计划输入，注意观察输液反应。对年老、婴幼儿心功能不全者，补液速度不能过快。

5. 准确记录出入量及吐泻物性状，为补液提供依据。

6. 观察体温、脉搏、呼吸、血压、皮肤温度的变化及脱水程度，体表温度低时可用热水袋保温。

7. 预防措施

（1）经常性预防措施：①做好国境卫生检疫和国内交通检查。出入疫区人员、交通工具必须检疫、消毒与必须留检。②建立健全疫情报告制度，做到早发现、早诊断、早隔离治疗。③管理好粪便、水源及饮食，消灭苍蝇。讲究个人和饮食卫生，改善环境卫生。

（2）发现疫情的紧急措施：①病人及带菌者住院隔离，直至症状消失、粪便培养连续3次阴性。②划定疫点疫区，进行疫点处理，包括封锁疫点、隔离消毒、灭蝇及处理尸体等。做好粪便、水源及饮食管理。③接触者应就地观察，粪便培养3次阴性，才能解除隔离。病人家属除密切观察外，还应连服四环素3日。

（3）预防接种，曾发生过疫情的地区及交通线如港口、城市，于5月份进行1次人群普遍接种菌苗，必要时7月份加强注射1次。

第十节　流行性乙型脑炎

流行性乙型脑炎（简称乙脑）为人畜共患的自然疫源性疾病，是由乙脑病毒引起的中枢神经系统的急性传染病。重型乙脑病后可留有后遗症。病原为乙脑病毒，属B组虫媒病毒，为单链核糖核酸病毒。除人感染外，猪、马、牛、羊、鸭、鹅等60多种动物都可感染，猪的感染率100%。该病毒对热、乙醇、甲醛、乙醚等较敏感，对低温、干燥抵抗力强。传染源为被感染的动物和人。猪的感染率最高，成为该病的重要传染源。传播媒介是经蚊虫叮咬传播，三带喙库蚊为主要传播媒介。人普遍易感，多为隐性感染。以儿童、青年发病率高。流行特征是7~9月为发病高峰。热带、亚热带和温带为主要流行区。我国南方炎热多雨，发病率高于北方，发病季节亦提前。

潜伏期4~21日，一般10~14日。主要临床特征有高热、惊厥、呼吸衰竭、意识障碍及脑膜刺激征。典型病例分以下4期：

1. 初期　病程1~3日。起病突然，有高热、颈项强直，伴头痛、恶心、呕吐、精神萎靡。

2. 极期　表现高热、意识障碍、惊厥、抽搐、呼吸衰竭、脑水肿及脑疝。

3. 恢复期　病程第10~14日，体温逐渐下降恢复正常，意识逐渐清醒，病情趋向稳定。

4. 后遗症期 发病半年后，少数病人仍留有意识障碍、失语、痴呆、耳聋、尿便失禁、肢体瘫痪等。

治疗原则为一般支持治疗、对症处理。控制体温在 38.5℃ 以下，控制惊厥、抢救呼吸衰竭、应用抗生素及免疫增强剂治疗。恢复期及后遗症期加强功能锻炼，可采用中药、针灸、理疗和体疗。

乙脑病人的护理如下：

1. 一般护理

（1）按传染病一般护理常规。昆虫隔离。昏迷按昏迷病人护理常规。

（2）病人应住院治疗，严格卧床直至恢复期，进食、饮水、洗漱、排尿便均由他人协助，住室安静、凉爽、无蚊蝇。保证病人安全，狂躁不安加置床档，用约束带固定肢体，为避免约束带损伤皮肤，约束带下垫以海绵、棉花等柔软物品。

（3）保持口腔清洁，预防口腔感染，加强皮肤护理，防止发生褥疮。

2－对症护理 重点是极期控制高热、制止惊厥、预防和抢救呼吸衰竭。

（1）高热护理：乙脑病人高热属中枢性发热，降温困难，常降下来又很快复升，并可引起抽搐、脑水肿而加重脑损害。因此，必须控制体温在 38.5℃ 以下。包括：①2～4 小时腋下测量体温 1 次。②头部、颈部、腋下及腹股沟等大动脉处持续冰敷并及时更换冰袋，耳垂、耳轮及阴囊等皮肤薄嫩处，垫敷纱布以免冻伤。③体温超过 40℃，同时用温水。凉水或 40% 酒精擦浴，除胸腹、手脚心外，擦至全身皮肤发红为度。若体温不退，交替应用物理降温和药物降温。④室温高不利于降温，设法控制室温在 25℃～27℃，可床下放置冰块，电风扇吹风，有条件时可装空气调节器，但应防止病人着凉。⑤冷盐水灌肠。

（2）惊厥护理：惊厥是乙脑的严重症状，高热、脑水肿、缺氧都可引起。包括：①观察惊厥先兆，及早采取措施，一旦发生，不要惊慌、喊叫、摇晃刺激病人，应让病人静卧床上，头侧向一边，便于口、鼻腔分泌物流出。松开领扣、裤带，取下假牙、眼镜，用压舌板、开口器垫于上下牙之间，防止咬伤舌头、嘴唇。②随时做好气管切开等抢救准备，行气管切开按气管切开常规护理。③立即加大给氧并针刺或指压人中、合谷等穴位，同时注射安定、异丙嗪等镇静药。④针对原因加以处理，高热应降温，脑水肿用脱水剂，呼吸道痰液阻塞应迅速清除。

（3）呼吸衰竭护理：呼吸衰竭是乙脑死亡的重要原因，常因呼吸道痰液阻塞引起。包括：①密切监视呼吸频率、节律及缺氧的动态变化，发现病人呼吸时深时浅、快慢不均、嘴唇指甲发绀，应立即报告。②及时设法清除呼吸道痰液，采取体位引流、定时雾化吸入、翻身拍背、吸痰。方法是：先进行雾化吸入稀释痰液，然后边拍背边吸痰。

3. 脑水肿的护理

（1）密切观察血压、呼吸、瞳孔的变化，尽早发现脑水肿及脑疝先兆。

（2）注意保护头部，进行翻身拍背操作时，由专人固定头部，严禁坐立抬头和来回搬动。明显脑水肿和脑疝应就地抢救，如需搬动须经脱水治疗，等病情平稳后，在医护人员的监护下，平卧搬运护送，忌头部来回摇晃颠簸，以免突然发生脑疝死亡。

（3）按时按量准确使用脱水剂，并详细记录尿量。

4. 保持排便通畅　乙脑病人常有粪便秘结，使肠内毒素积存，刺激脑细胞产生毒性反应，加重脑损害。超过3日未排便，应帮助病人通便，肛门塞入直径约1cm、长3cm~5cm的圆锥形小肥皂头或甘油栓；肛内注入开塞露，同时腹部作环形按摩。上述方法无效时，可食指套上塑料袋或戴乳胶手套，用油滑润后，插入肛内，掏出粪便。盐水灌肠或服用缓泻剂常可通便，因易引起粪便稀溏，便次增多，增加搬动病人的次数，故应用较少。

5. 解除尿液潴留　除导尿外，可按揉压迫膀胱协助排尿，方法是先轻轻按揉膀胱，然后自膀胱底向下挤压尿液，直至尿液排净。压迫膀胱时，开始用力不要过猛，待有尿液流出，逐渐加大力量，以免损伤膀胱。一般4~6小时1次，若间隔时间过长，尿液积存过多，膀胱充盈过度，膀胱壁变薄，按揉压迫时易造成损伤。用脱水剂者2小时1次。

6. 保证热能供给 供给足够高热能、高营养膳食，如肉类、乳类、蛋类及水果。进食困难者鼻饲，饮食以牛奶、可可、奶油、蛋黄、香油混合而成。成人每次250ml～300ml，儿童100ml～200ml，每日5～6次，餐间加鸡汤、排骨汤、橘汁、果汁等，每次200ml～250ml。恢复期为帮助病人自食，从口腔多次少量地试喂流质饮食和水。待吞咽、咀嚼功能恢复，可拔除胃管，改口腔进食。常用蛋羹、肉末面片、稀粥、面条、菜泥、果泥等柔软食物。进食中病人出现不愿张嘴、口含食物不愿咀嚼吞咽，要耐心说服鼓励，边喂边按摩下颌关节，刺激病人张嘴咀嚼和吞咽食物。为保证病人足够的进食量，应多次用餐。

7. 瘫痪肢体的功能训练 恢复期尽早对瘫痪的肢体实施功能训练，方法是：

（1）先用揉、按、推、敲等方法按摩病人患肢肌肉、肌腱、关节，然后一手扶住或托起肢体近端，另一手扶住肢体远端，作正常范围内屈伸外旋转活动。操作时用力要均匀，动作要缓和，活动幅度由小到大，由轻到重，从慢到快，活动顺序先上肢后下肢，先大关节后小关节，每天至少2次。

（2）协助病人床上翻身，抬头、半坐、靠坐、坐立等姿势训练。

（3）有条件时将病人放入盛满39℃～42℃热水浴缸中水浴，同时做被动和主动运动。

（4）当患肢稍有收缩动作时，应鼓励、指导并协助病人以健肢带患肢进行主动运动，作举臂摸头抓物、伸屈肘腕、抬腿弯膝等动作。

（5）下肢功能有一定恢复，搀扶病人下地扶床站立行走，挂拐站立行走，直到独立行走。功能锻炼期间，要谨慎小心，不要摔伤、扭伤、碰伤，要关心体贴、鼓励病人持之以恒，树立信心，不得中途停止。

8. 智力、听力、言语的训练 让病人收听广播，教病人学说简单词汇，认字，看简单地画书，计数，与病人交谈，玩扑克，下象棋，练习写字，反复刺激，促进听力、语言、智力的恢复。

9. 恢复期、后遗症期 病人消瘦、营养不良，要注意保暖，防止感冒。注意皮肤清洁卫生，防止褥疮及其他并发症发生。

10. 乙脑的预防措施

（1）灭蚊防蚊，搞好周围环境卫生，清除房前屋后蚊虫滋生地。夏秋季节，喷洒灭蚊药灭蚊，安装纱门纱窗，挂置蚊帐，防止叮咬。

（2）提高人群免疫力，注射乙型脑炎疫苗。

第十一节　狂犬病

狂犬病是由狂犬病病毒引起的急性中枢神经系统传染病。狂犬病病毒为核糖核酸型弹状病毒。该病毒对神经组织有强大的亲和力，存在于病兽及病人的神经组织和唾液中。易为日光、紫外线、甲醛、升汞、季胺类化合物、脂溶剂、50%～70%酒精等灭活，其悬液经56℃30～60分钟或100℃2分钟即失去活力。对低温有较大的耐受力，于-70℃或冻干后置0℃～4℃可保持活力数年。被感染的组织可保存于50%甘油内送检。传染源主要是病犬，其次是病猫和病狼，某些家畜和野兽如牛、羊、猪、狐、貂等以及啮齿类动物也可感染得病。传播途径是病毒通过被咬的伤口侵入体内，也可通过其他皮肤损伤或正常黏膜使人感染。偶有接触病畜的血、尿，进食染毒肉，吸入含有病毒的气溶胶而感染。人对狂犬病病毒普遍易感。发病与否与咬伤部位、创伤程度、伤口局部处理情况和衣着厚薄及注射疫苗情况有关。头、面、颈部、手指等创伤，伤口大而深者发病机会较多。伤口局部迅速彻底清洗及衣着厚者发病机会较少。及时、全程、足量注射狂犬疫苗者发病率低。

潜伏期10日～12个月，一般在3个月以内。潜伏期的长短与年龄大小呈正比，与伤口部位高低、伤口的深浅、入侵病毒的多少和毒力的强弱呈反比。大多数病人有低热、食欲不振、恶心、头痛（多在枕部）、倦怠及周身不适等。继而出现恐惧不安，对水、声、光、风、痛较敏感，并有喉头紧缩感。较有诊断意义的早期症状是伤口及其附近感觉异常，有麻、痒、痛及蚁走感。突出表现是恐怖、恐水、怕风、发作性咽肌痉挛及呼吸困难等。交感神经功能亢进时，唾液分泌增多、大汗淋漓、心率加快、血压及体温升高。因括约肌功能障碍而排尿、排便困难者也可见。部分病人可出现精神失常、谵妄、幻视、幻听、冲撞嚎叫等，病人常在发作中死于呼吸衰竭或循环衰竭。

治疗原则包括：

1. 对狂躁、痉挛的病人可用镇静剂。咽肌和辅助肌痉挛不能为镇静剂控制时，可考虑气管切开、采用肌肉松弛剂或间歇正压给氧。有心动过速、心律失常、血压升高时，可用 β - 受体阻滞剂或强心剂，有脑水肿应给予脱水治疗。

2. 有脱水时，给予足量的液体。鼻饲给予营养成分和水分。纠正水与电解质紊乱。

3. 高效价免疫血清 10ml 20ml 肌内注射，同时行疫苗接种。

狂犬病病人的护理如下：

1. 采取严密隔离方式。

2. 最好专人护理，医护人员应经过免疫接种。在护理工作过程中防止病人的抓伤或咬伤。

3. 将病人置于较暗而安静的单人房间，避免一切不必要的刺激如音响、光亮、阵风等，特别避免病房内有水声。各项治疗护理工作尽量集中 1 次做完，输液最好使用套管针或静脉切开，尽量减少对病人的刺激，保证病人的安静与休息。

4. 做好安全保护，必要时加床档，防止病人坠床。剪短指甲，用布袋将手套住，以防抓、挠等自伤。

5. 注意观察有无脱水和电解质紊乱的临床表现。观察痉挛发作的部位、次数和程度。定时测量生命体征，观察有无缺氧、呼吸困难和循环衰竭现象。

6. 保持室内清洁。每日进行空气消毒，防止肺部感染。定期伤口换药，避免伤口感染。

7. 气管切开者按气管切开常规护理。

8. 必要时给予鼻饲，补充营养和水分。

9. 不能自行排尿者，应定期按压膀胱排尿，尽量使病人自己排尿。必要时给予留置导尿管。

10. 预防措施

（1）伤口处理：早期的伤口处理极为重要。疑被有狂犬病的动物咬伤或抓伤，应及时用20%肥皂水、0.1%新洁尔灭或50%～70%乙醇等充分冲洗伤口，并不断擦拭。伤口较深时，用棉签伸入伤口深部反复擦拭，然后用导管伸入，以肥皂水作持续灌注清洗。如有免疫血清，作皮试阴性后，可注入伤口底部和四周。伤口不宜缝合和包扎。

（2）预防接种：接种对象为被狼、狐等野兽咬伤者；被发病的犬、猫所咬者；皮肤伤口为狂犬唾液沾污者；伤口在头、颈、肩、手等处，或伤口较大而深者，尤其是小儿，且确知当地有狂犬存在；无防护皮肤被咬、无流血的轻度擦伤或抓伤，破损皮肤被狂犬舔过者；医务人员的皮肤破损处被狂犬病病人的唾液沾污者等。

地鼠肾细胞疫苗副作用小，效果好。佐剂疫苗、浓缩佐剂疫苗及冻干浓缩疫苗全程肌内注射，分别在0、3、7、10、30日各注射1针（2ml），严重咬伤者疫苗可加用全程10针（0～6日每日1针，后于10、14、30、90日各1针）。

人二倍体细胞疫苗，罕见不良反应，效果良好。被咬后0、3、7、14、28、90日各注射1针，以三角肌处注射为好。

鸭胚疫苗，每日于腹部或背部肩胛缘皮下注射1ml，2岁以内儿童每次0.25ml，2～5岁0.5ml，5岁以上同成人。将注射部位分为4区，交替接种，疗程14～21日。如咬伤部位为头部或颈部，或被咬伤者为小儿，则前7日每日注射2次，后7日每日注射1次。如被咬者以往曾接受过全程疫苗接种，则立即皮下注射疫苗 1ml，继于 10、20、90 日各注射 1ml。

抗狂犬病马血清与人体抗狂犬病球蛋白，每支 10ml，含 1000IU；成人剂量为 20ml，儿童每公斤体重为 40IU。皮试阴性后方可应用，以一半剂量在局部伤口处注射，另一半剂量肌注。人抗狂犬病球蛋白的 1 次剂量公斤体重为 20IU。上述免疫血清必须在注射结束后 10、20、90 日再给予接种激发量疫苗。

第十二节　流行性出血热

本病是由出血热病毒引起的动物源性急性传染病。病后获持久免疫力。流行性出血热病毒属布尼亚病毒科，汉坦病毒属。为核糖核酸病毒。不耐酸，在 pH 值 5.0 以下的偏酸环境难以生存。加热 56℃30 分钟、75% 乙醇、2.5% 碘酒及紫外线照射 30 分钟可使其灭活。野鼠及褐家鼠是该病的主要传染源。本病可经多种途径传播：

（1）直接或间接接触带毒的排泄物、污染破损皮肤和黏膜而感染。

（2）受排泄物污染的尘埃飞散在空气中，经呼吸道侵入人体。

（3）排泄物污染食物经消化道侵入人体。

（4）螨叮咬带病毒或患病的鼠后再叮咬人，将病毒传给人。

（5）受病毒感染的孕妇，通过胎盘将病毒传给胎儿。

人群普遍易感，以青壮年发病率高。全年均有发病，10～12 月为流行高峰，5～6 月为流行小高峰。多在林区、湿草地、河湖低洼地和水网稻田区域散发流行，并与鼠率高低相关。

潜伏期 8～39 日，一般 14 日。以发热、低血压、出血、肾脏损害为基本特征。临床经过分 5 期：

（1）发热期：发热为首发症状，体温可达 39℃～40℃，持续 3～13 日，呈弛张热或稽留热。病人有"三痛"即头痛、眼眶痛、腰痛。"三红"即颜面呈酒醉貌，颈部、胸部潮红，眼结合膜充血。伴恶心、呕吐等胃肠道症状，皮肤黏膜可见出血斑点。

（2）低血压期：多在退热前 1～2 日或退热期出现，一般持续 1～3 日，短则数小时，长达 6 日以上，前期症状加重，病人口渴、烦躁不安、面色苍白、四肢发凉、出冷汗、脉细数弱甚至难以触及、血压下降、心音低、谵妄、狂躁、昏迷。

（3）少尿期：一般出现在低血压的中后期，每日尿量少于 500ml 甚至尿闭（每日尿量在 50ml 以内）。部分病人尿内出现白色或带血色膜状物。病人常出现不同程度的尿毒症、酸中毒及电解质紊乱。重症者可并发心力衰竭、肺水肿、脑水肿、脑出血、皮肤瘀斑及各腔道出血。少尿期一般 2～5 日，若持续不缓解则是病情加重的表现，该期目前病死率约占 2/3。

（4）多尿期：少尿期后出现多尿，是病情好转的表现。昼夜尿量增达 3 000ml～10000ml，易致失水、低血钾和低血钠，个别继发感染可发生第 2 次休克。本期一般持续 7～14 日，少数长达数周。

（5）恢复期：尿量恢复至每昼夜 3 000ml 以下，各种症状逐渐消失，夜尿逐渐减少。

治疗原则是根据临床不同分期给予中西药物治疗及对症治疗。

流行性出血热病人的护理如下：

1. 按传染病一般护理常规。昆虫隔离。

2. 发热期的护理

（1）绝对卧床休息，及早就地治疗，避免搬动颠簸。

（2）高热时用冰敷或冰枕降温，不宜用酒精擦浴。禁用发汗退热剂，以避免出汗致水分丢失过多而加重低血压休克。

（3）准确记录出入量，保证饮食水分的摄入。饮食要清淡易消化，不能进食者可静脉补液，以平衡盐液为主。每日用量约为 1 000ml～2 000ml。

（4）保证输液通畅，注意保护血管。输液时严密观察输液反应，防止肺水肿的发生。

（5）发热期应每2~4小时测1次血压，以及早发现低血压和休克。

3. 低血压期的护理

（1）病人平卧位，注意观察病情变化，应30~60分钟测量一次血压、脉搏。

（2）继续静脉输液，仍以平衡盐液为主，休克时加输低分子右旋糖酐。输液的原则是先快后慢。治疗开始时，如病人无心衰，输液速度应在5ml/分钟以上，重症休克病人则可先静推200ml~300ml，然后快速静滴，至休克好转后减慢速度。

（3）每输入1 000ml，应注意检查颈外静脉充盈度，并观察休克好转的情况，如血压回升、脉搏减慢、尿量增加、精神状态好转及皮肤温度回升等，以调整输液量及速度。

（4）如血容量基本补足而仍有休克时，应考虑使用血浆或血管活性药物。出现心功能不全征象时，给予强心剂。

（5）仍需准确记录出入量。

4. 少尿期的护理

（1）此期饮食以高糖类、多维生素、低钾、低蛋白的半流食为宜，如西瓜汁、绿豆汤、南瓜汤、藕粉、蜂蜜等，每日争取提供糖类200g左右。

（2）严格控制液体摄入量，量入为出。服用导泻药时必须准确记录尿量及大便次数、量和性质的变化。

（3）密切观察血压、脉搏、精神、意识及有无出血，发现异常及时报告，迅速处理。

（4）病人抵抗力很差，容易发生肺炎、化脓性腮腺炎及胃肠炎等继发感染，故应注意保护病人。保持口腔清洁，常用复方硼砂溶液或温盐水清洁口腔。避免受凉，开窗通风时，风不能直吹病人。保持皮肤清洁干燥，预防发生褥疮。

5. 多尿期的护理

（1）补充水分与电解质，防止发生脱水与电解质紊乱。

（2）病人免疫功能差，应防止发生继发感染，卧床休息，注意保暖，保持口腔及皮肤卫生。

（3）多尿开始1周后，逐渐增加营养丰富、易消化、含钾高的饮食，但不宜过早和过快增加高蛋白饮食，以免增加肾脏负担。含钾高的食物有蘑菇、海带、大枣、油菜、菠菜、菜花、土豆等。

6. 恢复期应加强营养，适当休息，避免劳累，逐渐增加活动量。

7. 预防措施

（1）灭鼠防鼠，疫区内，于4月前后及秋收前动员组织1次大面积灭鼠。生熟食品妥善储藏，不食用被鼠排泄物污染的食物。

（2）灭螨、防螨，搞好室内环境卫生和个人卫生。疫区内凡鼠类经常活动或经过的地方宜喷洒杀虫剂。野外作业扎紧袖口、裤腿或涂抹驱避剂或防虫剂，防螨叮咬。

（3）宣传防病措施，做好疫区群众的防病知识教育，在疫区发现可疑病例应就地尽早治疗抢救，防止盲目转运求医而加重病情。

（4）做好消毒工作，对宿主动物尸体及排泄物、病人血和尿及其污染物均应按要求消毒，避免污染环境。

第十三节　钩端螺旋体病

钩端螺旋体病（简称钩体病）是一组致病性钩端螺旋体（简称钩体）引起的急性传染病。病原为致病的钩体。在干燥的环境下几分钟即死亡，对稀盐酸、漂白粉、来苏水、苯酚、70%乙醇、肥皂水和0.5%升汞等一般消毒剂敏感。传染源主要是鼠类、猪，有时犬、牛、羊、猫等也可成为传染源。钩体病及其恢复期病人可排钩体半年到1年。隐性感染可导致健康带钩体者，所以应注意人类也是钩体的宿主。传播途径有：①被鼠、猪带钩体的尿液污染外环境，人类接触疫水和土壤，钩体经皮肤、黏膜，特别是破损皮肤侵入机体。②进食了被鼠、猪的带钩体尿液污染的食品、水而感染。⑧通过哺乳及先天性感染也可发病。人群普遍易感，从事农业、渔业劳动者发病率较高。

潜伏期一般为 1～2 周，平均为 10 日。起病急骤，有高热、倦怠乏力，以腿软明显，头痛、肌痛，尤以腓肠肌、颈项、腰背肌、大腿肌等部位常见。眼结合膜充血，腓肠肌压痛，表浅淋巴结肿大。以上是本病早期所谓的"三症状"（寒热、酸痛、身软）和"三体征"（眼红、腿痛、淋巴结肿大）。疾病中期，可发生黄疸伴有出血症状、肾功能衰竭、肺出血和无菌性脑膜脑炎。在恢复期，少数病人可在症状消退后几日至 3 个月左右，再次出现症状，称后发症，常见的有发热、虹膜睫状体炎、脉络膜炎、反应性脑膜炎、闭塞性脑动脉炎等。

治疗原则为对症治疗、支持治疗及抗生素治疗。

钩端螺旋体病病人的护理包括：

1. 采取血液、体液隔离措施。

2. 严格卧床休息，特别是有肺出血倾向的病人，严禁活动和过多搬动病人，应就地治疗。为防止褥疮，有条件地使用充气床垫或海绵垫，以免翻身过多搬动病人。使病人保持镇静，酌情使用镇静剂。

3. 鼓励病人进食，保证营养成分的摄入，增强机体抵抗力。给予含蛋白质和维生素（特别是 B1、C、K）丰富的饮食，以易消化饮食为主。

4. 严密观察病情，根据病情定时测量生命体征。在疾病早、中期至少应 4 小时测量 1 次，如有病情变化，应酌情测量。注意观察病人的精神状态，有无面色苍白、心率增加和呼吸加快状况。注意听诊肺部有无湿啰音，观察有无血痰和咯血，以便早期发现肺出血。观察病人有无黄疸，皮肤、黏膜有无瘀点、瘀斑，有无鼻出血、阴道流血、呕吐及便血等，以早期发现肝脏损害症状。观察病人有无剧烈头痛、谵语、瘫痪、呕吐、烦躁不安、颈项强直及抽搐等脑膜脑炎症状。观察病人尿量并准确记录。注意观察病人并发症的临床表现。

5. 有出血倾向时，及时建立静脉通道，并保持其通畅，保证液体和血液在规定时间内输入。

6. 高热者给予物理降温，必要时头戴冰帽，以防脑细胞受损。

7. 青霉素治疗时，常在首次注射后半小时~4小时出现赫氏反应（即治疗后钩体病加重反应）。有肺出血倾向时，使用青霉素前可先静脉滴注氢化可的松或肌内注射镇静剂。一旦出现反应，立即报告医生，并准备镇静剂，如氯丙嗪或苯巴比妥，同时做好对症处理准备。

8. 肺出血护理，在使用镇静剂时不宜使用对呼吸有抑制作用的药物。病人取斜卧位，给予氧气吸入。必要时可四肢定时扎止血带。保持呼吸道通畅，以防窒息。出血多时，可行头低脚高位给予体位引流，头偏向一侧，以便咯出的血液及时从口腔排出。如有血凝块堵塞，应用开口器将血凝块取出。如血液堵住气道，应及时用吸引器将血液吸出，必要时行气管插管或气管切开，清除血液。

9. 脑膜脑炎型钩体病病人常烦躁不安，应加床档，以防病人坠床，必要时使用约束带。

10. 如有肢体功能障碍，应将病人肢体置于功能位置，避免足下垂等，并帮助病人被动运动，加速肢体功能的恢复。

11. 有虹膜睫状体炎时，遵医嘱给予扩瞳治疗；眼部热敷，每日3次，每次20分钟，嘱病人避免强光刺激，戴有色眼镜。

12 预防措施

（1）控制传染源：疫区内做好灭鼠工作，管理好猪、犬、牛、羊等家畜，加强病畜的检疫。发现病人及时隔离。病人及病畜的排泄物，如粪、尿等应进行有效消毒，并避免其污染稻田、河流、水井等水源。

（2）切断传播途径：保护水稻田、池塘、河流、水源等不被污染，定期对流行区上述水域进行调查。加强疫水及粪便管理，修建厕所和改良猪圈，不让粪、尿进入稻田、池塘、河流和水源。收稻季节，尽量放干田间水，避免在疫水中游泳、洗澡等。对污染的水源和积水可用漂白粉或其他有效药物喷洒消毒。

（3）保护易感者：在流行区和流行季节，禁止到疫水中游泳、涉水或打鱼等。与疫水接触的人应穿长靴、戴胶皮手套，防止皮肤破损，减少感染机会。用与当地流行菌型一致的多价钩体菌苗。苯酚灭活的钩体多价菌苗有三价（含黄疸出血型、秋季型、蔡罗尼型）和五价（黄疸出血型、犬型、流感伤寒型、波摩那型、秋季型或澳洲型）两大类，在流行季节前1个月作皮下注射，成人第1次注射1ml，间隔7~10日注第2次2ml；2~6岁第1次和第2次各注射0.25ml和0.5ml；7~14岁按成人量减半。对高危易感者如孕妇、儿童、青少年、老人、实验室和流行病学工作人员、新进疫区者，疑有感染但无明显症状时，可每日肌内注射青霉素G 80万~120万U，连续2~3日，能降低发病率，减轻临床症状。

第十四节　莱姆病

莱姆病是由伯氏包柔螺旋体引起的人畜共患传染病。伯氏包柔螺旋体革兰染色阴性。适应于34℃~37℃温度的环境下生长。患病与带菌的动物为传染源。硬蜱为主要传播媒介，蛹期的蜱是主要传播者。病原体寄生于野生哺乳动物（如熊、鹿、鼠等）和鸟类的体内，经蜱叮咬后，携带病原的蜱再叮咬人或易感动物，再通过带病原体蜱的肠内容物反流、唾液或粪便进行传播。人群普遍易感。多见于野外工作者及疫区旅行、狩猎人员。5~8月蜱类活动季节为发病季节。我国多发生于黑龙江、吉林、内蒙古、新疆、河南等林区。

潜伏期3~32日，一般7~9日。以初发的皮肤损害，慢性移行性红斑，继而出现心脏损害、神经系统症状、关节炎等为主要特征。

皮肤、红斑多见于大腿、腋窝及腹股沟，有瘙痒、灼热感，略疼痛。一般2~3周自行消退。病初常伴有发热、头痛、肌肉酸痛、乏力等"流感"

样症状。

治疗原则为抗螺旋体治疗及对症治疗。

莱姆病病人的护理如下：

1. 按传染病一般护理常规。

2. 皮肤灼热、瘙痒，忌用热水烫洗，可用冷湿敷或止痒酒精使症状暂时缓解。

3. 长期肌注青霉素，要注意更换注射部位。出现硬结，可用50%硫酸镁湿热敷或理疗。

4. 当病人出现头痛、呕吐、颈项强直、惊厥等脑炎症状时，除严密观察病情外，应使其保持安静，减少刺激，保持呼吸道通畅，防止呕吐物吸入气管引起窒息。

5. 病人出现心前区疼痛、心悸、软弱无力等症状，提示心脏出现损害，嘱病人卧床休息，减少探视，避免劳累和情绪激动。输液者控制液体输入速度，饮食应少量多餐，以减轻心脏负担。同时，应严密观察病人血压、脉搏、心律的变化。

6. 关节红、肿、疼痛、运动受限，关节周围肌肉出现僵硬、萎缩。在病情允许的情况下应尽早进行锻炼，以恢复关节功能。锻炼前，可先用热水浸泡或石蜡热敷患处以缓解疼痛，在关节可耐受的限度内，做短距离的行走和简单的体操等运动，每日1~3次。关节疼痛较剧者，锻炼必须缓慢进行，出现疲劳即要停止。

7. 预防措施

（1）管理好患病和带病原体的动物，尽可能避免与之接触。人感染后应尽早治疗。

（2）普及该病的防病知识。蜱类活动旺季和发病高峰季节，进入疫区或接触自然疫源地，应加强个人防护措施，穿防护衣袜，使用驱蜱和杀蜱剂。

第十五节 疟 疾

疟疾是疟原虫引起的传染病。寄生人体的疟原虫有间日疟原虫、三日疟原虫、恶性疟原虫和卵形疟原虫4种。蚊体中的疟原虫孢子体通过疟蚊叮咬侵入人体。在肝细胞及红细胞内发育，裂殖体增殖入血，引起疟疾的临床发作。部分裂殖体增殖后的成熟雌雄配子体被按蚊吸入蚊体，在蚊体内增长发育为子孢子体，当蚊咬人时，子孢子随唾液侵入人体。疟疾病人和无症状的带虫者是唯一的传染源。疟疾由按蚊传播，国内主要传播媒介有中华按蚊、微小按蚊、雷氏按蚊。传播媒介的嗜血习性、种群数量和寿命是直接影响传播过程的3个因素。输入带疟原虫的血或使用被疟原虫污染的注射器，可感染得病。

间日疟、卵形疟潜伏期10~20日，我国东部和东北部存在着长潜伏期的间日疟，潜伏期可达8~10个月，三日疟为10~30日，恶性疟9~27日。输血感染多数为7~10日。

多数病人起病急骤，有恶寒、寒战、面色苍白、四肢厥冷、皮肤呈鸡皮样，体温升高，可达41℃，头痛、全身肌肉关节酸痛、口渴、口干。脉搏快而有力，颜面红，呼吸急促，重者可出现谵妄、昏迷；小儿可有惊厥，一般持续2~6小时。高热后，病人突发全身大汗，体温迅速下降，症状也随之消失。间日疟为间日发作的间歇热型，三日疟间隔2日发作1次。

个别病人可呈凶险发作。脑型出现烦躁、剧烈头痛、高热。肺型因急性肺水肿而致呼吸衰竭。胃肠型表现为腹泻，可有黏液血便，严重时造成脱水。黑尿热病人尿呈酱油色，有寒战、高热、腰痛、恶心及呕吐。

治疗原则为药物抗疟治疗。对凶险发作抢救，应使用高效快速抗疟药及对症治疗。

疟疾病人的护理如下：

1. 采取昆虫隔离。

2. 发作期和发热后 24 小时内卧床休息。发冷期注意保温，高热时以物理降温为主，体温过高时可用药物退热。头痛时额部置冰袋。有脱水表现时应静脉补液。汗后及时更衣和清洁皮肤。

3. 鼓励病人进食，给予含铁丰富的高蛋白饮食。对多汗和呕吐病人，要鼓励其多饮水。

4. 认真观察体温及发热的间歇时间，以判断疟疾的类型。观察意识、瞳孔、血压、脉搏、呼吸、尿量及颜色，及时发现疟疾的凶险发作及其他并发症。

5. 注意观察用药过程中的副作用，如磷酸氯喹过量可抑制心脏传导；硫酸奎宁可出现耳鸣、眩晕、恶心、呕吐；静脉注射可致血压下降、心脏传导阻滞等。应根据所用药物和给药途径观察病人的脉搏、血压，有无恶心、耳鸣的症状。

6. 凶险型疟疾病人应严格卧床休息，准备好急救器材和药品。

（1）脑型：给予头高脚低位，尽量少搬动病人，铺充气床垫防止褥疮。有烦躁、惊厥、抽搐时，可肌内注射氯丙嗪或安定，脱水剂应于 15 分钟内输完。注意观察有无呼吸衰竭的临床症状。

（2）肺型：保持呼吸道通畅，根据缺氧情况给予氧气吸入，并认真观察缺氧症状是否改善。注意病人的呼吸状况，及早发现急性肺水肿症状，急性肺水肿时氧气吸入的湿化瓶内盛 50% ~ 70% 的酒精。

（3）胃肠型：观察病人呕吐、腹泻次数、性质，有无脱水现象。有脱水迹象病人鼓励多饮水，口服补液。脱水严重时，及时给予静脉补液。

（4）黑尿热：仔细观察尿量及尿的颜色，以判断有无肾功能衰竭和溶血情况。为腹膜透析或血液透析做好准备工作，透析后按透析常规护理。过高热时除物理降温外，须头部置冰帽，防止脑细胞受损。建立静脉通道，以保证新鲜血液的输入。

7. 疟疾的预防措施

（1）控制传染源：对疟疾患者和带虫者应予彻底治疗，并于第 2 年春季进行抗复发治疗，方法是：乙胺嘧啶（每片含基质 6.25mg）每日 8 片，连服 2 日，伯氨喹（每片含基质 7.5mg）每日 4 片，连服 4 日，联合服用。

（2）切断传播途径：积极灭蚊，最有效的措施是消灭按蚊滋生场所，如倒缸、填洼、疏沟、消灭积水等；化学药物杀虫，常用的有效杀虫剂为二二三、六六六、马拉硫磷、杀螟硫磷、辛硫磷、混杀威等，室内滞留喷洒是有效的方法。但近年来发现有些地区按蚊对某些药物产生抗药性。

（3）保护易感者：避免蚊虫叮咬，使用蚊帐或点蚊香、涂防蚊油。服药预防的方法是服哌喹或哌喹基质 0.6mg 或防疟片 3 号、4 号片，每 20～30 日 1 次。亦可服乙胺嘧啶 8 片/日，每半月 1 次或氯喹 2 片，每周 1 次；或硝喹 4 片，每 10～15 日 1 次；或甲氟喹每周服 180mg，或每 2 周服 260mg。在疟疾流行区接受输血者，可服氯喹每日 1 片，连服 3～5 日。

第十六节　艾滋病

艾滋病是获得性免疫缺陷综合征的简称，以传播迅速、发病缓慢、临床有明显的后天获得性免疫缺陷、表现为各种机会性感染及恶性肿瘤、死亡率极高为特征。病原为人类免疫缺陷病毒（HIV），它侵袭并破坏人体免疫系统。该病毒在受感染病人中也可变异，通过改变受体形式，侵入其他细胞（如脑细胞）；对带有 OKT，标志的淋巴细胞有特异的亲和力；人感染人类免疫缺陷病毒后，血液中虽有高效价的中和抗体，但对病毒不起作用，病毒仍能继续存在。本病毒耐碱不耐酸。在室温（23℃～27℃）液体环境中可存活 15 日以上；经过 60℃ 3 小时或 80℃ 30 分钟的作用，就不能检出感染性病毒。人类免疫缺陷病毒对消毒剂、去污剂等化学因素一般也较敏感。50%～70% 乙醇、2% 福尔马林、5% 苯酚、1% 来苏水、0.1% 家用漂白粉、0.5% 副甲醛、0.1% 戊二醛、0.3% 过氧化氢、0.25% 丙内酯、0.1% 次氯酸钠都可灭活病毒。紫外线对病毒无效。人是本病唯一的传染源。带毒者和艾滋病相关征者为重要传染源。通过性接触、带病毒的血液及血液成分和体液、母婴垂直传播，也可经器官移植而传播。易感人群为男性同性恋、药瘾者、妓女、血友病病人、出生于艾滋病病人家庭的婴儿及医务人员。

潜伏期 6~8 周至 5~10 年。临床表现分为 4 期。第 1 期：发热，伴畏寒、出汗或盗汗。明显疲劳，体重下降。可见顽固性腹泻。全身淋巴结肿大。可出现皮疹，多为斑丘疹或荨麻疹样。血清抗人类免疫缺陷病毒抗体转为阳性，T4 淋巴细胞下降。第 2 期：出现各种机会性感染。第 3 期：除第 1 期症状外，有贫血，血小板下降，易出血及肝脾肿大。第 4 期：常有黏膜皮肤感染，如疱疹病毒、乳头病毒感染；鹅口疮；新型隐球菌感染；金黄色葡萄球菌感染；淋巴瘤、癌；脂溢性皮炎、口腔"毛状"黏膜白斑等。呼吸系统的感染，如卡氏肺囊虫肺炎、结核等，表现为咳嗽、呼吸急促等。消化系统感染，如隐孢子虫感染，表现为腹泻、水样便及营养不良。神经系统感染表现，如头痛、脑膜刺激征、亚急性病毒性脑炎、精神症状等。年轻人常出现卡波济肉瘤。

治疗原则为：

1. 抗病毒治疗。常用药物有齐多去定、苏拉明、利巴韦林等。

2. 增强免疫功能，如 γ - 干扰素、白细胞介素 α。

3. 抗感染及抗肿瘤治疗。

艾滋病病人的护理如下：

1. 采取血液、体液隔离措施。

2. 病人最好置单人房间。如病情允许，可以行户外活动；病情较重或有严重并发症时，应限制活动或卧床休息。床垫须柔软舒适。病人出现意识障碍，应做好安全护理，如加床档，防止病人坠床或受到其他伤害。

3. 病房有良好的通风设备（有条件使用机械通风）。保持病房的整齐、清洁、无灰尘，采用湿式清扫。必要时定时对房间进行消毒。

4。鼓励病人进食，保证饮食充足的营养，注意水分和维生素的供给，可适当进食含锌丰富的食物，如牡蛎、肝脏、粗粮、干豆、坚果、蛋、肉、鱼、扁豆、白萝卜、大白菜、萝卜缨、茄子等。食物要易消化。腹泻者应适当限制脂肪和多纤维的食品。

5. 观察病人的一般情况，如精神状态，有无疲乏、消瘦、盗汗等。每周测体重1~2次，体温、脉搏、呼吸及血压每日测2~4次，如有病情变化，酌情测量。观察皮肤、口腔和生殖道黏膜的病损情况，如口腔黏膜白斑、溃疡、皮肤的斑丘疹、疱疹、瘀点、瘀斑和结节病变的存在与演变。观察病人有无咳嗽、咳痰、胸痛及呼吸困难等呼吸道症状。注意痰液的性状，认真按规定和要求留取痰标本。观察病人有无头痛、呕吐、意识障碍、痴呆、抽搐等神经症状。了解病人有无腹泻，排便的次数、量和性状，并做好粪便标本的留取。

6. 保持皮肤和口腔的清洁，鼓励病人洗澡，不能活动者为其行床上浴或擦澡，每周1~2次。嘱病人刷牙，重病人做口腔护理。为预防真菌感染，可用3%碳酸氢钠溶液漱口，每日4次。发生鹅口疮时，进行口腔清洁后用克霉唑或酮康唑粉剂涂擦口腔。口腔溃疡可在患处涂锡类散，也可用短波紫外线照射。尽量保持皮肤的完整，防止皮肤破溃而感染。皮肤病损处，应每日进行局部清洁，必要时给予消毒，或涂以相应药物。要注意腹泻病人肛门周围的皮肤护理，嘱病人定时清洗肛门，保持其周围清洁。不能活动者，便后为病人清洁肛门周围，必要时可涂无菌凡士林或香油，也可扑以少量滑石粉或痱子粉，保持皮肤干燥，防止破损。危重病人应做好预防褥疮的工作，定时翻身，或加用充气床垫等设备。

7. 加强肺部护理。发热时，可用冰袋降温。观察病人有无呼吸困难及呼吸困难的程度，如有呼吸困难，应将病人置于半卧位或卧位，利用垫枕头或垫棉垫方法，使病人舒适。病人着较宽大的衣服。减少病人活动和说话，以减少耗氧量。及时给氧，根据病人的病情和血气值，采取不同的给氧方法。氧气吸入时，所用管道和湿化瓶至少应每周消毒1次。如痰液较多，鼓励病人排痰，可让病人作5~6次深呼吸，再让病人尽量深吸气，然后一边抑制呼气一边连续进行轻咳，使痰到咽部附近时，再用力咳嗽将痰咳出，随后再用腹式呼吸来调整呼吸。为病人翻身拍背、体位引流等，促使痰液排出。痰液黏稠时，可用γ-糜蛋白酶雾化吸入，稀释痰液。排痰过多时，应注意补充水分。

8. 神经系统病变的护理。病人肌力减弱时，协助生活护理，为病人配助行器。肌力严重减弱时，禁止病人独自下床，以防摔倒。将肢体置于功能位置，每日做按摩和被动运动1~2次。出现感觉障碍时，因不能感觉疼痛、冷热、压迫等，要避免过冷和过热的物品接触皮肤，防止冻伤、烫伤。保持床单、座椅等上面无异物，避免坚硬物体刺伤皮肤。眨眼减少或不能眨眼时，要保持角膜湿润，防止角膜溃疡。每天定时用无菌生理盐水冲洗眼睛，夜间可用胶布轻轻将眼部闭合，或用湿纱布盖住眼部，以防止眼睛角膜、结膜过度干燥。

9. 心理护理。由于社会和医院对艾滋病病人的一些约束，他们的某些活动受到限制。为此，有些病人的情感受到不同伤害，产生自卑、压抑、孤独和限制等心理。护士要以自己的言谈、举止影响病人，不应在病人面前表现出害怕传染的情绪和行为，向病人讲清隔离的道理和需要；努力使病房家庭化，开展有益的活动，转移病人注意力。医务人员应积极主动接近病人，直接与病人对话，为其保守秘密。不仅鼓励病人，还应对其家属给予鼓励和支持。医务人员应充分利用其劝告病人的技巧，通过同情心、责任心和良好的护理转变病人的态度。

10. 如遇到其他各专科（如精神病、皮肤病、肿瘤、心血管疾病、神经疾病）护理及特殊检查和治疗技术中的护理问题，参照有关要求实施。

11. 艾滋病的预防措施

（1）讲究性道德，只与配偶发生性关系。在与人类免疫缺陷病毒抗体阳性者、艾滋病病人发生性关系时，应有防护措施，如戴避孕套等。

（2）对生育期女性，如果人类免疫缺陷病毒抗体阳性，应避孕；一旦怀孕应行人工流产。

（3）加强血制品管理，使用国家指定厂家生产的血制品，严格筛选献血员。

（4）可能接触病人血液、体液的物品，未经有效消毒不得给他人使用。

（5）病人的血液、体液和分泌物须经有效消毒后方可弃去，血液、体液和分泌物污染其他物品须先消毒后再清洗。

（王　莉　李海燕　孙　青　赵　洁　张明灿）

第十五章 普通外科疾病护理

第一节 甲状腺功能亢进症

甲状腺功能亢进症（简称甲亢）是由于甲状腺素分泌过多引起的内分泌疾病。临床以弥散性甲状腺肿大或结节性甲状腺肿大伴甲状腺功能亢进为多见。如内科治疗效果不佳，可行甲状腺大部切除手术。

甲状腺功能亢进症手术病人的护理如下：

1. 术前护理

（1）测定基础代谢率：基础代谢率＝脉率＋脉压－111，正常值范围是±10%。测定基础代谢率可以了解甲状腺的功能状态，避免病人在基础代谢率高的情况下手术。护士应向病人解释测定基础代谢率的正确方式及重要性，以得到病人的理解和配合。嘱病人在清晨醒后空腹静卧，不要讲话，精神放松，护士为其测量血压及脉搏，以取得正确数值。

（2）术前用药：甲亢病人术前需服用碘剂，以减少甲状腺充血，使腺体缩小变硬，减少术中及术后出血。常用碘剂是复方碘化钾溶液（卢戈液）。一般于术前2周开始服用，每日3~5滴，每日3次，逐日每次增加1滴至每日每次16滴后维持此量。病人要严格按正确剂量服用，不可中断或减少次数。为了预防碘剂刺激口腔及胃黏膜，引起呕吐、食欲不振等胃肠道反应，可将药物稀释或滴在食物上在进餐时服用。服用中注意有无变态反应。

（3）手术体位训练：为了使病人适应手术需要，顺利通过手术，护士应指导病人进行手术体位训练：病人取仰卧位，用枕头垫高肩背，头后仰伸颈，每日练习 1～2 次，直至可保持此固定体位 2～3 小时。

2. 术后护理

（1）体位：术后麻醉清醒后，给予半卧位，以利于呼吸及切口引流。24 小时内限制颈项活动，减少出血。病人改变体位时，应用手扶持头部，以减轻疼痛。

（2）饮食：麻醉作用消失后，可选用冷流质饮食，利于病人吞咽，并防止局部出血。可食用冷果汁、冰淇淋、酸奶等。避免食入过热食物引起血管扩张。

（3）并发症观察：①出血：多发生于术后 24～48 小时。应观察血压、脉搏及伤口渗血情况。有时伤口渗血自颈侧面流出至颈后，常被忽视。如发现病人颈部迅速增大、烦躁及呼吸困难，应立即通知医生，剪开缝线，清除瘀血，必要时入手术室止血。②呼吸困难或窒息：多发生于术后 48 小时，可由于出血、喉头水肿、气管软化及痰液阻滞等原因引起。应注意病人呼吸状况，床旁准备气管切开包。协助病人排痰，痰多不易咳出时，给予雾化吸入。注意听取病人的主诉，及时发现、处理和预防呼吸道梗阻的发生。③喉返神经损伤：术后病人出现声音嘶哑或失声，可考虑为不同程度的喉返神经损伤。暂时性的手术损伤或一侧损伤均可在术后 3～6 个月逐渐恢复正常。护士要耐心向病人讲解，解除病人的焦虑和心理负担。④喉上神经损伤：病人饮水或进流质食物时发生呛咳、误咽，可考虑为喉上神经损伤。一般可自行恢复，亦可采用理疗等方法促进康复。护士应协助病人坐起进食或用半流质及半固体食物，防止误吸。⑤手足搐搦：多发生于术后 2～3 日，大多由于术中误切或挫伤甲状旁腺引起甲状旁腺功能低下。病人出现口唇、四肢麻木，有针刺感或强直感，手足痉挛。急性发作时，应立即静脉注射 10% 葡萄糖酸钙或氯化钙，并防止将药液漏入皮下引起组织坏死。要定期复查血钙及血磷。⑥甲亢危象：这是甲状腺术后特殊并发症，多发生于术后 12～36 小时。主要表现为高热、脉细数、烦躁、谵妄、大汗，常伴呕吐及腹泻，严重者可出现昏迷。如不及时处理，病人常很快死亡。故应密切观察病人意识、体温、脉搏、皮肤及排泄等情况，及时发现问题，采取预防措施。

（4）健康指导：病人拆线后应适度练习颈项活动，防止手术瘢痕收缩。如需服用碘剂，应严格按医嘱要求，定时定量，确保疗效。

第二节　乳腺癌

乳腺癌是女性常见恶性肿瘤，多见于40岁以上妇女。乳腺癌病因至今尚不十分清楚，目前认为与内分泌、遗传及饮食等因素有关。

主要临床表现为乳房肿块，乳房外形隆起或凹陷，局部皮肤呈橘皮样变。某些病人有乳头异常溢液及乳房疼痛、腋下淋巴结肿大等症状。

治疗原则是早期乳腺癌病人应手术治疗，晚期病人可行放疗、化疗及激素治疗。

乳腺癌手术病人的护理如下：

1. 术前护理

（1）心理护理：乳腺是女性重要的性器官，乳腺切除不但对女性形体产生一定的影响，而且使女性心理受到重大打击。护士应加强与病人的交流，了解病人对手术的心理承受力，帮助病人做好充分的思想准备，勇敢地接受现实，树立战胜疾病的信心。

（2）病人乳头有溢液或肿瘤局部破溃者，应及时给予更换敷料，保持局部皮肤清洁。

2. 术后护理

（1）伤口护理：术后伤口使用绷带加压包扎48～72小时，以防止皮下形成积液、血肿而影响伤口愈合。要随时观察伤口敷料有无渗血、绷带松紧度及加压包扎后患肢远端血运情况。如发现肢端肤色发绀、温度低，应及时放松绷带。

（2）负压引流管护理：伤口负压引流管一般放置24～48小时。指导病人床上活动时保护引流管，防止扭曲。妥善固定，防止滑脱。随时观察引流情况，发现血块堵塞及时清除，保持引流通畅，避免因创面积液导致皮瓣或所植皮片坏死；使用适当负压吸引力，避免因吸力过大引起伤口出血。

（3）患侧上肢护理：术后3日内患侧上肢制动，患侧上肢垫软枕，取抬高外展位。观察肢端血运、温度及有无肿胀。不要在患侧上肢测量血压及静脉输液，防止淋巴及血运障碍。术后3～5日，鼓励病人活动患侧上肢，进行功能锻炼。从握拳、屈腕、屈肘开始，逐步增加肩部活动，直到能将患侧上肢高举过头且可以做梳头的动作为止。

（4）健康指导：乳腺癌为浅表肿瘤，易发现。早期治疗效果好。应定期就医检查，并定期做自我检查。以预防为主，提高自我保健意识。乳腺检查应每月1次，选在月经后1周进行，此时乳房最松弛，容易检查。自我检查步骤如下：

第一步：双手下垂，观察乳房外形，有无隆起、凹陷、橘皮样变，乳头有无回缩、溢液，乳晕有无湿疹。

第二步：两臂高举过头，看乳房外形，有无不规则凹陷或突起。

第三步：仰卧，肩下垫薄枕，一侧手臂高举过头，使同侧乳腺平铺于胸壁，用对侧手沿顺时针方向仔细检查乳房各部位有无肿物。

第四步：手臂放下，触摸腋窝有无肿大的淋巴结。

第十三节　胃及十二指肠溃疡

胃及十二指肠溃疡是常见的消化道疾病。目前认为发病与胃酸分泌过多和精神神经因素有关。临床主要表现为腹上区节律性疼痛、恶心、呕吐及排柏油样便等。当胃及十二指肠溃疡反复发作，渐进性加重，内科治疗效果不佳或发生出血、穿孔及幽门梗阻时，可行胃大部切除手术治疗。

胃及十二指肠溃疡手术病人的护理如下：

1. 术前护理

（1）饮食：胃及十二指肠溃疡病人往往长期受疾病困扰，体质较差，术前饮食要量少而精，选用高价营养食物，如鱼、蛋、乳、巧克力等，辅以维生素C含量高的水果、蔬菜。主食以软饭、面食为主，保持少食多餐，以增强病人机体对手术的耐受力。部分幽门梗阻者可选用少量流食。如并发出血、穿孔、完全幽门梗阻者要禁食。

（2）洗胃：伴有幽门梗阻的病人术前3日用生理盐水洗胃，以减轻胃壁水肿及炎症。每日洗胃1次，使用生理盐水200ml～500ml，依具体情况而定。并注意观察胃液性质。

2. 术后护理

（1）胃肠减压护理：调节适当的负压吸引力，若吸力过小，胃液滞留，加重对伤口的压力；若吸力过大，可引起胃黏膜出血。胃管要固定牢固，严防脱出。定时检查及冲洗胃管。保持胃肠减压通畅，4小时冲洗1次，冲洗量不可超过10ml。冲洗胃管时动作要轻柔，不可骤然用力，以免引起吻合口损伤。指导并协助病人排痰，嘱病人不要将分泌物咽下，以免阻塞胃管。观察胃液的颜色、性质及量，并准确记录引流量。由于胃管刺激，病人常感口咽干燥不适，护士应体谅病人，耐心安慰病人，并做好口腔护理。一般术后3～4日，病人肠蠕动恢复，可根据情况拔除胃管。

（2）症状观察及护理：①出血：术后24小时可从胃管抽出少量暗红或咖啡样胃液，一般不超过300ml～600ml，并逐渐减少。如果胃管内引流出大量鲜红色胃液，病人出现头昏、脉快、呕吐、黑便及血压下降，应考虑为胃内出血。及时通知医生，给予凝血、止血药物。②倾倒综合征：由于胃大部切除后丧失了幽门括约肌，食物失去控制，未经与胃液充分混合、稀释即过快地进入空肠呈高渗浓度，因渗透作用将大量体液"吸入"到肠组织，使循环血量骤然减低，使病人在进食后出现上腹胀痛、心慌、头晕、出汗、呕吐、腹泻，甚至虚脱。应立即帮助病人平卧，数分钟后可缓解。应向病人解释发生这种现象的原因。帮助病人调节饮食种类，多食易消化的蛋白、脂肪类食物，控制糖类的摄入。指导病人取半卧位缓慢进食，进餐时和进餐后不要饮水。多数病人在半年至 1 年内能逐渐自愈。

（3）饮食：术后拔除胃管后，可少量饮水，每次 4～5 汤匙，2 小时左右 1 次。如无不适反应，第 2 日可进半量流汁饮食，如糖水、橘汁，每次 50ml～80ml。第 3 日增加至全量，每次 100ml～150ml，并避免选用胀气的食物，以蛋汤、菜汤、藕粉等为宜。如果一切正常，第 4 日可食用稀粥等低脂肪半流食；逐渐食用软饭，10～14 日后可食干饭。主食与配菜都应软烂易于消化，每日 5～6 餐，忌食生冷、油炸、刺激性及易胀气的食物。

（4）健康指导：病人出院后，饮食要有规律，掌握好进餐时间。术后 1 个月内应每日 5～6 餐，以后视自身具体情况逐渐减少餐次，适应正常进餐时间。食用易消化饮食，应忌烟酒。同时，情绪要保持稳定，生活要有规律。

第十四节　胆石症

胆石形成的原因目前尚不明确，某些学者认为可能与代谢失调或胆道感染有关。胆石分胆囊结石、胆总管结石与肝内胆管结石。胆石症常伴有炎症。临床表现为上腹痛、发热、恶心、呕吐，有时伴有黄疸等症状。根据结石生长的部位不同，可通过不同术式进行治疗。

胆石症手术病人的护理如下：

1. 术前护理

（1）饮食：病人应选用低脂肪、高蛋白、高糖饮食。因为脂肪饮食可促进胆囊收缩排出消化液，会加剧疼痛。

（2）术前用药：严重的胆石症发作性疼痛可使用镇痛剂及解痉剂缓解，但应避免使用吗啡，因吗啡有收缩胆总管的作用，可加重病情。

（3）病情观察：对于急性胆石症病人应注意观察其体温、脉搏、血压、尿量及腹痛情况，及时发现有无感染性休克征兆。注意病人皮肤有无黄染、粪便颜色变化，以确定有无胆道梗阻。

2. 术后护理

（1）症状观察及护理：定时观察病人生命体征变化，注意有无血压下降、体温升高及尿量减少等全身中毒症状，及时给病人补充液体，保持出入量平衡，保证水及电解质平衡。

（2）T形管护理：胆总管切开放置T形管的目的是为了引流胆汁，使胆管减压。T形管护理应注意以下几点：①保持管道在正常位置，固定牢固，防止扭曲及打折。嘱病人采取正确卧位及床上活动方式，同时注意保护管道，防止因早期脱落引起胆汁性腹膜炎。②保持T形管无菌。每日更换引流袋；病人下床活动时引流袋置于胆囊水平面以下，避免胆汁回流。术后7日内不能加压冲洗T形管，防止污染的胆汁回流至腹腔。③观察并记录每日胆汁引流量、颜色及性质，并保持引流通畅，防止胆汁瘀积引起感染。一般术后胆汁引流量为200ml～400ml，如无胆汁流出，应考虑是否有碎石、血块、泥沙样结石瘀积，或蛔虫钻入胆管所致。可用注射器抽吸T形管，并观察病人有无寒战、发热及腹痛等症状，以及早发现有无胆汁性腹膜炎。

（3）拔管：如果T形管引流通畅，胆汁色淡黄、清亮、无沉渣且无腹痛、无发热等症状，术后10～14日可夹闭管道。开始每日夹2～3小时，无不适可逐渐延长时间，直至全日夹管。此过程要观察病人的耐受情况，有无体温增高、腹痛、恶心、呕吐及黄疸等不适。经T形管造影后如显示胆道通畅，则于造影后再引流2～3日，以及时排出造影剂。因为注射造影剂的压力可使细菌通过肝窦进入血液循环，同时造影剂的刺激可引起发冷、发热等症状，经过引流观察病人无特殊反应，可拔除T形管。

第十五节　门静脉高压症

门静脉高压症是指门静脉系统中血流受阻,血液瘀积,压力增高。我国门静脉高压症大多由肝硬化引起。临床主要表现为脾肿大、呕血或黑便,严重者伴腹水等症状。外科手术治疗可达到预防和治疗食管胃底静脉曲张出血、纠正脾功能亢进及减少腹水的目的。

门静脉高压症手术的病人护理如下:

1. 术前护理

(1) 饮食:帮助并指导病人进食高热能、低蛋白、多维生素及少渣饮食,这有助于减少氨的吸收及对肝功能的损伤;避免进食粗硬、油炸及有刺激性的食物,防止损伤食管胃底曲张静脉,引起大出血。

(2) 肠道准备:碱性溶液可促进氨的吸收,加重病情,故肠道准备时禁用肥皂水灌肠。可口服 50% 硫酸镁或使用盐水灌肠清洁肠道。

(3) 术前放置胃管时,应选用细管,多涂润滑油,动作要轻缓。

2. 术后护理

(1) 症状观察及护理:①出血:病人肝功能障碍,凝血机制差,极易引起出血。护士要注意观察术后病人的面色、皮肤、血压、脉搏、尿量及腹腔引流量,观察有无出血倾向。胃肠减压吸力不宜太大。注意保持病人情绪稳定,不宜在床上过度活动。术后 24 小时可半卧位。②血栓:观察病人有无急性腹痛、腹胀及腹膜刺激症状,及时发现有无肠系膜血管栓塞或血栓形成。③肝昏迷:门静脉高压分流术致使大部分门静脉血转流至腔静脉,来自肠道血液的代谢产物不经过肝脏解毒直接进入体循环,极易引起肝昏迷。因此,术后要观察病人意识变化;少用或不用吗啡类药物,慎用安眠药;监测体温变化。及时给予抗生素,预防感染。减少诱发肝昏迷的因素。

(2) 正确记录出入量,注意水、电解质平衡:对使用利尿剂的病人,应监测血钾及血钠，防止发生低钠及低钾血症。观察病人尿量，以了解肾功能情况，预防肝肾综合征。

3. 健康指导

（1）病人应牢记饮食原则，宜进食新鲜、易消化、多维生素、多糖饮食，适量食用蛋白质及脂肪类食物。禁忌饮酒及饱食。

（2）病人应继续坚持保肝治疗，不要服用对肝脏有害的药物。

（3）病人生活要有规律，劳逸结合，自我监测有无出血迹象，发现异常及时就诊。

第十六节　胰腺癌

胰腺癌可发生于胰腺的任何部位，据国内报道，胰头癌约占70%以上，胰体尾癌约占25%，极少数为弥散性全胰癌。目前病因尚不明确。

主要临床表现为腹上区疼痛、食欲不振、恶心、呕吐、腹胀、进行性黄疸、明显消瘦及腹上区肿物。晚期可出现腹水、恶病质及肝肺转移等表现。

胰腺癌的治疗原则以手术治疗为主，可辅以化学药物治疗。

胰腺癌手术病人的护理如下：

1. 术前护理

（1）改善营养状况：胰腺癌病人大多伴有明显营养缺乏、贫血、体重下降、血浆蛋白低及低血钾等，应建议病人食用高热能、高蛋白、高糖类饮食；如进食少或不能进食，可通过鼻饲给予要素饮食或及时为病人静脉滴注新鲜血浆及白蛋白等营养物质，以提高机体耐受力。

（2）皮肤护理：大多数胰头癌病人有不同程度的黄疸，由于胰液胆汁瘀滞及胆盐沉积，胆盐进入血循环，作用于末梢神经，可致皮肤瘙痒。护士应同情病人，劝告病人不要搔抓，避免皮肤破溃引起感染。帮助病人剪短指甲。病人应使用柔软毛巾擦洗身体，保持皮肤清洁，不要使用肥皂等碱性较强的洗涤剂，应适当使用润肤剂。发现病人皮肤破溃或感染时，应及时抗炎处理。如果因瘙痒影响夜间睡眠，可适当服用镇静剂。卧床病人应保持床铺干燥、整洁，预防褥疮。

2. 术后护理

（1）症状观察及护理：①出血：由于胰液消化、腐蚀手术区血管或病人凝血机制改变可导致大出血。术后要密切观察病人生命体征及伤口引流情况，及时发现有无内出血。②胰瘘：胰瘘是胰腺术后常见的并发症。发生胰瘘后，胰液引流量增加，少则每日 50ml～100ml，多则可超过 150ml 以上，因此要保持胰液引流通畅。保护好引流管周围皮肤，经常换药，保持干燥，防止因胰液外渗引起皮肤糜烂。按时遵医嘱给病人输注抑制胰腺分泌的药物，以争取最佳疗效。

（2）引流管的护理：胰头癌术后常放置多根引流管，一般有胃管、空肠造瘘管、胰肠引流管、胆肠引流管、PTCD 管，腹腔引流管及导尿管等。病人能否顺利康复，引流管的护理至关重要。

护士应了解各种引流管的治疗作用，向病人讲解保护引流管的重要性，以取得病人的配合。定时冲洗胃管，如果引流不畅，应调整胃管位置，保证胃肠减压的有效性，避免胃酸通过体液因子刺激胰腺分泌，加重病情。观察引流液颜色、性质及量，及时发现有无出血、感染、胆瘘及胰瘘等并发症。在帮助病人活动及更换床单等护理中，应妥善固定引流管，防止脱落或污染。

为了便于识别，腹部的各种引流管应分别粘贴标记，标明管道名称。

（3）其他：由于各种引流较多，病人体液丢失较多，要保证静脉通路的通畅，及时补充营养物质，维持正常人量，保持水及电解质平衡。

第十七节　腹部疝

腹部疝指内脏通过腹壁薄弱处向体表突出。临床常见腹股沟斜疝、腹股沟直疝、股疝、脐疝及切口疝。主要由先天性及后天性原因造成的腹壁强度降低和腹内压力增高引起。

临床表现为病人站立、行走、劳动或腹内压突然增高时疝内容物向体表突出，平卧、休息时可推送其回纳至腹腔，病人多无自觉症状。若疝内容物不能还纳入腹腔，可造成嵌顿或绞窄疝，产生剧烈疼痛、局部压痛和肠梗阻等症状。

治疗原则为手术治疗，常采用疝修补术和疝囊高位结扎术。

腹部疝手术病人的护理如下：

1. 术前护理

（1）了解并观察病人有无感冒咳嗽、腹胀、便秘及排尿困难等可能引起腹压增高的病症，指导病人积极接受治疗，以免影响术后恢复。

（2）手术前应放置导尿管或排尿，使膀胱排空，避免手术中损伤膀胱。

（3）术前进行床上排尿训练，避免术后出现尿潴留。

2. 术后护理

（1）体位：术后平卧，双腿屈曲，膝下垫枕，使腹部松弛，减少伤口的张力。1～2日后可抬高床头15°～30°。术后不宜过早下床活动，一般应卧床1周左右，老年病人、巨大疝及复发疝病人应适当增加卧床时间。

（2）预防血肿：术后一般需在病人伤口处压迫1 000g的沙袋24小时左右，以减少伤口出血。腹股沟疝修补术后的病人，可用绷带托起阴囊2～3日，以防止或减轻伤口渗血流入阴囊引起肿胀。

（3）饮食：手术中操作未触及肠管者，病人可于术后翌日开始进食，如涉及肠管，应在恢复肠蠕动（排气）后进食。应食用易消化、低渣、高营养食物，避免引起腹胀及便秘。

（4）减少增加腹内压的因素：指导病人多做床上活动，预防肺部并发症。在咳嗽、打喷嚏时，要按压伤口，必要时给病人服用镇咳剂；保持排便通畅。便秘时，不要骤然用力，应协助病人使用润肠剂或缓泻剂。

（5）病情观察：腹股沟疝手术有可能损伤膀胱而造成术后血尿。发现病人尿色有改变时，应及时留取尿标本送检并通知医生。

（6）健康指导：术后 3～6 个月病人不要从事重体力劳动；预防感冒及便秘；适当锻炼身体，加强肌肉功能，预防复发。

第十八节　直肠癌

直肠癌病因至今尚不明确，可能与肠内息肉、炎症刺激、饮食习惯及遗传因素有关。

主要临床表现为便血、排便习惯改变、腹痛、腹胀及粪便变形变细，晚期可出现贫血及消瘦等症状。如侵犯膀胱可有排尿不畅，如肝转移则有肝大、腹水及黄疸等症状。

治疗以手术治疗为主。

直肠癌手术病人的护理如下：

1. 术前护理

（1）心理护理：大多数直肠癌根治术后病人腹部带有永久性人工肛门，病人往往对此顾虑重重，情绪低落。护士应关心病人，增加与病人的交流，向病人讲解手术及护理的有关知识，并鼓励病友间相互交流，使病人了解只要护理得当。人工肛门不会影响正常生活，消除病人思想顾虑，减轻其心理负担，树立信心，配合治疗。

（2）肠道准备：充分的肠道准备非常重要，可以增加手术的成功率和安全度。具体步骤为：①术前 3 日服用肠道准备药物——抗生素及泻剂：庆大霉素 8 万 U，每日 3 次，40% 硫酸镁 40ml，每日 2 次（年老体弱者可口服液体石蜡 50ml，每日 2 次），以抑制肠道细菌、预防术后感染和保证有效地清洁肠道。应督促病人按时服药。

术前 1 日病人禁食，进行全消化道灌洗或清洁洗肠。全消化道灌洗液是由氯化钾、氯化钠及碳酸氢钠组成的平衡电解质溶液，通过胃管快速注入胃肠道后，刺激肠蠕动，使肠内容物从肛门排出，达到彻底清洁肠道的目的。灌铣液总量为 4 000ml ~ 10 000ml 不等，应根据具体情况决定。灌洗液温度应保持在 37℃ 左右，每次灌注 1 000ml。灌洗前应给病人肌注甲氧氯普胺 10mg，防止恶心、呕吐。灌洗过程中要注意病人的反应及耐受情况，当病人感到腹胀又未排便时，要停止灌洗，协助病人走动，按摩腹部；如病人感到心慌、出汗，应立即让病人卧床，饮用糖水或静脉补充液体。

2. 术后护理

（1）伤口护理：观察出血情况。因直肠癌根治术后创面大，出血较多，要注意术后伤口渗出及引流情况，结合定时测量血压及脉搏，及时发现出血迹象。

（2）骶前冲洗护理：术后骶前腔定时用无菌盐水加氟尿嘧啶滴注冲洗。要保持冲洗管及负压引流的通畅，防止血块及坏死组织阻塞管道。观察冲洗液的颜色及性质，准确记录冲洗出入量。

（3）防止伤口感染：要保持床铺衣物整洁，如有污染应及时更换；结肠造瘘口（人工肛门）与伤口之间，用塑料薄膜妥善隔开。根据病人情况，肛门部切口可于手术后 1 周左右用 1：5 000 高锰酸钾溶液坐浴。

（4）人工肛门护理：人工肛门于手术后 2 ~ 3 日开放，要指导病人学会必要的自我护理：①皮肤护理：用清水洗净造口周围皮肤，涂抹适当氧化锌膏，防止皮肤红肿、破溃，保持皮肤的完整性。②人工肛门袋的使用：应准备几个人工肛门袋交替使用，袋内有粪便要及时清理更换，避免感染和臭气。如果是胶皮制品每次用后应洗净煮沸或浸泡于 1‰ 新洁尔灭液中消毒后待用。亦可使用一次性人工肛门袋。③掌握适当的活动强度：避免增加腹压，引起肠黏膜脱出。④症状观察：人工肛门常见的并发症有瘘口狭窄、造瘘肠端坏死、瘘口肠管缩回及瘘口水肿。要注意观察粪便数量及形态、造口形态、颜色及变化，发现异常及时处理。

（5）导尿管护理：为了防止术中输尿管及膀胱损伤，防止直肠切除后膀胱后倾所致的尿潴留，术前应放置导尿管，术后要保留尿管 5 ~ 10 日。其间，应保持会阴部清洁，必要时做膀胱冲洗，预防尿路感染。拔管前，应先夹闭尿管，定时开放，以训练膀胱张力，膀胱功能恢复后，方可拔管。

（6）健康指导：①饮食：出院后进食要有规律。应选用易消化的少渣食物，避免过稀和粗纤维较多的食物。以豆制品、蛋类、鱼类为好。水果和蔬菜易使粪便变稀及次数增加，可食用菜汤和果汁。②排便：锻炼每日定时排便，逐渐养成有规律的排便习惯。③病人要自我监测，发现人工肛门狭窄或排便困难应及时就诊。

第十九节　下肢静脉曲张

下肢静脉曲张是由于下肢静脉瓣功能减弱，使下肢静脉内血液瘀积，血液回流受阻，引起大隐静脉及小隐静脉异常扩张。多见于长期体力劳动或站立工作者。

临床表现为病人久站或行走后感到患肢酸软乏力、肿胀及隐痛。患肢皮下可见浅静脉扩张，呈囊袋状隆起或蜷曲成团。严重者常并发血栓性静脉炎、湿疹性皮炎及小腿溃疡。

治疗为轻度下肢静脉曲张可使用弹力绷带或弹力袜，以缓解症状。重者需手术治疗。

下肢静脉曲张手术病人的护理如下：

1. 术前护理按外科手术常规准备。

2. 术后护理

（1）卧位：术后平卧6小时后改为半卧位。患肢垫软枕抬高30°，以促进血液回流，预防患肢肿胀。

（2）预防深静脉血栓：术后24小时后可下床活动，以促进血液循环，预防血栓形成。当发现患肢肿胀、腓肠肌张力增高、腓肠肌疼痛、霍曼（Homan）征阳性（快速足背背屈引起腓肠肌疼痛）时，可确诊为深静脉血栓。轻度可予肝素 6 250U 皮下注射，间隔 12 小时注射 1 次。重者可进行溶栓治疗。

（3）功能锻炼：指导病人术后尽早进行足背伸屈动作，帮助下肢远端静脉血液回流，促进功能恢复。

（4）健康指导：由于曲张的静脉血管壁薄弱，下肢静脉曲张有可能在侧支静脉中复发。出院后病人应做好自我保健，应穿尺码适合的弹力袜。避免下肢负重，如久站或久坐等。宜经常散步，改善静脉回流。

（郭　鸿　李海燕　孙　青　刘　真）

第十六章　心胸外科疾病护理

第一节　胸部损伤

胸部损伤可由外来暴力、各种利器、交通事故、气体爆炸、营养不良、肿瘤侵犯等引起，老年人剧烈咳嗽、呕吐、用力排便等亦可引起。胸部损伤主要包括肋骨骨折、气胸及血胸等。

肋骨骨折可有局部疼痛及骨摩擦音；多根多处肋骨骨折时可出现反常呼吸运动，即吸气时胸壁向内凹陷，呼气时向外凸出，严重影响呼吸功能。气胸的病人可出现呼吸困难、发绀、皮下及纵隔气肿。血胸病人可因失血过多造成休克。如发生心包填塞，可表现为面色苍白、动脉压下降、脉压小及休克。

治疗原则为闭合性单根肋骨骨折可不做处理，开放性肋骨骨折清创后给予固定；出现反常呼吸运动时，应立即用海绵垫胸外压迫浮动胸壁，并予包扎或用胸带固定，以减轻反常呼吸运动；轻度局限气胸要观察。张力性气胸应立即在第2肋间锁骨中线外插针排气，严重的气胸或血胸要安置胸腔引流管，防止休克。如发生心包填塞应紧急处理，快速做心包穿刺，并及时心肺复苏及手术。

胸部损伤病人的护理如下：

1. 观察生命体征，注意有无合并其他脏器的损伤。如损伤严重，对胸部外伤合并颅脑、胸及腹部重要脏器损伤者要分秒必争立即进行紧急抢救。如病人心搏骤停，应立即进行心、肺复苏。

2. 维持呼吸道通畅，及时清除呼吸道分泌物或异物，以防窒息。

3. 建立静脉通路，补充血容量，补足失血量，纠正休克。

4. 保持胸腔引流管的通畅，观察出血情况。如每小时血性胸水量超过150ml，连续 2 ~ 3 小时，伴心率增快、血压下降，说明有进行性出血，应立即开胸止血。

5. 给予适量止痛剂，保证病人充分休息。

6. 有血、气胸时，肺受压而萎缩，应给予半卧位，并鼓励病人咳嗽。这有利于胸腔引流，促使肺复张。此时，由于疼痛，病人一般不敢咳嗽及活动，护士应用手按压病人伤口处，协助咳嗽、排痰。

7. 在未排除食管或腹部脏器损伤之前，病人应禁食、禁水。

第二节 肺 癌

病因不清，可能与吸烟、环境污染、职业及个体内在因素有关。

咳嗽为肺癌的常见症状，随着病情加重，咳痰中可带有血；肺癌晚期可导致大咯血。当肿瘤侵犯胸膜及喉返神经时，可引起胸闷、胸痛、胸腔积液、憋气及声音嘶哑等。

主要是采取手术治疗。根据病变部位、大小、病理类型及全身情况，可行肺叶切除、肺段切除或全肺切除等，亦可采用放射治疗和化学治疗。

肺癌手术病人的护理如下：

1. 术前护理协助病人排痰，清除呼吸道分泌物，保持其通畅。吸烟病人绝对戒烟，并注意口腔卫生，早晚各刷牙 1 次或给予口腔护理，以避免术后并发症。鼓励病人适当活动，增加心肺功能。

2. 术后护理

（1）体位：病人麻醉未清醒前，采取平卧位，头偏向一侧；清醒后改为半卧位，以增加肺活量，并有利于胸腔引流。肺叶切除术后的病人，若呼吸功能较差，禁止采取健侧卧位，以免影响呼吸。全肺切除术后，应采取半卧位，禁止侧卧位，以免引起纵隔过度移位及大血管扭曲导致循环呼吸异常。

（2）呼吸治疗和护理：协助病人有效排痰是预防术后肺炎、肺不张的重要环节。为了减轻病人因咳痰引起的伤口疼痛，护士可采取以下方法：护士站在病人非手术侧，伸开双手，五指合拢，越过中线，双手分别置于病人胸部前后，压紧伤口，待病人咳嗽时稍加用力。为了稀释痰液、利于排痰，每日给予雾化吸入 2~3 次，每次 20 分钟。另外，术后应训练病人吹瓶、吹气球，亦可使用呼吸治疗仪，以促进肺泡完全膨胀，减少肺不张的发生。

（3）胸腔闭式引流管的护理：安置胸腔闭式引流管的目的，是为了排出胸膜腔内的气体和液体；重建胸腔负压使肺复张；平衡压力，预防纵隔移位及肺受压缩；观察胸腔引流液的性质、颜色和数量。胸腔闭式引流方法：①准备：备好引流装置。②置管部位：上肺切除术后，为消灭残腔，防止积液，要在锁骨中线外侧第 2 肋间及腋中线第 8 肋间分别置入上下两根胸管，前者为排出气体，后者为排除液体。全肺切除术后虽置胸管，但要夹闭，以防纵隔摆动，要定时开放，排出术后积存的胸液，48 小时后拔除；脓胸者胸管应置于脓腔最低点。③影响引流的因素：水封瓶放在病人胸部水平下60cm~100cm，严禁高于病人胸部。引流管长短适宜，太短可因剧烈咳嗽或深呼吸引起胸水回流，造成胸腔污染；太长易扭曲，增大呼吸道无效腔，且不易引流，影响肺膨胀。病人取半卧位有利于引流。病人在翻身或活动时，防止胸管受压、打折、扭曲和脱出。保持引流通畅，术后早期每 15 分钟挤压胸管 1 次，正常情况下可见长管中水柱上下波动 4cm~6cm，且有气体或液体排出。随着肺不断膨胀，波动逐渐减少，直至停止。维持引流系统密封。水封瓶的长管置于液面下 2cm~3cm。胸管接头部位应用胶布固定，避免脱开。④预防感染：水封瓶内加无菌生理盐水 500ml，倾倒引流液时严格无菌操作，以免逆行感染。⑤观察记录引流液量：术后前 5 个小时需记录每小时引流量，正常应每小时少于 100ml，24 小时少于 500ml，引流液的颜色由鲜红色逐渐变为淡红色。⑥拔管指标：胸腔闭式引流管安置 48 小时后，如肺完全复张，12 小时内引流液少于 50ml，无气体排出，水柱无波动，听诊呼吸音清晰，即可拔管。拔管后用无菌油纱堵塞引流口，以防气胸。同时，注意观察有无呼吸困难、皮下气肿及渗液等。

第三节　食管良性狭窄

食管良性狭窄是由于误食强酸、强碱后，造成化学性食管烧伤，引起食管瘢痕性狭窄；食管炎或食管手术后吻合口处也可形成瘢痕，引起狭窄。

临床表现为下咽困难，梗阻严重者不能进食。病人因营养摄入不足常伴消瘦、脱水征和水、电解质紊乱。

根据病情严重程度分别行食管扩张术或手术切除狭窄部位，以胃、小肠或结肠代替食管。

食管良性狭窄手术病人的护理如下：

1. 术前护理

（1）误服强酸或强碱后，应立即饮温开水以冲洗和稀释残留的化学制剂。对食管烧伤严重者，禁忌洗胃或饮水，以防后纵隔感染。

（2）体弱及消瘦的病人要加强营养，不能进食者可先行胃肠外营养，等一般情况改善后再行手术治疗。

2. 食管扩张术后护理

（1）术后须禁食 24 小时，以后可进流食；如无不适症状，进食通畅，可逐步过渡到半流食、普食；如仍进食困难，可延长禁食时间，并给予静脉营养。

（2）术后如发现呕血，可用等渗冰盐水 200ml，加入去甲肾上腺素 7mg，分 4 次经胃管注入食管，用以止血。

（3）食管扩张术无效者应手术治疗。手术后护理同食管贲门癌手术后护理。

3. 出院指导

（1）教育病人勿乱饮性质不明的液体，加强对腐蚀剂的管理。

（2）勿暴饮、暴食，勿酗酒及进食刺激性食物，饭后不宜剧烈活动，以免引起食管炎。

第四节　食管贲门癌

病因尚不清楚，目前认为与不良的饮食习惯、饮酒、食物中大量的亚硝胺化合物、微量元素缺乏、食管慢性炎症及遗传因素有关。

常见临床症状为进行性吞咽困难，进食哽噎感、异物感及日渐消瘦。常伴有呕吐、胸骨后烧灼感、刺痛感。晚期可因侵犯周围组织引起固定性背痛、刺激性咳嗽、呛咳、声音嘶哑等。亦可见锁骨上淋巴结肿大。

治疗上段食管癌多采用放射治疗；中、下段食管癌常采用手术治疗。晚期不宜手术治疗者，可先行空肠造瘘术，以解决病人进食问题，然后再行放射治疗或化学治疗。

食管贲门癌手术病人的护理如下：

1. 术前护理　多数病人有不同程度的营养不良，为改善病人营养状况，纠正贫血、低蛋白血症和水、电解质平衡紊乱，应合理安排病人饮食，提供高蛋白质、高热能、少纤维的流食或半流食。对不能进食者，可给予胃肠外营养支持或空肠造瘘灌注营养要素。

2. 术后护理

（1）饮食的管理：胃肠蠕动未恢复正常前禁忌饮水或进食。一般术后 5 ~6 日开始进清流食，每次 100ml，每日 6 次。术后约第 10 日给予全流食。

术后第15日可给予半流食。在病人未能进足够饮食前给予静脉输液以补充营养。

食管胃吻合术后的病人，若有胸闷或进食后呼吸困难，多是由于胃上提，入胸腔后，压迫肺脏所致。此时病人应少食多餐，经1～2个月后，此症状可缓解。这是由于：①胸胃粘连、固定，限制了胃肠扩张，减缓了对肺的压迫。②胸胃运动功能恢复，具有一定的排空能力。③手术侧肺功能的恢复。

贲门癌切除术后，由于胃液易反流至食管，病人常出现返酸，平卧时加重。此类病人在饭后2小时内不宜卧床，睡眠时可将枕头垫高。

有些病人进食后出现呕吐，这多是由于进食太快、太多或因吻合口水肿所致。严重者应禁食，给予胃肠外营养，待3～4日水肿消退后再继续进食。如术后2个月左右出现下咽困难，应做食管碘油造影，以排除吻合口狭窄。

食管贲门手术后严禁暴饮、暴食或进硬质、块状食物。药片、药丸类应研粉化水后服用，以免导致吻合口梗阻。

（2）吻合口瘘的观察：吻合口瘘是由于愈合不良而致吻合口存在漏隙，使食物及消化液经瘘口进入胸腔引起胸腔内感染，是食管手术后最严重的并发症，其病死率高达50%。吻合口瘘的表现为：呼吸困难、胸腔积液及全身中毒症状，包括黄疸、高热、咳喘、白细胞计数升高，甚至出现菌血症。诊断方法：口服亚甲蓝后，1小时之内胸管处流出蓝色液体或行食管造影。吻合口瘘出现后要立即禁食，给予胸腔引流、抗感染治疗、维持营养及对症处理。某些病例出现吻合口瘘，可早期再次手术。

第五节　膈　疝

膈疝可因先天性原因或由创伤引起，使腹腔内脏器通过膈肌裂孔进入胸腔；肥胖或体弱者，由于食管裂孔松弛，腹腔内脏器可经裂孔进入胸腔，形成食管裂孔疝。

约 50% 的病人无临床症状。腹腔内脏器进入胸腔可压迫心肺，引起呼吸及循环障碍，表现为呼吸急促、发绀、静脉回流受阻、心输出量减少及晕厥。胃肠道症状表现为胸骨压痛、上腹部饱胀、恶心、呕吐及腹胀。如进入胸腔内的腹腔脏器发生绞窄，可引起胃肠道梗阻，导致中毒性休克和急性呼吸循环衰竭。

膈疝症状加重时给予手术治疗，行疝修补术，术后置胸腔引流管。

膈疝手术病人的护理如下：

1. 术前护理

（1）由于膈疝修补术后还可因腹压增加等因素引起复发，因此，术前治疗或预防上呼吸道感染至关重要，应避免接触流感病人，避免受凉、感冒，以免术后因剧烈咳嗽，增加腹压而使膈肌修补口破裂。

（2）术前有胃肠道症状者（腹上区饱胀、恶心、返酸），应少食多餐，并给予抗酸药物治疗。肥胖者要控制饮食，增加活动量，以减轻体重。体弱病人要多进食高蛋白饮食。

2. 术后护理

（1）术后早期防止用力咳嗽，用腹带扎紧腹部；术后避免过度弯腰或抬举重物，以免增加腹压，使膈肌修补口破裂。

（2）饭后 2 小时内避免平卧，睡眠时应将头部垫高，以使膈肌下降。

（3）术后禁止暴饮暴食，应多食粗纤维食物，保持排便通畅，必要时可用缓泻药。

（4）成年人的先天性膈疝修补术后，由于患侧肺长期受疝入的腹内脏器的挤压而发育不良，常并发患侧胸腔积液。术后应鼓励病人早期下床活动，做深呼吸运动，吹气球或使用呼吸治疗仪，以促进肺膨胀。

第六节 纵隔肿瘤

病因尚不明确。原发性纵隔肿瘤多为良性，只有少数属恶性肿瘤，最常见的有神经纤维瘤、畸胎瘤和胸腺瘤。

良性肿瘤生长缓慢，早期无明显症状，常在查体时发现；恶性肿瘤可表现消瘦、贫血、胸闷、疼痛、恶病质等症状。胸腺瘤常并发重症肌无力。

主要是采取手术治疗，转移性肿瘤不宜手术治疗，可采取放射治疗或化学治疗。

纵隔肿瘤病人的术后护理如下：

1. 重症肌无力病人行胸腺切除手术后，要给予呼吸机辅助呼吸。此时，注意保持呼吸道通畅，及时清除呼吸道内分泌物，充分给氧，预防肺部感染。

2. 切除有感染的畸胎瘤或囊肿后，要严密观察胸腔有无感染，注意体温变化，观察切口愈合情况。

3. 术后鼓励并协助病人咳嗽、排痰，促使肺复张，防止肺炎。

4. 严密观察胸内出血情况，记录每小时胸腔引流量。正常胸腔引流量为术后第 1 个 24 小时少于 500ml。如发现胸腔引流液色鲜红，术后 5 小时内每小时引流量大于 100ml，应考虑有活动性出血，需采取积极止血措施，必要时开胸止血。

5. 重症肌无力病人行胸腺切除后，禁忌使用乙酰胆碱类药物，以免诱发肌无力危象。

第七节 缩窄性心包炎

60% 由于结核病变造成。化脓性心包炎、慢性非特异性心包炎、创伤或手术后心包积血也可成为缩窄性心包炎的病因。

临床表现有头面部及上肢肿胀、肝脾肿大、腹水、胸水及下肢水肿；心音弱，多有奇脉，静脉压明显升高。

缩窄性心包炎的早期手术治疗，行心包大部分切除术。

缩窄性心包炎手术病人的护理如下：

1. 术前护理

（1）病人因心脏受压，心排出量减少，冠状动脉灌注不足，使心肌萎缩，心功能较差。因此，应限制病人的活动量，给予低盐饮食，应用洋地黄和利尿剂，以控制心衰。

（2）有明确结核病诊断者，须坚持抗结核治疗，督促病人按时服药。

（3）大量腹水病人可间断适量放腹水，每次放腹水量应小于 2 000ml，操作中严格遵守无菌原则，并静脉补充蛋白质，提供高蛋白饮食，以改善病人的营养状况。

2. 术后护理

（1）由于手术切除大部分心包，解除了上、下腔静脉的阻力，大量静脉血回流至右心进肺，术中易造成急性肺充血，术后易并发心衰，故术后要给予适量的利尿剂和血管收缩剂（如多巴胺等），以降低前负荷，增加心肌收缩力。同时，应用洋地黄控制心率。术后要密切监测中心静脉压、血压、心率、心律及尿量，准确记录24小时出入量。严格控制液体入量，输血补液要24小时均匀滴入，避免短时间内输液过多、过快，使容量负荷增加，造成肺水肿。

（2）术后使用利尿剂，可使大量的钾排出体外，易造成低血钾，故每日应检查血钾含量。对低钾者可静脉输液补钾或口服10%枸橼酸钾，要及时补足。

（3）水、钠潴留可加重水肿，故术后应坚持低盐饮食，每日食盐摄入量不超过3g。

（4）术后下床活动不宜过早，可在术后3日开始床旁活动，术后2周之内要限制活动量，以免因活动量增加而加重病人心脏负担。

（5）每日测量腹围，观察腹水消退情况。

第八节　心血管疾病

常见的心血管疾病有先天性心脏病（如动脉导管未闭、房间隔缺损、室间隔缺损、法洛四联症等）、心脏瓣膜病变（如二尖瓣狭窄或闭锁不全、主动脉狭窄或闭锁不全）及冠心病。当病变严重、病情恶化、药物治疗无效时，可进行手术治疗，多在体外循环下行心脏矫形术、瓣膜成形或置换术和冠状动脉搭桥术。

心血管疾病手术病人的护理如下：

1. 术前护理

（1）加强肺功能锻炼，教会病人使用呼吸治疗仪或吹气球，以有利于手术后肺功能的恢复。

（2）测量病人的身高和体重，为术中和术后确定用药剂量提供依据。

（3）慢性心力衰竭的病人，因长期使用利尿剂易造成低血钾。术前1周给予静脉输入极化液（10%葡萄糖液500ml＋15%氯化钾液10ml＋普通胰岛素8U），每日1次，以补充细胞内钾的含量，并为心肌提供能量。

（4）术前3日停止服用普奇洛尔或洋地黄类药物。此类药物可以减慢心率、抑制房室传导系统，从而影响手术后心脏复跳，易发生房室传导阻滞。

2. 术后护理

（1）心血管系统的监护：术后48～72小时内，要连续监测病人的心率、心律、动脉压及房压等。观察外周静脉充盈情况，外周静脉萎陷常提示血容量低。四肢末梢皮肤的温度、颜色及毛细血管充盈时间均可反应组织灌注情况，四肢末梢暖、颜色红提示组织灌注满意，末梢毛细血管充盈时间长、局部发绀及皮温低常提示组织灌注不良。

（2）呼吸系统监护：体外循环心内直视手术后，一般需用呼吸机辅助呼吸24小时。气管插管的病人，应仔细观察气管插管的深度及双肺呼吸音，避免因插管过深导致单侧肺通气。术后床旁胸部X线摄像对于判断气管插管的位置尤为重要。仔细观察胸廓运动可及时发现因肺不张、气胸、大量胸腔积液及因左心衰竭引起的肺瘀血、肺水肿等造成的呼吸功能减退。维持呼吸道通畅是呼吸监护的重点，在病人生命体征平稳的情况下，每小时给予左、右两侧翻身、叩背，必要时作深部气管吸痰。对自主呼吸病人，注意观察自主呼吸情况，包括观察呼吸幅度和呼吸频率，防止发生呼吸窘迫。拔除气管插管后，每2小时协助病人咳嗽、排痰1次，每日雾化吸入3次，每次20分钟，以促使肺复张。术后1周左右可进行各种呼吸疗法。

（3）中枢神经系统观察：术后病人可并发脑血栓、气栓及脑血肿，也可因脑缺氧引起意识障碍，应密切观察病人的意识情况、瞳孔大小和对光反射及四肢活动情况。

（4）肾功能监护：术后1~2日内，测量每小时尿量，观察尿的颜色，导尿管应保留至心血管功能和肾功能稳定后拔除。每小时尿量可直接反应肾功能和间接反应心脏功能情况，通常每小时40ml~50ml以上，尿色清、尿比重正常的尿液可以提示心肾功能正常。

（5）体温监测：体温对心血管功能的影响极大，术后应持续监测病人体温变化。由于术中降温的影响，通常体外循环术后前1~2个小时病人体温较低，术后早期应注意病人的保暖，以减少热能继续丢失，避免病人术后出现寒战，因寒战可明显增加病人的氧耗。低温体外循环术后复温过程，病人体温会逐渐恢复并上升，体温高可使心率加快，增加心肌耗氧量。当体温上升至38℃时，就应给予物理降温，可使用冰袋冰敷或酒精擦浴。

（6）术后出血的监测：术后出血是心脏手术后常见的并发症，术后应密切观察每小时出血量、出血总量、出血形式及病人血流动力学情况。术后8小时内，每隔15~30分钟挤压心包、纵隔或胸腔引流管，保持通畅。正常术后第1个5小时内引流量，每小时不应超过100ml，24小时引流量400ml

~500ml。术后出血的性状也非常重要，如出血鲜红、血温高，常提示有活动性动脉出血。以下情况应即刻手术止血：①急性心包填塞：术后初期，若引流管被血块堵塞，可引起心包填塞，病人表现为烦躁不安、血压下降、脉压差小、中心静脉压增高、心排血量降低及尿量减少。②出血过多或怀疑外科止血不满意。③纵隔、胸腔内积血短时间内增多。

（7）维持水、电解质平衡：心脏手术后，应补足失血量，维持正常的渗透压。先输入胶体溶液（如血及血浆），后输入适量晶体溶液，以维持血容量。术后几日内，要控制液体输入量，避免增加前负荷，并发肺水肿。输液速度要根据中心静脉压或肺毛细血管嵌压的变化及尿量的多少而增减。术后24小时内，每4小时实验室检查电解质1次，此后每日1~2次。要特别重视血清钾的含量，维持血钾3.5~5.5mmol/L。低血钾可引起心律失常，当血钾低于3.5mmol/L，应快速补钾，15%氯化钾5ml溶于5%葡萄糖液200ml中，2小时滴完，再复查血钾；血钾高于7mmol/L，可使心脏骤停；血钾高于5mmol/L时，应停止补钾；血钾高于6mmol/L时，应静脉滴注高渗葡萄糖液和胰岛素液（5：1），并给予利尿剂。当尿量正常时，每输入500ml液体应加入15%氯化钾10ml，以维持正常的血钾含量。

（李海燕　孙　青　赵　洁　侯　波　曹秀秀）

第十七章　神经外科疾病护理

第一节　重型颅脑损伤

颅脑损伤是因暴力直接或间接作用于头部引起颅骨及脑组织的损伤。根据格拉斯哥昏迷记分法确定，当格拉斯哥昏迷记分≤8分时，为重度颅脑损伤。

颅脑损伤临床表现为意识障碍、头痛、恶心、呕吐、癫痫发作、肢体瘫痪、感觉障碍、失语及偏盲等。颅底骨折可出现脑脊液耳漏、鼻漏。脑干损伤时可出现意识障碍、去大脑强直，严重时发生脑疝危及生命。

重型颅脑损伤以紧急抢救、纠正休克、清创、抗感染及手术为主要疗法。

重型颅脑损伤病人的护理如下：

1. 急救护理

（1）症状观察及护理：首先了解病人受伤时间、原因及病情发展过程等。严密观察病人生命体征及意识、瞳孔、肢体活动情况，特别注意病人有无休克、颅内出血、脑疝、机体其他部位的并发症。迅速建立静脉通路，对脑疝病人立即静脉滴注脱水药；对疑有颅内血肿的病人做好术前准备工作。

（2）保持呼吸道通畅：重型颅脑损伤病人多伴有不同程度的意识障碍，故应采取侧卧位或半卧位，头偏向一侧，以利于呼吸道分泌物排出，防止呕吐物误吸引起窒息。舌后坠阻塞呼吸道时应放置导气管或用舌钳将舌拉出，必要时可行气管切开。

（3）纠正休克：开放型颅脑损伤时引起失血性休克，应使病人保持平卧，注意保暖，补充血容量。

（4）转送病人：当病人休克得到初步纠正，生命体征相对平稳后方可转运。当伴发其他脏器损伤和骨折时，应当初步处理后再转送。转送途中应备好急救物品，并严密监测生命体征、意识、瞳孔、肢体活动及伤口情况，保持呼吸道通畅。

2. 一般护理

（1）卧位：术前术后均应抬高床头 15°～30°，以利静脉回流，减轻脑水肿。有脑脊液耳漏者，以头偏向患侧为宜，以便引流，防止脑脊液逆流造成颅内感染。

（2）预防颅内感染：开放性颅脑损伤应及时清创和常规应用抗生素。有脑脊液耳、鼻漏者，要注意保持耳、鼻孔及口腔的清洁，尽可能避免挖鼻孔、打喷嚏和咳嗽，严禁填塞或用水冲洗耳、鼻以及经鼻吸痰和插胃管，以免引起逆行感染。每日测体温 4 次，密切观察有无颅内感染征象。

（3）高热护理：感染或脑干损伤均可引起高热，应查明原因。体温高时应及时给予降温，保持体温在正常或接近正常范围内。可采用药物及物理降温两种方法。对中枢性高热多以物理降温为主。如酒精擦浴、冰水灌肠、冰水洗胃或冰毯；必要时行低温冬眠疗法。

（4）加强基础护理，防止并发症的发生：对于昏迷的病人要注意保暖，定时拍背排痰，清理呼吸道，预防坠积性肺炎。按时给予翻身，保持床单清洁干燥，每日按摩骨凸部位，做好皮肤护理，防止褥疮的发生。躁动病人谨慎使用镇静药，应设专人看护，给予适当约束，防止坠床及意外发生。

（5）冬眠的护理：冬眠疗法是采用冬眠药物和物理降温的方法使机体处于低温状态。广泛脑挫裂伤、脑干及丘脑下部损伤伴有中枢性高热者，采用此疗法，以达到镇静、安眠、降低脑组织新陈代谢、提高脑组织对缺氧的耐受力，以保护受伤脑组织，减低脑水肿。常用药物有冬眠Ⅰ号、Ⅱ号、Ⅳ号合剂。护理时应注意：①遵医嘱选用适当的冬眠合剂，待自主神经受到充分阻滞、机体御寒反应消除、病人进入昏睡状态后，再加用物理降温措施。因为如果没有冬眠药物的保护，36℃以下的体温可使机体产生寒战，从而增加机体耗氧，并消耗热能。降温以肛温32℃～34℃为宜，冬眠时间一般为3～5日。②病人房间应保持安静，光线较暗，室温在18℃～20℃。有专人看护，并备好急救药品及物品。病人应平卧，搬动病人或翻身时，动作要轻柔、缓慢，以防止发生体位性低血压。③治疗前观察并详细记录病人的生命体征、意识及瞳孔等，以比较治疗前后症状变化。治疗期间严密观察病情，特别是血压和体温的变化，发现异常及时采取措施。④冬眠药物最好经静脉滴注，以便通过滴速的调节控制冬眠深度，使体温稳定在治疗要求范围内。⑤保持呼吸道通畅，定时翻身、叩背、超声雾化吸入，以防止肺炎的发生；仔细观察皮肤及肢体末端的血液循环情况，并给予按摩以防止发生冻伤及褥疮等并发症。⑥停止冬眠治疗时，应首先停止物理降温，再停止冬眠药物。停止冬眠措施后，病人体温会自然升高，如因药物蓄积致使复温困难时，可使用热水袋等方法升温。

（6）营养支持：颅脑外伤或术后采用静脉输液补充热能，输液总量一般不宜超过1 500ml，以防止脑水肿的发生或发展。以后可根据病人的意识状态和胃肠功能改为流食或鼻饲饮食。

（7）健康指导：重型颅脑损伤病人昏迷时间较长，其护理是一个漫长的过程，且病情常有波动，因此护士要做到主动、细致、认真、负责。要指导病人家属掌握必需的护理知识，取得家属的配合，促进病人早日康复。

第二节　颅内肿瘤

颅内肿瘤的病因目前尚不清楚，可能与先天性遗传因素、物理或化学因素有一定关系。颅内肿瘤包括神经胶质瘤、脑膜瘤、听神经鞘瘤、垂体腺瘤、颅咽管瘤及转移瘤等。

颅内肿瘤的主要症状为头痛、恶心、呕吐及视盘水肿。可伴有神经功能障碍，如肢体瘫痪、感觉障碍、视力减退、精神症状和语言障碍等，严重时可发生脑疝而危及生命。听神经鞘瘤早期可出现耳鸣、耳聋，随后出现三叉神经痛、面神经障碍和小脑病变症状。颅咽管瘤病人以生长发育缓慢、多尿等内分泌症状为主要特征。

治疗以手术治疗为主，可辅助以放射治疗、化学治疗等。

颅内肿瘤手术病人的护理如下：

1. 术前护理

（1）颅内压增高的护理：颅内占位病变随着病情发展均会出现颅内高压症状。由于呼吸道梗阻、剧烈咳嗽、用力排便等还可导致颅内压骤然增高而发生脑疝。因此，病人应注意保暖，预防感冒；适当应用缓泻剂，保持大便通畅。另外，还可采取以下措施以降低颅内压：①使用脱水剂，以减轻脑水肿。②床头抬高15。~30。，以利颅内静脉回流，减轻脑水肿。③充分给氧改善脑缺氧，使脑血管收缩，降低脑血流量。④控制液体摄入量。⑤高热者立即降温，防止机体代谢增高，加重脑缺氧。

（2）注意保护病人：对出现神经系统症状的病人应视具体情况加以保护，如防止健忘病人走失；督促癫痫病人按时服药；运动障碍病人应卧床休息；躁动病人给予适当约束，放置床档，防止坠床摔伤和自伤。

（3）病情观察：严密观察病情变化，当病人出现意识障碍、瞳孔不等大、缓脉、血压升高等症状时，提示有发生脑疝的可能，应立即报告医生。保持呼吸道通畅，迅速静脉滴注脱水剂，并置保留导尿管，以了解脱水效果。迅速紧急做好术前特殊检查及手术准备。

2. 术后护理

（1）卧位：病人清醒后抬高床头15°~30°，以利静脉回流，减轻脑水肿，降低颅内压。

（2）病情观察：严密观察生命体征，肢体活动，特别是意识及瞳孔的变化。术后 24 小时内易出现颅内出血及脑水肿引起脑疝等并发症，当病人意识由清醒转为嗜睡或躁动不安，瞳孔逐渐散大且不等大，对光反应迟钝或消失，伴对侧肢体活动障碍加重，同时脉缓、血压升高，要考虑颅内出血或脑水肿的可能，应及时报告医生，立即使用脱水剂进行救治。

（3）应用脱水剂注意事项：遵医嘱使用 20% 甘露醇液是临床常用脱水剂，应注意输入速度，一般 20% 甘露醇液 250ml 应在 20～30 分钟内输完，防止药液漏于血管外，以免造成皮下组织坏死；不可与其他药物混用；血压过低时禁止使用。

（4）脑室引流的护理：须脑室引流的病人按脑室引流护理常规进行护理。

（5）保持出入量平衡：术后常通过静脉补充营养及电解质，应注意补液速度不宜过快，一般根据出量决定补液量，以免入量过多，加重脑水肿。

（6）骨窗的护理：胶质瘤术后，为了起到减压的作用，一般将病人颅骨骨瓣去除或游离，成为骨窗或游离骨瓣。骨瓣去除后脑组织外只有头皮保护，易受伤，应加强保护。通过骨窗还可直接观察到颅内压变化情况，如骨窗处张力较大或脑组织膨出，说明颅内压增高，应采取措施降低颅内压。

（7）功能锻炼：术后病人常仍有偏瘫或失语，要加强病人肢体功能锻炼和语言训练。协助病人肢体被动活动，按摩肌肉，防止肌肉萎缩。耐心辅导病人进行语言训练，指导病人从简单发音开始，逐步发多个音，鼓励病人及家属建立信心，平时给病人听音乐、广播等，刺激其听觉中枢，及早恢复健康。

第三节　垂体腺瘤

垂体腺瘤系发生于垂体前叶组织的良性肿瘤，根据其分泌激素的特点分为：①功能型垂体腺瘤，包括生长激素腺瘤、催乳素腺瘤、促肾上腺皮质素腺瘤、混合型腺瘤等。②无功能型垂体腺瘤。

垂体腺瘤为内分泌腺瘤，不同类型垂体腺瘤可有不同临床症状，如生长激素腺瘤在成人表现为肢端肥大症，在青春期以前呈巨人症；催乳素腺瘤病人则表现为女性闭经、溢乳及不育，男性为乳房发育、溢乳及阳痿；促肾上腺皮质素腺瘤病人表现为库欣综合征，如向心性肥胖、满月脸、高血压、多毛、月经失调、痤疮及紫纹等。如果肿瘤增大，压迫周围组织，则出现头痛、视力减退、视野缺损、眼睑下垂及眼球运动功能障碍等压迫症状。

治疗原则以手术为主，也可行药物和放射治疗。

垂体腺瘤手术病人的护理如下：

1. 手术前护理

（1）预防术后伤口感染：经蝶窦垂体腺瘤切除术病人，术前3日常规使用抗生素，复方硼砂溶液漱口，用0.25%氯霉素眼药水及新麻液滴鼻，每日4次，每次2～3滴，滴药时采用平卧仰头位，使药液充分进入鼻腔。

（2）皮肤准备：经蝶手术病人需剪鼻毛，操作时要精神集中，动作轻稳，防止损伤鼻黏膜而致鼻腔感染。观察有无口鼻疾患，如牙龈炎、鼻腔疖肿等。如有感染存在，须暂停手术。另外，行右股内侧备皮10～20cm^2，以便手术中取皮下脂肪填塞蝶鞍。

2. 经蝶手术后护理

（1）生命体征的监测：麻醉清醒前每30分钟测量生命体征1次，清醒后每小时测量1次，24小时后每2～4小时测量1次。

（2）卧位：麻醉清醒后均采取头抬高15°～30°的卧位，以利伤口引流，减轻头部水肿。如术中发现有脑脊液鼻漏者，术后需去枕平卧8～10日。

（3）伤口护理：术后3日鼻腔充填纱条取出后，用0.25%氯霉素眼药水及新麻液滴鼻，每日4次，每次2～3滴，防止感染。股内侧伤口隔日换药1次，10日后拆线。

（4）口腔护理：由于术后鼻腔用纱条填塞止血，病人只能张口呼吸，应加强口腔护理，并用湿纱布盖于口唇外，保持口腔湿润，减轻不适。

（5）术后并发症的观察及护理：①水及电解质紊乱：由于手术对垂体后叶及垂体柄的影响，术后尿崩症的发生率较高，故需监测每小时尿量，准确记录出入量，经口或静脉合理补液，保持出入量平衡。由于尿液大量排出，可造成低血钾，应进行血生化检查，及时纠正水、电解质紊乱。②脑脊液鼻漏：因手术中损伤鞍隔所致。脑脊液鼻漏常发生于术后 3 ~ 7 日，尤其是术后 3 日拔除鼻腔填塞纱条后，可见病人鼻腔中有清亮液体流出。因脑脊液内含有葡萄糖，可用尿糖试纸检测，如为阳性，即为脑脊液鼻漏。病人应绝对去枕平卧 2 ~ 3 周，禁止用棉球、纱条、卫生纸等填塞鼻腔，以防逆行感染。③垂体功能低下：由于机体不适应激素的变化而引起。常发生于术后 3 ~ 5 日，病人可出现头晕、恶心、呕吐及血压下降等症状。此时应检查血钾浓度，以便与低血钾相鉴别。一般给予氢化可的松 100mg 加入 5% 葡萄糖溶液中静脉滴注即可缓解。④颅内出血：常在术后 24 小时内发生。病人出现意识障碍、瞳孔及生命体征变化、视物不清及视野缺损等，均提示颅内出血的可能。应密切观察病情变化，及早发现，及时通知医生进行处理。

第四节　缺血性脑血管病

缺血性脑血管病的病因很多，以颅内外动脉粥样硬化为其主要原因之一。它可导致血管狭窄或闭塞而引起脑供血不足、脑组织坏死。

临床表现有一过性黑蒙、病变对侧肢体麻木、感觉减退或异常、上下肢肌力减弱、面肌麻痹、语言障碍、偏盲、眩晕、共济失调、复视、构音及吞咽困难等。严重时可发生脑卒中，甚至遗留瘫痪等残疾。

治疗原则以内科治疗为主。目前，外科主要采取颈内动脉内膜剥脱修补术，并提倡手术应在未发生脑卒中前实施。

缺血性脑血管病手术病人的护理如下：

1. 术前护理　控制血压，预防病情恶化。缺血性脑血管病病人多伴有不同程度的高血压，而高血压常使动脉粥样硬化的发展加速加重，从而造成脑组织供血不足引起局部脑组织坏死，导致一系列临床症状。故应监测血压的变化，指导病人按时服降压药，做好心理护理，减少造成血压升高的紧张因素，防止病情进一步发展。

2. 术后护理

（1）药物治疗和护理：手术后给予静脉滴注硝酸甘油，以降低血压。此时，应注意观察血压的变化，术后血压应控制在正常或偏高水平，以防止血压过低、血流缓慢使手术部位形成血栓。故应连续监测血压变化，并根据血压情况调节输液速度。

（2）注意伤口渗血情况，床旁备好气管切开包：因手术部位在颈部，术中及术后应用肝素抗凝治疗，伤口局部易形成血肿，压迫气管、食管及颈动脉、静脉，出现憋气、脑缺血缺氧等症状，所以，应随时观察伤口敷料有无渗血及病人呼吸有无异常，如发现有憋气等异常情况应及时报告医生，并给予吸氧和做好气管切开前的准备工作。

（3）抗凝治疗的护理要点：颈动脉内膜剥脱术后，为防止内膜切除部位血栓的发生，常于静脉或皮下给予肝素或口服华法林等抗凝药物治疗，剂量及疗程视病人具体情况而定。常规每日监测凝血酶原时间和活动度。凝血酶原时间维持在正常值的 2～2.5 倍，活动度在 0.20～0.40。在取血标本时应严格按 1:9（抗凝剂∶全血）比例采取血标本，比例失调将影响其结果，对临床治疗造成影响。禁止反复穿刺、针灸及腰穿等，以避免组织损伤而引起出血。用药后应注意观察病人皮肤、黏膜、牙龈有无出血点及紫癜，穿刺部位有无出血，观察尿、便颜色并经常留取标本送实验室检查。观察意识、瞳孔及肢体活动情况以了解有无脑出血的发生。备好鱼精蛋白，如发生肝素过量，可立即用药以中和肝素。

（4）心理护理：脑血管意外常为突然发病，病人无思想准备，且发病后伴随而来的是肢体瘫痪、活动障碍及生活不能自理，且手术复杂，病人对此常有恐惧感，所以顾虑多、思想负担重。故护理人员在进行护理时应随时了解病人的心理活动，解除病人的心理负担。每日协助病人肢体活动4~6次，使病人及家属了解肢体锻炼的必要性，得到病人的积极配合，以利于早日康复。另外，护士应向病人介绍术后可能再度出现脑缺血或脑梗死的症状，使他们有思想准备，以防止再发作而出现意外。

（5）出院指导：①嘱病人遵医嘱按时服用抗凝药及血管扩张药，并要注意观察有无出血倾向，如皮肤有无出血点、紫斑及牙龈出血等现象。定期复查凝血酶原时间和活动度。②控制血压，生活上尽量保持安静，避免过度烦躁、疲劳。⑧禁止饮酒、吸烟。④保持饮食的摄入平衡，避免刺激性强的辛辣食物，养成良好的饮食习惯和生活规律。⑤出院后病人如有不适，及时到医院就诊。⑥定期到门诊复查随诊。

第五节　枕大孔区畸形

多因寰枕部先天性骨骼发育异常并伴有神经系统及周围软组织发育异常。

临床起病多缓慢，外观可见短颈，后发际低，面部不对称等。神经系统症状为头痛、头晕、枕颈部痛，可伴有共济失调、行动蹒跚及眼球震颤等。病情加重可出现感觉减退、肢体肌肉萎缩痉挛、手指痉挛如弹钢琴样，重者四肢瘫痪。

治疗原则以手术减压为主。

枕大孔区畸形手术病人的护理如下：

1. 手术前护理

（1）加强保护，防止跌伤：枕大孔区畸形病人常有共济失调、走路不稳、手脚无力及麻木、痉挛等症状。故病人应卧床休息，减少活动防止跌倒而加重病情。

（2）注意观察呼吸：枕大孔区畸形病人常伴有小脑扁桃体疝，出现呼吸困难，手术后症状可立即改善。术前应注意观察并记录病人睡眠中呼吸的次数，以便术后了解手术效果。

2. 手术后护理

（1）卧位：平卧或侧卧位，用马蹄形沙袋固定头颈部。头部不可随意扭转，以免压迫延髓，危及病人生命。

（2）密切观察生命体征：特别是呼吸变化，床旁备好气管切开包，当病人出现呼吸困难、口唇发绀及呼吸不规则时，应立即吸氧并报告医生，做好气管切开前的准备工作。

（3）脱水药物的使用：为防止脑干和上颈部脊髓水肿，影响呼吸，静脉快速滴注20%甘露醇250ml，6~8小时1次。

（4）预防并发症，做好基础护理：病人痰多时应随时吸痰，黏稠不易咳出时可做雾化吸入，并注意保暖，避免着凉，以免发生肺炎。枕部放置海绵垫，防止压疮。两小时翻身1次，防止褥疮，翻身时必须保持轴形翻身，即头、颈、脊柱呈一条直线。

（5）功能锻炼：部分病人术前已出现肢体感觉、运动障碍，术后又须卧床2周，易发生肌无力和肌肉萎缩。护士应为病人进行功能锻炼，按摩肢体肌肉，维持肢体功能位，防止肌肉萎缩。2周后病人可下床活动，颈部以颈托固定，有专人扶持，防止跌倒。活动要适量，循序渐进。

第六节　脊髓肿瘤

脊髓肿瘤分为原发性和转移性两种，目前病因尚不清楚。

临床表现按疾病的进程可分为3个阶段：①疾病初期：脊神经根受到肿瘤压迫与刺激，引起疼痛。②脊髓受压期：表现为病变段以下感觉、运动减退，对侧肢体疼痛、温觉丧失及尿便障碍。

治疗原则是手术切除肿瘤，恶性肿瘤辅以放射治疗。

脊髓肿瘤手术病人的护理如下：

1. 术前护理

（1）预防褥疮：瘫痪病人足跟用软枕垫起，防止压疮，每2小时翻身1次，侧卧时背部垫以软枕。

（2）注意安全：病人有不同程度的肢体活动障碍或感觉异常，应卧床休息，防止跌倒。

（3）尿、便护理：尿、便失禁的病人应留置导尿管，为预防便秘可给缓泻剂，并保持会阴部清洁。

2. 术后护理

（1）卧位：平卧或侧卧位，2小时翻身1次，采取轴形翻身，即头、颈、脊柱呈一条直线。

（2）病情观察：①监测生命体征变化。高颈段肿瘤者，特别要注意呼吸情况，因手术中牵拉，易造成脊髓水肿，影响呼吸。②观察引流管内液体的颜色及引流量，保持引流管通畅，勿打折、脱出。③注意伤口有无渗血，每日更换外层敷料，渗血多时要检查伤口情况。

（3）疼痛护理：遵医嘱适当给予止痛药，以缓解手术后牵拉神经引起神经痛或切口痛。

（4）尿、便护理：马尾部肿瘤病人常伴有直肠膀胱括约肌功能障碍，术后应留置导尿管，1周后将尿管夹闭，4小时开放1次，以刺激膀胱括约肌功能恢复。如有便秘可给予缓泻剂，并保持会阴部清洁。

（5）加强功能锻炼：脊髓肿瘤病人术前有不同程度的感觉运动障碍，因手术牵拉造成脊髓水肿，术后症状可能加重，且手术后卧床时间长。因此，应协助并指导病人进行功能锻炼，按摩四肢，保持肢体功能位，防止肌肉萎缩，促进早日恢复。卧床2周后，根据病人病情可下床活动，要有专人保护，防止跌倒。根据身体情况逐渐增加活动量，促进康复。

第七节 脑室引流术

脑室引流术是在侧脑室内放置引流管，连接于脑室引流装置上进行持续或间断脑脊液引流，以降低颅内压。

1. 适应证

（1）脑脊液循环通路受阻所致的颅内高压危急状态，主要是枕骨大孔疝。

（2）自引流管注入碘剂进行脑室系统的造影，以明确诊断和定位。

（3）手术中行脑室穿刺引流脑脊液，使手术术野清晰显露，便于手术操作。

（4）开颅术后放置引流管，引流脑脊液，减少脑膜刺激征，预防颅内压再次增高。

（5）高血压脑出血、破入脑室系统者。

2. 术后护理

（1）维持正常引流：手术后将引流瓶悬挂于床头，脑室引流瓶入口处高于侧脑室 10cm～15cm 为宜，以维持正常的颅内压。搬运病人时将引流管夹闭，以防因引流瓶高度变化，造成短时间内引流过量或脑脊液逆流，并注意保护引流管，以防脱出。禁忌引流速度过快，以防骤然减压发生脑出血或脑疝。脑脊液引流量每日不超过 500ml 为宜。如有颅内感染，脑脊液量可相应增多，此时，应注意观察，保持电解质平衡，并可将引流瓶抬高距侧脑室 20cm，即维持颅内压于正常范围。随时观察记录引流液的性质。正常脑脊液为无色透明、无沉淀的液体。术后 1～2 日脑脊液可略带血性，以后转为橙黄色。如果为浑浊液体，可能有感染；如有大量鲜红色液体，可能有出血。

（2）严格无菌操作：倾倒引流液时，要严格遵守无菌原则，接头处用碘酒、酒精消毒后用无菌纱布包裹，以保持无菌。

（3）保持引流管通畅：注意不可受压、扭曲、打折。当病人意识不清或有躁动时，应加以约束、固定，防止引流管脱出。

（4）拔管护理：脑室引流管一般5～7日拔除，拔管前1日可试行抬高引流瓶或夹闭引流管，以便了解脑脊液循环是否通畅，颅内压是否再次升高。夹管后应密切观察病情，如病人出现头痛、呕吐等颅内压增高症状，应放开夹闭的引流管并通知医生。如果病人无颅内压增高症状，即可拔管。

（李海燕　孙　青　赵　洁　赵　文）

第十八章 泌尿外科疾病护理

第一节 肾积水

先天性肾积水最常见的原因是肾盂输尿管连接部梗阻、输尿管膀胱连接部梗阻及原发性膀胱输尿管反流。后天性肾积水可继发于结石、外伤以及炎症性尿路狭窄等。

肾积水的主要临床症状是肾区胀痛。并发感染者可有尿频和尿痛等症状。在并发于外伤时，可引起血尿及肾破裂。随着病情发展，病人可有轻度氮质血症，如食欲不振、恶心、呕吐、多尿及贫血等肾功能不全的表现。

轻度肾积水肾盏无显著扩张，可采取内科治疗控制感染或预防感染。临床症状明显、梗阻严重、肾功能有明显损害、并发结石、感染及高血压者可手术治疗。手术方法为肾盂输尿管成形术或肾切除。

肾积水手术病人的护理如下：

1. 引流管的护理

（1）确保引流管通畅，勿打折或扭曲，并固定好，以防病人活动时脱出。观察引流液的性质、颜色、量，发现问题及时处理。

（2）记录每日引流量及尿量，并定期检查血电解质，以监测肾功能情况。

（3）。肾造口引流管不通畅时，可在无菌操作下用无菌生理盐水进行冲洗，每次冲洗量不宜超过5ml，冲洗时要缓慢，不可压力过高，若压力过高，可增加伤口张力，造成冲洗液由吻合口外溢或引起漏尿。

2. 加强营养　静脉给予输全血或蛋白质，提高机体抵抗力，促进伤口愈合。同时，应用抗生素，以防治感染。

3. 拔管　肾盂输尿管支架管于手术后3～4周拔除，如为双J管内引流可在手术后4～6周拔除。拔除支架管3日后可夹闭肾造口管，注意观察肾区有无胀痛及管周漏尿等情况，并行肾造口管造影检查，以证实吻合口是否通畅，确无疑问方可拔除肾造口引流管，同时嘱病人取健侧卧位，防止手术漏尿。此口约1周左右愈合。

4. 复查　术后6个月行静脉尿路造影复查，以观察疗效。

第二节　肾　癌

肾癌的病因迄今尚不清楚，有家族发病倾向。另外，与吸烟、化学物质、感染及结石等因素有关。

血尿、疼痛和肿块为肾癌的主要症状，血尿特点是无痛、间歇性、全程血尿。全身症状可有发热、高血压、血沉快、贫血及肝功能异常等。

治疗以根治性肾癌切除术为首选的治疗方法。根据肾癌的不同时期亦可采用放射治疗、化学治疗、黄体酮类激素治疗及免疫治疗。

肾癌术后病人护理如下：

1. 防止出血　密切注意有无手术后内出血及休克。内出血可因手术后肾蒂出血、下腔静脉破裂或因血管结扎不良引起。应严密观察病人血压、脉搏及意识的变化，每小时测血压和脉搏1次，同时观察伤口有无渗血及引流管的出血量。出血严重可有休克表现，有时肾周围血肿在患侧腰腹部出现肿块，应及时再次手术探查。

2. 体位 术后取平卧位，24 小时后可取半坐位。肾实质切开或肾部分切除的病人，应卧床 1 周，以防术后过早活动引起继发出血或肾下垂。

3. 肾功能的观察 由于手术对肾脏的直接影响，可造成机体水和电解质平衡失调。术后准确记录每小时尿量，并根据血、尿生化检查结果，相应调整水和电解质的摄入量。

4. 抗生素的应用 选用对肾脏无损害或损害较轻的抗生素。

5. 引流管的护理术后常规放置肾窝引流管，应保持引流管的通畅，勿打折或受压，防止脱落，并观察引流液的性质、量、颜色，准确记录。

第三节 肾移植

肾移植术是将同种异体肾植入病人的体内，以代替已丧失功能的病肾。

肾移植手术病人的护理如下：

1. 术前准备

（1）血液透析：充分的血液透析可以减轻氮质血症，纠正水及电解质和酸碱平衡紊乱，纠正体内水、钠潴留，控制高血压，改善心功能。透析时间一般应在 3 个月以上，使病人机体处于较理想状态再行肾移植手术。术前 24 小时内必须增加透析 1 次。

（2）输血：适当输血可使受者产生免疫耐受并纠正贫血。以输血细胞或少量多次输新鲜血为宜，维持红细胞压积在 20%～25% 以上。

（3）防治感染：有感染病灶必须控制或清除，咽拭子培养和清洁中段尿培养应为阴性。

（4）其他：手术前应用免疫抑制剂，如硫唑嘌呤 100mg，以减轻术后排异反应。

2. 术后护理

（1）术后病人应住单间，进行保护性隔离，并设专人护理。

（2）严密观察生命体征，术后每小时测量血压和脉搏 1 次，平稳后第 2 日改为 4 小时 1 次，第 3 日改为 1 日 2 次。每 4 小时测体温 1 次。

（3）尿液的观察：①多尿期护理：肾移植术后常有 3～5 日的多尿期，此时需记录每小时尿量，严密观察出入量变化。及时调整输液速度和量，维持水及电解质平衡，做到"量出为入"。24 小时出入总量差额不超过 1 500ml。②少尿及无尿的观察：分析少尿及无尿的原因，如低血压、肾后性梗阻、尿外渗、急性肾衰、超急或加速性排斥反应均可引起少尿或无尿。此外，还要排除血块阻塞导尿管等因素。③观察尿的颜色及比重：术后 3～5 日可有轻度的血尿，属正常现象。尿比重与尿量及尿中排出成分成反比。

（4）各种管道护理：术后病人有移植肾周及输尿管吻合引流管及导尿管，要经常检查各种管道是否通畅，防止扭曲、脱落和堵塞等现象。要经常挤压引流管，使之通畅，并保持引流管的正确位置。留置导尿管期间，对女病人每日用 1：1 000 新洁尔灭清洁尿道口 1 次，注意无菌操作。导尿管拔除后要定时督促病人排尿，并记录每次尿量。

（5）口腔护理：术后应用复方硼砂溶液漱口。每 2 小时含漱 1 次，饭前、饭后均要漱口。真菌感染引起的口腔炎，可采用 1% 过氧化氢或酮康唑液漱口。

（6）饮食护理：术后肠蠕动恢复排气后，可进流质饮食，并逐步改为半流食、普食，肾功能恢复正常后饮食应为高蛋白、高热能、含多种维生素及低脂肪。病人尿多时可不限制盐的摄取。

（7）保持排便通畅：术后 3 日未排便者，应给予少量缓泻剂。因粪便干燥可导致排便时腹压增高造成移植肾血管破裂的严重后果。

（8）动静脉外瘘护理：要定时更换敷料，注意预防感染，避免局部受压扭曲等，防止吻合口脱开而大出血，禁用此肢体测血压和输液。

（9）密切观察排斥反应：排斥反应的主要临床症状有体温突然升高达 38.5℃ 以上，其特点为常在凌晨 4～5 时体温升高；移植肾区胀痛、尿量显著减少、体重增加、血压升高；检查发现移植肾明显肿大。以上症状可同时出现或仅出现若干项。发现排斥反应时护士需及时与医生取得联系，以便早期诊断和及时处理。

（10）重视体液平衡：由于病人肾功能异常，饮食受限，加之肾上腺糖皮质激素的使用易造成病人的水及电解质和酸碱平衡紊乱，应根据血液生化检查结果予以调整。

（11）应用抗生素预防感染：由于术后放置各种引流管及大剂量免疫抑制剂的应用等，极易继发感染。因此，除应采取严格消毒隔离措施外，还应使用抗生素 1~2 周。

第四节　皮质醇增多症

皮质醇增多症，又称库欣综合征。可有以下几种类型：①肾上腺皮质腺瘤或癌，皮质醇分泌过多呈自主性分泌。②肾上腺皮质增生，多由于下丘脑一垂体功能紊乱或垂体瘤导致促肾上腺皮质激素（ACTH）分泌过多。⑧异源性促肾上腺皮质激素综合征，是肾上腺以外癌瘤分泌过多促肾上腺皮质激素所致。④医源性因素，使用促肾上腺皮质激素或肾上腺糖皮质激素引起。

向心性肥胖是本病最常见的表现，如满月脸、水牛背、腹部膨隆悬垂及四肢纤细。另外，可有皮肤萎缩变薄、宽大紫纹、高血压、骨质疏松、糖代谢障碍、月经及性功能障碍、低血钾等症状。

应根据皮质醇增多症的类型选择治疗方法。腺瘤或癌，均应及早手术治疗。晚期癌不能切除或切除后复发转移的病人，应给予化疗。肾上腺皮质增生的病人，可行肾上腺次全切或双侧肾上腺全切除术。

皮质醇增多症手术病人的护理如下：

1. 术前护理

（1）由于肿瘤引起皮质醇分泌过多抑制了促肾上腺皮质激素的分泌，可使肾上腺皮质萎缩。为防止肿瘤切除后体内糖皮质激素缺乏，术前 1~2 日肌注醋酸可的松每日 4 次。皮质增生实行肾上腺切除者术前 12 小时肌注醋酸可的松。

（2）由于钠水潴留导致病人血压增高，术前观察血压变化，应每日测血压两次，如血压过高可给予镇静药和降压药。

（3）肾上腺糖皮质激素分泌过多，可引起电解质的紊乱，特别易发生低钾血症，术前应补充钾盐以纠正低血钾。补钾时应注意：钾不能从输液器茂菲滴管内加入，浓度不能过高，以每小时不超过 1g 为宜，速度不能过快。同时，应根据血生化检查调整补钾剂量，以免造成高血钾。在治疗高血压时不宜使用噻嗪类药物，以免加重低血钾。

（4）病人因血糖高，抗感染能力降低，有痤疮，术前 2 日起适当应用抗生素，以预防感染。

（5）一般生活护理，给予高蛋白饮食，加强生活护理，减少病人活动，必要时加床档以防因肌肉萎缩、疲惫无力、血压高而导致摔伤、坠床。

2. 术后护理

（1）肾上腺皮质危象的观察：术后皮质激素不足，病人可发生急性皮质功能低下症，表现为头痛、呕吐、无力、腹泻、血压下降及昏迷等。严密观察血压，每小时测 1 次。发现问题及时通知医生，在排除出血的情况下，立即静脉输入氢化可的松 100mg，观察反应。症状不缓解可加大用药剂量。

（2）加强营养维持水及电解质平衡：补充足够的糖及蛋白质，静脉补液量则应根据 24 小时尿量，保持出入量平衡，以防补液量过多，导致心肺并发症的发生。

（3）伤口护理：病人术后伤口愈合较慢，拆线时间应延长至 10 日以上。为减轻腹部张力，应将腹带裹紧，并预防咳嗽及便秘。同时，应用抗生素预防感染。

（4）预防褥疮发生：保持床铺干燥整洁，及时更换浸湿的衣服、被褥，每日温水擦浴两次，以防皮肤感染及褥疮的发生。

（5）预防肺部并发症：因手术位置较高及手术创伤刺激膈肌等原因，易导致肺膨胀不全和支气管肺炎等。因此，要鼓励病人深呼吸、咳嗽、协助病人翻身、叩背、咳痰，给予雾化吸入，每日3次。

（6）激素治疗：实行双侧肾上腺大部切除或全部切除的病人，需长期或终身给予激素替补治疗，应嘱病人严格遵医嘱按时服药，并应注意服药期间的反应，及时调整用药剂量，以防肾上腺皮质危象的发生。

（7）肌内注射激素时的注意事项：因肌内注射激素不易吸收，因此注射时应采用长针头，深部肌内注射，并应严格无菌操作，以防注射部位的感染。

第五节　原发性醛固酮增多症

原发性醛固酮增多症简称原醛症，是由于肾上腺皮质腺瘤或肾上腺皮质增生引起大量的醛固酮分泌，导致一系列贮钠排钾的症状。临床上肾上腺皮质腺瘤约占90%，左侧肾上腺瘤较右侧多2~3倍，目前病因尚不清楚。

高血压是最早出现和最主要的症状。因长期大量排钾，约80%病人可有低血钾，夜尿多和多饮。神经肌肉表现为四肢软弱、麻木、间歇性麻痹、视力障碍、手足抽搐及腱反射消失等。

治疗以手术治疗为主，切除肾上腺皮质腺瘤。如肾上腺皮质增生，则手术效果不佳，一般采用螺内酯治疗。病人全身情况差不能耐受手术时，可采用药物治疗。

原醛症手术病人的护理如下：

1. 术前护理

（1）为纠正低钾血症和高钠血症，每日口服氯化钾或枸橼酸钾3g~4g，分3~4次口服。螺内酯40mg~60mg，每日3次。钠盐控制在每日5g以下。同时，应严密监测血钾浓度的变化，尤其对病程久、伴肾功能减退的病人，以免发生高血钾症。

（2）伴有心力衰竭、心律失常及肾盂肾炎等，应给予对症处理，测血压每日 2 次，同时分别记录日夜尿量。

2. 术后护理

（1）术后严密观测血压，每半小时测 1 次至平稳后改为每日 2 次。

（2）分别记录日夜尿量，以便与术前对照，观察手术效果。

（3）肿瘤切除后，仍有可能发生低血钾，应定期作血生化检查，静脉补充钾盐。如有肾脏严重损害，补钾应谨慎，以免致高血钾。

（4）其他同库欣综合征术后护理。

第六节　嗜铬细胞瘤

嗜铬细胞瘤大部分发生在肾上腺髓质，亦可发生在肾上腺外嗜铬组织中。目前嗜铬细胞瘤的病因尚不十分清楚。其发病年龄以 20～40 岁为最多，男女发病率大致相等。

临床主要表现为发作性头痛、心悸、出汗、高血压、高代谢及高血糖。

大多数嗜铬细胞瘤为良性肿瘤，手术切除可以治愈。对有严重并发症，不能承受手术或发生转移的恶性嗜铬细胞瘤病人，由内科对症治疗。

嗜铬细胞瘤手术病人的护理如下：

1. 术前护理

（1）心理护理：高血压是嗜铬细胞瘤病人的主要症状。一切不良情绪会给病人带来不利影响，导致血压升高。护士不仅要为病人创造一个安静、舒适的休养环境，还要以热情、耐心、和蔼的态度关心病人，讲解有关疾病知识，消除病人的恐惧心理和悲观情绪，增强战胜疾病的信心。

（2）症状的观察和护理：嗜铬细胞瘤病人血压上升时，多伴有头痛，出现不同程度的头昏、心悸、视物模糊、腹痛、呕吐、面色苍白、四肢冰凉、大汗淋漓、瞳孔散大等症状。常规每日测血压及脉搏 4 次，病情变化时随时监测血压变化。术前给予口服酚苄明 10mg～20mg，每日 3～4 次，以控制血压使之接近正常。如病人应用 a 一受体阻断剂后出现心律失常时，可同时加用普萘洛尔 10mg，每日 3 次。

（3）嗜铬细胞瘤危象的观察和护理：嗜铬细胞瘤危象主要分为 3 型：

高血压型：主要表现为多汗、呕吐、颤抖；严重者视盘水肿、颅内压高、脑水肿，甚至引起脑溢血。应保持静脉输液通畅，确保降压药物及时应用。密切注意病人瞳孔变化，防止脑水肿发生。因视力模糊不清，易发生摔倒、烫伤等意外。病人活动后可使血中儿茶酚胺浓度上升，病人血压骤增。因此，要嘱病人卧床休息，做好病人生活护理，加强安全保护措施。

心脏型：由于儿茶酚胺长期作用，部分病人可伴发儿茶酚胺性心脏病，心肌退变、坏死、炎性改变。如果儿茶酚胺大量释放，血压骤升，心脏负荷剧增，可有心肌梗死，出现严重的心律失常、心力衰竭和极度呼吸困难等，应立即协助医生进行抢救，静脉内缓慢推注酚妥拉明以降低血压；有心律失常者可用肾上腺素能 β－受体阻断剂及其他抗心律失常药，并根据病人情况给予相应处理，同时做好各种抢救的准备工作。

胃肠型：主要表现为血压上升时，伴有剧烈的腹痛及便血等症状。要注意病人的饮食护理，并观察消化道出血的量和性状，注意血压变化。如消化道出血量多，也可引起血压下降，应与肾上腺皮质危象加以区别。

（4）其他：由于儿茶酚胺的作用，动脉长期处于收缩状态，血容量低，术前 1 日应静脉给予足量的液体，以补充血容量的不足。一般输入量需达到 2 000ml～3 000ml。

2. 术后护理

（1）生命体征的观察：嗜铬细胞瘤切除术后，儿茶酚胺的作用消失，血管容量相对增大，回心血量及心输出量相对减少导致低血压，因此要每 15～20 分钟测血压 1 次。血压低时，要加快输血输液速度，提高体循环平均压，从而增加回流及心输出量。若血压仍不能维持，应在中心静脉压的监护下，在扩容的同时，使用血管收缩药以维持血压，待血压平稳后改测血压，每小时 1 次。测每小时尿量，以监测肾脏功能。

（2）保持静脉输液通畅：有中心静脉插管的病人需每日更换敷料 1 次，保持穿刺部位无菌，预防感染。

（3）适当活动：病情稳定后鼓励病人在床上活动，以免发生肺部感染和下肢静脉血栓。

（4）出院指导：术后 1 个月，复查血压及血、尿儿茶酚胺，以判断治疗效果。

第七节 输尿管结石

输尿管结石 90% 以上是在肾内形成结石而降入输尿管，部分与输尿管本身存在憩室、新生物、囊肿及异位输尿管等有关。

疼痛和血尿是输尿管结石的主要症状。同时，可伴有恶心、呕吐、尿频、发热、寒战及尿道排石史等。

治疗以非手术疗法（中草药治疗、电针治疗、松弛输尿管的对症治疗）及外科治疗（主要采取输尿管切开取石，输尿管镜取石及体外震波碎石）。

输尿管结石手术病人的护理如下：

1. 术前护理

（1）疼痛的观察与护理：肾绞痛的发作常因剧烈的体力活动诱发或加剧。发作时，病人常面色苍白，全身出冷汗，脉细速；有时血压下降，恶心、呕吐，可伴有腹胀，因此要严密观察。肾绞痛发作时应给予解痉止痛等对症处理。方法为：①针灸：针刺取肾俞穴、三阴交穴，用强刺激持续性针法或耳穴针刺。②解痉止痛：阿托品 0.5mg 肌内注射，如果不缓解，4 小时后可重复给药 1 次。绞痛剧烈者，需给予派替啶 50mg～100mg 肌内注射，仍无效时可用 2% 普鲁卡因 1g 或山莨菪碱（654－2）20mg 静脉输液，亦可采用冬眠药物。⑧肾区热敷、理疗，同时嘱病人多饮水，有利于增加尿量帮助结石下降。并发感染的病人，应给予抗生素。病人因呕吐不能进食时，要静脉补液、补钾。

（2）术前拍 X 线片：病人于手术日晨重拍 1 次 X 线腹部平片，以肯定结石位置。拍片后病人要平卧位直接去手术，以防因活动而使结石部位改变。

2. 术后护理

（1）引液管的观察和护理：输尿管手术后可能有肾造瘘管、吻合口引流管、导尿管和输尿管支架管，术后应保证引流管的通畅及支架管的固定，勿使滑脱，并观察引流量。引流量大于 100ml，应及时通知医生。经常挤压引流管观察是否通畅。可因血凝块堵塞导致引流不畅，必要时在严格无菌操作下用少量无菌生理盐水冲洗。

（2）出血的观察和护理：由于术中止血不完善，术后 48 小时易引起出血。严密监测血压和脉搏变化，每小时 1 次。同时，观察引流液性质及引流量。如有活动性出血，可能需再次手术止血。

（3）漏尿的护理：术后应放置吻合口引流管并接负压吸引，同时准确记录尿量。因漏尿为常见并发症，故应及时更换浸湿的敷料，保持伤口清洁、干燥，引流管一般术后 5 日拔除。

（4）预防感染：当尿液引流不畅或有残余结石堵塞引流时，可引起感染，应严密观察体温及血象，必要时行 B 超检查，以了解肾周有无积液，并应用抗生素预防感染。

（5）注意观察有无尿瘘的形成：如果结石远端输尿管梗阻，缝合处愈合不良或缝合欠佳，均可发生尿瘘。因此，输尿管内引流支架管不宜过早拔除，一般放置 2 周以上。一旦发生尿瘘，应放置输尿管支架管持续引流尿液，促使瘘口愈合。若瘘口长期不愈合，可能需再次手术。

（6）出院指导：定期门诊复查，一般术后 3 个月进行门诊复查，以观察有无输尿管狭窄及肾功能恢复的状态。

第八节　膀胱癌

膀胱癌是泌尿系最常见的肿瘤。膀胱癌的病因与染料、橡胶、塑料等化学工业的污染，人体内色氨酸和烟酸代谢障碍时产生的中间代谢产物及膀胱结石等有关。

血尿是膀胱癌最早出现的症状，为无痛的间歇性血尿。当肿瘤发生溃疡、坏死或继发感染或血块堵塞时，可出现尿频、尿急、尿痛的膀胱刺激症状。若肿瘤靠近膀胱颈部，可有排尿困难或尿潴留。晚期肿瘤的病人可发生贫血及恶病质。

治疗以手术治疗为主，采取膀胱部分切除或膀胱全切除手术及经尿道膀胱电切术。并可配合放疗、膀胱灌注、化疗、免疫治疗及激光治疗等。

膀胱癌手术病人的护理如下：

1. 术前护理

（1）增强机体抵抗力：大部分病人患病时间较长，身体虚弱，术前要加强营养，提高机体的抵抗力，以利于术后恢复。多吃高热能、高蛋白、多维生素饮食，同时静脉输血或补充蛋白质。

（2）肠道准备：术前 3 日进少渣半流食，口服卡那霉素 1g，甲硝唑 0.2g，每日 4 次，同时口服 50% 硫酸镁 40ml，每日 2 次。1% 的肥皂水灌肠，每晚 1 次。术前 2 日进流食，术前 1 日禁食，给予静脉补液，同时给予清洁灌肠。女病人还应在术前 3 日用温无菌生理盐水 500ml 冲洗阴道，每日 1 次。

（3）心理护理：尿流改道后，给病人生活带来很大不便。因此，术前应向病人讲清手术的必要性，及术后自我护理的方法，解除病人思想顾虑，从而调动自身的积极性，促使术后早日恢复。

2. 术后护理

（1）观察术后出血情况：严密观察血压及脉搏，注意病人有无面色苍白、出冷汗、烦躁不安等症状。引流液色鲜红、量多、流出速度快，甚至有较多血块，提示盆腔内有活动性出血，应及时与医生联系，妥善处理，必要时再次手术止血。

（2）各种引流管的管理：输尿管支架管对两侧移植的吻合口起支架作用，有利于吻合口愈合，一般术后 2 周拔除。置入代膀胱内的导尿管，可引出代膀胱内的肠道分泌物及可能漏入的尿液，一般术后 1 周拔除。盆腔引流管接负压吸引，以防引流不畅而导致盆腔感染，术后 3 日，无引流液时拔除。由于病人术后引流管较多，应分别注明。同时，要保持各引流管的通畅，勿打折、扭曲和受压。并准确记录各引流管引流量，每日更换一次性无菌引流袋 1 次，注意无菌操作，以防逆行感染。

（3）肠道损伤的观察：肠道损伤后其内容物流入腹腔，可造成中毒性腹膜炎。病人可有高热、腹痛、腹胀及肌紧张等腹膜炎的表现，因此，要严密观测体温，注意倾听病人主诉，一旦明确诊断应立即手术。

（4）严密观察肾功能：监测每小时尿量，当尿量减少时应查明原因，如输尿管与肠道吻合口堵塞，应在无菌操作下用 0.02% 呋喃西林溶液低压冲洗导尿管；如为手术中长时间低血压导致的肾功能衰竭，应及早进行血透。

（5）观察腹壁造瘘口肠管的血运：有无发绀，以防肠管因缺血而坏死。及时更换浸湿敷料，保持瘘口周围皮肤完好。如系肛门排尿者，亦应对肛周皮肤进行保护，可涂以氧化锌软膏，以免浸渍发炎。

（6）监测血电解质，预防高血氯性酸中毒：直肠代膀胱术后，尿液可潴留在直肠内，增加肠道对电解质吸收，可造成高血氯性酸中毒，所以术后要定期监测血电解质，及时纠正。

（7）防止术后并发症：病人引流管多，手术后伤口疼痛，往往不愿活动。此时，要向病人说明活动可促进肠蠕动，减少肠梗阻及肺炎的发生，争取病人配合，促进早日恢复。

第九节　前列腺增生症

前列腺增生症又称前列腺良性肥大，病因尚不十分清楚，可能与老年性激素平衡失调有关。

临床主要表现为排尿困难、尿线变细、尿频、夜尿次数增多及终末尿滴沥等，严重时可以发生急性尿潴留。有些病人还可并发血尿、膀胱结石、泌尿系感染、肾积水及肾功能不全等。

治疗以非手术治疗（药物治疗及物理治疗等）与手术治疗。目前，常采用耻骨上经膀胱前列腺摘除和经尿道前列腺电切术。

前列腺增生症病人的术后护理如下：

1. 观察手术后出血情况　由于手术创面渗血过多，引起血压下降，严重可导致出血性休克。需严密观察血压变化，每小时测血压 1 次。

2. 观察冲洗液有无外渗现象　由于手术使前列腺包膜的完整性受损，冲洗液可外渗到腹壁下或腹膜后，表现为腹部张力增加，叩诊为浊音；若大量冲洗液被机体吸收，可造成水中毒，应立即将持续冲洗改为间断冲洗，并放置引流管将液体引出。

3. 保持冲洗引流尿管通畅　为防止血凝块堵塞导尿管，术后采用无菌生理盐水冲洗膀胱。根据引流液的颜色调节冲洗速度。颜色鲜红，要直线快速冲洗；以后随着引流液颜色变浅，可逐渐改为快滴、慢滴。改为慢滴后还要根据具体情况，每日直线冲洗 3~4 次，冲洗时间一般为 2~3 日。

4. 膀胱痉挛的护理　有些病人手术后可引起膀胱痉挛，使出血加重。静脉滴注 1% 普鲁卡因注射液或放出导尿管气囊内的部分液体，均可减轻病人症状。

5. 鼓励病人适当活动，防止肺栓塞和下肢静脉血栓的发生　卧床病人，鼓励其进行床上活动；拔除导尿管后，可协助病人下床活动，并观察病人有无呼吸困难等肺栓塞症状。

6. 尿失禁病人的护理　拔除导尿管后，病人可发生一过性尿失禁，一般几日到 1 个月左右可自行恢复，不需处理；但要向病人解释清楚，以减轻其思想顾虑。个别病人尿失禁持续时间比较长，可嘱病人进行缩肛门训练，一般在半年至 1 年多可恢复正常。

7. 防止继发出血　手术后粪便干燥、咳嗽等使腹内压力增高的因素均可导致创面结痂脱落，诱发出血。因此，嘱病人多吃蔬菜、水果，必要时可用缓泻剂，以保持排便通畅。病人有咳嗽等症状时，应及时对症处理。

第十节　尿道下裂

尿道下裂是胚胎期尿道沟从后向前闭合不全而造成的先天性畸形。根据尿道外口的位置，可将尿道下裂分为阴茎型、阴囊型及会阴型 3 大类。

主要临床表现为尿道口位置异常、病人不能站立排尿及阴茎腹侧弯曲。

治疗原则为手术治疗。手术分为两期：第 1 期矫正阴茎腹侧弯曲畸形，可在 2 ~ 3 岁后完成；第 2 期为尿道成形术，在 6 ~ 8 岁后进行，若阴茎短小时，二期手术可延迟到阴茎有所发育后再做。

尿道下裂手术病人的护理如下：

1. 术前护理

（1）术前 3 日开始，每日用肥皂水清洗阴茎、阴囊皮肤各 1 次，并用 1 ∶ 500 新洁尔灭溶液作局部湿敷。

（2）有泌尿系感染的病人，应用抗生素严格控制感染。

2. 术后护理

（1）抗生素的应用　由于尿道成型术后感染的因素较多，包括手术前准备不充分如皮肤清洁消毒不彻底、尿路感染未控制等；术中止血不彻底易形成血肿；局部皮瓣坏死；术后尿道分泌物过多清理不及时或不彻底，尿液引流不畅等均可引起感染。常规术后应用抗生素预防感染。若感染已经发生，则应尽早充分引流脓液，使用敏感抗生素。

（2）7岁以上儿童需用镇静剂及口服己烯雌酚1mg，每日1～3次，连服5～7日，防止阴茎勃起而致继发出血及疼痛。

（3）注意观察阴茎头有无发绀及肿胀情况，以免因伤口敷料包扎过紧而引起表皮或皮肤全层坏死，必要时重新包扎。

（4）术后第2日开始自会阴部向尿道远端轻轻挤压，以排出尿道内分泌物及脓液。同时，要保持导尿管的通畅，勿打折、扭曲，并固定于床旁，以免脱出。防止伤口感染形成尿瘘。

（5）术后10～12日拆线，同时拔除导尿管，若排尿顺利，1～2日后可拔除膀胱造口管；若排尿困难，应尽早行尿道扩张术。

（6）由于便秘和咳嗽均可影响伤口愈合，此时要对症处理。

（7）术后1～2个月内限制剧烈活动，以防伤口裂开。

（孙　青　赵　洁　李海燕　李　娟　陈　培）

第十九章 骨外科疾病护理

第一节 骨 折

骨折是指骨的完整性或连续性中断，通常骨折都伴随有周围组织损伤。全身各个部位均可发生骨折，发生较多的部位有：上肢的肱骨髁上骨折、尺桡骨骨折、桡骨远端骨折、下肢的髋部骨折、股骨干骨折及胫腓骨骨折。

骨折治疗的最终目的是使受伤部位最大可能地、尽快地恢复正常功能。治疗应正确地复位、良好的固定及早期积极正确的功能锻炼。

1. 骨折病人的急救处理

（1）急救原则：骨折的急救很重要，处理不当能加重损伤，增加病人痛苦，甚至造成残疾或危及生命。急救处理应在现场进行，遵循的原则是：①抢救生命，即先处理大出血、内脏损伤及休克等严重问题。②处理骨折局部，妥善包扎伤口。③给予简单而有效的固定。④迅速转运病人，以进行进一步治疗。

（2）转运病人的方法：先固定四肢骨折部位，然后再转运。对疑有脊柱及骨盆骨折时，应尽量避免骨折处移动，不论病人是仰卧或俯卧，尽量不变动位置，将四肢并拢靠向躯干，把担架放置在病人身旁，由3~4名救护者协同用"平托法"将病人移上担架。"平托法"的具体操作方法：3个人同时位于病人同一侧，1人用手分别托扶病人的头肩部和腰部。另外，两个人托起病人臀部和双下肢，3个人同时用力，将病人平托起来后轻放于担架上。搬运时，救护者动作应协调一致，保持病人脊柱平直。疑有颈椎损伤时，应采用多人"平托法"搬运，并安排专人托扶病人头部，保持与躯干长轴一致，以防颈椎过伸、过屈和旋转。平卧时不需用、枕，头颈两侧用软物垫好，防止在转送过程中发生旋转。绝对禁止1人托肩、1人抱腿或1人背、拖病人的错误方法。

2. 骨折愈合的功能锻炼　在骨折愈合期，没有正确而积极的功能锻炼，即使复位和固定都合乎要求，也会发生关节僵硬、肌肉萎缩或粘连。因此，指导和督促病人进行功能锻炼十分重要。功能锻炼一般可分为3期进行。

（1）早期：骨折后2周以内，主要做肌肉自主地、充分地收缩和舒张运动，以促进静脉回流，加快肿胀消退。

（2）中期：骨折后3~6周，除上述锻炼外，未被固定的关节应开始活动，活动范围逐渐增大。肌肉的锻炼亦要加强，以防肌肉萎缩。

（3）晚期：多数固定已拆除，应进行全面的肌肉和关节锻炼，增大活动量和活动范围，直到功能最后恢复。在功能锻炼期间，身体其他部位尽量照常活动。

此外，还应向病人说明功能锻炼的重要性，调动其积极性；要循序渐进；对于不利于骨折愈合的活动，应了解并加以控制；锻炼过程中，要强调病人的主动运动，禁止强力的被动活动或捏揉。

第二节　关节脱位

关节由关节面、关节囊和关节腔组成。关节脱位是指关节结构受到破坏，关节面失去正常的对合关系。包括半脱位和完全脱位两种。常好发于肩、肘及髋关节。

　　根据造成关节脱位的病因，脱位可分为：外伤性脱位、先天性脱位、病理性脱位及习惯性脱位。时间以 3 周为界，脱位又可分为新鲜脱位和陈旧脱位。

　　关节脱位后伤处疼痛、肿胀、关节局部畸形及功能丧失，有时可并发血管和神经损伤。X 线检查能确定脱位的方向、程度及有无并发骨折等。

　　遵循复位、固定和软组织愈合后功能锻炼三大原则进行治疗。常用的方法有石膏外固定及牵引术。如无合并损伤，多不需住院治疗。

　　关节脱位病人的护理如下：

　　1. 肩关节脱位　复位后将患侧上臂贴紧胸壁，肘关节屈曲90°，悬吊固定在胸前，3 周后逐渐开始关节的屈、伸、外展及旋转等功能锻炼。

　　2. 肘关节脱位　复位后将肘关节用石膏托固定在小于 90 的屈曲位，3 周后去除石膏，开始主动练习肘关节活动。此时，严禁做按摩或被动活动，以免发生骨化性肌炎，影响关节功能。

　　3. 桡骨小头半脱位　复位后固定方法同肩关节脱位，应强调避免再次过度牵拉患肢。

　　4. 下颌关节脱位　复位后应闭口休息，近期避免吃坚硬食品及张口过大，防止复发。

第三节　脊柱侧弯

　　脊柱侧弯是脊柱向侧方弯曲畸形，伴有脊柱的旋转。在一个主要弯曲的上下，常有一个反方向的代偿弯曲，使躯干发生"S"畸形，严重者可压迫脊髓和影响内脏功能。

　　脊柱侧弯按发病原因分为：先天性脊柱侧弯，一般有明确骨发育畸形；特发性脊柱侧弯，发病原因不明，约占全部脊柱侧弯的80%，多见于青少年。主要是由于不对称的生长和不对称的肌肉作用所致。

脊柱侧弯的治疗在于早期发现、尽早治疗。治疗方法主要有：非手术治疗，包括支具疗法、体表脉冲电刺激疗法，同时可辅以体操疗法；手术治疗，对非手术疗法失败，侧弯角度大于45°的病人均应考虑手术治疗。

脊柱侧弯手术病人的护理如下：

1. 术前护理术前除完成必要的常规准备以外，还应：

（1）肺功能锻炼：因为有些侧弯使胸廓发育畸形。为减少术后并发症，应加强肺功能，进行深呼吸训练和吹气球等。

（2）悬吊牵引：对僵硬的脊柱畸形病人术前实施悬吊牵引。具体做法是：病人站立，用颈颌牵引带向上牵引，使病人足跟离地5cm～10cm（脚尖着地），其自身重量为反牵引力，每日2～3次，每次10～20分钟。牵引时应有护士守护。悬吊牵引的目的是使椎旁挛缩的肌肉、韧带及小关节松弛，以便手术时能使畸形达到最大限度的矫正。

（3）加强心理护理：让病人了解手术的作用和术后会出现的问题和困难，做好应有的思想准备，使其能在手术前后很好地配合治疗和护理，避免术后发生断棍、脱钩或上关节突骨折等并发症。

2. 术后护理

（1）神经功能的观察：在病人麻醉完全恢复后，应观察双下肢的感觉运动功能及尿道括约肌功能，可牵拉导尿管，询问病人的感觉，并与术前做比较对照。

（2）引流管的观察：由于手术创伤大，会有较多渗血。因此，手术一般在伤口内放置引流管，并行负压吸引。引流期间应注意观察引流管是否通畅和引流量的变化，及伤口敷料有无渗血。引流量多的病人应密切注意全身情况和生命体征的变化，发现问题应及时处理。引流管一般2～3日后拔除。

（3）轴向翻身：按时给予病人轴向翻身。脊柱侧弯病人容易在侧凸部位发生褥疮，因此需经常察看，并给予按摩。一般每2小时轴向翻身1次。轴向翻身的方法是：2名护士分别站在病床两侧，患者平卧屈膝，护士一人将手置于患者肩部、臀部，轻轻将患者翻转向自己一侧成45°侧卧位，另一护士将软枕垫在病人腰背部。护士的双手动作要一致，以保持病人的脊柱在一个平面上，不产生扭转。强调轴向翻身的目的是保证病人的脊柱不发生扭转，防止脱钩等并发症发生。

（4）功能锻炼：应根据病人病情、体质、手术方式及内固定的坚固程度制定锻炼计划。术后初期可在床上做适当的四肢活动和深呼吸运动。2周拆线后，可先行床边坐位，然后床旁站立，待能站稳1~2小时后再穿支具或石膏背心离床活动。活动范围及活动强度应循序渐进，早期禁忌脊柱弯曲、扭转及提取重物的活动或劳动。

（5）出院指导：要求出院病人穿戴石膏背心或支具至少半年，在此期间应避免剧烈体育运动、负重和脊柱过度弯曲、旋转等动作，防止发生脱钩、断棍等并发症。

第四节　颈椎病

颈椎病是颈椎间盘变性及颈椎骨质增生所引起的综合征。颈椎位于头颅和胸廓之间，颈椎间盘在承重的情况下要做频繁的活动，容易受到过多的细微创伤和劳损而发病。

根据病变所涉及的组织不同（脊髓、神经根、血管等），临床症状主要表现为：颈肩痛并向同侧上肢及手部放射，伴有颈部活动受限；体位性头晕头痛；脊髓型病人会出现四肢肌张力增高，肢体活动僵硬，走路不稳，有失重感。

治疗主要根据其分型和不同病程的阶段来决定采用何种治疗方法。治疗方法包括：牵引、颈部围领保护、理疗及药物对症治疗。若有明显脊髓受压症状，则需手术治疗。

颈椎病的术后护理如下：

1. 体位　颈椎病手术后病人需绝对卧床1~2周。体位对于维持手术效果十分重要，既应保证前路手术植骨块的位置不变，又应维持后路开门手术的稳定。前路手术后，头部保持中立位，严禁过伸和旋转，头颈两侧垫沙袋，使头部制动。后路开门手术后，垫枕时应避免颈部受压。颈椎病术后，应采用轴向翻身，保持头部与躯干长轴一致，防止旋转。

2. 病情观察　卧床期间，应了解病人感觉平面和运动的恢复情况，并嘱病人加强四肢活动，防止并发症的发生。

3. 运动保护　离床活动时，应戴好颈托，限制颈部的活动，保持手术后颈部的绝对固定。

第五节　腰椎间盘突出症

腰椎间盘突出症又称腰椎纤维环破裂症或腰椎髓核脱出症。突然或连续地受到压力都可致腰椎间盘发生突出。最常见的原因是在没有足够准备的情况下搬动或抬举重物，急剧扭转腰部，长时间弯腰后猛然直起。在某些情况下由于腰部的轻微扭动，也可发生腰椎间盘突出。

本病好发于青壮年，男性多于女性。主要临床表现为腰痛，伴有向一侧下肢放射痛。急性发作时，常卧床不起，翻身极为困难。腰椎活动极度受限。病程较长者常出现腰椎向一侧弯曲，并伴有不同程度的肌力变化和肌萎缩。

治疗有保守疗法，即卧硬板床休息、理疗及牵引，活动时可用腰围或支具保护腰部。在保守治疗无效时，多采用手术治疗。传统方法是切开后路行髓核摘除术。近年来出现的新技术有髓核化学溶解术、机械刨削术和椎间盘镜直视下髓核摘除术。这些方法比传统手术疗法痛苦小、恢复快，病人容易接受。

腰椎间盘突出症术后病人的护理如下：

1. 体位

（1）手术后多需平卧 6 小时，以压迫伤口，帮助止血。

（2）平卧 6 小时后，每 2~3 小时轴向翻身 1 次，翻身时要保持躯干部位不扭转。

2. 病情观察

（1）麻醉完全清醒后，应立即观察双下肢感觉和运动情况，以了解脊髓是否受损。

（2）注意观察伤口渗血情况及伤口引流量的变化。

3. 功能锻炼　术后 24 小时即可卧床进行双下肢、股四头肌等长收缩锻炼。先将双腿伸直，用力绷紧后再放松，两腿交替反复进行。术后 2~3 日开始练习抬腿，防止神经粘连。术后 1 周练习俯卧，以锻炼腰背肌肉。2 周拆线后可增强背肌锻炼，其方法是：身体俯卧，上肢后伸，抬高头及胸部，使其离开床面，双腿伸直，向上用力抬离床面，使腰背肌收缩达到全面锻炼目的。

第六节　股骨颈骨折

由外伤（如摔倒、身体扭转等）造成的股骨头下至股骨颈基底部之间的骨折称股骨颈骨折。好发于 60 岁以上的老年人，多因老年人存在骨质疏松的缘故。

临床表现为丧失站立及行走能力，局部存在剧烈的活动性疼痛；伤腿外旋短缩畸形。

治疗方法是：

1. 非手术治疗　适用于骨折断端没有移位及高龄多病病人，一般多采用患肢牵引（皮牵引或骨牵引），时间 8~12 周。

2. 手术治疗　手术方式为人工股骨头置换术。

股骨颈骨折病人的护理如下：

1. 非手术治疗的护理

（1）体位：牵引治疗期间，患肢下垫软枕并保持外展中立位，脚尖朝上，防止患肢外旋和内收，愈合时间约3~4个月。

（2）功能锻炼：在此期间要鼓励病人锻炼股四头肌和腓肠肌等肌肉，同时保持健侧肢体活动，其目的是促进血液循环，维持肌肉力量，防止腿部肌肉的失用性萎缩。同时，还应防止各种并发症的发生。

2. 手术治疗的护理

（1）体位：保持患肢于外展中立位，防止外旋造成脱位。可用皮牵引保持其位置或穿"丁字鞋"以防止患肢外旋。

（2）伤口及引流：伤口引流管接负压吸引，保持引流管畅通。观察伤口有无渗血。若引流量过多，应及时处理。

（3）预防并发症：搬动病人时须将髋关节及患肢整个托起，减少关节脱位的可能性；并指导病人利用牵引架上拉手抬起臀部，以防疼痛或褥疮；活动或按摩下肢肌肉以促进血液循环，减少静脉血栓的发生。

（4）功能锻炼：术后第2天开始指导病人练习股四头肌及臀肌的收缩，以及足跖屈、背伸等活动，以加强髋部肌肉的力量，防止其他关节强直。应用骨水泥固定人工假体的病人，术后1周，可坐床边练髋关节活动。术后2周，可扶拐行走，在患肢不负重的情况下练习行走。

（5）出院指导：术后为防止脱位，应告诉病人不要将两腿在膝部交叉放置，不要坐小矮凳，不要用蹲位，不要爬陡坡，以免髋关节过度内收或前屈，引起脱位。

第七节　骨性关节炎

骨性关节炎由于关节软骨发生原发性或继发性损坏，并在关节缘有新骨形成。软骨损坏的速度超过其修复和再生的速度。原发性骨关节炎多数无明显致病因素；继发性骨关节炎是在原有病变的基础上，促使某些关节发生骨关节炎。

骨性关节炎的最显著的症状是疼痛。疼痛的程度与关节损伤程度有时不相符合。本病发生在不同的关节可有不同的表现；髋关节的骨性关节炎，多见于 50 岁以上的病人；膝关节骨性关节炎，多见于女性。

治疗方法为：

1. 药物治疗　在发作期可用消炎止痛和解除肌肉痉挛的药物。

2. 手术治疗　主要针对药物治疗无效的病人。对髋关节骨性关节炎常用的手术方法有：关节成形术、截骨术和全髋关节置换术；受累的膝关节可行关节清理术、截骨术和全膝关节置换术。

骨性关节炎病人的护理如下：

1. 术前护理　术前指导病人做股四头肌、腘绳肌、臀外侧肌的收缩和足跖屈、背伸等活动，并教会病人使用拐杖或行走架。

2. 术后护理

（1）抬高患肢：病人返病室后，应用一硬一软两个枕头抬高患肢，以利静脉和淋巴液回流，减轻肿胀。

（2）功能锻炼：术后当日即开始锻炼足跖屈、背伸活动。术后 2～3 日练习抬腿，即锻炼股四头肌，可用健足置于患肢下面，帮助患侧抬高。术后 1 周可让病人坐于床边下垂膝关节，练习屈膝活动。术后 2 周扶拐下地，并进一步练习膝关节伸屈活动。术后 2 个月可弃拐行走。

（孙　青　赵　洁　王　莉　陈　培　李玉平）

第二十章 妇产科疾病护理

第一节 妇科腹部手术护理

手术是妇科疾病的主要治疗手段，对病人的康复起着重要作用。通过对病人手术前后全面精心的护理，使其能够以最佳的心理、生理状态迎接手术并在最短的时间内恢复健康。

1. 手术前准备

（1）心理护理：手术前护理人员要主动接近病人与其交谈，了解病人的心理状态，特别是对手术有关问题的看法及手术效果、预后方面知识的了解程度；对病人讲解手术前后的注意事项、手术麻醉选择及手术方式；帮助病人消除紧张心理，树立战胜疾病的信心，以良好的心态接受手术。

（2）配合术前检查：手术前护士要协助医生为病人准备各项实验室检查，如血尿常规、肝功能、肾功能、血型及出凝血时间。45 岁以上的病人还要做心电图检查。妇科恶性肿瘤伴腹水的病人术前要查血总蛋白与血球蛋白比值；蛋白过低者要纠正后再行手术。对肝功能及凝血机制障碍的病人要进行凝血酶原时间及活动度检查，同时还要进行配血以备手术中输血。术前病人每日测 3 次体温，当体温超过 37.4℃时要及时通知医生给予相应处理。病人月经来潮应报告医生，以考虑手术是否能如期进行。

（3）皮肤准备：病人入院后，护理人员要加强卫生宣教，嘱其每日更换内衣裤并沐浴。手术前1日进行皮肤准备。腹部皮肤备皮范围是上从剑突下缘，下至两大腿上1/3，左右到腋中线，剃去阴毛，脐部用汽油棉棍清洁后再用酒精棉棍擦拭。整个备皮过程中护理人员动作要轻柔，切忌损伤病人表皮，以免微生物侵入而影响手术。目前有文献报告，手术前皮肤准备时不剃汗毛，并不增加术后感染率。

（4）阴道准备：妇科手术阴道准备是必不可少的。术前1日为病人冲洗阴道2次，在第2次冲洗后要在宫颈口及阴道穹隆部涂甲紫，为手术切除宫颈标记之用。行次全子宫切除术、卵巢囊肿剔除术及子宫肌瘤剔除术时不需要涂甲紫。阴道流血及未婚者不做阴道冲洗。

（5）肠道准备：妇科手术为下腹部手术，涉及肠道的很少，但手术中牵拉易引起恶心、呕吐，同时肠道内粪便和积气也妨碍手术操作，术中麻醉也会使肛门括约肌松弛，病人排便于手术台上而污染手术野，因此妇科手术前要进行肠道准备。术前1日晚餐进半流食，午夜后禁食、禁水。术前1日上午口服20%甘露醇250ml＋生理盐水250ml导泻，服药后8小时左右病人仍无粪便排出时要给予1%肥皂水洗肠1次。卵巢癌病人有可能行肠道转移病灶切除时，肠道准备从术前3日开始。术前3日病人进半流食，口服庆大霉素8万U，每日2次，口服20%甘露醇250ml＋生理盐水250ml，每日1次。术前2日病人进流食，其他内容同术前3日。术前1日禁食，静脉补液，继续口服庆大霉素及甘露醇，并行清洁洗肠。体质虚弱者清洁洗肠时，注意防止病人虚脱。

（6）膀胱准备：手术前为病人置保留导尿管，导尿时注意无菌操作，见尿后固定尿管。

（7）其他：了解病人有无药物过敏史，遵医嘱进行青霉素过敏试验。对情绪紧张的病人，术前1日晚给予镇静药物，以保证充分睡眠。入手术室前病人要摘下假牙、发卡及首饰等并妥善保管；遵医嘱给予术前应服药物，核对病人姓名、床号及手术名称，将病人及病历送手术室。

2. 手术后护理从手术结束到病人基本恢复的这一阶段为手术后期。手术后期观察护理是病人疾病恢复的关键。护理人员要采取各种措施减轻病人的痛苦，密切观察和记录病情变化，及时发现问题并有预见性地防止各种可能出现的并发症，帮助病人在最短的时间里康复。

（1）病室及物品准备：手术后病人宜安置于安静舒适的小房间，同室病人不要超过 2~3 位，以利于病人术后恢复及护理人员对其观察病情、抢救。病人入手术室后，护理人员应进行手术病人床单位的准备，包括麻醉床，床上备有毛巾垫及腹带，并备好护理用品，如血压计、听诊器、沙袋、弯盘、病人上衣、吸氧用品、引流瓶、引流管及胃肠减压器等。同时，病室内备有随时可以应用的抢救物品及药品。

（2）术后即时护理：病人返回病室后，首先让病人去枕平卧，头偏向一侧，以防止口腔内唾液及呕吐物吸入气管造成吸入性肺炎。全麻病人如果尚未清醒应有专人看护。蛛网膜下腔麻醉者去枕平卧 12 小时；硬膜外麻醉者平卧 6~8 小时，以防发生头痛。腹部压沙袋 6 小时，防止出血。值班护士要向手术医生及麻醉师了解病人手术情况、术中出血及手术范围、有无特殊护理要求及注意事项。接好引流管及引流瓶。有胃肠减压者调节好压力。固定静脉通路，保持适宜的滴速。

（3）生命体征的观察：手术后 24 小时内病情变化快，也极易出现紧急情况，护理人员要密切注意病情变化，全面了解术后情况，有的放矢地进行护理。对术后病人首先要观察生命体征。病人返回病室后及时测量血压、脉搏、呼吸并做记录。由于麻醉及手术对循环系统有抑制作用，术后不会马上恢复，因此应每 30 分钟测量血压、脉搏 1 次。如果病人血压下降，脉搏快而弱，结合病人其他表现，要考虑有内出血休克，应及时报告医生给予处理。全麻未清醒病人还应观察瞳孔、意识及神经反射。

（4）尿量的观察：由于解剖位置的关系，妇科手术中输尿管、膀胱受到牵拉、推压，在分离粘连时极易损伤输尿管，因此术后观察尿量及尿液性质非常重要。妇科手术病人一般均置保留导尿管，术后要保持通畅，勿折、勿压。如发现尿为鲜红色则有可能术中损伤输尿管或膀胱；如尿量过少，应检查导尿管是否堵塞或脱落。排除上述原因之后，要考虑病人是否入量不足或有内出血休克的表现，应及时报告医生及早处理。一般妇科手术于术后第1日晨拔除导尿管，也可于术日静脉输液完成后1~2小时拔尿管。妇科恶性肿瘤病人要根据病情决定保留导尿管时间。

（5）引流管的观察及护理：妇科手术后多有阴道引流或腹腔引流，目的是引流出腹腔及盆腔内渗血、渗液，观察有无内出血及感染。术后腹腔内出血虽不多见，但却是十分严重的并发症，处理不及时可危及病人生命。因此，术后病人要保持引流管通畅，随时观察引流液的性质及量，若引流液每小时大于100ml并为鲜红色时，应考虑有内出血，须立即报告医生进行处理。同时，还应注意引流管不宜过长，以免其盘在引流瓶内而影响引流液外流；也不可过短，防止引流管脱出而被污染。为防止逆行感染，引流管和引流瓶需保持无菌并每日更换。有阴道引流的病人，每日冲洗外阴2次。护士要每日记录引流液的量，并观察其性质，如发现有脓性分泌物，则考虑有感染发生。如引流液量多，且为淡黄色，要分析是否有漏尿，应及时报告医生给予处理。

（6）术后止痛：一般术后4~6小时病人都会出现伤口剧痛。疼痛可影响各器官功能，有效地止痛不仅可减轻病人的痛苦，而且为各种生理功能恢复创造条件。一般术后24小时内可用哌替啶50mg加异丙嗪25mg肌内注射止痛，6~8小时可重复使用1次。术后48小时伤口疼痛会明显减轻。若病人仍不断要求使用止痛药物时，应仔细分析寻找原因：有无感染、药物依赖等因素并做相应处理。一般情况下，可与病人交谈分散其注意力，减少病室内噪音，创造良好休息环境，使病人能够安静休息，减轻痛苦。术后12~24小时后给予半卧位，这不仅有利于引流防止感染，而且半卧位时腹肌松弛张力降低也可减轻伤口疼痛。

（7）术后恶心、呕吐及腹胀的观察和护理：由于术中牵拉内脏及术中、术后应用麻醉药和止痛剂，使病人术后会出现恶心、呕吐及腹胀问题。一般术后呕吐无须处理，让病人头偏向一侧，嘴边接好弯盘，及时清理呕吐物，清洁口腔，保持床单干净整齐，待药物作用消失后症状会自行缓解。对肿瘤及一般情况较差病人要全面分析原因，若由于电解质平衡紊乱、低钾、低钠引起呕吐，要调节液体的输入，给予补钾补钠，纠正失调，从而缓解症状。术后腹胀是由于肠管暂时性麻痹而使过多气体积于肠腔而又不能从肛门排出造成。手术后病人由于伤口疼痛而呻吟，吸气时空气进入消化道而切口疼痛，使腹肌力量减弱也影响直肠排气。气体在肠腔中游动，使病人自觉两胁下胀痛，严重的会引起呼吸受限，因此术后要劝慰病人不要呻吟、抽泣，未排气之前不食用奶制品及甜食，以免增加肠道内积气，并鼓励、帮助病人早期活动，以促进肠蠕动恢复，防止肠粘连。若病人腹胀严重应及时给予肛管排气或艾灸中脘穴，以减轻症状。

（8）饮食护理：一般妇科腹部手术后 1 日可进流食，术后 2 日可进半流食，术后 3 日肠蠕动恢复后可进普食。进行胃肠减压的病人均应禁食。术后病人注意加强营养，增加蛋白质及维生素的摄入，促进伤口愈合。

（9）出院指导：出院前护理人员应对病人进行卫生宣教。嘱病人注意休息，保持良好心境，适当参加锻炼，避免受凉、感冒。饮食上选择高蛋白、多维生素饮食，多食瘦肉、蛋类及新鲜水果、蔬菜等。同时，注意伤口愈合情况。若伤口出现红肿、硬结或疼痛、发热等症状，及时来院就医。全宫切除术后 7～14 日，阴道可有少量粉红色分泌物，这是阴道残端肠线溶化所致，为正常现象，不需特殊处理，适当卧床休息即可。如为血性分泌物，量如月经量，应及时就诊。伤口拆线后可淋浴。全宫切除术后 2～3 个月内禁止性生活及盆浴。子宫肌瘤剔除术、卵巢囊肿剔除术及宫外孕手术后 1 个月内禁止性生活及盆浴。术后病人要坚持按医嘱服药，并在术后 1 个月至一个半月来院复查。

第二节　妇科阴道手术护理

阴道手术在妇科应用比较广泛，包括阴道全宫切除术、阴道前后壁修补术、宫颈手术及阴道成形术等。

1. 术前准备

（1）肠道准备：由于解剖位置关系，阴道与肛门很近，术后易因排便而污染手术野，因此，阴道手术前肠道准备较腹部手术严格。手术前 3 日开始进少渣饮食，同时服用肠道抗生素，如庆大霉素 8 万 U，每日 2 次。每日肥皂水洗肠 1 次或口服 20% 甘露醇 250ml + 生理盐水 250ml，术前 1 日进流食并行清洁洗肠。

（2）阴道准备：正常人阴道不是一个无菌环境，为防止术后感染，术前要进行阴道准备。阴道准备从术前 3 日开始，每日冲洗阴道，必要时每日坐浴 1~2 次。术前 1 日冲洗阴道后不涂甲紫。

（3）膀胱准备：病人术日去手术室前不置保留导尿管，嘱病人排空膀胱即可，一般将无菌导尿管带至手术室，备手术结束时安置。

（4）皮肤准备：阴道手术病人术前要特别注意个人卫生，每日清洗外阴。手术前 1 日行皮肤准备，备皮范围是上至耻骨联合上 10cm，下到会阴部及肛周，两侧达大腿内侧上 1/3 处。

其他手术前准备同妇科腹部手术前准备。

2. 术后护理

（1）导尿管护理：阴道手术由于解剖位置关系，一般保留导尿管时间长，根据手术范围及病情导尿管分别保留 2~10 日。在保留导尿管期间，要保持导尿管通畅，勿打折、扭曲或堵塞。同时，观察尿液的量、性质、色及气味，如有异常，及时通知医生给予相应处理。为防止感染，护士每日更换尿袋时，要严格无菌操作。

（2）局部护理：保持外阴清洁、干燥，勤更换床垫，每日用无菌生理盐水擦洗外阴；每次排便后用同法清洁会阴。同时，观察局部有无渗血、渗液，如有异常情况及时报告医生。术后阴道内填塞纱布宜在 12～24 小时取出，取出时注意核对好数目。

（3）肠道护理：阴道手术后病人进半流食，根据病情也可进普食。手术范围较大或直肠修补术后，病人要进少渣半流食，以控制首次大便排出时间，给伤口以愈合时间，防止感染发生。病人术后第 5 日给缓泻剂，防止粪便过多而造成排便困难，反而影响伤口愈合。

阴道手术后护理除以上几点外，同妇科腹部手术前后护理。

第三节 滋养细胞肿瘤

滋养细胞肿瘤是由胚胎滋养细胞发生变化而来的肿瘤，包括良性葡萄胎、侵蚀性葡萄胎及绒毛膜癌。其中葡萄胎为良性滋养细胞肿瘤，侵蚀性葡萄胎和绒毛膜癌为恶性滋养细胞肿瘤。病因目前尚不清楚，流行病学调查发现与营养不良、病毒感染、卵巢功能失调及免疫机制失调等因素有关。

良性滋养细胞肿瘤临床上主要表现为闭经、不规则阴道出血及子宫异常增大。当闭经 4 个月左右葡萄胎组织将自然排出时可发生大量阴道出血，甚至休克。恶性滋养细胞肿瘤临床表现为葡萄胎清宫后或流产、足月产后阴道不规则出血，并随肿瘤转移部位出现相应症状。若转移至肺，则出现咯血及胸痛；转移至阴道，可发生大出血；转移至脑，可出现头痛、抽搐、昏迷及偏瘫等。

治疗原则是良性滋养细胞肿瘤诊断后宜马上行清宫术，术后根据病人情况可行预防性化学治疗。恶性滋养细胞肿瘤以化学治疗为主，辅以手术治疗。

滋养细胞肿瘤病人的护理如下：

1. 心理护理 病人入院后，护士应热情接待，主动介绍疾病的有关知识、治疗方法及疗效，使病人消除对自身疾病的恐惧，积极配合治疗。

2. 清宫术护理葡萄胎一经诊断应立即清宫。为防止病人术中大出血，术前应建立有效的静脉通路并备血。治疗室内应备好抢救用品及药物。清宫术开始前协助病人排空膀胱。术中护士要严密观察病人一般情况，注意有无面色苍白、出冷汗及口唇发绀等表现，并及时测量脉搏、血压，有异常发现时立即报告医生，进行处理。术后病人需卧床休息，护士应随时观察病人阴道出血及腹痛情况并给予保留会阴垫，以估计出血量。

3. 化学治疗的护理

（1）化疗前做好病人的心理护理：消除其对化疗的恐惧心理，取得病人的合作。由于化疗用药剂量是按体重计算的，故应准确测量体重。首先校准体重计，在清晨，病人空腹，排空大小便，着贴身衣裤，不穿鞋的情况下由护士为病人测量体重。化疗过程中由于病人呕吐及食欲不振，体重会下降，应定期测量，以协助医生调整药量。

（2）化疗药物准备：准备化疗药物时要做到3个严格：严格无菌操作；严格按医嘱给药；化疗药物的治疗量与中毒量极为相近，化疗过程中应严格掌握药物剂量。静脉点滴药物宜先装输液器排气后，再加入化疗药，安瓿要反复冲2次，以保证实际用药量的准确，严格三查七对，防止用错药物。化疗药物应经两名以上护士核对方可应用。

（3）保护血管，严防药液外漏：化疗时要注意保护血管，合理使用。一些对皮肤血管刺激性较大的药物，如放成菌素D素、长春新碱、硝芥及阿霉素等，血管穿刺成功后再加入药物。若发现药物外漏，立即给予局部封闭治疗（封闭用0.9%生理盐水5ml加2%普鲁卡因1ml）。

（4）用药速度的观察：静脉输入化疗药物时，不同的药物输入速度不同，如5—氟尿嘧啶加入5%葡萄糖液500ml，静脉点滴8～10小时，可达到最佳的治疗效果，而副作用最小。护士应了解各种药物的输入速度，随时调整，保证化疗药物以疗效最佳的速度滴入。

（5）造血功能障碍的护理：化疗药物可抑制骨髓造血功能，主要表现为白细胞及血小板减少。当病人白细胞下降时，机体抵抗力减弱，易受各种病原菌感染。因此，要严格执行消毒隔离制度和无菌操作原则，对病人实行保护性隔离，并注意观察体温变化，每日测 3 次体温。护士要加强卫生宣教，嘱病人注意饮食卫生，饮食上增加蛋白质、维生素及其他营养素的摄入，以增强机体抵抗力。当病人血小板下降时嘱病人适当休息，不做剧烈活动，防止碰伤而引起皮下组织出血。随时观察病人有无皮肤黏膜及内脏出血征兆。冬季室内湿度宜保持在 50% 左右，防止空气干燥引起鼻出血。护士执行治疗、护理操作时动作要轻柔，肌内和静脉注射后用干棉球压迫穿刺部位至无出血为止。血小板过低的病人可遵医嘱给予新鲜血少量、多次输入，以刺激骨髓造血功能。

（6）胃肠道副作用的观察及护理：由于胃肠道细胞增生活跃，因此化疗药物对其有一定的毒副作用。主要表现为食欲不振、恶心、呕吐、腹痛、腹泻及口腔溃疡。护士应注意观察，对出现的反应给予适当的处理。当病人有食欲不振时，要鼓励病人多进食，可少吃多餐，食用自己平时喜欢的食品。保持床单位的干净整齐，创造良好的进食环境，以增进食欲。当病人出现恶心、呕吐时，护士应及时清理呕吐物，遵医嘱给予止吐药物。必要时静脉补充液体，记录呕吐量，注意防止电解质平衡失调。有腹痛、腹泻的病人，要严密观察腹痛情况，腹泻次数、腹泻量及性质，防止发生伪膜性肠炎。当腹泻次数超过 3 次时，要通知医生停止化疗，遵医嘱补液及药物治疗，同时及时留取粪便标本做普通培养及厌氧培养。口腔溃疡一般发生在化疗的 5 ~ 6 日，病人先感唇、舌麻木，继而黏膜发红，舌苔减少，最后出现溃疡。护士应随时观察病人口腔黏膜变化，发现黏膜变红、舌苔减少后给予生理盐水漱口，保持口腔清洁。出现口腔溃疡后要根据其溃疡程度给予口腔护理。口腔护理可清除口腔内脱落黏膜、黏液及腐败物质，保持口腔清洁，预防感染，促进黏膜再生。严重的口腔溃疡病人疼痛难忍，可在进餐前给予 0.03% 丁卡因合剂局部喷雾止痛。平时鼓励病人多进流食，避免刺激性食物，也可遵医嘱输入大剂量维生素 C，促进黏膜再生。口腔溃疡病人每日测 3 次体温，以早期发现感染征兆，早期治疗。

（7）肝功能损害的护理：多数抗癌药物在肝脏代谢，大剂量化疗时，病人会出现血清丙氨酸氨基转移酶升高，表现为上腹痛、恶心及腹泻，严重时出现黄疸。护理时要注意病人主诉及皮肤、巩膜有无黄染，定期取血做肝功能检查。有肝功异常时可遵医嘱给予药物治疗。

（8）肾功能损害的护理：有些药物，如甲氨蝶呤、顺铂等对肾功能损伤大，护理时要注意准确记录出入量，嘱病人多喝水，24 小时尿量在 2500ml 以上为宜，每日测尿 pH 值，若 pH 值低时，可遵医嘱输入碳酸氢钠，以碱化体液，加速化疗药物的排泄，减轻对肾脏的损害。

（9）脱发的护理：有些化疗药物，如阿霉素、放线菌素 D 及硝卡芥对毛囊有损害作用，引起脱发甚至阴毛、腋毛及眉毛脱落。护士要做好病人心理护理，讲解化疗药物引起脱毛特性，在停用药物后毛发会自然生长如初，减轻病人心理负担，也可配制假发或戴帽子。

4. 恶性滋养细胞肿瘤阴道转移的护理

（1）预防出血：恶性滋养细胞肿瘤阴道转移易发生破溃，引起出血。由于阴道黏膜内静脉丛丰富且无瓣膜，出血往往量大、活跃，可立即致病人休克，因此预防出血是非常重要的。病人应卧床休息，护士要加强生活护理，避免诱发出血因素，如有效地为化疗病人止吐，防止便秘和尿潴留。阴道转移病人尽量不做阴道冲洗和盆腔检查，以免操作过程中碰破结节而引起大出血。护士还应加强巡视，随时注意有无阴道出血，如有异常情况，及时报告医生给予处理。

（2）大出血的抢救：当病人阴道转移结节破溃出血时，护士应立即将病人抬至治疗室，用双拳压迫腹主动脉，以达到紧急止血的目的。通知医生，建立有效的静脉通路，配血，备好阴道填塞物品及抢救药品。当病人病情危急时，可在床边进行抢救工作。阴道填塞过程中护士要严密观察病人血压、脉搏、呼吸及面色的改变，防止休克发生。

（3）阴道填塞后的观察及护理：病人需绝对卧床休息，随时观察阴道有无渗血或活跃出血，定时测量脉搏和血压。保持排便通畅，如有便秘可给开塞露或肥皂水低压灌肠，避免一切增加腹压的因素，以防诱发出血。同时，要保持外阴局部的干燥清洁，每日用无菌生理盐水擦洗外阴2次。保留导尿管的病人，每日更换无菌尿袋。为防止感染，阴道填塞纱条一般每日更换，必要时遵医嘱应用抗生素。病人需每日测量3次体温，以早期发现感染征兆，及时处理。

5. 恶性滋养细胞肿瘤脑转移的护理　脑转移病人病情变化快且死亡率高，护理时要做到早期发现，及时抢救，以挽救病人生命。

（1）一般护理：脑转移病人应移至单间并有专人护理，房间内备有急救药品及物品并保持空气新鲜，光线宜暗，避免强光刺激引起病人烦躁、紧张及头痛。抽搐及昏迷病人要放低床档，防止发生意外。

（2）腰穿护理：为了解病人颅内压情况及向颅内注入药物，需行腰穿治疗。腰穿时护士应协助摆好体位，病人侧卧、去枕、背齐床边、低头、双手抱膝，腰部尽量向后凸，使椎间隙增宽，便于穿刺。治疗过程中护士要观察病人的呼吸、脉搏、瞳孔及意识变化，若有异常发现，立即通知医生，进行处理。腰穿后病人应头低脚高位6小时，以使药物经脊髓腔流入颅内起到治疗作用，并防止低颅压性头痛。护士应加强巡视，如病人头痛，通知医生，并遵医嘱给予镇静、止痛或脱水药物。疑有高颅压的病人如需进行腰穿治疗，应先用药物降低颅内压后方可操作。

（3）脑转移抽搐的护理：当病人抽搐时，应立即用开口器，去枕平卧，头偏向一侧，保持呼吸道通畅，建立静脉通路，并同时通知医生进行抢救。

第四节　外阴癌

外阴恶性肿瘤包括许多不同组织结构的肿瘤。常见的是外阴鳞状上皮细胞癌，罕见的有恶性黑色素瘤、腺癌及基底细胞癌等。

外阴癌主要临床症状为局部结节或肿块，伴有疼痛或瘙痒。大多数病人在肿瘤出现前有多年的外阴瘙痒史，部分病人表现为外阴溃疡久治不愈。晚期有脓性或血性分泌物及排尿痛等不适。

外阴癌首选治疗方法是手术。早期行肿瘤局部切除或外阴切除，晚期行外阴广泛性根治术和双侧腹股沟深、浅淋巴结清扫术，还可应用放射治疗。

外阴癌手术病人的护理如下：

1. 术前护理

（1）控制感染：外阴癌病人外阴呈菜花样或溃疡，分泌物增多，甚至溃疡出血。因此，每日用 1∶5000 高锰酸钾溶液冲洗或擦洗，勤更换内裤，保持局部清洁干燥。

（2）对症处理：局部瘙痒、疼痛的病人，给予对症处理，以减轻病人痛苦。

（3）饮食护理：外阴癌手术范围大，皮损严重，术后恢复较其他手术慢且感染发生率高。因此，术前应加强营养素的补充，多进高蛋白、维生素丰富食物，如肉、蛋、鱼、乳制品、新鲜水果蔬菜及干果类。

（4）术前准备：术前 1 日备皮，范围自下腹部至肛周，两侧到大腿内侧膝关节处。备皮时动作要轻柔，防止加重病人外阴皮损。

其他手术前准备同妇科阴道手术前准备。

2. 术后护理

（1）伤口局部护理：手术后伤 13 加压包扎 48 小时，以防止出血及利于伤口愈合。护士要注意观察伤口有无渗血，对有引流管的病人要注意观察引流液的性质及量并保持其通畅，防止打折、弯曲及堵塞。术后第 3 日拆除加压包扎，切口暴露，用支架将被盖支起，以利于通风和保持外阴干燥，每日用冷风吹 2～4 次，每次 20 分钟。术后半卧位，双下肢外展屈膝，膝下垫软枕，抬高下肢，可促使静脉血和淋巴液回流通畅，同时降低伤口张力，利于愈合。

（2）防止感染：术后病人每日测体温 3 次，用无菌生理盐水擦洗外阴 2 ～3 次，大小便后同法清洁会阴部。病人房间应加强通风换气，以减少感染机会。外阴癌术后的病人需长时间卧床，应注意翻身防止发生褥疮，同时鼓励病人做上身运动，防止血栓形成。

（3）其他：外阴切 1:1 一般 5 日拆线，腹股沟切口 7 日拆线。如切口感染，根据病人情况可提前拆线以利于引流。

其他术后护理参见阴道手术后护理。

第五节 子宫颈癌

病因至今尚未明了，资料表明与早婚、早年性交、性生活紊乱、人类乳头瘤病毒及人类疱疹病毒Ⅱ型、人类巨细胞病毒感染有关，同时也与男性包皮垢中的胆固醇经细菌作用后转变为致癌物质等因素有关。

宫颈癌临床有 3 大症状：阴道出血、阴道排液和疼痛。疼痛为晚期癌症状，表现为严重的腰骶部或坐骨神经疼痛。病变广泛时可因静脉和淋巴回流受阻导致该侧下肢肿胀和疼痛。

放射治疗为首选治疗方法，适用于宫颈癌Ⅰ～Ⅲ期病人，其次是手术治疗，适用于宫颈癌Ⅰ～Ⅱa 期病人，可行广泛性子宫切除术和盆腔淋巴结清扫术，还可采用手术加放射治疗的综合方法。

宫颈癌手术病人的护理如下：

1. 术前护理

（1）预防感染：宫颈癌病人因癌组织坏死或感染，阴道可有大量米汤样或脓性分泌物，术前每日冲洗外阴，保持局部清洁干燥，随时更换卫生垫及内裤。每日测 3 次体温，以早期发现感染征兆，早期治疗。

（2）注意饮食：宫颈癌晚期病人会出现贫血、感染、消瘦及全身营养状况差。术前要加强营养，给予高蛋白、高脂肪、多维生素饮食。必要时给予静脉营养治疗。

（3）肠道准备：手术前 3 日开始肠道准备，术前 1 日晚行清洁洗肠。由于宫颈癌压迫直肠，洗肠时动作要轻柔，缓慢插入肛管，不可用暴力，并随时观察病人的反应。

（4）阴道准备：阴道冲洗时动作宜轻柔，防止碰破癌组织引起大出血。若出现阴道大出血，马上用无菌纱布压迫止血，同时通知医生给予抢救。

其他术前护理参见妇科腹部手术前护理。

2. 术后护理

（1）术后病情观察：宫颈癌手术范围大、时间长、出血多，因此，术后要严密观察病情变化，应有专人护理，每15分钟测血压、脉搏1次至平稳。注意引流液的性质、量及颜色的变化，保持引流管通畅。如有异常情况及时通知医生给予处理。另外，要观察伤口有无渗血。

（2）导尿管护理：宫颈癌手术导尿管一般保留7～14日，要保持其通畅，并每日更换无菌尿袋，防止逆行感染。在拔除导尿管前3日，将尿管夹闭，每2～3小时开放1次，以使膀胱功能逐渐恢复。拔导尿管2～3小时后要协助病人排尿，不能自行排尿者给予诱导排尿，仍无效时要重新置保留导尿管。

其他术后护理参见妇科腹部手术后护理。

3. 出院指导　嘱病人出院后注意自身症状的观察，如有阴道出血或分泌物增多及时来院就医。同时，增加营养饮食，劳逸结合，按时来院随诊，一般治疗后最初每月1次，3个月后每季度1次，1年以后每半年随诊1次，3年后每年1次或信访。

第六节　先天性无阴道

先天性无阴道是在胚胎发育中双侧副中肾管会合后未能向尾端伸展形成管道所致。常合并有子宫发育不全，故无月经来潮。婚后性交困难。少数先天性无阴道病人有正常子宫发育，月经期子宫积血，有周期性腹痛。

治疗原则是先天性无阴道伴子宫发育不全者可于婚前或婚后行阴道成形

术；有正常子宫发育者初潮时即行人工阴道成形术，同时引流宫腔内积血，以保存生育功能。无法保留子宫者，可行全宫切除术。

先天性无阴道手术病人的护理如下：

1. 术前准备

（1）手术前做好病人心理护理：向其介绍手术方法及术后效果，取得合作。

（2）肠道准备：术前 1 日口服 20％ 甘露醇 250ml 加生理盐水 250ml 导泻，术前 1 日晚 12 时后禁食、禁水。

（3）皮肤准备：术前清洁会阴部皮肤并剃去阴毛，备皮范围上至耻骨联合上 10cm，下到会阴及肛周，左右到两大腿内侧上 1/3 处。

（4）膀胱准备：去手术室前排空膀胱，带导尿管于手术室，备手术结束后安置。

（5）物品准备：手术前 24 小时内准备好羊膜（羊膜存放于无菌罐内，内放生理盐水 20ml、庆大霉素 16 万 U），另外备好 2~3 个阴道模型。

2. 术后护理

（1）术后病人需卧床休息 1~2 周，保留导尿管 7~10 日，保持导尿管通畅，每日更换尿袋。

（2）预防感染。术后每日用无菌盐水擦洗会阴部，病人排便后用同样方法清洗，以保持会阴部清洁。

（3）术后注意观察阴道模型位置，特别是在病人排便以后，防止外滑，如有外滑要及时请医生更换模型。

（4）出院前要教会病人冲洗阴道及阴道模具消毒的方法，嘱病人每日冲洗。未婚者需持续放置阴道模型，直至结婚，已婚者待伤口完全愈合后方可行性生活。

第七节　尿　瘘

尿瘘是指生殖器官与泌尿系统之间形成的异常通道。以膀胱阴道瘘和尿道瘘较为常见。主要是由于产伤、手术损伤、生殖器官晚期癌浸润膀胱或尿道生殖道癌的腔内放射治疗、阴道内放置腐蚀性药物或子宫托长期不取引起组织坏死而形成尿瘘。

主要临床表现为漏尿，即尿液经瘘孔从阴道流出。长期尿液刺激外阴部及臀部发生皮炎或湿疹，引起刺痒和灼痛。有时可并发泌尿系感染，引起膀胱炎或肾盂肾炎。

治疗原则是分娩或手术后短期内出现尿瘘，可放置保留导尿管，使膀胱处于排空状态，促其自然愈合。导尿管一般放置2周。拔导尿管后仍漏尿，则需手术治疗。手术时间最好在尿瘘发生3~6个月后，局部组织炎症反应消退后进行。如前次手术失败需再次手术时，亦须等待相同时间。

尿瘘病人的护理如下：

1. 心理护理　尿瘘造成病人很大的心理负担及生活不便，尤其是前次治疗失败者，情绪低落，对治疗取怀疑态度。护理人员要多与病人交谈，理解其痛苦，介绍治疗后完全恢复的病例，帮助其树立信心，以积极配合治疗。在生活上多关心和照顾，勤为病人更换裤子及床垫，保持床单位的干净整齐，增加病室通风，创造良好的休养环境。

2. 鼓励病人多饮水　以达到自行冲洗膀胱和稀释尿液的目的，减少尿液对皮肤的刺激，缓解和预防外阴炎。有泌尿系感染者，遵医嘱给予抗生素治疗。

3. 控制炎症有外阴炎者术前3~5日用1:5000高锰酸钾溶液坐浴，1日2次，每次20分钟，有外阴溃疡者坐浴后涂氧化锌软膏，促使炎症消退。

4. 药物治疗　必要时按医嘱给予雌激素治疗，使阴道上皮增生，利于伤口愈合。

5. 其他术前护理　参见阴道手术前护理。

6. 术后护理　病人手术后返回病室，立即接好导尿管及引流管。导尿管一般保留 10 日左右。在此期间要保持其通畅，注意观察尿量，如尿量过少及时查明原因，严防导尿管打折、扭曲、脱落、堵塞，造成膀胱过度膨胀影响伤口愈合，使手术失败。

7. 预防感染　保留导尿管期间每日更换尿袋一定要无菌操作。同时，鼓励病人多饮水，以达到自然冲洗膀胱的目的。每日为病人测体温 3 次，并冲洗会阴 2 次。必要时遵医嘱给予抗生素。

8. 拔导尿管　拔除导尿管前 2 日，夹闭导尿管，每 2～3 小时开放 1 次，以恢复膀胱功能。拔尿管后 2～3 小时协助病人排尿，以免膀胱过度充盈使刚刚愈合的伤口裂开。

9. 其他手术后护理　同阴道手术后护理。

第八节　子宫脱垂

子宫从正常位置沿阴道下降，子宫颈外口达坐骨棘水平以下，甚至子宫全部脱出于阴道口外，称为子宫脱垂，常伴有阴道前后壁膨出。主要是由于分娩损伤、营养不良造成支持器官组织周围结缔组织减少、长期的腹压增加使内生殖器官向下推移造成。

子宫脱垂病人可自觉肿物自阴道脱出。轻者仅于劳动后脱出，经卧床休息后能自行回纳，重者脱出的子宫需用手回纳。因子宫长期暴露在外，局部形成慢性炎症，甚至溃疡，阴道分泌物增多。病人有下坠感及腰背酸痛，月经期或劳动时加重。也可因膀胱膨出而发生排尿困难、尿潴留及张力性尿失禁。直肠脱出时有便秘及排便困难。

治疗原则为Ⅰ、无症状的子宫脱垂无须治疗。Ⅱ、轻症子宫脱垂，因体弱或其他疾病不能耐受手术者可用子宫托治疗。保守治疗无效或Ⅱ、Ⅲ。子宫脱垂者可手术治疗，手术方式根据病人年龄、生育要求及全身情况选择。

子宫脱垂病人的护理如下：

1. 非手术治疗病人的护理

（1）避免增加腹压因素：病人要注意劳逸结合，避免重体力劳动，如有慢性气管炎及咳嗽，应积极治疗。同时，注意保持排便通畅，多食粗纤维食物，防止便秘。

（2）预防感染：注意外阴清洁，每日用温开水清洗外阴，穿质地柔软的内裤并经常更换，随时观察阴道分泌物的性质及量，如分泌物突然增多，为脓性或血性时，应及时就医。子宫脱垂病人常伴有张力性尿失禁，应保持局部清洁干燥，防止发生泌尿系感染。

（3）使用子宫托的护理：子宫托治疗子宫脱垂方法简便，经济易行，但有生殖道急、慢性炎症或可疑宫颈恶性变者禁用。使用子宫托时首先要选择大小适宜的型号，以放置后子宫既不脱入阴道又无不适感为宜。教会病人取放方法。每晚将子宫托取出清洗，次日晨放入，以免因放置时间过长，托盘摩擦，压迫阴道而发生糜烂、溃疡或感染。严重时子宫托可嵌顿在阴道壁不易取出或发生压迫坏死，甚至形成尿瘘或粪瘘。放置子宫托的病人应在放后1、3、6个月各复查1次，以根据阴道组织张力的恢复情况调整较小型号的子宫托。

2. 采取阴道手术治疗病人的护理　参见阴道手术前后护理。

3. 行腹式手术治疗病人的护理　参见妇科腹部手术前后护理。

4. 术后指导　子宫脱垂术后有复发的可能，病人术后仍需注意休息，半年内不从事重体力劳动，不宜举重物及长时间站立、行走，预防咳嗽及便秘。手术后指导病人做提肛锻炼，以使松弛的盆底组织逐渐恢复张力。具体方法为：病人端坐凳上，双脚交叉，双手平放于大腿上，交替做起立、坐下两种动作，重复30～50次，另一种方法是做闭缩肛门动作或每逢小便时自动中断排尿若干次，以促进阴道肌力恢复。

第九节 绝经期综合征

绝经期为妇女卵巢功能逐渐衰退至完全丧失的过渡时期。在更年期中月经停止来潮称绝经。一般发生于 45~55 岁之间，部分妇女在更年期间可出现一系列性激素减少所致症状，包括自主神经功能失调的症状，称为更年期综合征。

绝经期综合征早期主要临床表现为潮热、出汗、情绪不稳定、易激动、好哭、爱吵架等。晚期则有外阴及阴道萎缩、子宫萎缩脱垂；乳房下垂；还可出现尿频、尿急或尿失禁；皮肤干燥及骨质疏松等表现，并伴有心理、精神方面的症状，如倦怠、精力不集中、头晕、抑郁及性欲改变等。

治疗原则是症状轻者给予镇静安神药物，重者可遵医嘱服用雌激素或孕激素治疗。

绝经期综合征病人的护理如下：

1. 加强卫生宣传教育 指导病人学习生理卫生知识，讲解出现症状的原因，增加病人对更年期这一生理过程的了解，解除不必要的顾虑，以减轻症状。帮助病人合理安排工作与休息，嘱病人做适当的户外运动，并保持心情愉快，必要时可去医院就诊，在医生的指导下服用镇静安神药物。

2. 激素治疗护理 严重的更年期综合征病人，经对症治疗无效，可用雌激素或孕激素治疗。激素治疗时，要耐心、细致地讲解每种药物的服用时间及剂量，并注意观察服药后症状有无缓解。如服药期间有阴道出血或腹痛，要及时就诊。激素治疗的病人要定期复查，以随时调整用药剂量。

第十节　妇科主要检查及治疗术护理

（一）腹腔镜检查术

妇科腹腔镜为一种内窥镜，其基本技术是先向腹腔充气，建立人工气腹后插入内窥镜，在强大的冷光源照射下对盆腔进行观察或操作。

腹腔镜临床应用非常广泛，主要分为两部分，一是诊断，用于对盆腔包块及疼痛、不孕症、子宫内膜异位症、腹腔内出血、生殖道畸形、内分泌疾患及盆腔恶性肿瘤的诊断；二是治疗及外科操作，腹腔镜下可进行组织活检、囊肿穿刺、剔除、剥离，输卵管通液，腹水穿刺抽吸及腹腔冲洗，也可治疗子宫内膜异位症、不孕或是寻找腹腔内异物或行绝育手术。

禁忌证分为绝对禁忌证和相对禁忌证。绝对禁忌证有：严重的心血管疾患和心功能不全、肺功能低下、急性弥散性腹膜炎、膈疝、腹壁疝、脐疝、腹股沟疝及股疝、腹部巨大肿物、妊娠 3 个月以上、结核性腹膜炎、严重的神经官能症、精神病或癔症、凝血机制障碍和血液病、休克状态及身体过于衰弱。相对禁忌证有：过度肥胖或过于消瘦、局限性腹膜炎、有前次腹腔镜手术失败史及腹部手术史。

腹腔镜检查病人的护理如下：

1. 术前准备　腹腔镜手术前，护理人员要了解病人的病情及心理状态，讲清麻醉方法及手术方式，安慰病人使其更好地配合手术。同时，要进行血尿常规、血型、肝功能及心电图检查。手术前为病人进行皮肤准备，清洁腹部皮肤，用络合碘及酒精棉棍先后擦洗脐窝，除去污垢并剃去脐周汗毛，对于有可能进行双切口的病人会阴部要备皮。另外，术前 1 日晚开始肠道准备，给病人口服缓泻剂或用 1% 肥皂水洗肠 1 次，以减轻手术中肠胀气。术前 1 餐禁食，防止手术中应用麻醉药和牵拉内脏引起呕吐。在即将开始手术时要病人排空膀胱，必要时给予导尿。病人上台后进行外阴及阴道冲洗。

2. 术中观察 注意观察病人脉搏、面色及血压的变化，若有异常立即告知手术医生进行处理。

妇科腹腔镜手术是靠人工气腹膨胀腹腔以便有足够空间进行操作检查。良好的人工气腹是手术成功的关键，因此，在充气时要随时观察压力表的变化及病人病情。正常情况下充气时病人会有腹胀、恶心、呕吐、肩痛等表现，这是由于膈肌上升刺激所致。调整体位，略呈头低脚高位可缓解上述症状。如果症状严重，甚至出现疼痛、晕厥、手冷、脉弱、血压下降，则要停止操作，检查有何异常，进行紧急处理。

3. 术后护理 嘱病人卧床休息，注意伤口有无渗血及腹腔内有无出血情况，同时观察病人脉搏、血压的变化。一般手术后 1～2 小时后鼓励病人翻身活动，4～6 小时督促病人排尿，防止发生尿潴留，但对双切口并有腹腔灌注液的病人一定要卧床休息 24 小时，防止发生外阴水肿。病人伤口疼痛要报告医生，排除异常情况后，遵医嘱给予口服止痛药物。腹腔镜手术后病人无须特殊饮食或禁食。一般手术后 3～4 小时可进食、进水。

腹腔镜手术后病人阴道会有少量出血，若阴道出血量多于月经量，应及时来院就医。一般术后 2 周内禁止盆浴及性生活，术后 1 周来院拆线并复查。

（二）宫腔镜检查术

宫腔镜检查是一种用内窥镜直接观察宫腔内部结构和病变的技术。主要用于探查异常子宫出血、原发或继发不孕的子宫内病因，同时，可以作为取活检、诊断性刮宫的向导，还可用于宫内节育器的定位与取出、输卵管粘堵等。

对有活动性子宫出血、急性或亚急性生殖道炎症、近期子宫穿孔或手术史、希望继续妊娠者、宫颈难以扩张者和宫颈有恶性肿瘤者不宜使用。

宫腔镜检查的病人护理如下：

1. 术前准备 术前向病人介绍检查的目的及意义，取得合作，做好血、尿常规及阴道清洁度检查。手术宜在月经干净后 3～7 日内进行，在此期间禁止性生活。手术前一餐禁食并测体温 1 次，排空膀胱后可开始手术。

2. 术中及术后护理　手术中严格无菌操作，护士应守护在病人身旁，观察其一般情况，如有胸闷、咳嗽或疼痛剧烈，应立即停止操作，为病人测量血压、脉搏，待症状缓解后继续操作。同时，备好抢救物品及药品，以便必要时应用。

手术后病人宜卧床观察 1 小时，无特殊不适方可返回。由于膨宫液的刺激，术后会有下腹部疼痛，但数小时后可自行恢复。如有少量阴道流血也属正常情况，无须治疗，几日后会自行消失。为防止感染可酌情给抗生素口服，同时禁性生活 2 周。

（三）阴道镜检查术

阴道镜检查是利用阴道镜将子宫颈的阴道部黏膜放大 10～40 倍，观察肉眼看不到的子宫颈表层较微小病变。

阴道镜适用于子宫颈与癌有关的异型上皮、异型血管及早期癌变的诊断，在可疑部位做活组织检查。对严重阴道炎或宫颈炎症，宜先治疗后再行阴道镜检查。

阴道镜检查病人的护理如下：

阴道镜检查对病人来说痛苦小，无须特殊准备，可反复进行。手术时嘱病人精神放松，配合医生操作。术中严格无菌操作。术后保持外阴清洁，每日清洁外阴。必要时可口服抗生素，同时注意观察阴道流血情况，出血量多时来院就医。术后 1 周复诊，2 周内禁止性生活及盆浴。

（四）子宫颈激光治疗

子宫颈激光治疗适用于子宫颈病变、外阴白色病变、尖锐湿疣及慢性盆腔炎的治疗。对生殖道急性和亚急性炎症期、可疑宫颈恶性变或结核、妊娠期、宫内有尾丝避孕器者禁忌此项治疗。

子宫颈激光治疗病人的护理如下：

1. 术前准备　向病人介绍宫颈激光治疗的主要过程，以取得病人的配合。为防止感染先行阴道清洁度检查，并测试体温。手术前排空膀胱。宫颈激光治疗的最佳时间是月经干净后 3 ~ 7 日，此时体内雌激素与孕激素水平最低，操作时可减少子宫颈的损伤及出血。

2. 术中、术后的护理　观察病人的情况，如有严重不适反应，应报告医生暂停操作，症状缓解后方可继续进行。手术后嘱病人保持外阴清洁，每日用温开水清洗外阴。因宫颈有创面，要避免性生活 1 个月，术后 1 周和 2 周分别来院进行阴道冲洗上药，以促进创面愈合，防止感染发生。同时，要告诉病人术后 1 周左右阴道有少量流血为正常现象，无须处理可自愈，若流血量如月经量或下个月经周期时出现闭经，要来院复查。

（五）子宫输卵管造影术

子宫输卵管造影术是由外子宫口注入碘造影剂，以观察子宫及输卵管的位置、大小、形态、有无畸形或病理性改变。

子宫输卵管造影术主要用于不孕症的检查、内生殖器结核（忌用于结核活动期）、原因不明的习惯性流产、疑有腹腔妊娠或盆腔肿块与子宫境界不清或疑有子宫黏膜下肌瘤、子宫发育异常者。

生殖器宫有急性或亚急性炎症、严重心肺疾病、碘过敏及正常分娩、流产或吸宫、刮宫后 6 周内，均为子宫输卵管造影术禁忌证。

子宫输卵管造影术病人的护理如下：

1. 造影前准备　造影最佳时间是月经干净后 4 ~ 8 日之内。造影前 1 日行肠道准备，口服缓泻药，以利于造影日晨排便，以免过多的积气及粪便积于肠腔而影响造影效果。为防止感染发生，造影前 1 周避免性生活，做阴道清洁度检查。造影日测量体温并冲洗阴道，排空膀胱后，在放射科进行造影。

2. 造影中配合　应随时观察病人一般情况，嘱病人有不适感觉时及时反映。推碘油时，如有刺激性咳嗽、胸痛、憋气等表现，应马上停止操作，测量血压、脉搏，抬高床尾，使病人呈头低脚高位，警惕是否有肺栓塞发生，严密观察病情变化。

3. 造影后护理　卧床休息 30 分钟，无特殊不适方可返回。嘱病人阴道如有少量油性分泌物或少量出血为正常情况，不需治疗。24 小时后再来院进行阴道冲洗并再次摄片，以检查有无碘油进入腹腔。术后为防止感染，可口服抗生素，2 周内禁性生活及盆浴，1 周后来院复诊。

（六）输卵管通液术

输卵管通液术是在无菌的条件下，将导管插入宫颈，注入一定量的生理盐水于宫腔及输卵管内，用以了解输卵管是否通畅，对轻度输卵管粘连有疏通作用。

此术主要用于原发或继发不孕症（男方精液正常）疑有输卵管阻塞者，检查输卵管再通术后的效果。对内外生殖器宫急性炎症或慢性盆腔脏器炎急性或亚急性发作、月经期或子宫出血、有严重的心肺疾患者禁忌。

输卵管通液术病人的护理如下：

1. 术前准备　输卵管通液术宜在月经干净后 3～7 日内进行，术前应进行阴道清洁度的检查，并测量体温，排空膀胱后开始操作。

2. 术中配合　手术中要密切观察病人的反应，如病人过分紧张要尽努力安慰病人，也可遵医嘱肌内注射阿托品 0.5mg。若病人仍很紧张且有严重的腹痛，应停止操作，检查注入宫腔内生理盐水的量并观察回流情况，以估计输卵管通畅程度。

3. 术后指导　手术完成后，嘱病人保持外阴清洁，2 周内禁性生活及盆浴，防止感染发生，通液后阴道有少量出血或流水为正常现象，应用卫生巾保持干净即可，数日后可自行恢复。

（七）子宫内膜活体组织检查术

子宫内膜活体组织检查习惯称取内膜，是临床常用的协助诊断的方法。适用于疑有子宫内膜癌、子宫内膜结核或需间接了解卵巢功能者。对生殖道炎症、检查日体温高于 37.5℃、疑有妊娠者禁忌。

子宫内膜活检病人的护理如下：

1. 术前准备　取内膜要求在月经来潮后 12 小时以内，检查开始前测量体温，排空膀胱，认真冲洗外阴。如高度怀疑子宫内膜结核的病人，检查前

3 日要应用链霉素等药物抗结核后再进行取内膜。

2. 术中配合　严密观察病人情况，守护在病人身边使其尽量放松，同时严格无菌操作。如病人出现腹痛或虚脱，应马上停止操作，呈头低位，遵医嘱给予 0.5mg 阿托品皮下注射，待症状好转后继续操作。

3. 术后护理术后休息 30 分钟，无特殊不适方可返回。为预防感染，病人应遵医嘱应用抗生素，并避免性生活及盆浴 2 周。1 周后来院复诊。

（八）阴道后穹隆穿刺术

子宫直肠陷凹是盆腔最低部位。腹腔中游离血液、渗出液及脓液等常积聚在此。由于其与阴道后穹隆仅一层之隔，临床常通过后穹隆穿刺以辨明子宫直肠陷凹有无积液或积血，借以明确诊断。常用于辨明子宫直肠陷凹积液或贴接该部肿块的性质及原因，如异位妊娠、卵泡破裂等所引起的内出血、盆腔炎性积液或积脓的诊断。

阴道后穹隆穿刺病人的护理如下：

1. 注意生命体征的观察。行阴道后穹隆穿刺的病人多为妇科急腹症。因此，在整个检查过程中都要严密观察生命体征，随时测量血压及脉搏，注意病人面色、口唇及意识，防止休克发生。同时注意腹痛情况。

2. 穿刺过程中动作要轻柔、敏捷，严格无菌操作，护士要看护在病人身边，给予安慰及协助医生操作。

3. 标本取出后静置 4~5 分钟，若血液凝固说明误入血管，若血液不凝说明有腹腔内出血。穿出淡红色、稀薄、浑浊液时一般为盆腔炎渗出物；若为脓性，则表示盆腔内有积脓，应留取标本做涂片检查、细菌培养及药敏试验。

4. 穿刺完成后要观察穿刺点有无渗血，如有渗血在阴道内填无菌纱布以压迫止血。数分钟后取出纱布。

（九）前庭大腺囊肿造口术

前庭大腺感染后管口被堵，分泌物潴留形成囊肿，造成疼痛及行走困难。行造口术将脓性分泌物引流出来，以达到治疗的目的。

前庭大腺囊肿造口病人的护理如下：

1. 术前准备　术前向病人介绍手术的目的、方法及步骤，以取得合作。

2. 术中配合　手术为局麻，病人会有不适感觉。护士要关心、照顾病人，耐心地倾听其不适主诉，观察其病情变化，使手术顺利完成。

3. 术后护理　手术后伤口内放无菌油纱条引流，一般 48～72 小时后取出，更换盐水纱条，嘱病人保持局部清洁，每日用温开水擦洗会阴并更换内裤，手术后隔日来院换药 1 次。注意体温变化，按医嘱服用抗生素。一般术后 5 日拆线，拆线后每日用 1:5000 高锰酸钾坐浴，在治疗期间及伤口完全恢复前避免性生活。

（十）诊断性刮宫

诊断性刮宫简称诊刮。主要是刮取子宫内膜做病理检查，以明确诊断，指导治疗。当疑有宫颈管病变时，则行分段诊刮。主要用于子宫异常出血，月经失调，如功能失调性子宫出血及闭经、不孕症、疑有子宫内膜结核者。

诊断性刮宫病人的护理如下：

1. 术前准备　术前要向病人介绍诊刮的目的及方法。如病人有发热或阴道、宫颈炎症需治疗后再行诊刮。检查卵巢功能者要在月经来潮前或月经来潮 12 小时内进行。对老年病人来说，子宫已经萎缩，手术难度大，病人疼痛剧烈。因此，更要做好术前的心理护理，使其能够很好配合手术。手术前病人排空膀胱、冲洗外阴及阴道，有阴道出血者免做阴道冲洗。

2. 术中观察　手术中护理人员要守护在病人身边，随时观察病人的病情变化，如出现面色苍白、出汗或疼痛强烈，要停止操作，测量血压、脉搏，排除异常情况后再继续操作。术中取出标本要求妥善保管切勿丢失，填好化验单后及时送检。

3. 术后护理术后静卧 30 分钟，观察其阴道出血及腹痛情况。同时，嘱病人保持外阴清洁，每日用温开水清洗。阴道有少量出血和轻度腹痛为正常情况，1～2 日后恢复，但如果阴道流血如月经量，腹痛加重，要及时来院就医。术后休息 1～3 日，避免重体力劳动，并按医嘱服用抗生素。

第十一节　妊娠及分娩护理

（一）产前检查

产前检查是保障孕妇和胎儿安全分娩的重要措施。通过定期检查和对母婴的监测，可以系统全面地了解胎儿发育及孕妇妊娠过程中健康状况，及早发现和治疗并发症，尽可能降低早产、难产及死产的发生率。

1. 产前检查的时间　月经周期正常已婚育龄妇女，停经40日左右应到医院确定妊娠诊断，进行常规妇科检查，了解生殖器有无异常，测量基础血压，检查心肺，了解有无传染病等内外科疾患，做血、尿常规检验等，如无异常可继续妊娠。妊娠16～20周时转入产科初诊。妊娠28周前每4周检查1次，孕28～36周每2周检查1次，孕36周以后每周检查1次。如发现异常情况，应增加检查次数，必要时入院观察和治疗。

2. 检查的内容及方法

（1）初诊：内容包括询问病史、全面体格检查及产科检查。

询问病史：孕妇姓名、年龄、结婚年龄、胎产次、职业及住址、月经史、孕产史、末次月经以推算预产期。了解本次妊娠情况，如早孕反应、有无病毒感染及用药史、胎动开始时间、有无阴道出血及下肢水肿等症状。了解既往有无高血压病、心脏病、糖尿病、结核病等内科疾患。了解家族史及丈夫健康状况，有无遗传病等。

全面体格检查：观察孕妇发育与营养状况，四肢及脊柱有无畸形，甲状腺、心肺及乳房发育，乳头有无凹陷，下肢有无水肿等。测量身高、体重、血压，进行各项实验室检查。

产科检查：包括腹部、阴道、骨盆检查及肛查。腹部检查是通过视诊及四步触诊法了解宫底高度、胎儿大小、胎心、胎产式、胎方位等。阴道检查主要了解产道、宫颈及附件有无异常情况。骨盆检查是了解骨盆的形态和测量主要径线值，预测胎儿能否从阴道分娩。肛查了解胎先露、坐骨棘及尾骶关节活动度。

（2）复诊：孕妇在前次检查后定期复诊，主要了解孕妇有何特殊变化和不适，给予相应的检查及治疗。测量体重、血压，检验尿蛋白及尿糖，复查胎位，听胎心音，测量宫高腹围及先露下降，做 B 超检查，以了解胎儿发育情况及羊水量。孕 32 周和 38 周时，再次核对预产期，对母胎双方在妊娠期情况作全面检查，对安全分娩方式及时间做出初步估计。如有并发高危迹象，则转至高危门诊。孕妇在整个妊娠期间要接受 2 次产前宣传教育，讲授孕期保健、母乳喂养、临产、分娩及产后的有关知识，取得孕妇及家属配合，解除对妊娠分娩恐惧，增强其对正常分娩的信心。

（二）妊娠期卫生保健

妊娠期卫生保健要以预防为主，保护孕妇及胎儿在妊娠期间的身心健康，是做好围生期保健及安全分娩的重要环节。

1. 工作与休息　健康无并发症的孕妇妊娠期间可继续日常工作，但应避免重体力劳动或接触有毒物质。妊娠末 3 个月不作夜班，安排有规律的生活，注意劳逸结合，每日保证充足的睡眠时间，适当午睡和户外活动。保持乐观、安定的精神状态。休息的环境空气要新鲜，避免被动吸烟，有吸烟习惯的孕妇也要停止吸烟，以免影响胎儿的生长发育。孕妇卧床休息时，应采取左侧卧位，可减少子宫对腹主动脉及下腔静脉的压迫，以增加子宫、胎盘血液灌注量，减轻下肢水肿。

2. 饮食　孕妇应合理而均衡地安排膳食，多食营养全面，易于消化，含铁、钙、碘及维生素丰富的食物，注意粗细粮搭配，荤素菜比例要适当，多吃新鲜蔬菜及水果。预防便秘，克服偏食，少吃辛辣、刺激性食物，不喝酒，控制盐的摄入。

3. 个人卫生　妊娠期全身新陈代谢旺盛。汗腺和皮脂腺分泌增多，皮肤敏感，要保持全身清洁，勤洗澡，勤更换内衣裤。洗澡时水温不宜过热，最好淋浴或擦浴。每日清洗外阴，如有阴道流血及妊娠末 3 个月应禁盆浴，防止细菌进入阴道引起宫内感染。

4. 着装 孕妇衣着以宽松、舒适为宜，避免乳房和腰部过紧，以免影响胎儿活动和血液循环。衣料最好选用松软、透气性及吸湿性较好的棉布类。孕期不宜穿高跟鞋，因孕妇体重不断增加，身体重心前移，容易引起疲劳、腰背痛和跌跤，可选用鞋跟高 2cm～3cm 的轻便鞋。

5. 乳房护理 妊娠后乳房继续发育，乳房、乳头增大且敏感。孕期应选用合适的棉布或丝质胸罩，以维持乳房的张力。从妊娠 7 个月开始，每日用温水毛巾轻擦乳头、乳晕 1 次，以增加皮肤的韧性，预防乳头皲裂和炎症的发生，为产后哺乳作准备。乳头有痂垢不易清洗时，可用消毒植物油涂于痂垢处，浸软后再用热水洗掉，避免用手抠痂或用力揉搓。如乳头扁平或内凹，清洗时用手捏住乳头根部轻轻向外牵拉使之突出。

6. 性生活指导 妊娠初 3 个月、末 3 个月应禁止性生活。因妊娠早期，由于性生活刺激可引起盆腔充血及子宫收缩而致流产。晚期能诱发早破水、早产或发生感染等。在整个妊娠期间如出现腹痛或阴道流血，以及习惯性流产或患有严重并发症时也应禁止性生活。

7. 妊娠期用药指导 多数药物可通过胎盘输送给胎儿，尤其是妊娠早期，必须用药时需在医生指导下进行。避免应用对胎儿生长发育有影响的药物，切不可随意滥用药物。

8. 自我监护 指导孕妇和家属自己测数胎动，听胎心率是在医院外对胎儿情况进行监护的可行手段。孕妇自妊娠 18～20 周开始感到胎动，通过对胎动次数及强弱的观察，可及早发现异常。监护的方法是：自妊娠 30 周开始，每日数 3 次，每次数 1 小时，静坐或侧卧，思想集中，每次胎动均记录，每日 3 次胎动次数的总和乘 4，即得 12 小时的胎动次数。12 小时胎动次数在 30 次或以上，反映胎儿情况良好；若小于 30 次，多数有宫内缺氧的情况，应及时到医院就诊。指导家属掌握听胎心音的方法，每日定时听胎心音并记录，正常胎心率为 120～160 次/分钟，过快或过慢均属异常，应随时到医院就诊。

9. 产前宣传教育 通过多种形式，如讲课、放录像等向孕妇及其家属讲解有关妊娠、胎儿发育、分娩、产后的有关知识及注意事项，使她（他）们了解妊娠分娩是一个正常的生理现象。针对其生理改变及需要，给予科学性的保健指导，解除紧张、恐惧心理。讲课内容包括：妊娠的生理变化及胎儿发育、孕期保健的重要意义、孕期常见症状的处理、孕期营养及孕期卫生指导、分娩先兆、产程配合、入院及出院的物品准备、产褥期的生理变化及卫生指导、计划生育指导及新生儿护理及母乳喂养的有关知识等。课程的安排可根据不同的妊娠阶段分组进行。

（三）正常分娩护理

妊娠 28 周以后，胎儿及其附属物由母体产道娩出称为分娩。分娩直接关系母子生命安危，护理人员应掌握产科基本知识，对产妇实施全面细致的护理，使分娩顺利进展，新生命平安降生。

1. 临产先兆 产妇在接近预产期时都会出现一些症状，预示不久将临产，此症状主要表现为两个方面。

（1）假临产：①不规律宫缩：临产前 2～3 周宫底下降，子宫较敏感，孕妇觉腰酸，有不规律子宫收缩。此收缩力不强，持续时间短，间歇时间长，宫颈口不扩张。②见红：宫缩引起子宫颈管内小血管破裂，少量血液随宫颈黏液自阴道排出为见红。如血量多于月经量，应考虑病理性出血，须及时就诊。

（2）真临产：有规律性子宫收缩，每次持续在 30 秒钟以上，间歇 10 分钟左右并逐渐缩短，伴有宫颈口逐渐扩张，先露下降。以上表示分娩开始并由此计算产程。

2. 第一产程护理 从有规律宫缩到子宫口开全称为第一产程。初产妇一般持续 12～16 小时，经产妇 4～6 小时。此时临床表现为：孕妇规律宫缩由弱变强，持续时间由 30 秒钟进展到 50～60 秒，宫缩间歇期由 5～6 分钟缩短至 2～3 分钟，伴有胎先露下降和宫颈口扩张，胎膜多在宫口近开全时自然破裂。正常情况下羊水清亮、色淡黄、有时混有少量白色胎脂。

（1）一般护理：产妇入院后，护理人员应主动热情接待，介绍病室环境及有关注意事项，消除思想顾虑。同时，为产妇测量体温、脉搏、呼吸及血压，填写病历，报告值班医生。初产妇常规外阴备皮，若宫口开大＜3cm时，遵医嘱用温肥皂水灌肠，以刺激子宫收缩，清洁肠道，避免产时污染产道。如有破水、产前阴道出血、胎头高浮或妊娠并有心脏病应免灌肠。

（2）饮食与休息：临产时应鼓励产妇多进易消化、高营养食物和水分。对产程偏长或不能进食者可适当输液，为分娩储存足够的热能。正常产妇临产时，根据宫缩情况可鼓励其下床在室内活动。若出现阴道流血、破膜或使用止痛镇静剂后应卧床休息。当初产妇宫口开大4cm时，遵医嘱肌内注射哌替啶100mg，并给氧气吸入，以保持体力，加速产程进展。

（3）预防尿潴留：临产后应提醒产妇2～3小时定时排尿1次，防止膀胱过胀，影响子宫收缩和胎头下降。若发生尿潴留时，可置导尿管，长期开放至分娩前。

（4）并发症的观察：产程中若出现头晕、眼花、头痛、呕吐、上腹部痛、阴道异常流血、烦躁不安、下腹部持续疼痛及呼吸困难等症状，须警惕发生并发症，应及时报告医生积极处理。

（5）产程观察：①观察子宫收缩：将手放在产妇腹部，以感觉观察子宫收缩强度、频率及持续时间。每次应观察3次以上宫缩并记录。②监测胎心音：正常胎心率120～160次/分钟，临产后应每隔1～2小时子宫缩间歇期听胎心音1次，有条件可做胎心监护，以了解胎儿有无宫内窘迫现象。同时，观察胎膜破裂时间及羊水量和性质，注意胎心音变化以免脐带脱垂。③肛门检查：根据宫缩、胎产次进行肛门检查，次数不宜过多。通过肛门检查了解子宫口开大及先露下降程度，以确定产程进展情况。初产妇宫口开至10cm，经产妇宫口开至3cm～4cm，用平车送至产房准备接生。

3. 第二产程护理　自子宫口开全至胎儿娩出称为第二产程。初产妇需1～2小时，经产妇数分钟至1小时不等。第二产程大于2小时，临床上诊断为二程长。

第二产程表现：产妇宫缩进一步加强，持续时间延长，间歇时间缩短，宫口已开全，胎膜已破，先露下降至阴道口压迫盆底。产妇有排便感，当宫缩时不由自主地向下屏气用力，主动增加腹压。在两力共同作用下，按分娩机制逐步向外娩出胎儿，直到胎儿全身娩出。

（1）产妇护理：第二产程是分娩中最紧张时刻，护理人员应关心体贴并守护在产妇身旁，指导其正确屏气和使用腹压，使宫缩与腹压力量相协调。当宫缩间歇时尽量让产妇放松休息，护士为产妇擦汗，协助喝水，使其顺利渡过第二产程。

（2）胎儿的观察：宫缩频而强，影响胎儿血液循环，易引起胎儿宫内缺氧。每次宫缩后应听胎心音，给予产妇吸氧，减少胎儿宫内窘迫的发生。如胎心音有异常，应协助医生尽快结束分娩。

（3）准备接生：消毒外阴，开启产包，备好新生儿用物。天冷时，备好热水袋，最好产房配有辐射开放暖箱。协助医生记录胎儿娩出时间及宫底高度。遵医嘱肌内注射10U催产素，加强宫缩，预防产后出血。

（4）新生儿出生后护理：新生儿出生后进行阿氏评分并注意保暖，同时给母亲看清楚新生儿性别。早开奶，以减少产后出血量。用消毒花生油擦洗新生儿，去掉胎脂并用0.25%氯霉素眼药滴双眼，打脚印，测量体重身长并记录，系好手腕条，放睡篮内，置母亲床旁。

4. 第三产程护理从胎儿娩出至胎盘娩出称为第三产程。一般5~10分钟，不超过30分钟。第三产程临床表现为子宫底升高，子宫变硬呈球形，阴道有少量流血，阴道内露出脐带自行下移不再回缩，胎盘从阴道娩出。

第三产程护理措施为：接生者轻轻牵拉脐带，使胎盘娩出。若超过30分钟，胎盘仍未娩出为胎盘滞留，应及时处理。胎盘娩出后，记录娩出时间和宫底高度，同时仔细检查胎盘、胎膜是否完整，如有残留应给予手取胎盘或刮宫处理。检查产道有无损伤，缝合侧切伤口。整个分娩过程要严格无菌操作，防止感染。一般产妇分娩后需在产房观察1小时，护士要为其擦背，更换衣服，垫好会阴垫，观察子宫收缩和阴道出血及膀胱充盈情况，测量血压、脉搏并注意保暖，使之安静休息。此时，可给予易消化、营养丰富的食物或饮料以恢复体力。若一切正常送产妇回病房。

（四）剖宫产

经腹切开子宫取出胎儿的手术称为剖宫产。以子宫下段式最为常用。

剖宫产适用于以下情况：有产道和产力异常、骨盆狭窄、头盆不称、宫缩乏力经处理无效、产前严重出血、有子宫手术史及内科产科并发症、胎位异常、胎儿宫内窘迫等。

剖宫产产妇的护理如下：

1. 心理护理 术前产妇心理较复杂，医护人员做耐心细致的解释工作，讲明剖宫产的原因、利弊及手术前后注意事项，帮助产妇做好术前心理准备。

2. 术前护理 选择性剖宫产按妇科腹部手术前常规准备。术前1日备皮、配血，晚零点后禁食、禁水。术日手术前30分钟置保留导尿管，同时准备产妇病历、腹带、卫生巾等，为新生儿准备保暖和抢救用品，如气管插管、喉镜、吸痰器等。产妇送去手术室后，铺好麻醉床，床旁放血压计、听诊器、尿袋、弯盘。急诊剖宫产妇应立即禁食、禁水，迅速做好术前准备，同时注意观察血压、宫缩及胎心音的变化。

3. 术后护理

（1）产妇返回病室后去枕平卧6小时，腹部压沙袋4～6小时，测量血压，注意保暖并向麻醉师及手术医生了解术中情况及有无特殊用药。

（2）手术后立即开放保留导尿管并注意尿液的量、颜色，如无特殊，次日晨拔除。导尿管拔除4小时后要协助产妇自行排尿。

（3）术后定时测量生命体征，注意产妇阴道流血及伤口渗血情况。

（4）术后24小时内遵医嘱可肌内注射哌替啶50mg加异丙嗪25mg止痛，必要时4～6小时可重复1次，以减轻伤口疼痛，安静休息。

（5）手术当日禁食，术后第1日流食，第2日半流食，第3日普食。产妇要注意增加营养，以利于机体恢复及母乳喂养。

（6）剖宫产后一般可自行排气，为防止腹胀，要协助产妇早期下床活动，促进肠蠕动及恶露排出。腹胀严重者可用艾灸及肛管排气。

（7）预防感染。术后要注意产妇体温变化，定期更换伤口敷料并观察有无红肿及压痛。要保持外阴清洁，每日冲洗2次，勤更换会阴垫，必要时遵医嘱应用抗生素治疗。

（8）其他同正常产褥期护理。

（五）正常产褥期护理

从胎盘娩出后至生殖器宫完全恢复到妊娠前状态的一段时间称为产褥期。一般为6周。

1. 一般护理

（1）休息与活动：由于分娩劳累加上产后婴儿哺乳，产妇常感疲惫、思睡，需要一个安静、温暖和舒适的环境充分休息。正常产后24小时内需卧床休息，第2日可下床适当活动，但避免站立过久，防止摔倒，特别是出血较多的产妇，以后逐步增加活动量。产后早期活动利于子宫复旧，减少排尿、排便困难，防止盆腔或下肢静脉血栓形成。

（2）观察子宫收缩，预防产后出血：产后应严密观察子宫收缩和阴道出血情况，特别是产后最初2小时内，应加强巡视，检查宫底，了解宫缩、阴道出血及会阴有无血肿，有异常发现立即报告医生及时处理。

（3）饮食调理：饮食对产妇健康恢复影响较大，分娩后及时给予清淡、营养丰富、易消化食物，以补充产程中的消耗。产后要增加营养，避免偏食和过量饮食。哺乳产妇应增添汤类，促进乳汁分泌，忌食辛辣、过冷或过硬食品，忌饮含酒精饮料。

（4）尿、便管理：产后因卧床休息，腹壁松弛，肠蠕动减弱及会阴伤口和痔疮疼痛，常易发生便秘，应鼓励产妇早下床活动，多食新鲜蔬菜和水果及含粗纤维的食物。如3日仍无排便，可遵医嘱给缓泻剂或用开塞露、甘油栓等，但一般不予灌肠，防止发生虚脱。

产后还应鼓励和督促产妇多饮水尤其夏天，产后4~6小时应自行排尿，注意尿量，避免膀胱充盈妨碍子宫收缩而出血。产妇常因膀胱过胀、收缩力减弱、会阴伤口疼痛及不习惯床上排尿等因素，造成尿潴留。若产后 6～8 小时仍不能自行排尿，应积极采取诱导措施。诱导失败，可在无菌下置保留导尿管，24 小时后拔除，同时给予抗生素预防感染。

（5）预防产后感染，注意产妇清洁卫生：产后应每日测量体温、脉搏、呼吸 2 次，测血压 1 次。如体温超过 37.5℃，要改测 3 次，并报告医生给予适当处理。

产后皮肤排泄旺盛，出汗多，尤其是睡眠初醒和夜间是产妇排泄体内水分最多的时间。因此，要经常为产妇用温水擦身并用干毛巾拭干，勤换衣裤，保持皮肤清洁干燥。病室内要保持适当温度，定时通风，但避免直接吹风，防止着凉感冒。按季节增减衣服，夏季防止中暑。每日坚持洗脸、刷牙、梳头、洗脚，有条件可淋浴，并冲洗会阴 2 次。饭前便后及哺乳前应洗手，清洁用品专用，防止交叉感染。

2. 乳房护理　产后及时进行母乳喂养宣教，做好按需哺乳，哺乳前产妇须洗净双手。哺乳时，护士应在床旁巡视，指导其正确姿势和体位。一般产后 2～3 日乳汁开始分泌，若喂养不及时或喂乳技巧未掌握，可造成双乳淋巴液潴留，静脉充盈，乳汁外流不畅，乳房胀满，硬肿疼痛，体温升高。此时可局部热敷按摩，加强哺乳，使硬结松软。应教会产妇人工挤奶方法。若乳房过胀影响吸吮时，可挤出部分乳汁，使乳房变软易于婴儿含接。若有乳头皲裂，应先吸吮较好一侧乳房，每次哺乳后挤出少量乳汁涂于乳晕上，暴露于新鲜空气中，利于皲裂愈合。产妇因某些疾病不能哺乳时，应遵医嘱肌内注射己烯雌酚 4mg，每日 2 次，连续 3 日。

3. 生殖器宫护理

（1）子宫复旧的观察：正常情况下，产后 2～3 日宫底每日下降 1cm～2cm，产后 10～14 日可降至骨盆内。护士应每日在同一时间，产妇排空膀胱后测量宫底高度，观察子宫收缩情况及有无压痛。

（2）恶露的观察及护理：产后经阴道排出分泌物内含有血液、坏死蜕膜组织和黏液等称为恶露。可分为 3 种：①血性恶露：色鲜红，含大量血液，少量胎膜、胎脂及坏死蜕膜组织，量多，持续 3 ~ 6 日。②浆液性恶露：色淡红似浆液，内含少量血液和较多的坏死蜕膜组织、子宫颈黏液且有细菌，持续 2 周左右。③白色恶露：黏稠色泽较白，含大量白细胞、坏死退化蜕膜组织、表皮细胞及细菌等，持续 2 ~ 3 周。护士应掌握正常恶露的变化及持续时间，随时观察产妇恶露排出的性质、量及各阶段持续时间。若红色恶露持续时间长，量多或有臭味，应考虑胎盘、胎膜残留或宫腔内感染的可能，应及时报告医生处理。

（3）会阴护理：分娩后产妇宫腔内有较大创面，会阴侧切伤口及产道损伤均易引起感染。因此，要保持外阴清洁，及时更换会阴垫，每日冲洗外阴 2 次至拆线。会阴水肿严重者，用 50% 硫酸镁热湿敷。产妇休息时取健侧卧位，侧切伤口拆线后 1 周内避免下蹲负重，防止伤口裂开。会阴热敷法：目的是促进会阴伤口局部的血液循环，减轻疼痛、肿胀，使炎症消散。或局限。操作方法：热敷盆内放纱布和 2 把长止血钳，加水置热源上烧开，准备好 66℃ 带布套热水袋一个；产妇排尿后取仰卧位，洗净擦干局部，用凡士林棉球均匀涂擦患处，以免烫伤；热敷时用止血钳将纱布拧至半干、展平，先将纱布在病人大腿内侧测试温度后再敷于患处，放上加布套的热水袋，用月经带兜紧，约 30 分钟待热水袋温度下降后再取下。如会阴部水肿严重时，可用煮开后的 50% 硫酸镁湿纱布敷于会阴部。

4. 性生活指导　产褥期生殖器宫尚未完全复原，不宜性生活，以免引起感染。排卵可在月经未复潮前先恢复，故产后应采取避孕措施，哺乳母亲不宜服避孕药。

5. 产后检查及运动　产妇产后腹肌和骨盆底肌肉松弛，应做适当运动。如产后操使肌肉恢复张力，机体复原以保持健美体型，但注意避免剧烈运动和下蹲姿势，防止子宫脱垂。

一般分娩后 6 周进行检查，了解产妇全身特别是生殖器宫恢复情况，并给予避孕指导。同时，对婴儿行全身检查，了解喂养及发育情况，给予保健咨询。对有并发症的产妇及婴儿及时治疗。

（六）正常新生儿护理

胎龄达到37周至42周末，体重达到及超过2 500g出生的新生儿为足月新生儿。从胎儿断脐到满28日的这段时期称新生儿期。此期要根据新生儿特点，细心护理。

1. 新生儿生理特点　详见第十四章儿科疾病护理。

2. 护理

（1）测量体重及体温：室内应保持一定的温、湿度（温度20℃～24℃，湿度55%～65%），注意新生儿保暖，每日测体温3次，体温过低时可用热水袋保暖，体温升高38℃以上时要查找原因，如盖被太厚，室温过高，应及时纠正。新生儿每日需测量体重，观察生理性体重下降情况，有异常，及时查明原因，给予处理。

（2）预防感染：每日需为新生儿洗澡，观察皮肤是否红润、干燥，有无脓疮或黄疸。洗澡时要注意室温，防止着凉感冒。洗澡后更换清洁、柔软的衣服。勤换尿布，排便后用温水洗臀部，涂鞣酸软膏，避免尿、便液刺激，防止臀红。新生儿眼睛要保持清洁，如有分泌物先用生理盐水棉球擦拭，再滴0.25%氯霉素眼药水，防止结膜炎。新生儿口腔若有散在或线状白点，要警惕鹅口疮的发生，经常用苏打水擦拭。喂养时注意清洁卫生。

（3）脐带护理：初生时注意脐带出血，平时保持脐带清洁卫生，洗澡后用75%酒精揩净脐带残端及脐根周围，涂1%甲紫。一般新生儿出生后7～10日脐带脱落。脱落后观察脐部有无红肿，分泌物有无异味，警惕脐部感染。

（4）预防接种：正常新生儿出生24小时后接种卡介苗，乙肝疫苗应在24小时内接种。

卡介苗是无毒牛型结核杆菌粉剂，是将有致病能力的牛型结核杆菌经过人工培养后，使之失去致病力的活菌疫苗。注射后在人体内产生免疫力，对预防儿童患结核病有明显效果。

接种方法：左上臂三角肌下缘皮肤用酒精消毒后，皮内注射卡介苗0.1ml，含0.05mg菌苗。

接种对象：正常新生儿满24小时即可接种，但早产婴、难产儿或感染的新生儿可暂缓接种，待情况好转于出院前补种。

接种后反应及处理：接种后2～3周局部可见红点，渐变成小脓疱，最后结痂，痂脱落后局部显瘢痕，严重者可出现脓肿或溃疡。一般接种6～8周后产生免疫力。局部反应不需特殊处理，如分泌物较多或有化脓现象时可涂1%甲紫，保持干燥清洁，不要挤脓疱或包纱布。

接种时注意事项：①菌苗应保存在4℃～8C冰箱内，使用前严格检查有效期，现用现配，配好的药液超过1小时不能再次使用。②严格无菌操作，准确作皮内注射，否则可能形成脓肿或长期不愈的溃疡。⑧接种的针头要装紧，以免菌液溢出引起污染，如有漏液，用75%酒精擦拭。但注射部位的针孔不能用酒精擦拭，以免影响菌苗效果。④用毕的注射器、安瓿、棉签等均应先用75%酒精浸泡1小时后再进行处理，以使残留菌苗灭活。⑤注射后要详细登记并填写卡片，接种后交产妇保管好，嘱产妇产后3个月带婴儿去结核病防治所复查效果。

（七）母乳喂养指导

1. 纯母乳喂养 婴儿出生后4～6个月内，母乳为唯一食品来源，不添加任何其他食品，如糖水、代乳品等，为纯母乳喂养。

2. 母乳喂养的优越性 母乳是最适宜婴儿生长发育所需要的天然营养品。母乳中所含的蛋白质、脂肪、糖等容易消化和吸收利用。母乳具有抗感染作用，能增强婴儿的免疫力。另外，母乳喂养可促进母亲的子宫收缩，减少恶露量和预防产后出血，并可降低母亲乳腺癌及卵巢癌的发病率。

3. 母乳喂养时的体位及含接姿势

（1）体位：母亲应放松并感觉舒适，婴儿身体贴近母亲，面向乳房。婴儿的头与身体呈一直线，婴儿的下颌贴到乳房上，母亲应托着婴儿的臀郡。

（2）含接姿势：婴儿嘴张得很大，下唇向外翻，舌头环绕乳头，面颊鼓起呈圆形，婴儿口腔下方的乳晕看到的比上方少，并有慢而深地吸吮动作，有时突然暂停后再吸吮，母亲能看到或听到婴儿的吞咽声音。

4. 挤奶的适应证及方法

（1）挤奶的适应证：①奶胀、乳管堵塞或乳汁瘀积。②婴儿学习吸吮凹陷乳头或拒绝吸吮时，为使婴儿学会并喜欢吃母乳，挤奶喂哺婴儿。③婴儿或母亲患病时，为保持泌乳需挤奶。④母亲工作或外出时，将母乳挤出留给婴儿吃。

（2）挤奶的方式：护理人员要教会母亲自己挤奶，不应让他人代劳，只在教学示范时方可轻轻触摸其乳房。具体方法为：①挤奶前可先热敷乳房，轻柔按摩乳房或刺激乳头，以刺激射乳反射。②嘱母亲把手彻底洗净。取坐或站位均可，以自己感到舒适为准，将消毒容器靠近乳房。③将拇指放在乳晕上方，食指放在乳晕下方，与拇指相对，其他手指托着乳房。④用拇指及食指向胸壁方向轻轻下压，不可压得太深，以免阻塞乳导管。压力应作用在拇指及食指间乳晕下方的乳房组织上，即压在乳晕下方的乳窦上。反复一压一放。⑤依各个方向按照同样方法挤压乳晕，要做到使乳房内每一个乳窦的乳汁都被挤出。⑥挤奶时压乳晕的手指不应有滑动或摩擦式动作，应类似滚动式的动作。⑦一侧乳房至少挤压 3~5 分钟，待乳汁少了，就可挤另一侧乳房，如此反复数次。双手可交换使用，以免疲劳。⑧挤奶时间应以 20~30 分钟为宜，特别是在分娩后前几日，泌乳量少，挤奶时间更不能短。第 1 次挤压时，可能没有奶滴出，但压过几次后，就会有奶滴出。如果泌乳反射活跃，奶水还会流出。

第十二节　妊娠高血压综合征

妊娠 20 周后孕妇发生高血压、水肿及蛋白尿的一组症状，称妊娠高血压综合征（妊高征）。基本病变是全身小动脉痉挛，由此引起一系列临床症状，严重时可发生抽搐、昏迷、肝肾功能衰竭甚至母儿死亡。

高血压、水肿及蛋白尿为此病 3 大症状。根据症状及其严重程度分为轻、中、重 3 度。

1. 轻度妊高征　血压≥17.3/12kPa（130/90mmHg），或收缩压较基础血压上升≥4kPa（30mmHg），舒张压上升≥2kPa（15mmHg），伴有微量蛋白尿或水肿。

2. 中度妊高征　血压升高，但不超过 21.3/14.6kPa（160/110mmHg）；尿蛋白量增加，超过 0.5g/24 小时或伴有水肿，孕妇有头晕感。

3. 重度妊高征　包括先兆子痫和子痫。

（1）先兆子痫：血压高于 21.3/14.6kPa（160/110mmHg），尿蛋白定量≥5g/24 小时或水肿并出现自觉症状，如头痛、眼花及恶心等。

（2）子痫：在妊高征的基础上发生抽搐、昏迷，以产前子痫最为常见。

妊高征的主要并发症有胎盘早剥、脑溢血、肺水肿、急性肾衰及胎儿宫内发育迟缓甚至胎死宫内等。

治疗原则为解痉、镇静、预防和控制抽搐的发生，积极控制血压，适时终止妊娠。

妊娠高血压综合征孕妇的护理如下：

1. 轻度妊高征护理　孕妇要增加产前检查次数，密切观察病情变化，防止加重，同时做好孕期卫生宣教和生活指导，减轻工作，保证充足睡眠。休息时取左侧卧位，以增加胎盘血供和各个脏器血流量。饮食上要加强营养，增加蛋白质、铁、钙的摄入，多食新鲜蔬菜及水果等，不需严格限盐。必要时给适量镇静剂，如苯巴比妥或安定，保证孕妇充分休息。

2. 中、重度妊高征护理　中、重度妊高征的孕妇须住院治疗，加强护理，防止子痫和胎儿意外发生。

（1）一般护理：做好心理护理，消除孕妇紧张情绪，避免一切不良刺激，保持心情平静，给予精神安慰和鼓励。保持病室安静，光线宜暗。孕妇卧床休息，左侧卧位并吸氧。密切观察生命体征，尤其是血压的变化，注意倾听病人的主诉，如有头痛、眼花、腹痛等先兆子痫早期症状时，及时报告医生积极处理。注意胎心音变化，勤听胎心音，做胎心音监测。教孕妇自数胎动，以了解胎儿宫内情况。严格记录出入量，定时测量体重及送尿检验，观察体液潴留和肾功能情况，以了解病情和判断治疗效果。备好急救物品及药品，如开口器、压舌板、拉舌钳、吸痰器、气管切开包、氧气及手电等，同时备好25%硫酸镁、10%葡萄糖酸钙、催产素及脱水剂等药物。

（2）药物治疗护理：25%硫酸镁是治疗妊娠高血压综合征首选药。护理人员应掌握其作用、剂量、用法及毒副作用和抢救措施。硫酸镁主要作用是解痉、镇静、降压，其对胎儿影响小并可预防和控制子痫发作。但硫酸镁过量会引起呼吸和心跳抑制甚至死亡。在用药前和用药期间，要随时观察孕妇膝反射、尿量及呼吸，并备好具有拮抗作用的10%葡萄糖酸钙。若膝反射消失，24小时尿量少于600ml或呼吸低于16次/分钟，应立即通知医生，静脉注射10%葡萄糖酸钙10ml，以对抗镁离子作用，防止中毒现象进一步加深。硫酸镁可肌内注射、静脉注射或静脉点滴。肌内注射时要加入2%普鲁卡因2ml并用长针头作深部肌内注射，以减轻疼痛，利于吸收。如局部有肿块、疼痛，可行热敷。静脉注射时，推药速度宜慢，约5分钟推完，不可外漏。静脉点滴时，滴速应慢，每分钟30滴，即每小时滴入硫酸镁1g为宜。

常用于治疗妊娠高血压综合征的药物还有肼苯达嗪、冬眠合剂、利尿剂等。应用这些药时要严格遵医嘱给药，观察孕妇用药后的反应。肼苯达嗪疗效好，静脉给药时速度不宜过快，以免血压骤降而出现心悸或休克。使用冬眠合剂时易出现体位性低血压，孕妇需卧床休息，防止摔倒发生意外。用利尿剂时，要观察孕妇有无低血钾的表现，如腹胀、乏力及肌张力低等，如出现症状要遵医嘱补钾。

3. 先兆子痫护理　妊高征症状进一步加重，出现头痛、胸闷及眼花等自觉症状，应及早发现，积极处理，防止子痫发生。此时，病人宜住单间，绝对卧床休息，左侧卧位，避免声、光等不良刺激，保证充足睡眠。密切观察病情，尤其是血压的变化，勤听胎心音，注意临产征象和并发症的早期症状，如宫缩、阴道出血及腹痛等，立即报告医生。先兆子痫病人要给予低盐普食，并严格记录出入量。必要时要有专人护理并做特护记录，每日测量体重，备好急救物品及药品以随时应用。同时，加强生活护理及巡视，防止意外发生。

4. 子痫护理　妊娠高血压综合征出现抽搐、昏迷为子痫。常发生于妊娠晚期或临产前，少数亦可在产时或产后发生，一旦抽搐应立即抢救。在先兆子痫的护理基础上，加强病情观察，转入单间，光线宜暗。设专人看护，严格做好出入量的特护记录。各种治疗、护理操作要集中进行，动作轻柔，避免一切不良刺激而诱发抽搐，加重病情。密切观察生命体征，特别是血压的变化，随时测量血压，随时按医嘱给药。孕妇取平卧位，头偏向一侧，并吸氧。保持呼吸道通畅，随时吸出口腔、喉头分泌物。抽搐者取下假牙，将缠有纱布的压舌板或开口器置上下臼齿间，防舌被咬伤，必要时拉出舌尖，避免舌后坠而影响呼吸。严密观察临产征象和并发症迹象，勤听胎心音，适时查肛，掌握产程。选择适宜的分娩方式终止妊娠。备好抢救物品、药品（包括新生儿用的）。记录抽搐发作时间、次数、持续和间歇时间。产后仍有再次抽搐的可能，仍需继续观察。孕妇应置保留导尿管，以随时观察尿量及做尿检。昏迷病人加床档、防止意外发生。定时翻身，保持皮肤清洁干燥，防止褥疮。每日冲洗外阴 2 次，给予静脉补液，保持其通畅。如昏迷时间长，置鼻饲保证热能。所有治疗操作，应严格执行无菌操作，防止感染发生。

5. 临产及分娩时的护理　孕妇分娩时，医护密切配合，严密观察血压、脉搏及宫缩情况，防止抽搐发生。缩短第二产程，必要时产钳助产，胎儿娩出后给催产素 10U，肌内注射，预防产后出血。产后 24～72 小时仍有发生抽搐的危险，需继续观察血压、脉搏及尿量，注意产妇的主诉及一般情况。

6. 产褥期护理　产妇应充分休息，待血压和体力逐渐恢复后方可哺乳和下床活动。出院后定期随诊，观察血压及肾功能情况，有异常者应在内科继续治疗，要严格避孕。其他同正常产褥期护理。

7. 预防措施

（1）做好孕期保健宣教，使孕妇和家属了解妊高征的特点、早期症状和危害，引起重视，及时就医。

（2）孕期增加营养，摄入足够的蛋白质、叶酸、维生素，补充铁、钙等，防止贫血。注意劳逸结合。卧床休息时取左侧卧位。

（3）定期产前检查，重视孕妇主诉，注意血压、蛋白尿和水肿及体重等变化，做到早期发现、早期治疗，控制病情发展。这对降低母儿死亡率具有很重要的作用。

第十三节　妊娠与心脏病

心脏病是导致产妇死亡 4 大原因之一，以风湿性心脏病最多见，先天性心脏病次之。病人妊娠后，血容量增加，心脏负担加重，至 32 周达高峰，易促发心力衰竭。分娩期由于宫缩，产妇屏气用力，回心血量增加，产后宫缩时大量血液迅速回心，使心脏负担更为加重。对于心脏代偿功能较好的孕妇，可以适应并承担，但对心功能 Ⅲ、Ⅳ 级的孕妇则不易承受，易引起心衰，危及母儿生命。

患风湿性心脏病的孕妇临床表现为心率快、心律失常，二尖瓣区可闻及舒张期杂音。急性左心衰时，产妇不能平卧，咯粉红色泡沫痰。

患先天性心脏病的孕妇分为发绀型和无发绀型，以无发绀型为多见。临床上在胸骨左缘听到杂音，病情轻者预后好。发绀型心脏病病人不宜妊娠。

妊娠前，心脏病病人应先征求内科医生意见，检查心脏功能，决定是否能承受妊娠及分娩，若不能承受则应严格避孕。

妊娠期，应由产科和内科共同监测，预防和治疗心力衰竭。

临产分娩时注意产程进展及心功能情况，以强心、利尿、给氧、镇静、防止心力衰竭发生为治疗原则。

产褥期应防止感染和心衰发生。

心脏病人妊娠、分娩的护理如下：

1. 加强孕期卫生宣教，解除孕妇思想顾虑，定期行高危门诊检查。合理安排工作和休息，保证充足睡眠与休息，避免劳累和情绪波动。

2. 给予低盐普食，加强营养，多食新鲜蔬菜及水果，防止便秘，少食多餐，不宜过饱，防止加重心脏负担。

3. 指导孕妇做好自我护理，每日记录尿量，测量体温、脉搏及体重，以随时观察病情变化，为医生治疗提供参考。

4. 孕妇一般于产前2周入院，入院后要保持病室安静，保证充足睡眠，休息时取半卧位，其他护理同内科心脏病护理。

5. 临产、分娩及产后24小时内，产妇心脏负担明显加大，注意防治心力衰竭，保障母儿安全。首先加强观察，细心护理，密切注意生命体征及心肺情况，及早发现心力衰竭征象。严格记录出入量，补液速度不宜过快。临产后常规给予抗生素至产后，预防感染。给予吸氧，注意产程进展及胎儿情况。遵医嘱给予哌替啶100mg肌内注射，使孕妇保持镇静，加快产程进展。第二产程时，常规侧切会阴，使用胎头吸引器或产钳助娩，减少产妇屏气用力。胎儿娩出后，立即在腹部压沙袋，6小时后取下，以避免因子宫收缩及腹压骤减而致回心血量增加导致心力衰竭。此时，产妇应很好休息，遵医嘱给吗啡10mg皮下注射。第二产程后尽量不用缩宫素。

6. 产褥期应严密观察生命体征及心功能情况。产妇需卧床休息，不宜过早下床活动。心脏病病情较重的产妇不宜哺乳，应予退奶；轻者可逐步适当活动并母乳喂养。

7. 产后产妇饮食宜清淡，注意粗细搭配，防止便秘。

8. 心脏病病人在其妊娠至产后均需注意防止各种感染发生。各种护理操作要严格无菌技术，临产至分娩后常规应用抗生素。

9. 产后其他护理同正常产褥期护理。

（三）妊娠与糖尿病

糖尿病是一种全身代谢性疾病。由于胰岛素不足而引起糖、脂肪和蛋白质代谢紊乱。妊娠与糖尿病互相影响，使病情复杂多变。糖尿病人妊娠后对孕妇、胎儿和新生儿的影响主要取决于疾病的严重程度和是否得到有效的控制，如处理不当，并发症多，母婴死亡率高。

孕妇在孕期体重骤增或出现三多症状，常伴有皮肤瘙痒或外阴、阴道念珠菌感染等；重症时可出现酮症酸中毒伴昏迷。孕妇易出现羊水过多、妊高征、感染、产道损伤及产后出血等并发症。胎儿可有巨大儿、胎死宫内、先天畸形、新生儿低血糖、呼吸窘迫综合征及高胆红素血症等并发症。

妊娠前要根据病人的病情决定能否妊娠，不宜者，向病人及家属充分解释，求得理解；已妊娠者应尽早终止。

妊娠期由产科及内分泌科共同观察病人心肾功能、眼底变化、血糖及尿糖情况，指导孕妇用药和控制饮食。加强产前检查，注意孕妇体重增长情况及胎心、胎位和胎儿生长情况，定期测量血压、宫高及腹围并做 B 超检查，以早期发现妊高征、羊水过多、胎儿畸形及巨大儿等并发症。孕 30 周后，指导孕妇自数胎动，及早发现胎儿宫内窘迫。患糖尿病的孕妇一般提前入院，以讨论制定分娩方式和时间。

整个妊娠期及分娩前、后要预防感染发生。

糖尿病人妊娠、分娩的护理如下：

1. 做好心理护理，解除孕妇思想顾虑，指出饮食治疗的重要性，严格控制饮食，遵守膳食计划，最好使尿糖达到阴性或（＋）。

2. 教会孕妇自测四段、四次尿糖、尿酮的方法和结果判断，以随时观察病情变化，调整药物用量。

3. 糖尿病孕妇抵抗力低，易受细菌及真菌感染。指导孕妇注意个人卫生，保持全身皮肤黏膜清洁完整，预防感染。室内空气要新鲜，防止上呼吸道感染。一旦感染发生，及时应用抗生素治疗。

4. 使用口服药物治疗时要严格遵医嘱，按时、按量服用。胰岛素治疗时严格核对剂量，应在饭前 15 分钟皮下注射。

5. 孕妇临产时鼓励其正常进食，以保证热能供应；产程中密切观察产程进展，注意有无出汗、脉搏加快等低血糖表现。有异常情况发生，立即报告医生及时处理，同时备好抢救物品及药品。产褥期注意产后出血，防止感染发生。重症糖尿病产妇不宜哺乳，应予退奶。轻者可母乳喂养，但须加强乳房护理，预防乳腺炎发生。

6. 要做好抢救新生儿的准备，预防并发症的发生，即便足月儿也要按早产儿常规护理，给予保暖，短期吸氧，观察新生儿一般情况。如有哭闹不安、出汗等，注意有无低血糖发生，可行血糖监测，及早补充糖水。

（四）前置胎盘

胎盘附着于子宫下段，胎盘边缘达到或覆盖子宫颈口的部分或全部时，位置低于胎儿先露部，为前置胎盘，是妊娠晚期出血常见原因之一。可分为低置胎盘、部分性前置胎盘、完全性及中央性前置胎盘。

临床表现为妊娠晚期无诱因、无痛性反复阴道出血，大量出血可发生休克。腹部检查时，子宫软，先露常未入盆，头高浮，无宫缩，无压痛，胎位清楚。

治疗原则是怀疑前置胎盘并伴有阴道出血的孕妇应立即入院，配血待用，视出血情况而给予输血、补液治疗。

妊娠 37 周前，已确诊为前置胎盘而阴道出血不多，无临产者，可采用期待疗法，密切注意出血量，纠正贫血。定期监测胎儿情况。

妊娠 37 周后，应根据胎盘位置、出血量及子宫颈口扩张情况选择分娩方式。

前置胎盘孕妇的护理如下：

1. 出血时绝对卧床休息，护士应加强巡视，了解其心理和生活需要，主动给予生活上的照顾和精神上的安慰及了解病情作指导。

2. 注意休克的早期症状，严密观察阴道出血量、色，保留会阴垫，以估计出血量。定时测量血压、脉搏，注意面色有无改变，有无活跃出血等。有异常立即报告医生，尽快建立静脉通路，给予输血、吸氧。需急诊手术者立即做好术前准备。

3. 禁止肛查及灌肠，以免刺激出血，若必须进行阴检，应建立静脉通道，做好充分抢救准备后进行，操作要轻而快。

4. 预防感染，保持外阴清洁，每日冲洗 2 次，每日测体温、脉搏及呼吸 3 次。

5. 观察产程进展，定时监测宫缩和胎心音变化，如有胎儿宫内窘迫发生，应立即吸氧并及时处理。

6. 为预防产后出血，及时使用宫缩剂。密切观察子宫收缩及阴道出血量，如出血过多，遵医嘱使用宫缩剂并给予输液治疗。

7. 产后按一般常规护理，注意纠正贫血，适当延缓下床时间。

（五）胎盘早期剥离

妊娠晚期或分娩期的孕妇，正常位置的胎盘在胎儿娩出前部分或全部从子宫壁剥离，为胎盘早剥。可由以下原因引起：①血管病变，如母亲有高血压、妊高征或动脉粥样硬化等。②子宫内外创伤或行外倒转术用力过猛，脐带过短致使胎先露下降过程中牵拉脐带而引起。⑧宫腔内压力骤减，如羊水过多，破膜时羊水快速流出或双胎妊娠，第一胎娩出过速等。

临床表现为起病急，进展快，轻者可无症状或少量显性阴道出血，重症时可表现突发持续性剧烈腹痛，伴有轻重不等休克症状。阴道出血可显性或隐性。子宫持续强直性收缩，腹部坚硬如板样，宫体触痛明显。内出血时宫底上升。严重者可并发凝血机制障碍及肾功能衰竭等。

治疗原则为纠正休克，积极止血，给予补液、输血；及时终止妊娠，根据产次、宫颈条件、宫缩强度及出血量等决定分娩方式；防止产后出血，分娩后及时使用宫缩剂，警惕凝血机制障碍及肾功能衰竭等并发症。

胎盘早期剥离孕产妇的护理除执行前置胎盘护理常规外，尚须注意以下几点：

1. 密切观察有无活动性内出血 在产妇宫底部位用甲紫棉签划一标记，观察宫底有无继续升高、宫体硬度及腹部压痛是否明显，有无板状腹、胎位不清和胎心音听不到等。

2. 观察出血倾向　胎盘早剥易引发凝血机制障碍，应严密观察全身性出血倾向，如皮下、黏膜、注射部位等有无渗血不凝、阴道出血不止等。备好抢救药品，如肝素、纤维蛋白原、新鲜血液等。

3. 预防肾功能衰竭　监测生命体征，留置导尿管观察尿量，严格记录。如尿量每小时少于 30ml，要及时通知医生。警惕失血性休克引起的急性。肾衰。

4. 心理护理　胎盘早剥病情急、出血多，产妇比较紧张、焦虑，护士要多做安慰解释工作，使其能配合各项治疗和护理。

（六）胎膜早破

正式临产前胎膜自然破裂，羊水自羊膜腔外流，称为胎膜早破。胎膜早破多由子宫腔内张力过大、羊水压力不均（如胎位异常、咳嗽等）、多胎妊娠或羊水过多及妊娠后期性生活产生的机械性刺激引起胎膜炎所致。

临床表现为孕妇自感有液体从阴道流出，继以少量间断性排出。肛查触不到羊膜囊，上推先露部可见羊水自宫颈流出。

治疗原则是：妊娠足月，破水 24 小时未临产应引产。妊娠未足月，<37 周，体温正常，应积极保胎，防止感染，严密观察，待其继续妊娠自行分娩；如并发感染，应及时终止妊娠。破膜 12 小时未临产者应用抗生素。

胎膜早破孕妇的护理如下：

1. 破水后立即听胎心音，绝对卧床休息，取头低脚高位，防止脐带脱垂造成胎儿宫内窘迫或死亡。

2. 预防感染

（1）保持外阴清洁，每日冲洗会阴 3 次，排便后冲洗 1 次。勤换消毒会阴垫或床垫。

（2）做好晨、晚间护理，注意皮肤清洁，病室定时通风换气。

（3）每日测体温、脉搏、呼吸 3 次，发现感染迹象应及时处理。

3. 注意临产征象和胎心音变化，定时听胎心音、做胎心音监护。随时注意流出羊水的量及性质，注意是否混有胎粪。了解胎儿有无宫内窘迫等情况。

4. 针对孕期胎膜早破原因，加强卫生宣教和指导，可预防和减少早破水发生。

（七）过期妊娠

妊娠达到或超过 42 周时，称为过期妊娠。

胎盘功能正常者，胎儿偏大易造成难产或产伤；胎儿过熟，对缺氧耐受力差，羊水内常混有绿色胎粪，易造成新生儿窒息，新生儿可有全身表皮脱落，尤以手足明显；胎盘老化功能减退者，影响胎儿生长发育，易成为低体重儿；羊水量减少易发生胎儿宫内窘迫。

治疗原则是首先应对胎盘功能进行测定判断，如胎盘功能正常，可在严密监视下等待自然分娩；若胎盘功能减退者，则行引产或剖宫产。

过期妊娠孕妇的护理如下：

1. 孕妇入院后做好心理护理，耐心解释过期产的不利因素，取得配合。反复核对预产期，并做好引产或剖宫产前的准备。

2. 引产时护理，进行催产素静脉给药引产时，根据宫缩间歇时间调节滴速，宫缩每次持续 35～40 秒，每 3～4 分 1 次为宜，并保持静脉通路通畅。严密观察胎心音变化。引产时嘱孕妇 1 小时内禁食、禁水，以达到较好的引产效果。整个引产过程中注意观察宫缩及胎心音变化，如有胎儿宫内窘迫应立即报告医生，及时吸氧，准备好新生儿抢救物品及药品，做好急诊剖宫的准备。

3. 为预防感染，进行各种护理操作和阴道检查时要注意无菌技术。人工破膜后，按胎膜早破护理常规护理。

4. 加强对过期胎儿护理，分娩前做好抢救准备，出生后及时清理呼吸道，及早发现和处理新生儿脱水、低血糖、缺氧、代谢性酸中毒等并发症。

5. 产后同正常产褥期护理。

（八）产后出血

胎儿娩出后 24 小时内阴道出血量达到或超过 400ml 称为产后出血。常见原因有子宫收缩乏力、胎盘滞留、产道损伤及凝血机制障碍。

产后出血可发生于胎盘娩出前或后，临床表现短期内大量急性出血，产妇迅速出现失血性休克。如为少量持续性出血或宫腔积血，当失血量达到机体不能代偿时出现休克症状，产妇可表现头晕、面色苍白、出冷汗、烦躁不安、不断打呵欠、恶心、呕吐、脉搏细快、呼吸急促及血压下降等。

治疗原则为早期发现，及时诊断，积极给予止血、补血，防治休克，预防感染等处理。

产后出血产妇的护理如下：

1. 密切观察阴道出血情况，遇产后出血须反应迅速，立即通知医生，同时采取止血措施，按摩子宫或给予宫缩剂。产妇要安静平卧，吸氧，保暖，配血，建立有效的静脉通路，补充血容量，防止休克发生。对神志清楚的产妇给予心理安慰，消除其紧张情绪，配合治疗及护理。

2. 备好急救物品及药品并做好手术前准备工作。

3. 密切观察病情变化。产后出血的产妇要有专人护理，给予保留会阴垫，以估计出血量。严格记录出入量，必要时安置导尿管。定时测量生命体征。注意产妇有无出冷汗、面色苍白、烦躁及呼吸急促等休克症状，以求早期发现，及时抢救。

4. 产后出血的产妇抵抗力减低，要严格无菌操作，并常规给予抗生素预防感染。同时，要注意产妇体温及血象变化。每日会阴冲洗 2 次，保持外阴清洁，及时更换床垫。饮食上增加营养，补充含铁的食物，纠正贫血，增加机体抵抗力。

5. 加强生活护理。产后出血产妇应延缓下床时间，协助其洗漱、进食、如厕及照顾新生儿，谨防发生意外。

6. 产后出血的预防，要加强孕期保健，积极治疗可能引起出血疾病，入院临产后做好抢救准备工作等。胎盘娩出后，及时使用宫缩剂。产后需在产房观察 1～2 小时，注意宫缩、阴道出血及血压的情况，发现出血迹象及时处理。

7. 其他同正常产褥期护理。

（九）产褥感染

产前、产时或产后致病菌侵入生殖道引起的生殖器宫或全身的炎症变化，称为产褥感染或产褥热。引起产褥感染的原因有内在因素和外在因素。内在因素包括产妇患有慢性疾病，产后抵抗力下降，细菌可通过生殖器宫引起局部和全身感染。外在因素包括分娩时无菌操作不严格、用物未充分消毒、医院环境污染、分娩期有胎膜早破、产程延长及产道损伤等；孕末期性生活及产后会阴护理不洁等也可引起产褥感染。

临床表现轻者有会阴伤口感染，局部红肿，有压痛，脓性分泌物多，伤口易裂开。重者发生子宫内膜炎，产妇有下腹痛，压痛明显，子宫复旧差，恶露量多有臭味。当感染侵入子宫肌层时引起全身中毒症状，有高热、头痛及全身无力。感染可经血液、淋巴扩散而引起盆腔结缔组织炎甚至腹膜炎。产妇体温高达 39℃ ~ 40℃，有恶心、呕吐及全腹剧痛，出现明显的腹膜刺激症状。若引起血栓性静脉炎，则表现为患肢水肿、疼痛、皮肤紧张发白。

治疗原则为伤口局部感染，拆除缝线，促进引流或扩创引流；重症感染积极抗感染治疗，补充液体和电解质，加强营养，增加机体抵抗力。

产褥感染病人的护理如下。

1. 预防交叉感染　病人应隔离，住单人房间。护士应严格执行消毒隔离制度，病室要安静，每日通风换气。

2. 卧床休息　会阴局部伤口感染的产妇可作理疗，如恶露基本干净后可用高锰酸钾溶液坐浴，每日 2 次。产妇取半卧位以利于引流和炎症局限。如有下肢血栓性静脉炎，应抬高患肢，将盖被支起以减少对患肢的压迫。

3. 加强营养　给予易消化、富含营养素的食品，不能进食者应补液，维持水、电解质平衡。必要时输血，以增强机体抵抗力。

4. 保持外阴清洁每日冲洗外阴 2 次，每次排便后冲洗会阴。随时更换消毒会阴垫，同时注意观察外阴伤口情况及恶露的量和性质。产妇便盆应隔离。

5. 一般护理　每日测体温、脉搏、呼吸4次。高热者给予物理降温，每日测量血压2次，鼓励病人多饮水，注意口腔及皮肤卫生。

6. 预防中毒性休克　密切观察病人有无休克的早期症状。如有精神恍惚、出冷汗、血压下降等，应及时通知医生，给予治疗。

7. 预防　加强孕期卫生保健措施，积极治疗慢性疾病，增加机体抵抗力。严格无菌操作，正确处理分娩，减少产道损伤和产后失血。注意产褥期卫生及会阴护理。

（刘　璐　高玲花　高娟娟）

第二十一章 儿科疾病护理

第一节 小儿年龄分期及护理

一、小儿年龄分期及其特点

根据小儿各年龄段的解剖及生理特点，小儿时期可划分为以下 6 期。

1. 胎儿期 自受孕至胎儿出生为止，约 280 日称胎儿期。此期胎儿生长发育迅速。孕妇的营养、疾病及用药等，可直接影响胎儿的生长发育。尤其在妊娠早期，孕母受到不良因素的影响（感染、药物、营养缺乏等），会导致流产及先天畸形等。因此，应加强孕期保健。

2. 新生儿期 从出生至生后 28 日为新生儿期。这一时期小儿脱离母体开始接触外界环境。此期特点是各系统的组织结构和生理功能尚未完善，对外界环境适应力较差，抵抗力低，易患病，故应加强护理、合理喂养及预防感染。

3. 婴儿期 从生后第 29 日至 1 周岁为婴儿期。此期小儿生长发育迅速，所需热能及各种营养素相对较多，但需适量供应，以预防消化不良或营养不良，应注意合理喂养。小儿 6 个月以后，对多种传染病有易感性，应按时接受各种预防接种。

4. 幼儿期 1~3 岁为幼儿期。此期体格生长速度较婴儿期为慢。中枢神经系统发育也渐次减慢。言语、动作及心理方面明显发展。应注意培养良好的生活习惯。此期小儿前囟闭合，乳牙出齐，能控制大小便。

5. 学龄前期　3~6岁或7岁为学龄前期。这一时期的体格发育虽然减慢，但大脑功能发育更为完善，智力发育增快，理解能力逐渐加强，求知欲强，好奇，好问，好模仿，可进一步用较复杂的语言表达自己的思维和感情。此期应重视思想教育，培养优良品质。

6. 学龄期　从6或7岁至青春期（女性12~13岁，男性13~14岁），称为学龄期。此期特点是各系统器宫发育日趋完善，大脑皮质功能发育更快，智能发育更为旺盛，求知欲、理解力和学习能力大为增进，需在学校和家庭教育中继续培养，使他们在德、智、体诸方面都得到全面发展。学龄期儿童疾病的性质和表现逐渐接近成人，应保证营养、足够的睡眠和适当的体格锻炼，并注意牙齿和视力的保护。

二、小儿各期健康教育

1. 胎儿期健康教育　护士应向孕妇宣传在孕期最初3~4个月，胎儿易受先天性感染的不良影响而发生畸形，如风疹病毒可使胎儿发生心脏、眼及其他畸形。此外，告诉孕妇应遵医嘱服用药物，不要滥服药物或有病坚持不服任何药物。避免放射线，注意保护胎儿免受辐射侵害。嘱咐孕妇注意营养均衡，避免因长期缺乏营养素而使胎儿及新生儿出现营养性疾患。

向孕妇宣传早期智力开发可以从胎儿时期开始进行胎教，经常听一些轻音乐。

2. 新生儿期健康教育　新生儿期需要细致的护理，护士应向父母讲解室温的保持、母乳喂养常识、保证睡眠及预防感染等知识。教会父母如何进行早期干预，刺激新生儿听觉、视觉及触觉等感觉的发育，指导父母选择玩具以辅助新生儿的早期智力开发。

3. 婴儿期健康教育　护士应向父母宣传供给婴儿适量的营养要素，预防营养不良及消化不良，否则容易发生佝偻病、贫血和腹泻。在此期间，婴儿对多种传染病易感，必须按时进行预防接种，完成计划免疫。除注意适当营养外，出生后早期教育与智力开发也很重要，应选择适合月龄的玩具促使婴儿感知觉的发育。

4. 幼儿期健康教育　护士应向父母讲解孩子此期的特点为体格生长速度比较婴儿期渐变缓慢，中枢神经系统发育也开始减慢。语言、行动与表达能力明显发展，能用人称代词，能控制大小便，前囟闭合，乳牙出齐。此时与年长儿和成人接触渐多，第二信号系统迅速发育。在正确教养下可以开始养成讲卫生、爱劳动及友爱互助的好习惯。断奶后如对营养供给不加重视，往往导致体重不增或少增，甚至出现营养不良。由于接触感染的机会较以前多，应注意传染病的预防，特别是疫苗、菌苗的接种或复种。

5. 学龄前期健康教育　此期相当于幼儿园的阶段，护士应向父母讲解此期的特点包括生长发育变慢，动作和语言能力均逐步提高，能跳跃、登楼梯，又能唱歌、画图，开始识字、写字。社会集体活动增多，往往好奇、多问。也易发生意外事故，如溺水、烫伤、灼伤、坠床、坠窗和错吞药物以致中毒等，均应加强预防。有关免疫反应的疾病，如肾炎、结缔组织病等，在学龄前期开始增多。由于此时小儿可塑性很强，在环境、生活、体育锻炼和启发教育方面幼儿教师能发挥很大作用。要教育孩子爱祖国、爱学习、爱群体、有礼貌、重节约及遵守社会公德。

6. 学龄期健康教育　此期泛指进入小学以后到青春发育期前这一个年龄阶段。护士应向父母讲解此期的特点为脑的形态结构基本完成，智能发育进展较快，能较好地综合分析，克制自己，并在学校及社会生活中开始适应各种错综复杂的关系。淋巴系统在此时发育加速。因此，扁桃体肥大及发炎常见。乳牙全部更换并长出除第 2～3 磨牙之外的全副恒牙。主要的保健任务是注意坐、立的姿势，避免学校作业太重和精神过度紧张，保证足够的营养和体育锻炼，安排适宜的作息日程，避免学习困难和异常心理，设法防治龋齿，保护视力，在必要时清除扁桃体病灶。并应在学校与家庭配合之下，为提高科学文化水平，培养德、智、体、美、劳全面发展打好基础。

7. 青春期或青春发育期健康教育　这是童年过渡到成年的发育阶段，约占生长时期的一半。护士应向父母讲解此时的特征为体格发育首先加速，继而生殖系统发育成熟。一般相当于中学年龄阶段，但女孩比男孩的体格和性器官发育较早，约相差2年。除体格及生殖系统变化之处，青春期显示智能跃进，开始锻炼独立生活能力，参与比较复杂的社会活动。此时情绪多变，可以发生异常心理，应当得到适当的诱导和教育，包括运动锻炼、性教育和其他卫生指导，避免吸烟和早恋。青春发育时期又是锻炼身体，培养良好的道德品质，学好基础文化、技术知识，决定一生远大理想的重要时期。家长应注意观察孩子有无离群独行、学校恐惧症、近视眼、痤疮、肥胖症、缺铁性贫血及结核病等。女孩常有良性甲状腺肿大、月经不规则或痛经，男孩可出现乳房增大。这些行为、心理、体格异常和各种疾病，均需及时就医，与老师、学校联系，共同帮助孩子解决这些问题。

第二节 新生儿护理

（一）新生儿特点

1. 呼吸系统　新生儿出生后立即开始呼吸，但由于肋间肌薄弱，呼吸主要依靠膈肌升降，故以腹式呼吸为主。新生儿呼吸表浅，常有节律不均，频率较快，每分钟呼吸约40~50次。

2. 循环系统　新生儿心率较快，每分钟100~160次，少数新生儿生后1~2日在心前区可听到心脏杂音，几天后消失，这与动脉导管未闭有关。心输出量为每公斤体重每分钟180~240ml，比成人多2~3倍。新生儿的收缩期血压约为6.13~10.66kPa。

3. 体温调节　出生后体温明显下降，1小时内可降低2.5℃，以后逐渐回升，波动于36℃~37℃之间。新生儿体温调节中枢功能不完善，易受外界环境的影响。所以，天气炎热时，新生儿卧室应注意通风，并供给足够的水分，冬天注意保暖，防止发生肺炎、硬肿症等。

4. 皮肤与黏膜　初出生时皮肤上有一层灰白色胎脂覆盖着，有保护皮肤作用。新生儿皮肤角质层薄嫩，血管丰富，易擦伤而引起感染，严重者可发展为败血症，故应注意皮肤清洁卫生。

新生儿口腔黏膜柔嫩，血管丰富，唾液腺发育不良，黏膜较干燥。有时在上腭中线两侧及齿龈切缘上可见由上皮细胞堆积形成的黄白色小点，称上皮珠，俗称"马牙"，无病理意义，切忌挑割，以免继发感染。

5. 排泄与泌尿　新生儿一般于出生后 12 小时开始排胎粪，呈稠糊状，墨绿色，出生后 2～3 日内排完，以后转为黄色软便。如出生后 24 小时仍不排胎便，应检查有无肛门闭锁。

新生儿多在出生后 24 小时内排尿。最初几天因摄入水量少，排尿亦少。1 周后次数明显增多，每日可达 20 余次之多。如出生后 24～48 小时不排尿，应仔细寻找原因。

6. 神经系统　新生儿脑相对较大，大脑皮质兴奋性低，睡眠时间长。新生儿期具有特殊神经反射，如觅食、吸吮、吞咽、握持及拥抱等。当神经系统损伤或颅内出血时，这些反射可能消失。在正常情况下，出生后数月这些反射自然消失。

7. 免疫　新生儿免疫功能发育不全，皮肤黏膜功能差，胃酸分泌少，杀菌力低，白细胞吞噬功能低，血清中补体成分少，故其杀菌、溶菌及灭活病毒等作用较差，使新生儿感染发病率高。新生儿从母体获得一些免疫抗体，故对麻疹、白喉等急性传染病具有免疫力。但对细菌感染缺乏抵抗力，感染后易发生败血症。所以，护理新生儿预防感染极为重要。

（二）新生儿几种特殊的生理状态

1. 生理性体重下降　出生后 2～4 日体重可下降 6%～9%，约 10 日左右恢复。其主要原因是出生后最初几天喂奶和水较少，而呼吸、皮肤蒸发水分及排出尿、便致使体重下降。如下降过多或恢复过晚，应考虑有病理因素或喂养不当。

2. 生理性黄疸　约有 50%～75% 的新生儿在生后 2～3 日出现黄疸，4～5 日最明显，7～14 日自然消退，新生儿一般情况好，称为生理性黄疸。

3. 假月经　女婴出生后5~7日，有时可见阴道少量出血，1~2日后自止。这是因为母亲妊娠后期雌激素进入胎儿体内，生后突然中断，因而形成类似月经的出血。不需处理，可自行停止。

4. 乳腺肿大　男女婴皆可发生，多在出生后3~5日出现，也是因母体雌激素对胎儿影响中断所致。出生后2~3周自然消退，切勿强行挤压，以免造成继发感染。

（三）新生儿护理

1. 环境　新生儿室应严格执行清洁及消毒隔离制度。室温保持在20℃~24℃，相对湿度为50%~65%。空气新鲜，阳光充足。

2. 日常护理　新生儿的衣服宜宽大、质软，尿布可用吸水性好的软布或一次性尿布。做好皮肤护理，头颈、腋窝及会阴等皮肤皱褶处应勤洗。每次更换尿布时，应以温水冲洗臀部，拭干后可涂消毒植物油，以防尿布皮炎。脐带脱落后可用盆浴，每日1次，洗澡时应注意保暖，水温以36℃~37℃为宜。

3. 哺乳母乳是婴儿时期最理想的天然食物。因此，以母乳喂养为好。母乳不足时，可补喂其他婴儿乳制品。喂奶后应将新生儿竖着抱起，轻拍背部，防止溢奶。

4. 观察　每日应密切观察新生儿的精神状态、哭声、面色、皮肤、吃奶、大小便及睡眠情况，如有异常应及时处理。

5. 预防感染　新生儿室要每日通风2次，保持室内空气新鲜。工作中严格执行无菌操作，护理每位新生儿前后必须洗手。新生儿所用的物品应保持清洁，如衣服、尿布、被服及奶瓶等。

6. 健康教育　新生儿室的护士应主动向年轻的父母介绍新生儿的日常护理，如洗澡、母乳喂养、奶瓶的消毒、换尿布等，使他们了解新生儿的一般特点及特殊的生理状态；教会他们如何观察新生儿的异常情况，如病理性黄疸、腹泻、呕吐和肺炎的一般表现，及时发现，立即就医。

为了预防交叉感染，新生儿在家应经常洗澡，要减少众多亲友的探视。

室内要注意经常通风，保持空气新鲜。接触新生儿前要仔细洗手，奶具应经常煮沸消毒。

向父母讲解乙肝疫苗、卡介苗接种及复种，并应到地段保健站按计划执行。

指导父母如何对新生儿进行早期干预，多给予视觉、听觉、触觉等感觉刺激。指导父母如何为新生儿选择玩具，玩具应颜色鲜艳，可转动，有声音，如八音盒、风铃等。

第三节　早产儿护理

(一) 早产儿特点

1. 外观　大多数早产儿身长不足46cm，头相对较大，皮肤薄嫩、色红、水肿并发亮，皮下脂肪少，全身胎毛多，头发少而短。耳壳平软，指甲薄而短，达不到指端。男婴睾丸多未降入阴囊，女婴大阴唇不能覆盖小阴唇。生活能力低下。

2. 呼吸系统　早产儿肺泡数量相对少，肺泡表面活性物质含量少，呼吸肌力弱，吸气时肺难以膨胀。呼吸中枢发育不完善，调节能力差。基于上述缺陷，常表现为哭声低弱，呼吸浅快，节律不规则，常出现呼吸暂停和暂时性发绀，易发生肺不张或肺透明膜病。

3. 体温调节　早产儿体温调节中枢发育未成熟。故体温不稳定，易受环境温度的影响。出生后头几天由于肌肉活动少，分解代谢低，能产热以保温的棕色脂肪发育不足，又无寒战反应，故产热少，且因皮下脂肪少和体表面积相对大，使散热增多，体温常低于正常。刚出生后，若护理操作时身体暴露过多，体温可急剧下降，造成严重后果。因此，早产儿的保暖十分重要。

4. 消化系统早产儿吸吮能力差，吞咽反射弱，容易呛奶。贲门括约肌松弛，胃容量小，容易溢奶，由此而引起呼吸道梗阻或窒息，故应耐心细致地哺喂。胃酸及各种消化酶分泌少，易导致消化功能紊乱及营养缺乏症。

5. 肝肾功能　早产儿肝肾功能不完善，对胆红素的处理和排泄功能差，故生理性黄疸较重，且持续时间较长。肝脏形成凝血因子不足，加之血管脆弱，故易出血。又因铁和脂溶性维生素在肝脏储存不足，吸收不良，加之生长发育快，故易患贫血和佝偻病。早产儿肾功能亦不完善，易有脱水、水肿、电解质紊乱和酸碱平衡失调。

6. 神经系统　早产儿脑发育未成熟，多处于抑制，呈睡眠状态。

7. 抵抗力低　早产儿各系统器宫的功能尚未成熟，对外界环境适应能力较弱。由于胎龄不足，接受来自母体的抗体少，自身合成免疫球蛋白的功能低下，对某些感染的抵抗力更低，易受病原体侵犯，感染后病灶不易局限，病情较重。

8. 生长发育快　早产儿若给予合理的营养和良好的护理，生长发育的速度比同龄足月儿快。

（二）早产儿护理

1. 保暖　早产儿出生时应在有辐射灯源的保温操作台上护理。室温24℃～27℃，相对湿度55%～65%。体重小于2000g者应尽早置于闭式暖箱中，暖箱温度根据体重及生后天数决定，体重越轻暖箱温度越高，使早产儿体温维持在36℃～37℃。

2. 给氧　出生后应立即清理呼吸道分泌物，以防窒息。若有呼吸困难或发绀者，应立即给氧，有窒息时应进行人工呼吸。早产儿由于呼吸功能差，肺发育不良，可采用温湿化头罩间断给氧，使氧浓度保持在30%～40%。氧浓度过高，时间过长，可引起眼晶状体后纤维增生和肺间质纤维化，造成失明及肺损害，需加以注意。

3. 喂养　以母乳喂养为好，早喂奶可防止低血糖的发生。吸吮和吞咽反射良好者即可哺喂母乳，否则可通过胃管或滴管喂母乳。热能不足者可通过静脉补充。

4. 一般护理　早产儿所用衣服、尿布等，应质地柔软，吸水性好。保持皮肤清洁。每日或隔日用消毒植物油擦拭皮肤，注意皱褶部位清洁，并勤换尿布，以防臀红。各种操作应尽量集中进行，动作要轻柔，避免劳累。

5. 病情观察 早产儿体重越小，并发症越多，病情变化快，需加强巡视，密切观察面色、呼吸、心率及有无出血倾向等，发现问题及时采取措施。

6. 预防感染 严格执行消毒隔离制度，遵守无菌操作原则。护理早产儿前后洗手，保持室内清洁。

7. 做好抢救准备 早产儿因病情变化快，应随时做好抢救准备工作，备好氧气、吸痰器、新生儿复苏器、气管插管用物、监护仪、呼吸器及急救药品等。

8. 健康教育 护士应告诉早产儿父母，病情平稳后，会以更快的生长发育速度成长，最终赶上足月新生儿的生长发育。还应告诉父母，要注意保暖，耐心喂养，观察体重的增长，并随时去门诊复查，了解早产儿生长发育是否正常。

第四节　新生儿肺透明膜病

新生儿肺透明膜病是指出生后不久出现进行性呼吸困难、发绀和呼吸衰竭等症，又称新生儿呼吸窘迫综合征。本症多发生于早产儿，胎龄越小发病率越高。病理改变以肺泡壁及细支气管上附有嗜伊红透明膜和肺不张为特征。

出生时呼吸、心跳多正常，哭声好。其临床表现特点是在出生后 12 小时内出现呼吸困难和发绀，伴有吸气性呻吟，并进行性加重，可出现呼吸暂停，面色青灰或苍白，最后进入呼吸衰竭状态。由于肺不张逐渐加重，故胸廓渐下陷，双肺呼吸音减低，可听到细小水泡音。心音逐渐减弱，病情重者，发展快，死亡率高。

治疗原则为氧疗及辅助呼吸。疑有新生儿肺透明膜病的患儿应住新生儿重症监护室，及时应用心电监护仪，监测呼吸、心率、血压及血氧饱和度等。根据病情及血气分析结果，选择用氧方式，使血氧分压维持在 6.7 ~ 9.3kPa 为宜。病情危重者，应及时应用呼吸器治疗。及时纠正酸中毒和电解质紊乱。给予抗感染治疗及肺表面活性物质替代疗法。

新生儿肺透明膜病的护理如下：

1. 保暖　维持适宜的环境温度，以保持患儿皮肤温度在 36℃ ~ 37℃，相对湿度应大于 50%，体温不升者应将患儿置于开放暖箱或闭式暖箱中。

2. 保持呼吸道通畅　及时清理呼吸道分泌物。应用呼吸器治疗的患儿，应每 1 ~ 2 小时为患儿翻身、拍背及吸痰 1 次。

3. 保证营养供应　能哺乳者按时喂乳，当患儿病情危重不能经口喂养时，应静脉补充。

4. 静脉管理　患儿在病情危重期，均需静脉给药、补充液体及营养。因此，要有计划地使用和保护好每条静脉，保证抢救和治疗。

5. 病情观察　患儿病情变化快，可在短时间内出现烦躁不安、呻吟、阵发性发绀及严重的三凹征。护士必须密切观察病情变化，及时发现异常情况，及时报告医生，并积极采取有效措施。

6. 预防　积极做好孕期保健及卫生宣传教育，预防早产和围生期缺氧。

第五节　新生儿肺炎

新生儿肺炎是新生儿期常见疾病，分为吸入性和感染性两类。发病早期呼吸道症状和体征均不明显，易被忽略而延误诊断和治疗，应提高警惕。

宫内感染多于出生后 3 日内出现症状，产时及产后感染多于出生 3 日后出现症状。病初可无明显的呼吸道症状。患儿表现为一般情况差，反应低下，重者可有烦躁不安、哭声无力、拒乳及口吐泡沫等。患儿常有体温不升、呼吸浅促、唇周发青、肢端发绀、鼻翼翕动及呼吸暂停或窒息，很少有咳嗽。由于胸部运动微弱，肺部听诊常无啰音，仅为呼吸音粗糙，可有心率加快，肝脾肿大及腹胀。

治疗原则为给氧、控制感染及对症治疗。根据病情选择不同的给氧方法，氧气应先加温湿化后输给患儿。控制感染多采用静脉给药。超声雾化吸入促使呼吸道分泌物的排出。

新生儿肺炎的护理如下：

1. 保暖　对于体温不升的患儿或早产儿应放在开放暖箱或闭式暖箱中保暖。暖箱温度根据患儿体重和日龄调节，使患儿皮肤温度保持在36.5℃左右。室内温度在22℃～24℃，相对湿度为55%～65%。保持室内空气新鲜。

2. 保持呼吸道通畅　应经常为患儿更换体位，使呼吸道分泌物易于排出。对分泌物较多的患儿，应随时吸出，防止分泌物堵塞呼吸道造成窒息。

3. 喂养　细心哺喂，防止呛咳，以少量多次喂奶为主，喂奶后应使患儿侧卧位，头偏向一侧，以防呕吐后误吸。病情严重或呛咳较重的患儿，可用鼻饲喂奶，以保证热能及水分的供给。

4. 输液严格掌握静脉输液量及速度，每分钟以4～6滴为宜，以免静脉输液速度过快加重心脏负担引起肺水肿或心衰。早产儿或伴有心衰的患儿最好选用注射器输液泵调节静脉输液速度。

5. 病情观察　新生儿病情变化大，患病时各种反应能力较低。因此，应密切观察患儿的一般情况、生命体征变化、吃奶情况、有无呛咳及发绀等，发现问题应及时处理，并做好各项护理记录。

6. 加强新生儿的保护，防止交叉感染　各种操作均应严格执行无菌操作，应注意新生儿室的清洁，保持新生儿用具、衣服等清洁。工作人员患有感染性疾病时，不能接触新生儿。

7. 其他　加强孕妇保健，积极预防宫内感染。

第六节　新生儿败血症

新生儿败血症是指在新生儿期致病菌侵入血循环，在血液中生长繁殖并产生毒素而造成的全身感染。引起新生儿败血症常见的病原菌有金黄色葡萄球菌、大肠杆菌、副大肠杆菌及链球菌，其次为肺炎双球菌、绿脓杆菌等。

临床表现为早期出现精神和食欲欠佳、哭声减弱及体温不稳定等。发展较快，迅速进入精神萎靡、嗜睡、不吃、不哭、面色欠佳状态。体壮儿常有发热，体弱儿、早产儿则常体温不升。可有以下较特殊的表现：黄疸、肝脾肿大、出血倾向、休克征象及中毒性肠麻痹等。常可发现局部感染灶，如脐部有脓性分泌物、脓疱疹及蜂窝织炎等。早产儿的病情多较重，病死率高。

治疗为抗感染治疗，在病原菌未明确前，可选用广谱抗生素，明确病原菌后则根据药敏试验选用有效抗生素治疗。病情危重者可少量多次输新鲜血或血浆。及时纠正酸中毒和电解质紊乱。对症治疗，出现黄疸给予光疗，注意保暖，及时纠正缺氧等。

新生儿败血症的护理如下：

1. 患儿应住单间，以防止交叉感染。注意保暖，随时调节室内温度及湿度。保持室内清洁，空气新鲜。

2. 加强皮肤护理，保持皮肤清洁。脐部有分泌物时，应先用3%过氧化氢涂擦局部，然后涂以75%酒精，每日2～3次。皮肤有脓疱疹者，应每日用75%酒精涂擦脓疱处2～3次，根据情况可在局部涂1%甲紫药水。

3. 供给足够的营养及液体，维持水与电解质平衡。不能口服者应给予鼻饲或静脉补液。

4. 病情观察

（1）注意体温变化：新生儿败血症往往表现体温不稳定，病情危重时，机体反应差，常有体温不升，四肢冰凉，应及时采取保暖措施。

（2）呼吸及面色的观察：患儿常有呼吸不规则、呼吸困难及发绀等，应注意保持呼吸道通畅，必要时给氧。若患儿出现面色苍白或发灰、呼吸表浅、心音低钝及体温不升时，应考虑有心力衰竭及呼吸衰竭的可能，立即通知医生，及时采取抢救措施。

（3）消化系统的改变：患儿常有食欲减退，吸吮力弱或拒乳，并有呕吐、腹胀及腹泻等症状。

5. 护理新生儿时，动作要轻柔，所使用的衣服、尿布等应柔软，以防皮肤黏膜受损，导致细菌侵入机体。

6. 新生儿室应严格执行消毒隔离制度，如发现患有感染性疾病的患儿应立即隔离和治疗。

7. 做好孕妇保健，防治宫内感染，分娩过程中做到无菌操作，保持脐部清洁、干燥。

第七节　新生儿颅内出血

新生儿颅内出血是常见的一种脑损伤，其病因与围生期缺氧、缺血及产伤有密切关系。

临床表现以窒息、惊厥及抑制状态的相继出现为特征。病情的轻重视出血部位和出血量多少而定。早期出现兴奋状态，表现为烦躁不安、易激惹、尖叫、拒乳及呕吐，有时出现局部或全身痉挛。体检可见双眼斜视、凝视、眼球震颤及瞳孔大小不等；前囟紧张饱满，四肢强直等。病情危重者可出现昏迷。

治疗原则为控制出血，常用维生素 K 肌内注射，连用 3 日。同时，可加用其他止血药物；镇静常用苯巴比妥钠、安定或水合氯醛等；降颅压选用20% 甘露醇等；为预防感染可适当加用抗生素。

新生儿颅内出血的护理如下：

1. 必须保持患儿安静，各种护理操作尽量集中进行，动作要轻，少搬动患儿，避免惊扰。同时，注意保持环境安静。为患儿取头高脚低位。

2. 室内温度、湿度要适宜，患儿若为早产儿应置于暖箱内。根据病情给予氧气吸入，并注意保持呼吸道通畅。

3. 患儿禁食期需静脉补充液体，保证足够的热能及水分。病情稳定后可喂奶。喂奶时应卧于床上，不可抱起患儿，必要时可用鼻饲喂奶。

4. 密切观察病情变化，如患儿出现呼吸不规则、呼吸暂停、面色苍白、瞳孔大小不等、前囟张力增高及嗜睡等症状，应及时通知医生，做好抢救准备。

5. 对早产儿、难产及产时有窒息的新生儿，应肌注维生素 K，预防出血。同时，应加强观察与护理。

6. 做好孕妇保健工作，提高助产技术，预防胎儿缺氧和分娩损伤。

第八节　新生儿硬肿症

新生儿硬肿症是指在新生儿期内由于寒冷、早产、低体重、窒息及重症感染等多种因素引起的皮肤和皮下脂肪变硬和水肿的一种疾病。常伴有低体温及多器官功能受损。冬春季节发病较多，由于早产或感染引起的，在夏季亦可见到。

患儿多在出生后 1 周内发病。主要表现为皮肤发凉、变硬，呈暗红色，有时呈凹陷性水肿。硬肿先起于下肢及臀部，后延及躯干部、上肢和面颊，严重者全身受累，硬如板状。患儿一般情况差，反应低下，哭声微弱或不哭，体温不升，不能吸吮，呼吸浅慢，心音低钝而慢。危重者并发弥散性血管内凝血。

治疗原则为积极去除病因，早期纠正脏器功能紊乱，及时纠正酸中毒和改善微循环；合理供给热能和液体；根据感染的性质选用适当的抗生素抗感染；对症治疗，有出血倾向者应用止血药。

新生儿硬肿症的护理如下：

1. 复温 必须遵循逐渐复温的原则，切忌加温过快。患儿入院后先测量体温，如不升应改用低温体温计测量直肠体腔温度，并根据硬肿范围估计轻重程度。轻者可用温暖棉被包裹后放于24℃~26℃室温中，使其逐渐复温。重者应将患儿放于开放暖箱上或闭式暖箱中，每小时提高箱温1℃，逐渐复温，使患儿皮肤温度达到36℃左右，使体温在12~24小时内恢复正常并维持稳定。密切监测复温过程，注意室温变化，随时调节暖箱温度，每小时测量体温1次，使患儿体温逐渐恢复正常。

2. 喂养 有吸吮能力的患儿应尽量喂母乳，不能吸吮的患儿可用鼻饲或滴管喂奶。入量不足或有呕吐的患儿，暂不喂乳而由静脉补充液体和营养。保证患儿的热能及营养需要量。喂奶时要耐心细致，同时要观察患儿吸吮及吞咽功能。喂奶后使患儿侧卧位或头偏向一侧，防止呕吐后吸入气道。

3. 病情观察 注意观察患儿皮肤硬肿的程度、范围、生命体征的变化及出入量情况，并做好护理记录。

4. 一般护理 做好患儿及床单位的整洁，保证患儿皮肤清洁及皮肤的完整性，严格消毒隔离制度，严格执行无菌技术操作，防止交叉感染。

5. 预防 做好产前检查，尽量避免早产和窒息。产房的室温应在22℃~26℃，备有红外线保暖床。在寒冷的季节应加强对新生儿，尤其是早产儿的保暖工作。预防并积极治疗感染。

第九节 新生儿破伤风

新生儿破伤风是由破伤风杆菌引起的急性感染性疾病。本病往往是由于不洁分娩，病原菌由脐部侵入并在该处滋生繁殖，产生嗜神经外毒素。以全身骨骼肌强直性痉挛及牙关紧闭为特征。

潜伏期 4～14 日，以出生后 4～8 日发病最多。潜伏期越短，病情越重，预后越差。患儿可先出现牙关紧闭，哺乳时不易塞进乳头。随后有面肌紧张，口角向下呈苦笑面容。四肢抽动或呈强直性痉挛，轻微刺激（声、光、接触）即能引起痉挛发作。重者可因呼吸肌与喉肌痉挛而引起呼吸困难。痉挛发作越频繁，持续时间越长，病情越重，病死率越高。

治疗原则为止痉，常用复方氯丙嗪、安定、苯巴比妥钠及 10% 水合氯醛等，各药物可交替使用。待痉挛减轻后，可逐渐减少用药次数及药物剂量。应早期使用破伤风抗毒素血清（TAT），注射前需做过敏试验；常选用青霉素抗感染治疗。

新生儿破伤风的护理如下：

1. 保持安静，减少刺激。应将患儿放于安静的环境中，室内光线柔和，无噪音。各种护理操作尽量集中进行，动作要轻柔。

2. 严密观察病情变化，防止窒息。痉挛发作时常出现呼吸困难或窒息，应保持呼吸道通畅，随时吸出呼吸道分泌物，及时给予氧气吸入，积极配合医生做好抢救工作。

3. 注意保暖，定时翻身，以防发生坠积性肺炎。患儿禁食期间，要做好口腔护理，每日用生理盐水棉球擦拭口腔 2～3 次，保持口腔清洁。

4. 脐部应用氧化剂清洗，改变局部无氧环境，不利于破伤风杆菌的生长繁殖。可用 3% 过氧化氢或 1∶4000 高锰酸钾溶液清洗脐部，直至伤口愈合为止。换药后应将所用敷料焚毁，以杀灭破伤风杆菌。

5. 维持营养，在痉挛频繁发作时应暂禁食，用静脉补液、血浆维持。痉挛减轻后可用鼻饲喂奶，每次喂奶量不宜过多，以免呕吐引起窒息。

6. 严格执行无菌操作规程，做好脐带的消毒处理。

第十节　小儿营养不良的护理

1. 一般护理　病室内空气新鲜，温度、湿度适宜，做好消毒隔离工作，勿与患感染性疾病患儿同住一室，以防止交叉感染。加强护理，保持皮肤清洁干燥，勤洗澡。床单位保持清洁平整。骨突起部位每日用50%酒精按摩2次，以促进血液循环，必要时垫以棉圈。及时更换尿布，预防臀红及尿布疹。做好口腔护理，特别对鼻饲患儿，每日用生理盐水棉球

擦洗口腔2次。定期测量体重，以了解患儿的营养状况。

2. 观察病情　特别是重度营养不良的患儿，因反应低弱，可随时无声无息地死亡。因此，要加强巡视，注意呼吸、心率的改变。

3. 静脉营养　对于全静脉营养和部分静脉营养患儿，注意保护血管，先选择远端的静脉，留置套管针，一般可保留1周，但每日应观察留针部位有无渗血、渗液，浸湿了的胶布应及时更换。注意输液速度，最好使用输液泵维持24小时输液，便于控制速度或添加药物。

4. 合理喂养　根据营养不良的程度、消化能力和对食物耐受情况逐渐调整饮食。轻度营养不良患儿在基本维持原膳食的基础上，较早添加含蛋白质和高热能食物。中度及重度营养不良患儿，热能和营养物质应由低到高，逐渐增加。母乳喂养患儿开始以患儿食欲为准，何时想吃奶即何时喂，不予限制。无母乳者开始给予稀释牛奶，少量多次喂给，5日后逐渐增加奶量及浓度，并减少喂奶次数；较大患儿除给予乳制品外，可给予豆浆、蛋类、肝末、肉末、鱼泥等高蛋白食物。各种程度的营养不良均应注意维生素及无机盐的补充，尤其是维生素A及钾、镁。各种蔬菜及水果中都含有丰富的维生素及无机盐。

5. 婴儿期应采用母乳喂养　母乳是婴儿期必需和理想的天然食物，母乳含有丰富的营养和抗感染物质，能使患儿少患腹泻和呼吸道感染等疾病。对母乳不足及无母乳者，应采用合理的混合喂养或人工喂养。随着年龄增长，至6个月时应补充各种辅食，包括各种维生素及无机盐，尤其应注意补充具有优良生物利用价值的蛋白质。保证小儿充足的睡眠，纠正不良卫生习惯，到户外活动锻炼身体，以增进食欲，提高消化能力。对于患有先天畸形，如唇裂、腭裂及幽门狭窄等，必须及时予以适当治疗。同时，做好传染病的预

防接种、隔离和早期治疗。当发现患儿食欲低下及体重不增时应及早进行治疗。

第十一节 维生素 D 缺乏性佝偻病

维生素 D 缺乏性佝偻病，主要由于日光照射不足、维生素 D 摄入不足、维生素 D 需要量增加、食物中钙磷含量过低或比例不当及疾病等原因所致，是婴幼儿时期常见的一种慢性营养缺乏病。

临床表现为早期常有烦躁、夜啼、多汗、枕部秃发。病情发展可见肌张力低下、腹胀及全身肌肉韧带松弛，故坐、立、行均发育延迟。严重者身材矮小，智力落后及出牙晚。骨骼改变可见方颅、手镯征、肋骨串珠及鸡胸。长大以后遗留"O"形腿或"X"形腿等后遗症。

治疗目的在于控制活动期，防止畸形和复发。采取综合治疗，包括营养、日光及药物治疗，防治并发症等。

小儿佝偻病的护理如下：

1. 一般护理 居室内光线应充足，定时开窗通风，进行户外活动，多晒太阳。给予含有丰富维生素 D 和钙质的食物，如肝、蛋黄、乳类、绿色蔬菜。患儿出汗多，每日清洁皮肤和头发，勤换枕套和内衣。

2. 重症佝偻病的护理 患儿体质弱，应鼓励定期到户外晒太阳，因普通玻璃不能透过紫外线。人体皮肤含7—脱氢胆固醇，经日光、紫外线照射才能形成维生素 D。为预防骨骼畸形，不会站立时鼓励俯卧，1 岁左右不宜多站、多走。护理操作动作轻柔，以免发生骨折。对反应差的患儿加强观察，一旦发生惊厥，应立即抢救。

3. 加强孕期保健 孕妇应多晒太阳，饮食应含有丰富的维生素 D、钙、磷和蛋白质等营养物质。对冬春季妊娠或体弱多病者，可于妊娠 7～9 个月给予维生素 D 和钙剂。提倡母乳喂养，对早产儿、双胎儿、人工喂养儿或冬季出生小儿可进行药物预防，于出生后 1~2 周开始，每日口服维生素 D 500U~1 000U，剂量要准确，以免中毒。婴幼儿应及时添加辅食，保证营养供给。每日户外活动应在 1 小时以上，对于体弱儿或冬春季节，应用维生素 D 预防仍是重要方法。对有低钙抽搐者或以淀粉为主食者应补适量钙剂。服用鱼肝油及钙剂的剂量应准确，不可加入奶液或其他食物中喂哺。一旦发现患儿有两眼凝视、四肢发紧等情况时应立即刺激人中穴位并送往医院。对后遗症期，无须药物治疗，应加强体格锻炼。骨骼畸形可采用主动或被动运动的方法矫正。胸部畸形可作俯卧位抬头展胸运动。下肢畸形可作肌肉按摩（O 形腿按摩外侧肌，X 形腿按摩内侧肌），增加肌张力，以纠正畸形。

第十二节　婴儿腹泻

婴儿腹泻是由多病原、多因素引起的以腹泻为主的一组疾病。肠道内细菌和病毒感染是重要的原因之一，其次饮食不当、气候变化及上呼吸道感染也可导致腹泻。本病为婴幼儿常见病。

临床表现有腹泻、腹痛、恶心、呕吐、发热及脱水；严重者出现水、电解质紊乱及酸中毒，伴有低血钾、低血钙等。粪便镜检，可见大量脂肪球。临床上根据病史和表现，常将脱水分为轻、中、重 3 度。

治疗原则是调整和早期进食，去除病因，口服补液或静脉补液，预防和纠正脱水，控制感染，纠正酸中毒及低血钾，对症治疗。

婴儿腹泻的护理如下：

1. 一般护理　对感染性腹泻应注意消毒隔离，管理好粪便及呕吐物，对尿布、便器及痰盂应进行消毒处理。护理患儿后应洗手。做好口腔护理，应勤漱口，经常保持口腔湿润。年幼儿可用生理盐水棉球擦洗口腔，如有鹅口疮，可涂制霉菌素甘油（制霉菌素甘油：用 50 万 U 制霉菌素碾碎溶于 10ml 甘油中搅匀即可），每日 3 次。保持皮肤清洁，特别是臀部，应勤换尿布，每次便后用温水洗净、拭干，扑上爽身粉。若已发生臀红，轻者局部涂鱼肝油或消毒花生油，重者或局部有破损可用暴露法或烤灯法。烤灯前洗净臀部，不可涂油，灯泡为 30～40W，灯泡距臀部患处 30cm～40cm。

2. 饮食管理　腹泻脱水患儿除有严重呕吐者暂时禁食外，母乳喂养者继续哺母乳，暂停辅食；人工喂养者暂停饮食 4～6 小时后应继续进食。少量多餐，人工喂养者可喂加水稀释的牛奶、米汤、粥、面条等，逐渐过渡到正常饮食。腹泻停止后，继续给予营养丰富的饮食。

3. 观察病情　准确记录出入水量，如腹泻和呕吐量及性质，第 1 次排尿时间及量，1∶3 服或静脉补液量及种类，以供治疗参考。做到静脉输液及时准确，掌握"先快后慢，先盐后糖，见尿补钾"的原则，如输液合理，3～4 小时应排尿，说明血容量恢复，24 小时眼眶凹陷恢复，说明脱水已被纠正。如出现下列情况应及时通知医生，进行处理。

（1）排便次数突然增多，有两眼下凹、前囟塌陷、烦渴、尿少、皮肤干燥弹性差及循环衰竭等脱水表现，应及时做好补液准备。

（2）出现烦躁不安、呼吸深快、嗜睡、口唇红似樱桃、昏睡或昏迷等酸中毒表现，应准备好碱性溶液，配合医生抢救。

（3）出现精神萎靡、全身无力、肌张力低、腹胀气、肠鸣音减弱或消失、心音低钝及心律失常等低血钾表现，应遵医嘱备好含钾溶液及时静脉点滴，钾浓度不得超过 0.3%，严禁从静脉直接推入，以防发生心搏骤停。

（4）出现哭闹不安、惊厥、手足抽动及搐搦等低钙表现，应遵医嘱给 5% 葡萄糖酸钙液 10ml 加 5% 葡萄糖液 10ml 静脉缓注。

4. 哺乳及饮食卫生　提倡母乳喂养，尤其出生后最初数月内应母乳喂养。人工喂养应注意奶瓶卫生，注意喂养定时、定量，食物成分适宜。如增加辅食应循序渐进，避免夏季断乳，不要过早地给予大量淀粉或脂肪类食物。培养儿童卫生习惯，饭前便后洗手。做好食品、食具、尿布、便器、玩具和设备等日常性消毒工作。随着气候变化及时增减衣服，避免过热或受凉。生吃水果应先洗净消毒后再吃，勿吃腐烂变质、过期的食品，注意饮水卫生。避免长期滥用广谱抗生素，以免肠道菌群失调。

第十三节　小儿肺炎

小儿肺炎主要由细菌、病毒、肺炎支原体及沙眼衣原体等病原体所致的肺部炎症，常见的有病毒性肺炎、细菌性肺炎及支原体肺炎等。

临床表现有发热、咳嗽、气促、呼吸困难、鼻翼翕动及三凹征。严重者可并发心衰、中毒性脑病和中毒性肠麻痹。

治疗原则为病因治疗、控制感染及对症治疗，包括氧疗、镇静、止痉、祛痰及纠正心力衰竭。伴有中毒性肠麻痹应禁食及胃肠减压。积极抢救感染性休克、脑水肿及呼吸衰竭。

小儿肺炎的护理如下：

1. 一般护理保持室内安静，空气流通，室温维持在20℃左右，湿度以60%为宜。饮食宜富含维生素和蛋白质，少量多餐。6个月以下患儿为预防呛咳和误吸可行鼻饲喂养。保持呼吸道通畅，及时清除上呼吸道分泌物。定时更换体位、拍打背部或给予雾化吸入以利于排痰。较小患儿咳嗽反射差，痰多者可使用吸痰器协助排痰。吸痰时注意动作轻柔，吸痰管在口腔、鼻腔内螺旋式捻动吸净分泌物。呼吸困难给予头高位或半卧位。缺氧明显者给予氧气吸入，可通过口罩、头罩、温湿化给氧。

2. 观察病情　静脉输液和给药时，剂量要准确，滴速宜慢。持续高热者应及时采取降温措施，以免发生惊厥，可头枕冰袋、温水擦浴或酒精擦浴，必要时给予药物降温。注意呼吸次数及节律的改变，如有呼吸困难及发绀等应给予氧气吸入。注意脉搏及心率的变化，如有心率增快，每分钟140～160次以上，同时呼吸困难加重，烦躁不安，肝脏肿大，提示有心衰的可能，应积极配合抢救。

3. 预防　病愈后加强体格锻炼，增强体质，合理喂养，提高预防疾病能力。对于营养不良、佝偻病、贫血、上呼吸道感染及急性传染病应积极防治。

第十四节 皮肤黏膜淋巴结综合征

皮肤黏膜淋巴结综合征又名川崎病，是一种以全身血管炎性病变为主要病理改变的急性发热性出疹性疾病。病因可能与感染、免疫反应、环境污染、药物及化学制剂等因素有关。5岁以下小儿多见。

临床表现有发热、皮疹、手足硬肿。手掌和指趾末端可见红斑，两眼球结膜充血。口唇红、干裂，口腔黏膜发红，失去光泽。浅表淋巴结肿大。在病后2周内可并发冠状动脉炎及动脉瘤。表现为心脏杂音、奔马律及心电图异常等。

治疗以阿司匹林为首选药物，具有抗炎及抗凝作用。对症处理包括降温、控制感染及支持疗法。

皮肤黏膜淋巴结综合征患儿的护理如下：

1. 一般护理 急性期应卧床休息以减少体力消耗。发热持续时间长，心肌酶谱异常或心电图有改变时，需绝对卧床休息。给予营养丰富、清淡、易消化的半流质饮食，避免过热及辛辣刺激性食物。高热者采取降温措施，可给予物理降温或药物降温。

2. 加强皮肤和黏膜护理 患儿口唇干裂、出血，手指末端有皮疹及破损，应保持皮肤清洁、干燥。床铺平整，衣服柔软。每日用生理盐水漱口，较小患儿用生理盐水棉球擦洗口腔，干裂处涂甘油类药物。眼结膜充血可滴利福平或氯霉素眼药水。

3. 观察病情 注意面色、心率、呼吸及血压变化，及时发现心血管系统并发症。患儿外出进行检查时应有专人护送，并注意路途中的病情变化。

4. 随访病情缓解后仍需坚持服药，禁用肾上腺糖皮质激素。须随访半年~1年。有冠状动脉扩张者须长期随访，至少每半年作1次心电图检查，直至扩张消失。

第十五节　过敏性紫癜

过敏性紫癜是一种毛细血管变态反应性疾病，以广泛的小血管炎为病理基础，以皮肤紫癜、消化道黏膜出血、关节肿痛和血尿为临床的主要表现。发病年龄以学龄儿童为常见，春秋季发病较多。致敏原因常与感染、药物、食物及虫咬有关。

临床表现有皮肤紫癜，病程中反复出现皮肤紫癜为本病特点，多见于下肢及臀部，对称分布，分批出现。紫癜大小不等，呈紫红色，高出皮肤，可伴有荨麻疹、多形红斑和血管性水肿。随着紫癜的加重可有腹痛、呕吐及便血等消化道症状。有些病人可出现关节肿胀和疼痛。部分病人还可出现肾脏症状，如血尿、蛋白尿等。

治疗原则为轻型患儿经过抗感染、口服芦丁、雷公藤多甙、维生素C、调节饮食及适当休息即可缓解。较重患儿可用氢化可的松静脉点滴或口服泼尼松治疗。对症治疗可用止血、脱敏等药物。

过敏性紫癜患儿的护理如下：

1. 加强皮肤护理　皮肤紫癜为本病的主要特征之一，为防止皮肤感染，每日用温水清洗，保持皮肤清洁，避免皮肤紫癜受磨损，局部勿受压。床铺要洁净、平整、干燥，定期更换被单等。注射部位要避开皮肤紫癜处。已破损的疱疹可涂1%甲紫药水，防止感染。

2. 严格饮食管理　因过敏性紫癜的特点是以毛细血管炎为主的变态反应性疾病，很多患儿有消化道症状，如腹痛、呕吐、腹泻及便血等，为减轻肠道负担及出血，饮食护理很重要，必须做到以下几点：

（1）有消化道出血时应禁食，静脉补液，以防加重出血。

（2）给患儿少渣或无渣易消化软食。因致敏因素可引起肠炎，形成肠道水肿和出血。粗纤维和不易消化的食物易损伤肠黏膜，加重出血。

（3）病初须暂禁食动物蛋白质，如牛奶、鸡蛋、鱼虾等，待病情恢复期再逐渐试加动物蛋白食物，以利于寻找有无食物过敏。

（4）当明确患儿对某种食物过敏，除有禁食的医嘱外，还应做好交接班工作，并且要反复向患儿及家长宣传。

3. 病情观察

（1）对皮肤紫癜的观察：护士应观察皮肤紫癜出现的数量、性状、分布情况，有无新出现的紫癜及紫癜与饮食、药物有无关系等。

（2）观察消化道症状：如发现患儿有腹痛，应注意腹痛的性质、部位、肠蠕动情况，有无呕吐及腹泻等，并注意粪便性状和颜色的变化。如有消化道出血，应立即通知医生，同时做好止血、输血及抢救的准备工作。

（3）观察尿量、尿色的变化：了解肾功能受损的程度，有利于及时预防并发症的发生。

4. 休息　病情危重期应嘱患儿卧床休息，待病情好转后逐渐增加活动量。肾脏有损害的患儿，出院后上学期间避免参加剧烈的活动 3 个月 ~ 半年。

5. 心理护理　对患儿及家长进行有关疾病知识的宣传，让他们了解此病的发病原因、治疗护理过程及饮食和休息对患儿的重要性。减轻患儿的思想负担和急躁心情，积极配合治疗及护理，使患儿尽快恢复健康。

第十六节　肾病综合征

肾病综合征分为原发性肾病、继发性肾病及先天性肾病。本文着重描述原发性肾病。本病是以肾小球基底膜通透性增高为主要病变的一组临床综合征。病因可能与机体的免疫功能紊乱有关。

单纯性肾病临床表现为起病缓慢，出现水肿，两眼不能睁开并可有胸水、腹水，致呼吸困难；阴囊水肿，少尿，常有腹痛、腹泻等。有大量蛋白尿、低蛋白血症和高胆固醇血症。肾炎性肾病除具有以上症状外，还可出现肉眼血尿和不同程度的高血压。感染、电解质紊乱是常见的并发症。

治疗原则是激素疗法，为目前诱导肾病缓解的首选药物。应用细胞毒药物，如环磷酰胺、环孢霉素 A 等。冲击疗法及对症处理，如控制感染、利尿、纠正电解质紊乱。其他有抗凝药物用于防治血栓。

肾病综合征患儿的护理如下：

1. 一般护理　有严重水肿和高血压时，需卧床休息，一般无须严格限制活动。病室内空气新鲜、流通，室温及湿度适宜，勿与感染性疾病患儿同住一室，室内进行定期消毒。保持皮肤清洁、干燥，避免皮肤受压和擦伤。经常翻身，骨骼突出部位可用橡皮圈或棉圈垫起，水肿的阴囊可用吊带托起。皮肤有破损渗液处可用5%硫酸镁或生理盐水湿敷以防感染。尽量避免肌内注射，以免吸收不良或药液外渗。

2. 饮食管理　有高血压和水肿时给予低盐或无盐饮食；利尿开始后改为低盐饮食；大量利尿期改为普通饮食；大量蛋白尿期适量增加蛋白质，摄入量控制在每日每公斤体重2g 左右为宜，选用优质蛋白质，植物性蛋白限制到最少；大剂量激素应用期间需适当补充维生素 D 和钙剂。

3. 观察病情

（1）注意尿量、尿色的变化，及时留取尿标本送检，准确记录出入水量，定期测量体重，以供治疗参考。

（2）注意药物的不良反应，如长期应用激素可使骨质疏松，导致低血钙。环磷酰胺可有恶心、呕吐等胃肠道反应及脱发、尿频、尿混浊、出血性膀胱炎等副作用。对此，护理人员均应了解。

（3）肾脏穿刺术后应俯卧位，伤口沙袋压迫4 小时，然后改为仰卧位继续沙袋压迫伤口至 24 小时方可下床活动。密切观察伤口有无渗液、渗血及疼痛，同时监测血压，注意腹部情况。术后连续留取 3 次尿标本送检。

（4）冲击疗法期间（包括甲泼尼龙冲击和环磷酰胺冲击），注意血压、心率、心律的变化，严密监测；冲击液体于 1~2 小时内滴完，部分患儿滴注环磷酰胺 48 小时内有恶心、呕吐、食欲下降，1 周内消失。应给予安慰、解释，必要时给予止吐药物。

4. 本病病程长，易复发　应鼓励家长和患儿树立信心，坚持系统而正规的治疗，遵医嘱服药，不可随便间断或停药。病情缓解后定期到医院随诊，检查尿情况。不可忽略对患儿的整体身心护理，既要安静休息，又要适当参加一些娱乐活动。对疾病要有全面的认识，注意防止感染对本病尤为重要。保持皮肤清洁，尽量少去公共场所，不要接触患传染病患儿，特别是传染病流行期间（如麻疹、水痘、腮腺炎等）应加以保护。保持良好的情绪，不要过度劳累，注意均衡营养，增强体质，以达到促进康复的目的。

第十七节　化脓性脑膜炎

化脓性脑膜炎是由各种化脓性细菌所引起的脑膜炎症。由于小儿免疫功能不够成熟、血脑屏障功能不够完善，化脓性细菌容易通过血液侵犯中枢神经系统。本病是小儿神经系统较常见的感染性疾病。

临床表现于儿童期有发热、头痛、呕吐、烦躁及抽搐，面色苍白，呼吸节律不整甚至昏迷，脑膜刺激征阳性。婴幼儿期表现精神萎靡、发热、烦躁不安、惊厥、双眼凝视、颈强直及囟门隆起。新生儿表现为面色青灰、呼吸不规则、拒乳或吐奶、易激惹、惊叫、惊厥，前囟紧张或头后仰。

治疗原则为病原治疗、控制感染、支持疗法和对症治疗，如降温、止痉、降颅压等，积极抢救休克、昏迷。

化脓性脑膜炎患儿的护理如下：

1. 一般护理　保持室内安静。昏迷病人取平卧头侧位或侧卧位，防止呕吐物吸入气管内造成窒息。给予高热能易消化流质或半流质饮食；进食困难者给予鼻饲或静脉补充营养。及时清除上呼吸道分泌物，保持呼吸道通畅。做好口腔和皮肤护理。昏迷病人以生理盐水纱布覆盖双眼以保护角膜。

2. 高热惊厥的护理 持续高热可使代谢增快，组织耗氧量增加，而致脑缺氧，从而加重脑水肿，必须积极采取降温措施。可用物理降温，如头枕冰袋，腹股沟等大血管处放置冰囊，降温同时又降低脑细胞耗氧量。注意皮肤颜色防止体温不升及冻伤。发热40℃以上每30分钟测量体温1次，稳定在37.5℃~38℃左右可逐渐撤冰袋。惊厥时应及时给予止痉药物。为防止舌咬伤，于两齿之间置纱布缠绕的压舌板。伴有发绀者给予氧气吸入，及时吸痰保持呼吸道通畅。

3. 观察病情 注意体温、脉搏、血压、呼吸、意识及瞳孔的变化，及时发现呼吸衰竭、脑水肿及脑疝等情况。呼吸衰竭常表现为呼吸表浅、叹息样呼吸及潮式呼吸等。脑水肿常表现为头痛加重、呕吐、意识障碍、肌张力增高；若不及时处理可引起脑疝而危及生命。鞘内注射及硬脑膜穿刺后，患儿应平卧1小时并观察用药反应，脑室穿刺后按压30分钟，腰穿后应去枕平卧4~6小时。

4. 抢救的准备 准备好氧气、吸痰器、开口器、压舌板、人工呼吸机和急救药品，积极抢救昏迷、呼吸衰竭及循环衰竭。

5. 后遗症 患儿病愈后常留有耳聋、失明、瘫痪及智力低下等后遗症，应继续进行训练，包括体格和智能的训练。

（曹秀秀 刘 璐 高玲花 高娟娟）

第二十二章 眼及耳鼻咽喉科疾病护理

第一节 急性卡他性结膜炎

急性卡他性结膜炎是一种常见的传染性眼病，引起感染的细菌常见有4种，即：柯—威氏杆菌、肺炎双球菌、葡萄球菌和流行性感冒杆菌。此病与病毒性结膜炎一起被民间称为"红眼病"。治疗不彻底可以转为慢性结膜炎。

临床表现初期自觉痒、有异物感，重者有灼热感。眼睑水肿，结膜充血、水肿，有时可见点状或片状结膜下出血。分泌物为黏液性或黏液脓性，重者结膜表面有一层白色假膜，易剥离。如果角膜受累，则畏光流泪，并伴有眼痛。

治疗原则为：

1. 日间局部用抗生素或磺胺眼药水点眼，每半小时或1小时滴1次，以迅速杀死致病菌，控制炎症发展。睡前结膜面涂抗生素眼膏，可长时间保留抗菌药物，防止眼睑粘连。

2. 冲洗结膜囊。分泌物多者可用生理盐水或3%硼酸水，用洗眼壶冲洗，以保持局部清洁。冲洗液温度要适宜，应接近体温。

3. 患眼暴露，不要遮盖，以利分泌物排出。

急性卡他性结膜炎病人的护理如下：

1. 以预防为主，急性卡他性结膜炎是接触传染，传染性极强。应养成良好的卫生习惯，勤洗手，不共用毛巾，不用手或衣袖擦眼，要准备干净的手帕擦眼。正常人游泳后应滴消炎眼药水。

2. 患结膜炎的病人要积极治疗，并防止传染他人。脸盆、手帕、毛巾与他人分开，给予煮沸消毒。不去公共游泳池或浴室。

3. 医务人员的手和检查用具应清洗后用消毒液浸泡消毒，常用的消毒液有 0.2% 过氧乙酸或 0.5% 洗消净。避免交叉感染。

第二节　睑腺炎

一、睑腺炎

睑腺炎俗称"针眼"，是由葡萄球菌感染导致眼睑腺体的化脓性炎症；分内睑腺炎及外睑腺炎。

临床表现为眼睑局部隆起，有红肿热痛急性炎症表现。内睑腺炎结膜面明显充血。外睑腺炎眼睑红肿，在睫毛根部的睑缘处有炎症表现。一般 2~3 日局部出现脓点，可自行破溃，破溃后炎症反应及疼痛减轻，1~2 日后逐渐消退。

治疗原则为：

1. 睑腺炎初期进行局部热敷。热敷方法：在患侧眼睑及周围皮肤涂一层凡士林油，嘱咐病人把眼闭上，盖以消毒干纱布，将湿热敷垫（温度约50℃）放于消毒纱布上，并以中棉垫盖之。3~4 分钟更换 1 次，共敷 15~20 分钟。热敷可以使血管扩张，促进血液循环，帮助炎症吸收。

2. 滴消炎眼药水。

3. 脓肿形成后如未破溃或虽破溃但排脓不畅，可切开引流。内睑腺炎切口在结膜面与睑缘垂直，外睑腺炎切口在皮肤面，与睑缘平行。

睑腺炎病人的护理如下：

1. 热敷时更换热敷垫应迅速，以免热度间断。温度不宜太高，以免烫伤。热敷包专用，注意隔离。

2. 养成良好的卫生习惯，不用脏手揉眼。有慢性结膜炎或睑缘炎应及早治疗。加强锻炼，注意营养，增强体质。

第三节　屈光不正

眼在调节静止状态下，平行光线（指5m以外的光线）射入眼内，成像不能落于视网膜者叫屈光不正，包括近视、远视和散光。

近视病因有遗传因素，高度近视常有家族史、先天发育异常、青少年阅读时间过长和距离过近。远视为眼轴过短，屈光面弯曲半径过大，屈光间质密度降低。散光多见于子午线屈光度不规则或两条垂直子午线屈光力不等。

近视眼的角膜屈光力强，视远不清，视近物清晰。远视眼的角膜屈光力弱，因成像在视网膜后，造成视物不清，看远看近都需要调节，有明显的视力疲劳，阅读和近距离工作不能持久。轻度远视，远近视力可正常，高度远视则远近视力均不正常。轻度散光0.25D，多数视力不受影响，无症状。大于0.5D视物不清，需要调节，易出现视力疲劳。

治疗原则为散瞳验光。近视配适度凹透镜；远视佩戴适度凸透镜；规则散光用柱状镜矫正，近视散光用负柱状镜矫正，远视散光用正柱状镜矫正。

北京协和医院协和—森美激光角膜中心，应用准分子激光光学角膜切削术（PRK）治疗近视，获得较好效果。使用准分子激光在角膜中央行切削，使角膜表层形成一个凹面，从而降低屈光度来矫正视力。

手术条件：年龄18～50岁。近视在 - 20.00 屈光度以下，散光不超过5.00 屈光度，远视在4.0 屈光度以下。近视度数稳定在2年以上。无全身系统疾病或其他眼疾。

屈光不正病人的护理如下：

1. 准分子激光光学角膜切削术后，术眼应遮盖 24 小时，以利术眼休息，减轻因手术引起的疼痛、异物感和流泪。术后 3 日内用四环素可的松眼膏点眼，起到抗炎及帮助角膜上皮恢复的作用。角膜上皮创面一般 72 小时可恢复正常。以后点抗生素和激素眼药水。术后第 1、3、10 日及第 1、3、6、12 个月复查。使用眼药的种类、浓度、次数遵照复查后医嘱执行。2. 发育性近视对青少年视力影响较大，应以预防为主。加强卫生宣传教育，学习和工作应有良好照明，阅读保持 30cm 距离，看书 1 小时应放松休息 10 分钟，坚持做眼保健操。高度近视应避免对眼碰撞，以免引起视网膜脱离。

第四节　闭角型青光眼

青光眼分原发性、继发性、先天性及混合性 4 种。原发性闭角型青光眼最常见，以眼压升高为主要特征，伴视野缺损及视力下降。青光眼常有家族史，可能与遗传因素有关。小眼球、小角膜、大晶状体、远视眼、高褶虹膜、前房浅和前房角狭窄等解剖因素及情绪激动、生气、过度疲劳、气候突变、在暗光下停留过久，可为本病的诱因。

临床急性发作时有剧烈眼痛、同侧头痛、虹视、恶心、呕吐及视力急剧下降。检查发现眼压升高、瞳孔散大、角膜水肿、眼部充血、前房变浅、房角闭塞。如眼压升高持续时间较长，检查可发现虹膜节段性萎缩，晶状体前囊下出现点状或片状混合斑块，称青光眼斑及视盘比增大等。

治疗原则为先行药物治疗或激光治疗，眼压下降后选择适当方式手术治疗。

1. 药物治疗使用缩瞳剂 1%～2% 毛果芸香碱，每 10 分钟点眼 1 次至眼压下降，瞳孔缩小后逐渐减少滴眼次数，根据眼压改为 1～2 小时 1 次或每日 4 次。β-肾上腺素能受体阻滞剂常用 0.25%～0.5% 噻吗心胺点眼，口服每日 2 次。碳酸酐酶抑制剂，如乙酰唑胺首量 500mg，以后 250mg，每日 2

次，长期服用此药应同时补钾。使用以上药物 2 小时后眼压仍高，可以快速静点 20% 甘露醇 250ml ~ 500ml。

2. 眼压下降后，根据病情选择虹膜周边切除或小梁切除术或虹膜钇铝石榴石激光打孔术。

青光眼手术病人的护理如下：

1. 青光眼术后需卧床 1 日。嘱病人不要用手揉眼，以防伤口出血。

2. 手术后术眼需点散瞳药，护士须认真核对，点药后病人用食指和消毒棉球压迫泪小点 2 ~ 3 分钟，并向滴药眼一侧侧卧，以免药液流入另眼。

3. 嘱病人注意生活卫生，不要暴饮暴食，保持排便通畅，劳逸结合。避免视力疲劳及在暗处逗留时间过长，少看电视、电影。避免因瞳孔变大，加重生理性瞳孔阻滞，房水从后房入前房受阻。同时，在暗处停留过长瞳孔变大，加重周边虹膜堆积，房水从前房角流出受阻，导致房水排出障碍，使眼压升高，甚至导致青光眼急性发作。

4. 保持情绪稳定，避免生气、焦虑或紧张。

5. 按时点眼药，定期复查。如发现看灯光有彩色圈，感觉眼胀，视力减退，视物模糊应立即上医院检查。

第五节　视网膜脱离

视网膜脱离分原发性和继发性，是视网膜神经上皮层和色素上皮层分离。原发性视网膜脱离的病因有高度近视、外伤、变性病和慢性炎症。继发性视网膜脱离由于眼部其他疾病引起，如出血、炎症和渗出，导致增殖性视网膜炎，将网膜牵拉脱离。

临床表现为眼前突然出现闪光，视物变形和视野缺损。视力减退的程度取决于视网膜脱离的部位、范围和时限。如部位在黄斑区，中心视力下降；脱离部位在上方，下方看不见；如果全脱离时视力降至光感。

治疗原则是光凝、手术及支持治疗。

1. 光凝 对有视网膜裂孔尚未发生视网膜脱离者，应用红宝石及氩离子激光封闭裂孔。

2. 手术治疗 行巩膜外环扎、冷凝和放液术、眼内激光术、空气或惰性气体填充术、硅油填充术。根据网脱部位及破孔大小决定手术方案，排除视网膜下积液，封闭破孔，使网膜复位。

3. 支持疗法 配合手术，可给 50% 葡萄糖 + 维生素 C 静脉注射，帮助渗液吸收并营养视网膜。口服维生素 B1。点消炎眼药水。

视网膜脱离手术病人的护理如下：

1. 术前护理

（1）术前应卧床休息，避免眼球运动，减少头部活动。卧位选择应使脱离的部位处于较低位。如上方脱离，头部尽量低平，裂孔在下方者可取半卧位。

（2）教会病人在床上大小便。预防感冒，如有咳嗽及时治疗。

（3）保持眼部清洁，按时点消炎散瞳药。

（4）术前 1 日剪眼毛，冲洗结膜囊，以防止手术感染。

（5）做好解释及心理护理，减少病人精神紧张和焦虑。

2. 术后护理

（1）术后的体位和卧床时间的长短根据手术方式不同而有所区别。一般视网膜复位术后需要卧床 24～48 小时。空气或惰性气体注气术、硅油填充术后，病人取俯卧或侧卧位。因气体、硅油比重轻，可以顶住网膜起到内支撑的作用。同时，可以阻止气体、硅油与晶状体接触，引起后囊下白内障。

（2）保持体位舒适，减轻肩颈部肌肉疲劳，应准备马蹄枕（图 22－1），枕内充填荞麦皮。病人俯卧时，额头置于马蹄枕鞍部，面颊置于马蹄枕两腿部，可增加平衡及支撑面。腹部垫一软枕，增强舒适感。

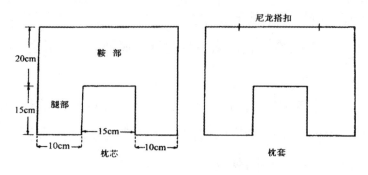

图 22 - 1　马蹄枕示意图

（3）俯卧时间根据注入不同的气体及网膜复位情况而定，一般普通空气约 7 日吸收，惰性气体 SF6 的吸收时间约 2 周，C3F8 惰性气体的吸收时间约 3～4 周。

（4）注意皮肤护理，按摩受压部位。

（5）注意观察眼压及光感。因惰性气体可以与血中的氮结合，产生膨胀。C3F8 膨胀后是注入气体的 4 倍，膨胀高峰在术后 48～72 小时，SF6 的膨胀倍数为 1.9，术后 24 小时为膨胀高峰，普通空气不膨胀。术后眼压应维持在 3.47～3.73kPa，可起到内支撑作用，否则不能复位。但气体膨胀致眼压过高，光感消失，会引起视神经的损害。因此，术后应密切观察眼压的变化及光感，发现异常情况应及时报告医生，紧急采取措施。

（6）术后可能出现恶心、呕吐，因此术后第 1 日应给半流食，24 小时后改为普食。

（7）术后出现便秘、咳嗽、疼痛症状时，应及时对症处理，减轻病人的痛苦，以利网膜复位。

（8）嘱病人不要用力揉眼，按时点消炎及散瞳眼药水。不做剧烈运动，1 年内不宜从事重体力活动。多吃蔬菜注意保持排便通畅。定期复查。

第六节　老年性白内障

晶状体蛋白质发生改变，晶状体混浊，称白内障。主要原因有：随年龄增长，晶状体不溶性蛋白含量增加，谷胱甘肽和维生素 C 缺乏，使晶状体营养代谢失调；晶状体受紫外线照射，使过氧化酶等受到破坏，影响晶状体代谢，导致晶状体混浊；老年人有糖尿病或其他眼病，易加重白内障。

临床上以皮质性白内障多见，分 4 期。

1. 初发期 混浊首先由赤道部前后皮质开始，混浊伸入瞳孔区之前不影响视力。

2. 膨胀期 晶状体大部分混浊，瞳孔区呈灰白色，病人视力明显下降，前房变浅。

3. 成熟期 晶状体皮质完全混浊，皮质膨胀现象消退，前房恢复正常深度，整个晶状体呈灰白色混浊，病人视力大多数仅存光感和眼前手动感，此时最适宜做手术。

4. 过熟期 成熟期白内障经过若干年，皮质分解或液化为乳化物，晶状体核下沉，晶状体体积缩小，晶状体囊膜皱缩。可恢复部分视力，但易出现并发症。

治疗原则是成熟期前可外用卡他灵等眼药，内服维生素 C、维生素 E 等药物。成熟期或接近成熟期时可手术摘除，合适者同时植入人工晶体。

白内障手术病人的护理如下：

1. 术前护理

（1）术前应剪眼毛，冲洗结膜囊，以预防手术感染。

（2）充分散瞳，药物为 5% 去氧肾上腺素＋复方托吡卡胺，术前每 10 分钟滴 1 次，共滴 4 次。瞳孔散大固定后，可明显减少术中损伤虹膜及术后虹膜损失色素的机会。

（3）对行白内障超声乳化囊外摘除术者，应在术前 2 小时滴 0.03% 欧可芬（oakfen），滴药 4 次，每次间隔 30 分钟。因为做白内障超声乳化摘除术时有较多的器械进入前房，这些器械接触虹膜后，会使瞳孔缩小，使术中操作产生困难。这种因器械接触虹膜而造成瞳孔缩小可能与术中眼内前列腺素释放有关。欧可芬是一种非激素局部应用的抗炎药物，可以抑制前列腺素生物合成中所必需的环氧化酶，从而阻断前列腺素的合成，有效地防止白内障术中的瞳孔缩小。因此，在护理中应做到滴眼药定时、准确。过早、过迟都不能达到预期的目的。

（4）滴眼药后压迫泪小点2分钟，防止药物经鼻泪道黏膜吸收，引起颜面潮红、心率加快、（严重时出现）神经系统症状等副作用。

（5）滴药后要仔细观察瞳孔的变化，如发现异常情况应及时与医生联系。

2. 术后护理

（1）术后应卧床休息1日。如果行超声乳化白内障囊外摘除术只需卧床3～4小时。由于角巩膜切口小，仅为3.2mm，不需缝合，很快可以恢复活动。

（2）按时点0.3%庆大霉素和1%泼尼松眼药水，起到抗炎作用。

（3）人工晶体植入者每晚睡前滴复方托吡卡胺眼药水1次，可以活动瞳孔，防止粘连。嘱病人滴复方托吡卡胺后要少活动，最好上床睡觉，以免晶体移位。

（4）出院后定期复查。

（5）对未能植入人工晶体的病人，术后3个月可配戴眼镜提高视力。半年后病情允许，仍可行人工晶体II期植入术。

第七节　先天性耳前瘘管

先天性耳前瘘管是第一鳃沟在胚胎期融合不全而形成的盲道，多具分支。大部分瘘管开口位于耳轮脚前。管腔内有脱落的上皮及角化物质，常因腐败而排出带臭味的分泌物。

耳前瘘管一般无自觉症状，感染时可出现红肿、疼痛，反复感染可出现长期不愈的脓性瘘管或结疤。

治疗原则是无症状者可不必治疗。已有感染者，应予抗感染治疗。形成脓肿者须切开引流。如瘘管反复感染，控制感染后可行瘘管切除术。

先天性耳前瘘管病人的护理如下：

耳前瘘管未感染者，无须处理，但应经常保持外耳清洁。在急性炎症时，要用抗生素控制炎症或局部热敷。切不可发现瘘管后，经常用手自行挤压分泌物，避免感染化脓。

第八节　鼓膜外伤

人体鼓膜较薄，易受直接或间接外力冲击而破裂，前者如针戳伤，后者如掌击或爆炸冲击波所致损伤。还有治疗颅底骨折时，操作不当，也可引起鼓膜外伤。

鼓膜受伤后突觉耳内轰鸣，伴有耳痛，有时可有少量血从外耳道流出，随即出现耳闷感、耳鸣及耳聋。

治疗原则是首先要防止感染，受伤后严禁洗耳或滴耳药，以免细菌带人中耳，必要时用无菌棉球堵塞外耳道口，同时全身应给与抗生素治疗。

鼓膜外伤病人的护理如下：

外伤后病人因耳内轰鸣会出现急躁情绪，首先稳定情绪，告诉病人预后，一般可以自愈，时间大约2~3周。鼓膜外伤后，一定要保持外耳道清洁干燥，以免引起细菌感染。禁止用水洗外耳道及用力擤鼻涕，如有鼻涕应从口中吐出，以防感染。

第九节　慢性化脓性中耳炎

慢性化脓性中耳炎系中耳黏膜因化脓性致病菌侵入，处理治疗不及时、不合理、不彻底或因鼻咽部及其邻近器官的炎性病灶反复发作所致。

慢性中耳炎按病理及其临床表现可分为3型，即单纯型、骨疡型及胆脂瘤型中耳炎。临床表现为局部及全身症状。局部表现耳痛及听力减退；全身症状为全身不适及发热等，小儿症状较重。

治疗原则包括病因治疗、引流及控制感染。彻底清除发炎组织，重建听力。抗感染常用的药物为0.25%氯霉素液或0.3%庆大霉素药液等。而骨疡型及胆脂瘤型中耳炎，一般药物治疗无效，应手术清除病变，以防发生并发症。

化脓性中耳炎病人的护理如下：

慢性中耳炎因反复发作，病人常疼痛难忍，故应积极治疗。有剧痛时可给予镇痛剂。嘱咐病人不要用手挖耳道，术后不要用力擤鼻涕或打喷嚏，以免贴片脱落。如控制不住，打喷嚏时要张口打出。术后要防止污水入耳，避免受凉、感冒。

第十节　鼻息肉

鼻息肉为成年人常见的鼻病。有关病因目前学说甚多，但多数学者认为是变态反应及慢性炎症所致。鼻部变态反应多次反复的发生，使得局部小血管通透性明显增高，血浆渗出增加，使得鼻黏膜极度水肿，受到外界重力作用逐渐下垂而形成息肉。

慢性炎症学说认为，慢性鼻炎、鼻窦炎的脓性分泌物的长期刺激，致使鼻黏膜内发生血栓性静脉炎及淋巴回流障碍，加上小血管运动神经被破坏，因而小血管扩张，通透性增高，发生组织水肿，形成息肉。

临床表现为持续性鼻塞、嗅觉减退及闭塞性鼻音，睡眠时打鼾是本病的主要症状。如并发鼻窦炎，鼻分泌物多，常有头痛出现。长蒂的鼻息肉，使病人有鼻异物感，后鼻孔息肉可致咽鼓管阻塞引起耳鸣及听力减退。

治疗主要为手术摘除鼻息肉。其次是针对病因进行治疗。由于鼻息肉与鼻变态反应及慢性鼻炎关系密切，因此，还须治疗鼻炎、鼻窦炎，以改变机体的变态反应状况。

鼻息肉手术病人的护理如下：

鼻息肉摘除术是治疗鼻息肉的主要方法。术后病人应取半坐卧位，以便随时吐出口内分泌物。如有虚脱或头昏现象，则改为平卧位，全麻术后应取平卧侧头位。饮食方面，病人术后口腔进路进流食，其他术式病人术后进普食。术后应随时观察病人体温、脉搏、呼吸、血压及出血情况。术前向病人讲明手术情况，以减轻病人恐惧、紧张的心理状态。本病术后效果良好。

第十一节　慢性扁桃体炎

慢性扁桃体炎多由急性扁桃体炎反复发作或因引流不畅，细菌滋生繁殖演变而来。

临床表现有：

1. 咽部发痒、发干、异物感、灼热或微痛。

2. 扁桃体过度肥大，可妨碍儿童呼吸、吞咽及共鸣功能。若伴有腺样体肥大，则可出现鼻塞，睡眠时有鼾声。

3. 可有口臭。多因炎症持续或隐窝内潴留干酪样腐败物所致。

4. 因经常咽下炎性分泌物可导致消化不良、头痛、乏力及低热等症状。

治疗原则为保守疗法及手术疗法。

1. 保守疗法

（1）基于慢性扁桃体炎——变应性状态的观点，本病治疗不应仅限于抗菌药物和手术，还可结合应用链球菌变应原和疫苗进行脱敏。

（2）用5%酒精普罗卡因液或10%～30%硫代硫酸钠液2ml注入扁桃体的不同部位。

（3）扁桃体陷窝冲洗法及吸引法，目的是清除隐窝内存积物，减少细菌繁殖机会，冲洗药物可用生理盐水或2%硼酸液。

2. 手术疗法　施行扁桃体切除术。

扁桃体切除术术后病人的护理包括：

1. 病人卧床休息，采取半坐卧位，术后4小时口含有止血药物的冰块，以利血管收缩，减少出血。置弯盘于病人床旁，嘱病人将冰水及口内分泌物、唾液吐于其内，不要咽下，以便观察出血情况。如连续口吐鲜血，应检查切口，采取止血措施。

2. 术后第2日创面出现一层白膜，是正常反应，对创面有保护作用。

3. 术后4~24小时可进流食，术后第2日，创面白膜生长良好者，可改为半流食，术后第3日可食不含粗纤维的普食。

（郭　鸿）

第二十三章　口腔科疾病护理

第一节　龋　病

浅龋在临床上无自觉症状，釉质表面有白垩色或黄褐色斑点，探诊表面粗糙、变软，无明显缺损。位于牙齿窝沟部位的龋，窝沟有着色、变黑，探诊可卡住探针。位于牙骨质部位的龋，临床多有牙齿敏感症状，暴露的根面牙骨质有表浅而广泛的着色，探诊粗糙、变软。

中龋在临床上多有对冷、热、甜、酸，特别是对甜、酸刺激有一过性敏感症状。检查时可见龋洞，腐质去尽以后，窝洞底位于牙本质浅层。X 线照片显示龋洞部位达牙本质浅层的 x 线透射影像。

深龋在临床上有对冷、热、甜、酸，特别是对冷刺激一过性敏感的症状。检查时可见较深龋洞。腐质去尽后，窝洞底位于牙本质深层。X 线照片显示龋洞部位为深近髓部位的 X 线透射影像。

龋病治疗的原则是终止病变发展，恢复牙齿外形和功能，保护健康的牙髓，以维护牙列的完整性。可采用药物治疗、矿化法治疗及充填治疗等。

龋病病人的护理如下：

1. 药物治疗的护理

（1）治疗前准备：①器械准备：常规检查器 1 套（治疗盘、口镜、镊子、探针、口杯、治疗巾）、双碟、各型钻针、挖匙、敷料盒（大棉球、小棉球、纱卷）。②药物准备：10% 硝酸银或氨硝酸银、丁香油。

（2）治疗中护理：①根据龋损大小，备好适宜的圆钻、挖匙，供医生去腐质用。②在医生去净腐质后，协助其清洗牙面，用吸引器吸出水及唾液，再提供纱卷隔离唾液（隔湿）。⑧护士将 10% 硝酸银或氨硝酸银、丁香油分别滴入双碟内，另备数个小棉球，备用。④如用再矿化法，另准备 75% 氟化钠甘油小棉球，供医生进行药物涂擦治疗。⑤治疗中，嘱病人不要吞咽口水，以免将药物同口水一齐咽下。治疗后请病人漱口。

2. 银汞合金充填治疗的护理

（1）术前准备：①器械准备：常规检查器 1 套、挖匙、水门汀充填器、银汞充填器、研光器、各型钻针、成形片、成形夹、木楔、敷料盒、银汞输送器、调和板、调刀、银汞雕刻器。②材料准备：银汞合金、水门汀等。

（2）术中护理：①热情接待病人，了解病情或阅读病历，调整治疗椅位，使病人坐位舒适，医生易于操作，为病人系好治疗巾，备好漱口水。③洗手后，密切配合医生的治疗，根据龋洞大小，选择并提供适宜型号、大小的器具。③治疗中，及时帮助医生吸唾液、隔湿、调节照明。④复面洞的充填要准备好成形夹、成形片，牙间隙大者，准备木楔。⑤充填前协助医生吹干窝洞并隔湿，根据需要可直接银汞合金充填，或遵医嘱调制护髓剂和垫底材料后，再用银汞合金充填。⑥根据窝洞大小准备适量的银汞合金充填材料，用银汞输送器少量多次送入窝洞内，复面洞应先送入邻面龈阶和点隙角不易填入的地方。一般先准备较小的银汞充填器，填至一定高度时，再准备较大的银汞充填器填压。输送银汞合金时，随时挤掉多余的汞放在饱和食盐水中。⑦充填后嘱病人不要咬合牙齿，以免充填体折断。准备好银汞雕刻器、研光器、咬合纸，以便医生进行雕刻、光滑充填体外形，恢复咬合关系。⑧医生将充填体修整完毕后，让病人轻轻咬合牙齿，询问咬合关系是否合适，有无咬合高点。⑨治疗后，嘱病人 24 小时内暂不用此牙咬食物；病人如有不适，要随时复诊。⑩为病人预约复诊时间。充填 24 小时后，医生对充填体磨光，护士应准备各型银汞磨光钻，供医生使用。

3. 光固化树脂充填的护理

（1）术前准备：①器械准备：常规检查器 1 套、敷料盒、各型钻针、吸引器管、光固化机及其用品、水门汀充填器、抛光钻针、聚酯薄膜成形片、咬合纸等。②材料准备：比色板、光固化树脂、酸蚀剂、黏合剂。

（2）术中护理：①医生进行牙体预备时，护士应协助其清洁牙面、吸唾液及吹干牙面。②深龋达牙本质深层需垫底时，遵医嘱调配垫底材料。③协助医生在自然光下用比色板比色，选择近似牙色的充填材料，并征求病人的意见。④递送酸蚀剂，酸蚀牙面 1 分钟后，医生用压力水枪将酸蚀剂冲洗干净，护士协助吸水后，吹干窝洞。⑤准备蘸有黏合剂的小海绵块，以备医生涂布酸蚀后的牙面，用光固化灯照射 20 秒。⑥准备好水门汀充填器和选择好的材料，护士协助医生分次充填，并及时擦拭和清洁充填器工作端。充填牙齿邻面时，需向医生提供聚酯薄膜成形片以分离相邻牙齿。充填后光照 40 秒钟。⑦充填完毕后，护士准备咬合纸和各型抛光钻，以便修整和抛光牙齿的外形。⑧在修整外形和抛光时，询问病人咬合关系是否合适、有无高点；征求病人对牙齿外形和颜色的满意程度。必要时，可根据病人要求加以修整。⑨修整与磨光时，医生需用高速涡轮手机调磨，护士应协助吸水。医生用慢速手机调磨时，护士应用三用枪向充填体表面喷水或滴水，以减少调磨时产生的热能，同时用强吸引器吸水。

第二节　牙体非龋疾病

（一）楔状缺损

临床表现为唇颊面牙颈部硬组织缺损，由浅凹形逐渐加深，表面光滑，结构坚硬，边缘整齐，为牙齿本色。缺损深达牙本质时，可以有牙齿敏感症状，深及牙髓时，可引起牙髓病或根尖周病。

治疗原则是做脱敏治疗、充填治疗及牙髓治疗。介绍正确的刷牙方法。

楔状缺损的护理如下：

1. 光固化树脂充填护理见龋病护理方法。

2. 光固化玻璃离子水门汀充填护理

（1）术前准备：①器械准备：常规检查器 1 套、敷料盒、各型钻针、光固化机、海绵块、聚酯薄膜成形片、水门汀充填器、抛光钻针、吸引器管、调和板、调和刀。②材料准备：光固化玻璃离子处理液、调和液、玻璃离子粉。

（2）术中护理：①协助医生清洁牙齿表面，吸唾，吹干牙面。②准备蘸有处理液的海绵块，由医生用其涂布牙面，光固化机照射 20 秒。③根据缺损大小，取适量玻璃离子粉、调和液进行调和，供医生充填缺损。护士及时擦拭和清洁充填器工作端。充填牙齿邻面时，需向医生提供聚酯薄膜成形片，以分离相邻牙齿。充填后光照 40 秒钟。④在医生修整外形和抛光时，协助其吸水、吸唾。⑤充填前牙楔状缺损时，充填完毕，可向病人征求对牙齿外形和颜色的满意程度。必要时，做适当调整。

（3）了解病人刷牙情况：纠正不正确的刷牙方法。向病人宣传口腔卫生的重要性，示范正确的刷牙方法：①刷牙时间为每日早晚两次，晚上刷牙更重要。每次刷牙 3～5 分钟。②使用标准牙刷。③刷牙方法用模型示教。教会病人用竖刷法刷牙。

（二）牙齿敏感症

临床表现为机械刺激时牙齿有酸痛感觉，刺激去除后，疼痛立即消失，或并发有冷、热、酸、甜激惹痛，无自发痛。用探针检查牙面敏感区，可找到敏感点或面，多在牙本质外露部位、釉牙本质交界处或牙颈部。常伴有使牙本质暴露的牙体疾患，如磨损、楔状缺损等。

治疗原则为：

1. 小而深的敏感点，可充填治疗并调合。

2. 颌面敏感区，做脱敏治疗并调合。

3. 牙颈部敏感区使用无腐蚀性的脱敏剂脱敏，如 75% 氟化钠甘油糊剂，以免烧伤牙龈。

牙齿敏感症病人的护理如下：

1. 75%氟化钠甘油糊剂脱敏护理

（1）治疗前准备：①器械准备：常规检查器、敷料盒、双碟。②药物准备：75%酒精、75%氟化钠甘油糊剂。

（2）治疗中护理：①取出少量氟化钠甘油糊剂置于双碟内，备数个小棉球蘸上糊剂于治疗盘中，备用。②协助医生将患牙隔湿，医生用75%酒精棉球将患牙脱脂后，吹干牙面。医生用75%氟化钠甘油棉球反复涂擦过敏点约2~3分钟。⑧治疗中，嘱病人不要吞咽口水，以免将药物同口水吞咽。治疗后嘱病人漱口。

2. 25%麝香草酚加热脱敏法护理

（1）治疗前准备：①器械准备：常规检查器1套、水门汀充填器2支、酒精灯、火柴、敷料盒、吸引器管。②药物准备：25%麝香草酚。

（2）治疗中护理：①将少量麝香草酚放入双碟内，制取数个小棉片浸药液备用。安装吸收器管，备用。②向病人讲清治疗经过，教会病人呼气方法和时间，以取得病人的合作，以免烟雾和味道刺激病人咽喉部。③医生擦干牙面，将药物棉片放在过敏点上，护士点燃酒精灯，将充填器工作端在酒精上加热后，递给医生熨烫棉片。同时，嘱病人呼气，并立即用吸引器吸出熨烫时产生的白色烟雾。反复热熨2~3次见效即可。

3. 塑化剂脱敏护理

（1）治疗前准备：①器械准备：常规检查器1套、敷料盒、双碟、小塑料杯。②药物准备：塑化液Ⅰ、Ⅱ、Ⅲ液，75%酒精。

（2）治疗中护理：①将塑化剂按比例滴在小塑料杯内调配好后置于双碟中，备好数个小棉球浸药液，备用。②协助医生隔离唾液，用75%酒精棉将患牙脱脂后，吹干牙面，医生用塑化液棉球反复涂擦过敏点数次。注意塑化剂不能过饱和，以免流失在黏膜上造成黏膜烧伤。护士应密切观察，必要时提供甘油棉签，涂布患牙周围，保护口腔黏膜。③治疗后嘱病人漱口。④向牙齿敏感症的病人介绍自我保健知识，可咀嚼生核桃仁、茶叶等，对牙齿敏感症有一定疗效。

<h1 style="text-align:center">第三节　牙髓病</h1>

牙髓充血的临床表现是有深龋洞，对温度刺激极敏感，尤其冷刺激敏感，温度测验反应迅速、局限，刺激去除后疼痛短暂持续。

急性牙髓炎：自发性、阵发性剧烈疼痛，夜间较白天剧烈，放射性疼痛不能定位，温度刺激可使疼痛加剧，刺激去除后疼痛持续一段时间，个别化脓性牙髓炎或部分牙髓坏死的患牙遇冷水疼痛缓解。

慢性牙髓炎的临床症状不典型，少数病例无明显自觉症状。一般既往可有自发痛史或长期遇冷、热刺激或进食痛，或有定时的阵发痛史，疼痛性质多为钝痛或胀痛，多数可定位。检查时可有深龋洞，温度测试反应不一，多见对热敏感或热测后呈迟缓性反应痛，也可有冷测敏感或迟钝。叩痛（＋）或叩诊不适。

治疗原则是：

1. 牙髓充血者做间接盖髓（安抚治疗）。

2. 急性牙髓炎、慢性牙髓炎急性发作或开髓后出血多者，麻醉下牙髓开放，并给止痛药。

3. 慢性牙髓炎、急性牙髓炎应急处理后，后牙牙髓失活，前牙拔髓。

4. 牙髓失活后，前牙和年轻恒牙做根管治疗；成人后牙做塑化治疗或根管治疗；炎症局限者可考虑做干髓治疗。

牙髓病病人的护理如下：

1. 间接盖髓（安抚治疗）护理

（1）术前准备：①器械准备：常规检查器 1 套、各型钻针、挖匙、水门汀充填器、敷料盒、吸引器管、调和板、调和刀。②材料准备：氢氧化钙糊剂、氧化锌丁香油暂封剂。

（2）术中护理：①医生常规去腐质，备充填洞型（备洞），护理同银汞充填法所述。②协助医生隔湿，擦干窝洞，需用氢氧化钙糊剂时，调配少量糊剂和氧化锌丁香油暂封剂，医生盖髓后，其上用氧化锌糊剂封闭窝洞；或遵医嘱直接用氧化锌丁香油暂封剂安抚患牙。③嘱病人暂不用此患牙咀嚼，安抚期间若疼痛加重或出现自发痛，请病人随时就诊。④预约病人两周后复诊。⑤复诊时，病人若无自觉症状，医生去除部分暂封剂，修整洞形，做永久性充填。护理同充填法。

2. 急性牙髓炎应急处理的护理

（1）术前准备：①器械准备：常规检查器 1 套、涡轮钻针、细裂钻或小圆钻、挖匙、注射器、敷料盒、吸引器管、棉签等。②药物准备：樟脑酚、麻醉剂、碘酒等。

（2）术中护理：①在牙髓炎急性发作期，患牙疼痛剧烈，病人多有精神紧张及情绪烦躁，护士首先要关心、体贴病人，耐心接待病人，并做好解释安抚工作。向病人说明疼痛的原因、治疗的方法和目的，以取得病人的合作。②准备麻醉剂、碘酒及棉签。③麻醉效果出现后，医生开髓，护士协助吸唾，并利用吸引器管遮挡舌及口腔黏膜，以免涡轮钻误伤口腔内软组织。④髓腔开放后，护士为医生准备好樟脑酚药物棉球置于治疗盘内，备用。如患牙为逆行性牙髓炎，医生开髓后，护士应提供拔髓针，同时备 1 根樟脑酚药物棉捻，备用。⑤治疗后嘱病人暂不漱口，暂不用患牙咀嚼，以免食物进入窝洞引起疼痛；若出现疼痛或肿胀，嘱病人随时就诊。⑥预约复诊时间，嘱病人按期复诊，继续进一步治疗。

3. 牙髓失活护理

（1）术前准备：①器械准备：常规检查器、各型钻针、水门汀充填器、敷料盒、挖匙、调和板及调和刀等。②药物准备：金属砷或三氧化二砷等。③材料准备：氧化锌丁香油暂封剂。

（2）术中护理：①活髓牙可在麻醉下进行开髓，护士准备麻药备用。②

开髓护理同前所述。③穿髓孔暴露后，护士遵医嘱选取失活剂备用，并调制氧化锌丁香油暂封剂。④根据失活剂的性能，预约病人复诊时间，三氧化二砷失活剂封药时间2~3日，金属砷失活剂封药时间为10~14日。⑤告诉病人封药后可能出现的药物反应、疼痛等情况。若出现轻微疼痛且疼痛逐渐减轻或消失，属于正常反应；若疼痛逐渐加重或暂封剂脱落，请病人随时就诊；嘱病人必须按预约时间复诊，以免因封药时间过久而出现药物烧伤。

（3）注意事项：①协助医生观察病人麻醉后有无药物副作用。②封失活剂时必须配合医生严格隔湿、止血。牙体缺损大者，必要时调制材料供医生制作假壁，以防失活剂脱出造成药物烧伤。③氧化锌丁香油暂封剂调制不应过硬或过软，以免封药不严或压力过大。

4. 干髓术护理

（1）术前准备：①器械准备：常规检查器1套、挖匙、水门汀充填器、冲洗器、敷料盒、调和板、调和刀及银汞充填器等。②药物准备：外用生理盐水、甲醛甲酚、干髓剂。③材料准备：磷酸锌水门汀、氧化锌丁香油暂封剂及银汞合金。

（2）术中护理：①牙髓失活护理方法同前。②牙髓失活后复诊时病人若无症状，选用圆钻或挖匙供医生去除暂封物，并取出失活剂。③选用细裂钻或小圆钻供医生揭去髓室顶部，护士协助吸唾，吹干窝洞，选用锐利挖匙，供医生去除患牙冠部牙髓。④护士准备生理盐水冲洗器，医生用其冲洗髓腔。护士协助吸唾、隔湿、吹干窝洞。⑤护士准备甲醛甲酚药物棉球，医生用其处理根髓断面。护士用水门汀充填器取适量干髓剂，备用，医生将干髓剂置于根管口并用氧化锌丁香油暂封剂暂封。⑥完成干髓治疗后，也可同时进行永久性充填，护士分别调制水门汀类垫底材料和银汞合金，配合医生完成全部治疗。必要时，遵医嘱让病人拍X线片，备复查时对照。⑦做一次性干髓术时，医生在局部麻醉下去除冠部牙髓，选用一次性干髓剂。护理方法同上。

5. 塑化治疗护理

（1）术前准备：①器械准备：同间接盖髓的护理。另外，还需准备根管锉、扩大针、拔髓针、光滑髓针、髓针柄、冲洗器、双碟及小塑料杯等。②药物准备：2%氯胺丁钠、塑化剂Ⅰ、Ⅱ、Ⅲ液、甘油。③材料准备：氧化锌丁香油暂封剂等。

（2）术中护理：①开髓、牙髓失活的护理方法同前。②准备好光滑髓针、拔髓针、扩大针或根管锉，供医生拔髓、扩大根管使用。同时，准备好2%氯胺丁钠或3%过氧化氢冲洗器，医生冲洗根管时，护士协助吸唾。如病人有疼痛症状，可进行髓腔封药，待症状消失后再行塑化治疗。③病人无特殊症状，护士及时调配塑化剂，并将光滑髓针安装在髓针柄上，供医生进行塑化治疗（将塑化剂导入每根根管内）。④帮助医生调整椅位，治疗上颌牙齿时，应调整手术椅位，使头稍向后仰，以利于塑化液进入根管内，并减轻病人疲劳。⑤医生反复导入塑化剂时，每两次之间，护士应协助医生用干棉球吸干髓腔内药液，以防塑化剂烧伤口腔黏膜。⑥医生塑化完毕，护士准备氧化锌丁香油暂封剂，医生封闭根管口或封闭窝洞。若一次完成充填治疗，按医生要求分别调制磷酸锌水门汀垫底材料和银汞合金充填材料。⑦塑化治疗中，应注意保护口腔黏膜，用甘油棉签涂擦患牙周围的黏膜。如有塑化剂外溢，嘱病人反复漱口，并用甘油涂敷。⑧嘱病人24小时内暂不用此牙咀嚼，如有轻度不适，可观察，待症状自行消失，如有较重不适，可随时就诊。

6. 根管治疗护理

（1）术前准备：①器械准备：常规检查器1套、各型钻针、拔髓针、光滑髓针、扩大针、系列根管锉、纸捻、髓针柄、尺子、冲洗器、水门汀充填器、吸引器管、酒精灯、火柴、调和板、调和刀，必要时准备机用扩大器、螺旋充填器等。②药物准备：2%氯胺丁钠或3%过氧化氢、甲醛甲酚等根管消毒药。③材料准备：氧化锌丁香油糊剂、牙胶尖等。④x线照片。

（2）术中护理：①开髓拔髓的护理方法同前。②根管预备：准备3cm～4cm的小尺子、扩大针、系列根管锉。根据医生测量的根管长度，将各号根管锉或扩大针的止动片调至工作长度，并按号序排放于治疗盘内。准备 2% 氯胺丁钠或 3% 过氧化氢冲洗器，协助医生预备、冲洗根管，并同时吸水、吸唾。③根管封药：制作棉捻或准备数根纸捻，医生用其擦干根管；遵医嘱准备甲醛甲酚或樟脑酚药物棉捻，医生将其置入根管，并用氧化锌暂封剂暂封。嘱病人 1 周后按时复诊。根管封药治疗可省略，根管预备后直接进行根管充填。④根管充填：调制好氧化锌丁香油糊剂，根据根管工作长度和粗细，选择合适的牙胶尖数根，用 75% 酒精消毒后备用。准备好 x 线片。准备光滑髓针或螺旋充填器，医生用其进行根管充填。根管充填完成后，递送牙胶尖，并备好加热的水门汀充填器，医生用其切割多余长度的牙胶尖。填写 X 线照相单，嘱病人拍 X 线片。X 线片显示患牙根充填完满，可即刻垫底并做永久性充填或预约复诊时间，完成永久充填治疗。向病人讲解填充后可能出现的不适反应，如有轻度疼痛、肿胀，可口服消炎类药物和止痛药。如有较重的疼痛或肿胀、跳痛等，可随时就诊。

（3）注意事项：①根管治疗小器械，使用前必须严格检查，如有生锈、折痕、螺纹松解或弹性不好应更换。②根管治疗时要注意无菌操作，预防交叉感染，所用器械均需消毒。③用在后牙操作时或技术不熟练的医生操作时，根管锉、扩大针必须系安全线防止器械滑脱、误吞。

第四节　根尖周炎

急性根尖周炎多有牙髓病史、外伤史及不完善的牙髓治疗史。初期只轻微痛或不适，咬紧牙反而感觉舒适；继而自发性钝痛及咬合痛，患牙有浮起感。检查可见龋坏、充填体或牙冠变色等，有程度不同的叩痛和牙齿松动。牙髓活力测验大多无反应或迟钝。

急性化脓性根尖周炎患牙表现与急性浆液性根尖周炎相同，而疼痛更剧烈，叩痛、松动更明显，后期邻牙也有轻度叩痛和松动，周围软组织也有炎症表现。临床可分为 3 个阶段：①根尖脓肿：自发性持续性剧烈跳痛，叩痛（卅）和松动Ⅲ，轻度扪痛，根尖部牙龈潮红。②骨膜下脓肿：除上述症状外，病人痛苦面容，根尖部牙龈红肿，移形沟变平，扪痛，并有深部波动感。全身不适，发热，白细胞计数增高，区域淋巴结肿大。严重病例可并发相应面部的蜂窝织炎，下磨牙可伴有开口受限。③黏膜下脓肿：疼痛减轻，叩痛减轻，根尖区黏膜呈局限的半球形隆起，扪诊有明显波动感，全身症状缓解。X 线显示根尖区硬骨板消失，或牙周膜间隙增宽，或伴有根尖周骨质密度减低，也可无明显改变。

慢性根尖周炎无明显自觉症状，有时有咀嚼不适，既往有疼痛和肿胀史。检查时可见，龋坏或其他牙体疾患或有充填物。叩诊不适，患牙一般不松动，有时有牙龈瘘管，牙髓活力测验无反应。X 线片显示根尖区有不同表现的 X 线透射区。

治疗原则：

1. 消除急性炎症，开髓、拔髓、清除根管内感染物质及开放引流。移形沟变平有波动感时，局麻下切开引流。给予消炎药和止痛药。

2. 急性症状缓解后，可做根管治疗或塑化治疗。

根尖周炎病人的护理如下：

1. 急性根尖周炎应急处理的护理

（1）术前准备：①器械准备：常规检查器 1 套、敷料盒、涡轮钻针、拔髓针、扩大针、注射器、冲洗器、手术刀、吸引器管、体温表、石轮及棉签。②药物准备：麻醉剂、碘酒、2% 氯胺丁钠、樟脑酚等。⑧材料准备：橡皮引流条、咬合纸。

（2）术中护理：①心理护理：急症病人疼痛剧烈，并伴有全身症状，应给予关心照顾，提前就诊时间。②测量体温并记录在病历上。③遵医嘱准备麻醉药。④安装好涡轮钻针，医生开髓时，协助吸水、吸唾。⑤准备好拔髓针、扩大针，医生用其拔髓和根尖穿刺。⑥准备 2% 氯胺丁钠冲洗器，用于冲洗根管。⑦需做脓肿切开时，应准备手术刀、生理盐水冲洗器和橡皮引流条。医生切开脓肿，冲洗切口后，置入橡皮引流条。⑧对牙齿咬合创伤引起的根尖周炎，应准备咬合纸和石轮，医生用其测试合关系，用石轮调磨修正合关系，消除合创伤。⑨术后医生给予消炎药和止痛药，向病人讲解药物的服用方法。嘱病人注意休息。⑩拍 X 线片，以备下次治疗使用。必要时转理疗科进行辅助治疗。⑥预约下次复诊时间，若有明显疼痛嘱病人可随时就诊。

2. 根管治疗的护理同牙髓病护理。

3. 塑化治疗的护理同牙髓病护理。

第五节　牙周疾病护理

牙周疾病是发生在牙周组织（牙龈、牙周膜、牙槽骨和牙骨质，也称牙齿支持组织）疾病的总称。主要分牙龈病和牙周炎两大类。

牙龈病是发生在牙龈组织而不侵犯其他深部牙周组织的疾病。常见的牙龈病有慢性龈缘炎、妊娠期龈炎和增生性龈炎等。

牙周炎指病变除发生在牙龈外，还侵犯牙周膜、牙槽骨和牙骨质的慢性破坏性疾病。常见的牙周炎有成人牙周炎、青少年牙周炎和快速进展型牙周炎等。

牙龈炎与牙周炎在病因、发病机制、症状和治疗方法上有很多相似之处，但预后却不同。牙龈炎的病变是可逆的，一旦除去病因，炎症可以完全消退，牙龈组织恢复正常。如果病因未除去，炎症得不到控制，一部分牙龈炎可进一步发展成为牙周炎。牙周炎的病变是不可逆的，长期慢性的炎症造成牙周组织的破坏吸收，使牙齿的支持组织减少，牙齿逐渐松动，最终可导致牙齿丧失。对牙周炎，现有的治疗手段可以使牙龈的炎症消退，疾病停止发展，但已被破坏的牙周组织则不能完全恢复正常。牙周炎的危害远远大于牙龈炎。

牙周疾病的护理工作主要体现在对牙周疾病检查和治疗的护理配合，及口腔卫生宣传教育两方面。故先集中介绍常见牙周疾病的表现及治疗原则，护理内容在以后叙述。

一、牙龈疾病

（一）慢性龈缘炎

牙菌斑及其代谢产物、内毒素等长期作用于牙龈，再加上牙石、不良修复体等刺激因素导致龈缘炎。

临床表现为病人自觉症状不明显，刷牙或咬食物时可有不同程度的牙龈出血。牙龈呈鲜红或暗红色。龈乳头圆钝，龈缘变厚、光亮、水肿，质地松软，失去弹性。牙石、菌斑聚集，牙颈部有大量牙石堆积或有大量软垢，探诊易出血。

治疗原则是除去致病因素、口腔卫生宣传教育（见本节第3部分）及改正和消除菌斑滞留的因素。

（二）妊娠期龈炎

妊娠期龈炎的直接原因是菌斑。妊娠时性激素水平的改变，使原有的慢性龈炎加重。如果没有局部刺激因素的存在，妊娠本身不会引起牙龈的炎症。

病人在妊娠前即存在轻度龈缘炎，但未引起注意。妊娠2～3个月后开始出现症状，至8个月时达到高峰。分娩后约2个月，龈炎可大部分消退至妊娠前水平。炎症可发生于个别牙或全口牙龈，以牙间乳头处最明显，前牙区重于后牙区。牙龈鲜红、松软光亮，轻触牙龈极易出血，有时甚至自发出血。少数孕妇可发生妊娠瘤。妊娠瘤发生于单个牙的牙间乳头，一般开始于妊娠第3个月。牙龈鲜红光亮或呈暗紫色，质地松软或略带韧性，极易出血，有时有蒂，可迅速增大。严重者可妨碍进食。分娩后，妊娠瘤可逐渐自行缩小，但必须除去局部刺激物才可使病变完全消失。

治疗原则是去除局部刺激因素和口腔卫生宣传教育，对一些体积较大，妨碍进食的妊娠瘤，可在妊娠第4～6个月进行手术切除。

在妊娠初期及时治疗原有的龈缘炎，认真控制菌斑，预防妊娠期龈炎的发生和复发。

（三）增生性龈炎

主要发生于青少年，是牙龈组织局部受刺激而发生的慢性炎症，同时伴有细胞和纤维的增殖，因而牙龈形态增大。主要的局部因素为菌斑、牙石、口呼吸。牙齿错位拥挤、未充填的龋齿、银汞合金充填体的悬突及不恰当的正畸治疗等，均是常见的加重因素。

临床表现为牙龈深红或暗红，松软光亮，易出血，龈缘肥厚，龈乳头常呈圆球状增大，甚至可盖过牙面1/3或更多。

治疗原则是除去一切局部刺激因素、口腔卫生宣传教育及纠正口呼吸的不良习惯。除去病因后，牙龈纤维性增生的部分不会消退，常遗留不良的牙龈外形，有碍菌斑的清除。对此，可施行牙龈切除术，以恢复牙龈的生理外形。

（四）药物性牙龈增生

癫痫病人长期服用苯妥英钠可致牙龈增生，也可因服用心痛定和环胞菌素引起。

牙龈增生常发生于全口牙龈，但在上下前牙区较重。增生始于唇颊侧或舌侧的牙间乳头和边缘龈。最初呈小球状突起于牙龈表面，继之，增生的乳头逐渐增大并相连，不同程度地盖住牙面，严重者可影响咀嚼。增生的牙龈呈桑葚状或有小的分叶，质地坚实，略有弹性，呈淡粉红色。一般不出血，不痛。如并发牙龈炎症，牙龈呈深红或暗红色，松软易出血。

治疗原则是去除局部刺激因素，控制菌斑，口腔卫生宣传教育，改服其他抗癫痫药物。对于需长期服用苯妥英钠、硝苯地平及环孢素等药物的病人，应在开始用药前先治疗原有的慢性牙龈炎。

（五）急性坏死性龈炎

在全身抵抗力下降及营养不良、工作繁忙或情绪紧张等情况下，原来已存在于牙龈沟或牙周袋内的梭形杆菌和螺旋体的数量与毒力增加，在牙周组织慢性炎症的基础上可发生此病。

本病好发于 18～30 岁的年轻人，男性较多见。起病急，其主要特点为牙间乳头和边缘龈的坏死。病变进展迅速，牙间乳头的中央凹下呈火山口状。如病变继续发展，坏死可向侧方扩延，波及边缘龈，使龈缘呈虫蚀状，表面有伪膜。病变部位的牙龈极易出血，可有自发出血。唾液增多且黏稠，口腔内有特殊的腐臭味。轻症病人一般无明显的全身症状。重症者可有低热、疲乏和颌下淋巴结肿大等。

治疗原则是急性期局部清创，除去大块牙石，局部用 1%～3% 过氧化氢溶液冲洗、含漱。全身用药，口服甲硝唑，采用支持疗法。急性期过后应治疗龈缘炎。口腔卫生宣传教育。

二、牙周炎

（一）成人牙周炎

主要为菌斑、牙石、食物嵌塞、不良修复体等局部刺激因素所致：

本病多发生在 30 岁以后，一般由牙龈炎发展而来。病变累及多个牙，但组织破坏缓慢。主要临床表现为：

1. 牙龈炎症　牙龈红肿，呈深红或暗红色，龈缘变厚，龈乳头圆钝，牙龈组织松软脆弱，易出血。轻压牙龈时，龈缘有脓性渗出物，可有口臭。

2. 牙周袋形成　正常情况下龈沟深度 <2mm，牙周炎时上皮附着丧失，真性牙周袋形成，探诊深度 >3mm。

3. 牙槽骨吸收　正常情况下，牙槽嵴顶距釉牙骨质界约 1mm～2mm。牙周炎时，牙槽骨吸收，高度降低。

4. 牙齿松动、扇形移位　牙齿松动、移位，是牙齿支持组织特别是牙槽骨破坏到一定程度而产生的症状。牙齿移位多见于前牙。

治疗原则是常规牙周基础治疗（洁治、刮治和口腔卫生宣传教育）。必要时调𬌗、手术治疗。病变严重者可应用抗生素治疗，可服用螺旋霉素或甲硝唑。

（二）青少年牙周炎

病人龈下菌斑的成分主要为革兰阴性杆菌，其中最主要的为放线杆菌。此外，大量研究表明，约有75%的青少年牙周炎病人，其周缘血中中性白细胞的趋化功能降低，吞噬功能也减退，这种白细胞趋化功能缺陷常为家族性。

临床表现为青春期开始发病，发病年龄在11～13岁。男女均可发病，女性多于男性，但也有人报告性别无差异。口腔卫生一般较好，但牙周组织破坏严重。有明显的家族倾向。病变最初累及切牙和第1磨牙，并可探及深的牙周袋。病变晚期，由于牙齿松动，可有牙齿移位，并呈扇形展开。病情进展迅速。牙周组织被破坏的程度比成人牙周炎快3～4倍。病人在20岁左右即已拔牙或牙齿自行脱落。

治疗原则是早期发现，及时治疗，主要为牙周基础治疗。抗生素治疗，如口服四环素、螺旋霉素等。必要时进行调胎、手术治疗。口腔卫生宣传教育。

（三）快速进展型牙周炎

约有66%～80%的病人有中性多形核白细胞趋化功能低下或自体混合淋巴细胞反应异常。关于本病的龈下菌群了解得尚不充分，主要的细菌有牙龈类杆菌及中间类杆菌等。

本病多发生于青春期至35岁，男女发病无差异。病损可发生于全口牙的任何牙齿，而且常累及多数牙。病变进展迅速，引起牙槽骨的严重破坏，甚至发展为牙周脓肿或牙齿丧失。

治疗原则是常规牙周基础治疗、口腔卫生宣传教育及抗生素治疗，如服用四环素、螺旋霉素或甲硝唑等。维持治疗，定期复查。

（四）牙周脓肿

牙周脓肿是发生于牙周袋壁的急性局限性化脓性炎症，一般发生于重症牙周炎的深牙周袋。致病因素有：①深牙周袋内的感染进入深部牙周组织，引起该处的化脓性炎症，形成脓肿。②炎症渗出物从牙周袋内向外引流不畅。③牙周治疗过程中，因操作不当将感染源推向深部的牙周组织。④机体抵抗力下降时，局部抵抗力降低，使慢性炎症急性发作。

临床表现有：

1. 急性牙周脓肿常在单个或多个牙齿的唇或颊侧近龈缘处形成范围较局限的脓肿或突起，大小不等，表面光亮、发红、水肿。肿胀区常伴有持续性跳痛、压痛，咬合时疼痛加剧。患牙有叩痛及松动，有深牙周袋。病人可有牙齿伸长感、全身不适和淋巴结肿大等。

2. 急性牙周脓肿可自行破溃排脓而消退，也可转变为慢性牙周脓肿。慢性牙周脓肿无明显主观症状。常因引流不畅而积脓于牙周袋内，形成袋样膨胀。患牙稍有不适，有时在黏膜上可发现瘘管，按压时可有脓性渗出物从瘘管内排出。检查时叩痛不明显，扪诊时可有压痛。

急性牙周脓肿的治疗原则是止痛、防止感染扩散及使脓液引流。在脓肿初期脓液尚未形成前，可清除大块牙石，冲洗牙周袋，将防腐收敛药物引入袋内，全身给以抗生素或支持疗法。

当脓肿局限、出现波动时，可根据脓肿部位，从牙周袋内或牙龈表面引流。切开引流后应彻底冲洗脓腔，并敷防腐药物。

急性期可适当调合，以去除早接触点。急性期过后，应彻底治疗慢性牙周炎。

三、牙周疾病主要治疗术及护理

(一) 龈上洁治术护理

龈上洁治术是使用龈上洁治器械除去龈上牙石和菌斑，并磨光牙面，防止菌斑和牙石再沉积。它是牙龈炎和牙周炎必须进行的基本治疗，也是口腔内各种手术术前及义齿修复前的准备工作之一。

1. 器械及用品的准备

(1) 常规治疗用品 1 份 (检查器 1 套、漱口水 1 杯)。

(2) 根据洁治部位的需要及医生使用器械的不同习惯，准备相应的洁治器 (洁治器的结构及用途见本节第四部分)。

(3) 根据医生的治疗需要准备以下物品：①小药杯 1 个，杯内倒入 3%

过氧化氢 15ml～20ml，用于病人洁治前后的含漱。②冲洗器 1 个，吸入 3% 过氧化氢，可用于洁治中及洁治后的局部冲洗。③消毒干棉球适量，用于擦干唾液及污血，也可浸入 3% 过氧化氢擦洁牙龈。④双碟 1 个，滴入浓台液 1 滴，用于牙龈的消炎。

2. 护理配合

（1）安置病人于椅位，为病人围好前身（避免在治疗中因遗洒药物而污染病人衣服）。

（2）调节椅位及灯光，协助医生保持清晰视野。

（3）随时添加治疗中所需器械及用品。

（4）向病人进行口腔卫生宣传教育。

（二）洁治术后牙面磨光护理

洁治后，牙面可有轻微划痕，且常有遗留的色素和肉眼难辨的细小牙石，用磨光器抛光牙面，可防止菌斑再度堆积。

1. 器械及用品的准备

（1）常规治疗用品：同洁治术。

（2）磨光用具 1 套：①低速手机 1 个。②橡皮磨光杯 1 个。③磨光糊剂适量。

2. 护理配合　同洁治术。

（三）龈下刮治术护理

凡牙周袋内探及龈下石者，在进行龈上洁治术后，应用比较精细的龈下刮治器刮除位于牙周袋内根面上的牙石和菌斑，并刮除牙根表面已感染病变的牙骨质，使根面光滑平整，具备形成牙周新附着的条件。

1. 器械及用品的准备

（1）常规治疗用品同洁治术。

（2）根据刮治部位的不同，准备所需刮治器（刮治器的结构及用途见本节第五部分）。

（3）3% 过氧化氢 1 杯约 20ml，冲洗器 1 个，3% 过氧化氢用于刮治后冲洗牙周袋。

（4）消毒干棉球适量。

（5）浓台液 1 滴。

2. 护理配合

（1）同洁治术（1）、（2）。

（2）根据医生的需要，准备麻药（刮治术前，根据病人牙周及身体情况决定选用何种麻醉药），并作好备用。

（3）随时添加治疗中所需器械及用品。

（4）根据病人口腔卫生情况，进行口腔卫生宣传教育。

（四）调合及护理

调合适应证有：有创伤合的牙齿，在进行刮治术后；牙齿形态异常，牙尖过高或斜面过陡，干扰正常咬合关系或形成食物嵌塞。

1. 器械及用品的准备

（1）常规治疗用品同洁治术。

（2）咬合纸适量，如无咬合纸可用剪成与咬合纸相应大小的复写纸代替。

（3）根据医生的需要，选择形状大小合适的砂石针或金刚钻针。

（4）低速手机 1 个。

2. 护理配合　同洁治术

四、口腔卫生健康教育

牙菌斑是引起牙周组织疾病的主要原因。清除牙菌斑，防止其再形成，是治疗和预防牙周疾病的有效方法，也是巩固疗效、维护牙周组织健康的重要措施。

清除牙菌斑并防止其再形成，除采用现有的治疗手段外，还需得到病人积极、主动的配合，这是保持治疗效果的关键，也是预防牙周疾病的根本保证。因此，在病人就诊过程中，向其反复进行口腔卫生宣传教育，定期复查的重要性和必要性，这是牙周科护理工作中的一项极其重要的内容。内容主要包括以下两方面：

（一）牙菌斑及其危害

人的口腔是一个有大量微生物聚集的场所。其中有些细菌不断地黏附在牙齿表面，形成一层不能用水冲掉，也无法漱掉的无色薄膜，我们称这种薄膜为牙菌斑。

每个人的牙面都有牙菌斑（在1mm。的菌斑中约有1亿多个细菌），而且不断在形成发展。如果每天能用正确的方法刷牙，菌斑就可以被彻底除去。相反，若不认真正确地刷牙，原有的菌斑不但无法除去，新的菌斑还会在上面不断形成，并产生许多有害物质刺激牙龈，使牙龈充血、发炎。

此外，受口腔内唾液及其他因素的影响，菌斑在牙面堆积日久，就会逐渐钙化变硬，形成牙石。牙石既坚硬又粗糙，它不仅影响刷牙效果，还利于菌斑在上面附着，也容易吸附大量的细菌毒素，从而加重牙龈的损害。

牙龈炎的病因十分明确，病变也是可逆的。只要彻底除去菌斑和牙石，并注意口腔卫生，炎症很快就能消退，牙龈组织可以完全恢复正常，也不会留下任何不良后果。

但是，患牙龈炎后如果得不到重视和积极有效的治疗，牙龈炎可进一步发展成为牙周炎。

与牙龈炎不同，牙周炎的病变是不可逆的。其检查和治疗既复杂又费时、费力，效果也不十分理想。由于牙龈炎的进一步发展，使其他深部的牙周组织受到破坏并且吸收，造成牙齿周围支持组织的减少，导致牙齿松动。随着年龄的增长，牙周炎不断加重，牙周组织不断被破坏、吸收，牙齿也更加松动，最终可因无法治疗而被拔除或自行脱落，影响咀嚼功能以至全身的健康。

牙周炎是导致成年人牙齿丧失、老年人全口缺牙的主要原因，所谓的"老掉牙"就是牙周炎发展到晚期造成的。

由此可见，菌斑是牙周病的主要病原刺激物，而且除去之后还会不断地在牙面重新形成。因此，必须每天彻底清除菌斑，才能预防牙周疾病的发生。对于已患有牙周疾病的人，除了在治疗过程中彻底清除牙面的菌斑和牙石外，还必须掌握菌斑控制的方法，以保证牙周治疗的顺利进行，并长期保持疗效。

（二）自我控制菌斑的方法

1. 刷牙　目前，控制菌斑的方法很多，但仍以机械控制菌斑的效果最好。刷牙是自我清除菌斑最常用且易于掌握并行之有效的方法。

（1）牙刷的选择：目前市场上出售的牙刷种类及规格较多，但有些牙刷设计欠合理，也影响刷牙效果。如使用头部过大、刷毛太硬的牙刷刷牙，不但无法将牙面上的菌斑刷掉，还易损伤牙齿和牙龈。因此，我们提倡用保健牙刷刷牙。

保持牙刷的刷头大小合理，刷牙时便于在口腔内灵活运转，能将牙齿（特别是最后一个牙齿）上各个部位的菌斑除去。另外，保健牙刷的刷毛富于弹性，软硬合适。刷毛的毛端经加工磨圆，可减少对牙齿和牙龈的刺激。

保健牙刷分别有幼儿、小学生、中学生及成人等几种规格。

（2）刷牙方法：堆积在牙龈边缘及牙齿邻面的菌斑是对牙周组织构成直接威胁的局部刺激物。因此，清除菌斑的重点为龈沟内和牙间隙，刷牙以水平颤动法（Bass法）较适宜。本法应选用软毛牙刷，以避免损伤牙龈。水平颤动法刷牙要点如下：①将牙刷的刷毛放在牙颈部，与牙面呈45°角，刷毛指向牙龈方向，使一部分刷毛能进入牙龈沟，一部分在沟外并进入邻面（图23-1①）。②轻压刷毛，牙刷在原位做前后向的水平颤动6~8次，以将该部位的菌斑揉碎并从牙面除下（图23-1②）。刷上下前牙的舌侧时，要将牙刷竖起，用牙刷的前部接触牙齿，做上下颤动（图23-2）。④刷牙时要依次从牙齿的一侧刷到另一侧并重复同样的动作。⑤牙刷移动的距离不要过大，每次移动不超过两个牙齿，要有重叠，以免遗漏（图23-3）。⑥全口牙齿的每个面都要刷到，最后一个牙的远中及牙弓转折处尤应注意。

完成刷牙的全过程，大约需要3~5分钟。提倡认真刷牙，只要刷得彻底，每天早晚各刷1次即可。

（3）牙刷的保护：牙刷在每次使用后，应以清水洗净甩干，将刷头朝上放入漱口杯中，使之通风干燥，避免细菌繁殖。

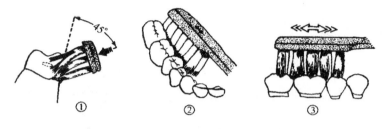

①　　　　　　　②　　　　　　　③

图23-1　水平颤动法刷牙要点示意图

①刷毛以45°角指向牙龈，使部分刷毛进入龈沟和牙间隙。②轻压刷毛，作原位的前后颤动③合面稍施压力使刷毛进入点隙等凹处，作前后向颤动

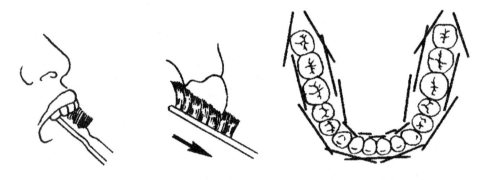

图23-2　前牙舌面的刷法　　图23-3　牙刷重叠放置的位置

牙刷毛出现翻卷倒伏时，应随时更换。因为使用翻卷倒伏的牙刷刷牙，既不利于菌斑的清除，还容易刺伤牙龈。

（4）牙膏：在刷牙时配合使用牙膏，主要是通过其中的摩擦剂和洁净剂来增强刷牙的效果。牙膏在刷牙中只起辅助作用，关键是掌握正确的刷牙方法，选用牙膏最好为含氟或质地较细的牙膏。

2. 牙线　牙线是清除邻面牙菌斑的有效工具，适用于牙间乳头无明显退缩的牙间隙较小者。牙线是由多股细尼龙丝制成，也可用丝线或涤纶线代替。牙线使用方法：

（1）取一段长约20cm～22cm的牙线，将两端打结形成一个线圈。

（2）用双手的食指或拇指将线圈绷紧，两指间相距1cm～1.5cm（图23-4①），将此段牙线由合面轻轻放入牙间隙，注意不要用力过猛，以免损伤牙龈。

（3）将牙线紧贴牙颈部的一侧牙面，并尽量包绕，使接触面积增大。

（4）在牙面作上下移动（图234②），刮除邻面的菌斑。每个牙面需刮4～5次，然后再将牙线反绕到同一牙间隙的另一个牙面，重复相同的动作。

（5）将牙线轻轻从合面取出，另换一段牙线，再依次进入其他邻面，重复上述动作。注意不要遗漏。牙线使用完毕，应用清水漱口，以便将遗留在口腔的菌斑漱出。

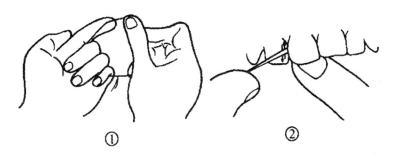

图 23 － 4　牙线使用方法（圈形法）

3. 牙签　牙签也是清洁牙间隙菌斑的有效工具，但只适宜牙龈乳头退缩，牙缝较大者使用。应选择硬木或塑料制成的光滑无毛刺的牙签，横断面以圆形或三角形为佳，尖端应渐细。牙签的使用方法：

（1）将牙签以45°角放入牙间隙，尖端指向合面。

（2）用牙签的侧面紧贴一侧牙齿邻面的牙颈部刮净菌斑并摩擦牙面，然后漱口。

（3）要依次进行，以免遗漏。

4. 坚持定期复查，维护治疗效果　牙周疾病经彻底治疗后，若要保持长期疗效，防止疾病复发，应切实掌握自我控制菌斑的方法，并坚持认真去做。此外，坚持定期复查，也是维护疗效的重要手段。

在完成牙周治疗计划并取得良好效果后，病人应每隔3～6个月复查1次。在复查时，医生会根据检查结果的对比判断治疗效果，并针对病人自我控制菌斑的情况进行具体检查和指导，根据牙周组织的健康状况作相应的治疗和处理。这是防止疾病复发的有效措施，应持之以恒，配合医生完成复查计划。

五、牙周科专用器械

（一）洁治器

1. 手用洁治器

（1）镰形洁治器共 4 支。①前牙镰形（直角）1 支，用于前牙洁治。②前牙镰形（大镰刀）1 支，可用于全口牙的洁治，但主要用于前牙。③后牙镰形（牛角）1 对，用于后牙洁治。

（2）锄形洁治器 1 对。锄形洁治器主要用于去除全口牙齿颊舌面的碎小牙石、菌斑及烟斑色素等。

2. 超声波洁牙机　超声波洁牙机是一种高效去除牙石的器械，尤其对去除龈上大块牙石有省时、省力的优点。超声波洁牙机由超声波发生器和换能器两部分组成。发生器发出振荡，并将功率放大，然后将高频电能输出至换能器即手机。手机将高频电能变换成超声振动，每秒达 2.5 万次以上，振幅达 0.254μm（1/1000 时），通过换能器上的工作头高速振荡而除去牙石。使用超声波洁牙机应注意以下几点：

（1）切忌长时间连续脚踏开关，以免使工作头处于连续工作状态而缩短机器的使用寿命。治疗结束，应及时关闭电源。

（2）超声波洁牙机必须在有喷水（雾）冷却的情况下工作，水柱应对准工作头，以达到冷却的目的。

（3）口腔内的细菌可随冷却水的喷雾由口腔内喷出而污染诊室空气。有研究表明，在洁治前让病人口含 3% 过氧化氢，鼓腮漱口 1 分钟后再进行超声洁治，可大大减少喷雾中所含的细菌数，减少环境污染。对患有肝炎、肺结核等传染性疾病者，则禁止使用超声波洁牙机洁治，以免造成环境的严重污染。

（4）体内放置心脏起搏器的病人及医务人员不宜使用超声波洁牙机，以免因电磁辐射的干扰，影响起搏器的正常运转。

（5）超声波洁牙机在使用后，应以 2.5% 碘酒消毒手机柄及工作头，待其自然干燥 1 分钟后，用 70% 酒精脱碘，方可继续使用。

（二）刮治器

1. 匙形刮治器共 2 对，分别为前牙 1 对，后牙 1 对。

近年来国际上普遍使用 Gracey 刮治器，共有 7 支，一般使用其中的 4 支即可完成全口各部位的刮治。这 4 支器械的用途分别是：#5 ~ #6 适用于前牙及尖牙；#7 ~ #8 适用于磨牙及双尖牙的颊舌面；#11 ~ #12 适用于双尖牙和磨牙的近中面；#13 ~ #14 适用于双尖牙和磨牙的远中面。

2. 锄形刮治器共 4 支，分别用于全口牙的近、远、中和颊舌侧 4 个面。

第六节　口腔颌面部肿瘤护理

肿瘤在颌面外科是常见病和多发病。良性肿瘤多来源于牙源和上皮组织，其次为间叶组织，治疗以手术切除为主。恶性肿瘤以上皮组织来源为多见，治疗方法应根据肿瘤组织来源、生长部位、细胞分化程度、发展速度、临床分期及病人的机体状况和精神状态来选择。

一、牙龈癌

口腔颌面部的恶性肿瘤以癌为最多见，尤其以鳞状上皮细胞癌为常见，占口腔颌面部恶性肿瘤的 80% 以上。

牙龈癌是发生在上、下颌游离龈、附着龈的癌性病变。在我国患病率较高，在口腔颌面部恶性肿瘤构成比中居首位。下颌牙龈癌较上颌多发，男性多于女性，好发年龄 50 ~ 70 岁。

牙龈癌发病可能与下列因素有关：原发性癌与残根、残冠及不良修复体的慢性刺激有关；继发性癌多见于牙龈区白斑及乳头状瘤恶变。

临床上病变多发生在磨牙区，前牙区少见。生长速度较慢。牙龈癌呈浸润性生长，易向周围组织扩展，破坏牙槽骨，引起牙齿松动和疼痛。上颌牙龈癌可侵入上颌窦，上颌出现神经麻木，累及周围肌肉引起开口困难，进食、说话不便。牙龈癌多数为高分化鳞癌，淋巴转移比其他部位口腔癌出现晚。下颌牙龈癌主要转移至颌下、颈上深淋巴结，淋巴转移率为30%。上颌牙龈癌在中晚期出现淋巴结转移。

牙龈癌对放疗不敏感，应采取以手术为主的综合治疗方法。早期只累及牙槽骨者，可行颌骨矩形切除，下颌骨牙龈癌可同时行舌骨上淋巴结清扫术。下颌牙龈癌累及颌骨时，应行颌、颈联合根治术，颌骨缺损区可植入钛板，以保持颌骨连续性和正常的咬合关系。上颌牙龈癌累及上颌窦时，应作全上颌骨切除，有淋巴结转移者应作颈淋巴清扫术。

牙龈癌手术病人的护理如下：

1. 术前护理

（1）颌骨切除将破坏病人正常面颌外形和生理功能，故术前应耐心做好解释工作，把疾病的原因、性质及手术的目的、术式及术中、术后易出现的问题及护理向病人讲清楚，以取得病人的配合。

（2）牙周洁治。

（3）作好面颈部皮肤准备，上颌骨切除需要口内植皮者应准备供皮区皮肤，一般选用大腿内侧皮肤。剪鼻毛，清洁口、鼻腔。

（4）做好输血前的交叉配血及术后所用腭护板。

（5）做好青霉素和普鲁卡因等药物皮肤过敏试验。

（6）术前1日应用含漱剂漱口，保持口腔清洁。

（7）一侧下颌骨切除者，术前应制备好合适的健侧斜面导板，以保护正常颌关系。

（8）术前30分钟肌内注射抗生素，以预防术后感染。

2. 术后护理

（1）全麻未清醒前应密切观察血压、脉搏和呼吸情况，保持呼吸道通畅，及时吸出口鼻腔分泌物。如有舌后坠现象，应行舌牵引，使舌前伸并固定在口外。对下颌肿瘤范围较大、下颌骨切除超过中线行气管切开者，应按气管切开常规护理。

（2）手术次日病人应采取半卧位。每日做雾化吸入 2～4 次，以稀释痰液，利于排出，减轻咽喉部肿胀，防止呼吸道感染。

（3）每日做口腔清洁或口腔冲洗，即用生理盐水棉球擦拭（或盐水冲洗）牙间隙、龈颊沟、颊黏膜、牙齿的合面及舌侧面、舌、口底，保持口腔清洁，嘱病人在餐后用含漱液含漱。

（4）给予高热能、高蛋白、富含维生素的流质饮食或要素饮食，不能进食者行鼻饲，必要时可行锁骨下静脉穿刺给予静脉高营养，以维持和增强机体的抗病能力，促进愈合。

（5）上颌骨切除、口内植皮者，要注意观察包扎敷料及填塞的碘仿纱条有无松动、脱落，发现异常及时报告医生，采取措施。

（6）遵医嘱合理应用抗生素，预防切口感染，植骨者应用抗生素应持续 2 周。

（7）下颌骨切除术后颌间结扎一般需维持 4～6 周，斜角导板要放置半年以上。

（8）上颌骨切除创口初愈后，应早期指导病人做张口训练，防止瘢痕挛缩影响言语和进食。

（9）同时，做颈淋巴清扫术者，按颈淋巴清扫术后常规护理。

二、腮腺混合瘤

混合瘤又名多形性腺瘤，此肿瘤含有肿瘤性上皮组织和黏液样组织或软骨样组织，又称混合瘤，是涎腺肿瘤中最常见的一种。腮腺是混合瘤好发部位，约占 60%～85%，颌下腺占 10%，小涎腺占 7%，混合瘤也可发生在磨牙后三角，颊、唇等部位。在此主要介绍腮腺混合瘤。

腮腺混合瘤好发年龄为 40～60 岁，临床表现特点为：

1. 病史长，肿瘤生长缓慢，无自觉症状，无疼痛，边界清楚，有包膜，中等硬度，呈结节状生长。肿瘤呈球状、分叶状或不规则形，一般可以活动。

2. 生长于腮腺深叶的肿瘤，当体积增大时，可见咽侧或软腭膨隆，出现咽部异物感或吞咽障碍。肿瘤向外生长，可造成面部畸形，但一般不引起功能障碍。

3. 若肿瘤在缓慢生长一段时间后，突然加速生长，出现疼痛或面神经麻痹，则提示有恶性变可能，应结合其临床表现综合考虑。

治疗原则是腮腺浅叶部位的肿瘤，应行肿瘤及浅叶切除，保留面神经。治疗成功的关键在于第 1 次手术方式应从肿瘤包膜外的正常组织处切除。

手术后常见并发症为味觉出汗综合征。腮腺混合瘤彻底切除后复发率很低。

腮腺混合瘤手术病人的护理如下：

1. 术前护理

（1）术前 1 日做好皮肤准备，剃去患侧耳后发际上 3cm 范围内的毛发，并用肥皂水彻底清洗干净。

（2）腮腺区手术有可能损伤面神经，所以病人术前思想负担较重，故术前应做好耐心的解释工作。

（3）术中有时在腮腺导管内注射 1% 亚甲蓝，其作用使腮腺着色，以便与面神经相区分。注射亚甲蓝后，开始几次尿液颜色可呈蓝色，应告诉病人不必紧张。

2. 术后护理

（1）注意观察切口渗血情况，如渗血较多，应及时报告医生给予止血处理，必要时需打开伤口探查，如因切口包扎过紧，病人出现呼吸困难，应协助医生及时剪开绷带，给予重新包扎处理。

（2）腮腺手术后，局部应用敷料压迫包扎是保证切口 I 期愈合的重要环节。应密切观察敷料包扎的松紧度，保证压力，防止敷料松动、脱落，导致手术区积液，或发生涎瘘及感染。

（3）术中创口内放置的引流条或负压引流装置，无异常情况一般在48～72 小时内拔出，拔出后切口加压包扎 7～14 日。如局部出现积液，可用注射器抽吸后继续加压包扎，直至痊愈。

（4）术后进流食或半流食，禁食刺激性食物，特别是酸性食物。因酸性食物刺激腺体分泌活跃，易形成涎液潴留，影响伤口愈合。

（5）由于手术刺激面神经，部分病人术后会出现暂时性面神经麻痹，应安慰病人不必担忧，经药物治疗或理疗可以逐渐恢复。

（6）对因病变范围大未能保留面神经者，术后病人会出现睑裂闭合不全，应注意保护病人的眼睛，白天可滴用眼药水或戴眼罩、盐水纱布覆盖，以防止发生暴露性角膜炎、结膜炎。

三、恶性淋巴瘤

恶性淋巴瘤是全身性疾病，约半数病例首先侵犯头颈部，在病理上分为非霍奇金淋巴瘤（NHL）和何杰金淋巴瘤（HL）。何杰金淋巴瘤发生于淋巴结者称结内型，发生在淋巴结外者称结外形，男女之比为2：1，病因不明。

临床表现为淋巴结肿大，尤其是颈、腋下、腹股沟等表浅淋巴结肿大，可移动，表面皮肤正常。结外形早期多为单发病灶，可发生于牙龈、腭、颊、舌根、扁桃体、口咽、颌骨及颏等部位。临床表现症状呈多样性，有炎症、坏死、肿块等各型。随病情发展可伴有全身症状：发热、多处淋巴结肿大、贫血、乏力、肝脾肿大及消瘦等。

治疗原则为单发病变且局限者，手术切除后可行化疗加放疗。头颈部恶性淋巴瘤以化疗为主。

恶性淋巴瘤病人的护理如下：

1. 实施化疗方案的静脉给药，方法非常重要，应先以未加药物的液体进行静脉穿刺，抽吸回血确认针头在血管内后，将配制好的药液由茂菲滴管内滴入。勿使药液溢出血管外，否则引起组织水肿、疼痛、坏死。若不慎漏出时，应立即注射生理盐水稀释，同时局部冷敷48小时。阿霉素滴入速度不宜过快，并且应注意心脏功能。

2. 注意事项为药物应现配现用，滴药宜慢，一般在15~20分钟内完成。对某些需避光输入的药物，应在输液瓶及输液管上套上黑布套。

3. 用药剂量较大时，溶剂量也应相应加大，以免浓度太高刺激血管，发生静脉炎。

4. 反复接受化疗的病人，由于化疗药物的刺激常使血管发生栓塞、静脉炎，应注意保护血管，穿刺应从远端开始逐渐向上。

5. 化疗期间应鼓励病人多饮水，促进药物排泄。

6. 在化疗的第 4、7、10、14 日，查血白细胞数及分类、血小板，白细胞低于 $3 \times 109/L$，血小板低于 $80 \times 109/L$，应考虑停药，或加用刺激骨髓再生、提高白细胞及血小板的药物，必要时少量多次输新鲜血液。第 7、14 日查肝肾功能及心电图。

7. 食欲减退者应给予助消化药，恶心、呕吐严重者可肌注甲氧氯普胺或静脉滴注维生素 B6100mg～200mg，还应给予补液。

8. 化疗期间病人会出现口腔溃疡，应适当给予抗生素预防感染，保持口腔清洁，用有消毒、收敛作用的溶液含漱，预防口腔炎和咽喉炎。如溃疡影响病人进食，可用 0.5% 普鲁卡因溶液在饭前含漱，以减轻疼痛。

9. 化疗药物可致脱发、脱须及色素沉着，应在治疗前向病人解释，一般不需停药或特殊处理。停止治疗一段时间后毛发可以再生，色素会逐渐消退。

第七节　唇腭裂序列治疗及护理

唇腭裂是最常见的面部先天性畸形疾患之一，患病率达 1.82‰。发病机制尚不十分清楚，大多与遗传因素有关。传统单一的唇腭裂手术修复不能达到满意的治疗效果。由于唇腭裂病人先天颌面部发育缺陷及手术创伤，常形成牙颌系统畸形、语音功能障碍等继发畸形，严重影响了患儿及家属的精神心理健康。要预防继发畸形，取得满意的治疗效果，常需颌面外科、整形外科、口腔正畸科、修复科、耳鼻喉科、语音病理、精神心理、妇儿科等各科专家密切合作，实行综合序列治疗。

唇腭裂序列治疗及护理分为 5 个阶段：

一、手术前处置

1. 唇腭裂患儿的出生登记　目前在许多发达国家和地区已经建立起较为完善的出生缺陷登记制度，患儿出生后 24 小时内，区域性出生缺陷监测机构即可获得信息，并对患儿的治疗过程进行指导和监测。

2. 对唇腭裂患儿父母的教育　唇腭裂患儿的出生对其父母是沉重的打击，及时使家长了解有关疾病的知识十分重要，以唇腭裂治疗中心编撰的小册子进行卫生宣教，介绍该疾病治疗步骤和可能达到的治疗效果。在患儿出生后 2 周左右参加唇腭裂中心的第 1 次会诊，由儿科医生对患儿进行全面的体检，由外科或语音病理医生与患儿家长进行认真的交谈，及时解答有关问题，对喂养方法提供指导，并对治疗原则及可能的预后作较为详尽的介绍。

3. 完全性唇腭裂的术前正畸治疗　由于患儿颌骨及颌周肌肉连续性的丧失，出生后早期即可表现出明显的颌骨骨段移位，术前正畸的目的是保持或恢复各骨段的正常位置和正常牙弓形态，以利于颌骨的正常发育。此时，一般不主张使用复杂矫治器，简单的腭托多可达到目的。

二、唇裂修复术

唇裂是颌面部最常见的一种先天性畸形，患病率约为 1%。先天性唇裂常并发腭裂，少数患儿还有身体其他部位畸形。唇裂分为单侧唇裂和双侧唇裂。根据裂隙的大小、造成的功能障碍（如咀嚼、吸吮、吞咽、语言、表情等）和外貌缺陷的程度不同，通过手术治疗可恢复外形及功能。

1. 手术治疗原则　单侧唇腭裂修复手术的时机多在出生后 3~6 个月左右。完全性双侧唇裂可采用分次手术，在出生后 3 个月和 6 个月时分别修复双侧裂隙，以降低手术难度，减轻创伤，有利于颌骨的发育。

2. 手术前护理

（1）按口腔颌面外科术前准备。

（2）婴幼儿应于术前数日停止吸吮母乳或奶瓶嘴，改用汤匙喂养，以便术后习惯于喂饲流质。应向家长说明，手术后若继续吮吸将影响伤口愈合，引起伤口感染、重新裂开等。同时，如术前不训练用喂饲的方法，术后患儿对突然改变的喂饲方法不适应，引起哭闹也会影响伤口愈合。

（3）手术前日用清水洗净面部及唇部，鼻孔用盐水棉球擦拭，成人剪去鼻毛，注意口腔清洁，用药液含漱，做好个人卫生，剃胡须等。

（4）成人单侧唇裂以局麻为主，婴幼儿主要选用基础麻醉加局麻，成人双侧唇裂可应用全麻。成人全麻术术前 8 小时开始禁食，婴幼儿于术前 6 小时开始禁食、水。

3. 手术后护理

（1）按口腔颌面外科手术后护理。

（2）全麻清醒后 4~6 小时，可用滴管或小匙喂流质，喂食时尽量不接触伤口，以免引起伤口感染，术后 10 日方可吮吸母乳或奶瓶嘴。

（3）注意观察患儿术后有无脱水、高热等症状，并及时处理。注意保暖，防止感冒引起肺炎等并发症。

（4）手术区域在术后第 1 日加压包扎，防止出血，第 2 日开始给予暴露，除去压迫敷料，安放唇弓，以保护唇部伤口和减少唇部的张力，并用 75% 的酒精清洁伤口。避免血液、鼻涕、泪水污染。唇弓松紧度要适宜。

（5）婴幼儿应避免啼哭、吵闹，保持局部清洁、干燥，防止患儿搔抓及碰撞上唇，以免裂开。尤其夜间更应注意，可将患儿双肘松捆制动或戴布手套。

（6）术后应用抗生素防止感染。视张力程度，于术后 5~7 日拆线。发生感染的缝线应提前拆除，婴幼儿的口内缝线宜晚拆或不拆。拆线后，尚须提醒家长防止患儿碰伤唇部，否则，虽伤口愈合但也有裂开的可能，2 周后撤掉唇弓。

三、腭裂修复术

腭裂也是一种患病率较高的先天性畸形，虽然不影响美观，但因腭裂与鼻腔相通，不仅发音不清，在饮食吞咽、呼吸等方面均有严重功能障碍，尤其是语言功能障碍。对儿童心理会产生不良影响，限制了儿童天真、活泼的特性，养成了不愿与人接触的个性。通过手术缝合裂开的腭部，恢复腭咽正常解剖形态，达到重建生理功能的目的。

1. 手术治疗原则 腭裂修复手术多选择在患儿 1 岁至 1 岁半时进行。腭裂修复的手术方法很多，最常用的是传统的兰氏（Langenbeck）双蒂粘骨膜瓣腭成形术和二瓣后推腭成形术。

2. 手术前护理

（1）按口腔颌面外科术前准备。

（2）术前应注意口鼻和咽部有无感染，特别是有无扁桃体炎和增殖腺肥大。要注意保暖，预防感冒。如有上呼吸道感染，需在术前进行治疗，待炎症消退后再考虑手术。

（3）向患儿及家属（包括成年病人）耐心讲解术后需要保持安静，不能大声哭笑、喊叫，不吃坚硬或过烫食物，以免影响伤口愈合。

（4）术前 1 日用含漱液反复漱口，保持口腔清洁。备血。

（5）裂隙较宽大者，术前可考虑制备腭护板备用。

（6）成年病人可选择局部麻醉，患儿一般选择气管内插管全麻。术前晚禁食、禁水。

3. 手术后护理

（1）按口腔颌面外科术后护理。

（2）全麻未清醒前，取平卧位，头偏向一侧，保持呼吸道通畅，以利于分泌物流出，并经常吸净口腔内分泌物。吸痰时注意吸管勿接触伤口，以免引起伤口出血。采用咽后壁组织瓣移植的病人，由于咽腔缩小，咽后壁创面可能渗血，易发生呼吸道阻塞，故应严密观察，防止呕吐、伤口出血和呼吸道阻塞。

（3）全麻清醒后，患儿多因疼痛而不敢下咽，口腔内常积有多量分泌物，应及时用吸引器吸出，应将吸痰管放在下颌龈颊沟间吸引，切勿将填塞碘仿纱条吸出。

（4）加强饮食护理，保持口腔清洁是促进伤口愈合的关键。术后 2 周内可给予流质饮食，3～4周进半流食，第5周后改为软食或普食。对不能进食的患儿可适当补充液体。每次进食后都应用漱口液漱口，保持口腔清洁，防止食物黏附于创口，引起伤口感染。

（5）防止患儿术后大声哭闹及吃过硬食物，引起伤口裂开。注意保暖，防止感冒，避免因咳嗽而影响伤口愈合。

（6）术后8～10日取出松弛切口的纱条，取出后2小时内禁食，并注意伤口有无渗血。渗血多时应报告医生，及时处理。腭部缝线可在术后14日拆除。患儿如不合作，可不必勉强拆除，任其自行脱落。

（7）腭裂修复后，还要为恢复功能创造条件，须向病人及其家属说明，尚需进行语音训练使发音得到逐步改善。术后3个月，可指导患儿及家属用拇指按摩腭部，并做后推的动作。同时，开始语音矫治，建议病人吹口琴，吹气球，以加强腭咽闭合，并从头学习汉语拼音。

（8）定期随访语音改善情况，并确定是否需要再行手术或专门进行语音训练。

四、手术后处置

1. 术后语音效果的观察和语音治疗　语音发育的早期即可能出现声门及咽部的异常代替音，这种发音模式一旦建立就很难矫正。因此，腭裂修复后要及时发现和治疗发音异常。术后半年内应对患儿的语音状况进行1次较全面的评价，对有问题者可开始早期训练。其他患儿每年进行1次随访，到4岁左右，再进行1次较全面的语音功能检查，包括发音评价、鼻音程度判断及听力检查等。对发音异常者进行系统和高密度的语音治疗。半年以后对治疗效果不明显，尤其是仍表现一定程度的高鼻音者，进行全面的腭咽功能检查，至少应包括X线和鼻咽纤维镜检查，对确诊有腭咽闭合不全者，应采取进一步的治疗措施。

2. 腭咽闭合不全的处置　经过较为系统的语音治疗，到患儿5岁左右，语音改善仍不明显者，可考虑二次咽成形术，其目的只是协助发音时的腭咽闭合，奠定正常语音功能的解剖基础，并不能直接矫正发音异常，故术后仍应继续进行语音治疗。

除咽成形术外，还可考虑用矫形修复体协助发音时的腭咽闭合。由于各种矫治器需反复摘取以保持清洁，每次摘取都会使病人感到自己是有缺陷的，故应尽量避免长期使用矫治器，只宜将其作为语音治疗的辅助手段。

3. 正畸治疗 可根据牙列状况分为乳牙列期、混合牙列期和恒牙列期3个阶段进行治疗。

五、颌骨及面部继发畸形的治疗

1. 牙槽突裂植骨术 患儿9～11岁恒尖牙萌出之前是行牙槽突裂植骨的理想年龄。植骨手术后约有15%的病人可能需手术开窗，并经正畸协助恒牙的萌出。

2. 唇鼻及颌骨继发畸形的手术治疗 目前各种唇裂修复术式均难做到1次矫正所存在的鼻、唇畸形。除了遗留不同程度的瘢痕组织外，随着生长发育还会出现越来越严重的继发畸形，很多病人可能需经多次手术修整才能矫正唇、鼻畸形，达到相对满意的最终效果。

3. 面部继发畸形的治疗 部分完全性唇腭裂病人还可能逐渐产生严重的面中部后缩畸形。这部分病人共同的特征是上颌后缩，上颌前部高度不足和相对的下颌前突，在使用正畸手段不能满意地矫正畸形时，应采用外科手段使上颌骨下降、前移。这一手术应在生长发育完成后（男性17～18岁、女性15岁）进行。在畸形和错颌极为严重时，考虑到心理社会因素的影响，手术年龄可以提前，但应向患儿家长交代术后发育受限及可能需再次手术的问题。

六、唇腭裂治疗护理中应注意的问题

1. 中耳感染与听力问题 早期的听力丧失不仅会影响患儿对发音技巧的掌握，还会导致语言发育障碍。因此，患儿出生后即应严密注意检查和观察其中耳功能，在唇腭裂修复前更应将听力及中耳检查作为一项常规的术前准备内容。

2. 病人的精神心理状态 面部畸形及语音功能异常会给病人形成不良的

自我印象，社会对这种疾病的反应也多不利于病人精神心理的正常发展。各种主观和客观因素使病人最终感到自己与社会环境不相容，并因而产生焦虑，自我封闭等心理症状。因此，注意患儿的行为变化，及时进行必要的心理咨询和治疗，对保证最终的治疗效果十分重要。

3. 注意患儿的全身健康状态　唇腭裂患儿的全身发育状况一般稍差于正常儿童，尤其是合并其他畸形（如先天性心脏病）时，可能会影响总体治疗计划和预后。故在治疗前应全面了解患儿的健康状况，治疗过程中也应注意观察患儿的整体生长发育情况。

4. 重视患儿父母的配合　唇腭裂的治疗过程贯穿患儿整个生长发育期，畸形与功能变化的关系也十分密切，治疗过程中需要患儿能及时、多次复诊。因此，患儿家长与医护人员的配合是保证良好治疗效果的前提。尤其在语音治疗过程中，患儿家长的积极性起着决定性的作用。因此，医护人员应做好患儿父母的工作，使其充分了解配合治疗的重要性，并充分发挥积极作用。

第八节　口腔修复护理

口腔修复学的临床内容包括牙体和牙列缺损畸形，牙列缺失的修复，预防牙周病，颞颌关节疾患的矫形治疗和颌面部缺损的修复治疗。本节主要介绍最常见的牙列缺失修复及护理、牙体缺损的全冠修复及护理、活动义齿的使用和保护须知。

一、牙列缺失的总义齿修复

上颌、下颌或上下颌牙齿全部缺失者，称为牙列缺失。上颌或下颌牙齿全部缺失，其对颌牙列可能是完整的或是只有缺损，称为单颌牙列缺失。牙列缺失的原因有：龋齿和牙周病，老年人因生理退行性改变，导致牙龈萎缩、牙根暴露、牙槽骨吸收，造成牙齿松动脱落，不良修复体也可造成牙列缺失。

牙列缺失是一种常见病、多发病。患病年龄多在 50 岁以上，青年人由于变性型牙周病也可导致牙列缺失。病人中，女性多于男性，上颌牙列缺失多于下颌。牙列缺失，对病人颌面部形态的改变，对发音和咀嚼功能的影响均比牙列缺损严重。牙列缺失后应适时进行全部义齿修复，以恢复颌面部形态、发音和咀嚼功能，保护颌面部的软、硬组织，维护颞下颌关节健康。

治疗原则是制作全口义齿。全口义齿用基托和人工牙组成，义齿借助各种固位力和辅助因素附着在上下颌牙槽嵴上，可恢复病人颌面部的形态和功能，促进组织健康。全口义齿是黏膜支持义齿。

总义齿修复病人的护理如下：

1. 操作步骤及所需器械

（1）初诊时所需器械及护理：①病人坐在治疗椅上后，围好前身，调整头托位置，准备好检查器、小毛巾，口杯中放水。②选择上下无孔托盘各 1 个。根据托盘的大小，准备经色印模膏 2～3 块，准备刮刀、酒精灯（取初印模）。⑧取终印模时护士要准备印模材料，总义齿一般用打样膏，上颌大约用 10g～15g，下颌用 7g～12g。

（2）印模材上盘时的注意事项：①上颌不要太多，上颌唇系带处、颊系带处、上颌结节处都必须涂到。②下颌颊系带处、舌系带处及磨牙后垫处都要涂到。上下颌印模合格后，写好病人的姓名，送至模型室灌制石膏模型。

2. 确定正中关系及试托时的护理

（1）确定正中关系时护理：取来病人的石膏模型，准备好合平面板、合平面铲、烫蜡刀及垂直距离测量器（有时要用虫蜡版）。

给病人准备好检查器，口杯放水，戴好治疗巾，给医生点燃酒精灯，待用，准备好红蜡版。

（2）试托时的护理：准备器械和操作步骤与确定正中关系基本相同，多准备 1 盘戴石针，主要用小桃石。

3. 试牙时的护理　准备检查器 1 份，小毛巾 1 条，口杯 1 个，给病人戴好治疗巾并调整好椅位，准备排牙蜡刀 1 把，各类戴石针 1 盘，红、蓝咬合纸各 1 条，并点燃酒精灯待用。

协助医生写好收费条，试牙完后，及时把修复体送模型室。

4. 戴牙及复查时的护理

（1）戴牙时的护理：准备检查器 1 份、小毛巾 1 条及口杯 1 个，给病人戴好治疗巾并调整好椅位，各类戴石针 1 盘，红、蓝咬合纸各 1 条，纱布卷 2 个，砂纸片 2 个，协助医生写好收费条。对病人依照戴牙须知内容进行必要的宣传教育，交给其戴牙须知单 1 张。

（2）总义齿复查时的护理：准备小毛巾 1 条、口杯 1 个，给病人戴好治疗巾并调整好椅位，准备排牙蜡刀 1 把，各类戴石针 1 盘，红、蓝咬合纸各 1 条，纱布卷 2 个，砂纸片 2 个，必要时准备好棉签及甲紫，自凝单体及自凝牙托粉，协助医生写好收费条。

二、牙体缺损全冠修复

全冠因制作材料不同分为金属全冠、塑料全冠。金属全冠又因制作方面不同分为铸造全冠及锤造全冠，临床多用铸造全冠。铸造全冠一般多用于大面积充填后及隐裂的后牙。

全冠修复的护理如下：

1. 用物准备　除一般常规用物外，还应准备各类金刚砂车针、咬合纸、印模材料及托盘。

2. 初诊时护理　待医生牙体预备完毕后，护士调制印模材料，医生取印模后立即送往模型室灌制石膏模型。

3. 粘固时护理　准备粘固剂、调刀、调板、70% 酒精棉球。待医生试戴调整磨光后，将全冠用 70% 酒精消毒后吹干，备用，调制水门汀粘固剂，将粘固剂均匀涂在全冠内层，递与医生。

常规清理用物并消毒，备用。

4. 注意事项

（1）调制粘固剂一定要能拉出 3cm 丝方可使用。

（2）调刀、调板一定要保持干燥。

（3）塑料全冠一般用于临时冠，粘固用氧化锌糊剂，其他护理同铸造全冠。

三、活动义齿的使用和保护须知

活动义齿由牙齿、卡环（钩）、托或杆组成。使用中，必须注意保护，护理上做到以下几点。

1. 义齿的咀嚼功能不如真牙，因此不宜吃过硬食物，以免折裂。

2. 戴牙前分清义齿的上下、前后、左右，然后放入口内，用手指在义齿或托上轻轻加压即可戴好。摘下颌牙时用同侧拇指将钩向上推动。摘上颌牙时用食指或中指将钩向下拉动即可取下，不要用猛力推拉，以免造成义齿折断或钩变形。

3. 初戴义齿时，往往有说话不清楚，口水多，恶心等不舒服感觉，也可能感觉有些紧，全口牙又可能感觉有些松（特别是下颌的）。这些不适多是暂时的，习惯适应后就会好转，一般说义齿对味觉的影响不大。

4. 全口义齿初戴后吃饭易掉，应先慢进食，吃软食，将食物放入口中，先用后牙慢慢咀嚼，不要用前牙切咬。另外，在打喷嚏、打哈欠、漱口、咳嗽、低头时，义齿容易松脱，经过一段时间练习，即可自动控制。

5. 饭后应摘下义齿洗净，漱口后再戴上，保持口腔卫生，否则食物残渣存积，挂钩的牙齿易龋坏。晚上义齿必须刷洗干净，睡眠时佩戴或摘下均可。摘下的义齿要放在冷水中，不要放在热水中或干放，以免变形。

6. 戴用过程中如发生疼痛、咬腮、咀嚼不得力或卡环过松、吃饭易掉等情况，应及时复查修改。如义齿发生破裂或折断，应将碎块带来进行修理，不要自行修改，以免弄坏。

第六节　常见错𬌗畸形矫治护理

错𬌗畸形是指儿童在生长发育过程中，由先天的遗传因素或后天的环境因素，如疾病、口腔不良习惯、替牙异常等导致的牙齿、颌骨、颅面的畸形，如牙齿排列不齐、上下牙弓间的关系异常、颌骨大小形态位置异常等。这些异常是牙量与骨量、牙齿与颌骨、上下牙弓、上下颌骨、颌骨与颅面之间不协调造成的。牙齿的错颌畸形不但影响外貌，也影响功能，应积极进行治疗。

一、牙列拥挤

牙列拥挤可由遗传因素、替牙期故障和颌骨发育不足造成。如邻牙前移占据缺牙隙而造成恒牙萌出时因间隙不足而错位；乳牙滞留可使恒牙萌出时错位等；颌骨发育不足可造成牙量、骨量不调。牙齿不能整齐地排列在齿槽内，造成拥挤颌位。

牙列拥挤是错颌畸形中最常见的症状，可表现为牙齿拥挤错位、排列不齐。牙列拥挤的患病率较正常排列牙齿为高，牙列拥挤不但影响外观，严重者还可造成口唇闭合困难，形成开唇露齿。

牙列拥挤的主要原因是牙量相对大而骨量相对小，因而其矫治原则是通过各种矫正器扩大牙弓的长度及宽度，以增加骨量；或通过片切，牙齿减径或减数拔牙的方法以减少牙量。不论是通过增加骨量还是减少牙量的方法治疗牙列拥挤，目的都是使拥挤牙在获得足够排齐间隙的条件下接受矫治。

治疗方法有手压法和矫治器矫正。矫治器矫正又可分为可摘式矫正器及方丝弓矫治器矫正。

牙列拥挤病人的护理如下：

1. 用手压法治疗时要教会病人用手指挤压错位的牙齿。每日 3 次，每次压 40～50 下。

2. 佩戴可摘式矫治器病人的护理

（1）将制作好的矫正器消毒后放入治疗盘内，核对病人姓名、设计单。

（2）医生将矫治器戴入病人口内后，询问病人自我感觉、有无压痛。

（3）教会病人正确摘戴矫治器。戴入时，以双手拇指、食指协作将固位卡环压就位；摘下时，以双手食指位于固位卡环处用力取下，不可扳卸唇弓，以免发生变形。

（4）告诫病人保持口腔卫生，矫治器每日用牙刷轻轻刷洗干净，饭后漱口，防止牙龈炎发生。

（5）教育病人按医生要求坚持戴用可摘式矫治器，尤其是有些中、小学生因怕影响学习、影响发音、同学见笑等原因，白天不戴只在晚上戴用，这样影响治疗效果，延长治疗时间，甚至导致治疗失败。

（6）治疗期间要妥善保管好矫治器。矫治器取下后放入盒内保存，防止挤压变形。用冷水刷洗或浸泡，防止塑料基托受损。

（7）戴用活动矫治器者一般每 1~2 周复诊 1 次。嘱病人按预约时间就诊，如有特殊情况及时复诊。

3. 佩戴方丝弓矫治器病人的护理

（1）粘带环的护理配合：①操作步骤：将试好的粘带环用 75% 酒精棉球消毒后再用气枪吹干，然后取适量的水门汀粉及液放在玻璃板上。协助医生对病人进行口腔内隔湿处理，将调拌好的水门汀糊剂沿粘带环龈端放置。②注意事项：调拌水门汀粘合剂的用具要清洁、干燥。水门汀液体和粉末混合时，不要将粉末 1 次加入液体内。调拌时均匀加压，要使糊剂细腻。调拌好的水门汀呈糊状，粘度以拉丝状为宜。

（2）直接粘接正畸附件的护理配合：①准备工作：病人口腔清洁，去除牙齿表面牙石及软垢；检查治疗椅的排唾、水、气系统是否完好；常规器械准备充分，如检查器、开口器、双碟、玻璃板、调拌刀或胶棒、敷料等；将正畸附件用 75% 酒精棉球消毒后备用，备好粘合剂、酸蚀剂。②操作过程：调节好治疗椅角度，使病人头部处于合适的粘着位置。放开口器于病人口中，使需要粘接附件的牙齿暴露充分。协助医生做隔湿处理及牙表面酸蚀处理。调粘合剂：先在双碟中放入等量的渗透液Ⅰ和Ⅱ，用一根胶棒搅拌混合后交医生使用，然后分别用两根胶棒将糊剂Ⅰ和Ⅱ按 1：1 的比例等量取出放在玻璃板上，每牙 1 份。最后当医生用镊子夹起待粘的正畸附件时，护士立即将糊剂Ⅰ和Ⅱ混合调匀，用胶棒将调好的一份糊剂刮在正畸附件背网上。以此类推，直至需要粘接附件全部粘完为止。③注意事项：粘接正畸附件是以医护四手操作完成，护士应与医生密切配合。调粘合剂时应快速，以免糊剂固化。放粘合剂于附件背网时动作要轻，以免给医生造成不便。取用粘合剂材料用量要准，以免降低粘着效果或造成材料浪费。

（3）口腔卫生宣教：对佩戴固定矫正器的病人，护士应进行认真的卫生宣教。除讲明在正畸过程中保持口腔卫生的重要性外，还应向病人说明只有正确的刷牙方法才不会导致托槽脱落、唇弓折断等现象，并教会病人正确使用正畸专用牙刷的方法。正畸专用牙刷由 3 排刷毛组成，

中间呈 V 字形槽沟（图 23－5）。正确的刷牙方法是：①先横刷，因专用牙刷的刷毛中间一排低于两侧刷毛，两侧较高的刷毛可将托槽脊内嵌塞的食物残渣清除，同时中间一排短刷毛可将弓丝通过之处及托槽表面滞留的食物残渣清除干净。②横刷之后，用牙刷顶端两束刷毛逐个牙进行纵刷，毛刷与牙面呈 45 度角，由龈端向牙面方向刷。⑧最后，将咬合面刷净。正确的刷牙方法应贯彻整个治疗过程，每日 3 餐后都应进行彻底的口腔清洁，否则会因口腔不卫生造成牙齿龋坏，降低正畸疗效。

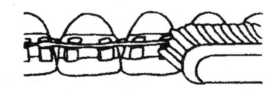

图 23－5　正畸牙刷示意图

二、前牙反颌

不良习惯，如不正确的哺乳姿势、咬上唇或下颌前伸均可导致反拾及下颌前突；替牙期的局部障碍，如乳牙滞留或早失、乳尖牙磨耗不足等；某些疾病也可造成下颌前突，如上颌发育不足、佝偻病、内分泌疾病等；遗传性前牙反颌伴下颌前突有明显的家族背景，而且下颌骨及颜面畸形很显著。

前牙反颌是较为常见的错颌畸形。因程度不同，可表现为单纯前牙反颌，而后牙关系正常及颜面宽度无明显异常；严重者除表现前牙反颌外，还可并发磨牙远中错颌，甚至颜面部表现下颌前突、上颌发育不足或两者并存

形成凹形侧面形。

治疗：①矫治原则：尽早消除病因，早期矫治，争取良好的治疗结果。②矫治方法：临床常采用头帽与牵引颏兜矫治装置（图 23 - 6）、前方牵引矫治装置（图 23 - 7）、可摘式上颌矫正器、方丝弓矫治技术、正畸和外科正畸的联合矫治方法。

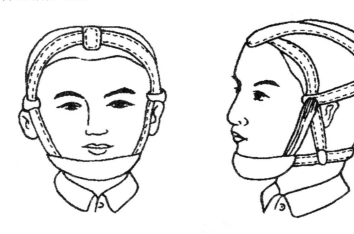

图 23 - 6　头帽与颏兜矫治装置示意图

前牙反颌矫治的护理如下：

1. 各种牵引帽的制作　各种牵引帽是口外牵引装置的重要组成部分。口外牵引装置是对颌骨和牙齿施加矫治力的口外矫治器的总称。矫治力可作用于上颌，也可作用于下颌，牵引力方向可以向前，也可以向后。临床上各种头帽的制作一般均由护士完成。

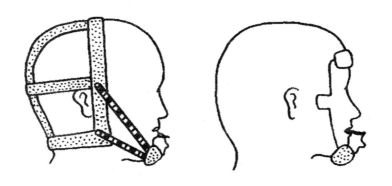

图 23 - 7　前方牵引矫治装置示意图

（1）材料：布带（2.5cm ~ 3.0cm 宽的背包带，将其双层缝合、缩水后备用）、剪刀、大头针、缝针、缝线、弹力线、纽扣、平纹布。

（2）颈带的制作：取平纹布 1 块，折成长约 15cm、宽约 6cm 的长方形，中层加海绵软垫，取弹力带约 25cm 固定在软垫外侧，两端分别终止于两侧耳垂下方，并在终端缝上纽扣或拉钩。颈带适用于低位口外牵引。矫治力作用于下颌或将下牙向后方牵引（图 22－8）。

（3）简单头帽的制作：简单头帽由 3 条横带、1 条纵带组成。第 1 条横带从一侧下颌角处开始经耳屏前缘通过颅顶，经另一侧耳屏前缘至另一侧下颌角处；第 2 条横带从一侧耳郭上缘通过枕骨至另一侧耳郭上缘；第 3 条横带从一侧耳垂下缘通过枕颈部至另一侧耳垂下缘，如用于口外弓，此带还应稍加长至口角处。1 条纵带从顶骨正中起向后、向下至枕颈部。在 3 条横带与 1 条纵带的相交处缝合固定。简单头帽多与口外弓合用，适用于高位牵引，矫治力作用于上颌或将上颌磨牙向后牵引。

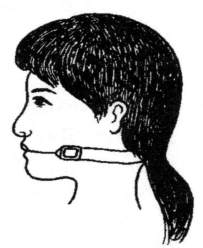

图 23－8　颈带示意图

（4）头帽颏兜的制作：头帽颏兜是颏兜与简单头帽的联合应用，矫治力作用于下颌骨，用于限制下颌骨过度向前发育。

颏兜的制作：取平纹布 1 块，根据病人颏部大小，剪成双层长方形。将布块先贴于病人下唇下缘，然后向后兜往颏部，至颏部两侧分别打褶成兜状，先以大头针固定，检查是否与颏部贴合，然后缝合。

每侧以两条松紧带连接颏兜与头帽，1 条向上至颞突部，1 条向后至下颌角，左右对称，两侧承受力量相等，约500g左右。每日戴用不得少于12小时。

2.佩戴可摘式上颌矫治器矫治的护理　同前。

3.采用方丝弓矫治技术矫治的护理　同前。

三、口腔不良习惯矫治及护理

不良习惯发生的原因较复杂，一般心理学家认为，吮奶是婴儿与外界交流的重要通道，由于人工哺乳使婴儿缺少母亲哺乳时的温暖、安宁和舒适的感觉，哺乳未能满足婴儿精神的需要或过早断奶，儿童期模仿其他儿童的习惯动作。另外，一些疾病造成的鼻呼吸困难等都可能成为引起口腔不良习惯的诱因。

常见不良习惯有异常吞咽、吮指、吐舌、吮唇或咬唇和口呼吸习惯。这些不良习惯所产生的错颌畸形有开颌、反颌、上前牙前突、深覆盖等。

治疗原则是：

1.传统矫治法　对于吮指的婴幼儿，可在其吮吸的手指上涂抹苦味剂，戴手套（五指并联）、睡前听轻音乐或饮用温牛奶等；对咬唇习惯者可采用在其下唇涂抹苦味剂或提醒患儿的方法；对吐舌及口呼吸的病人要及时去除病因。

2.矫治器矫治法　去除病因后，可经常提醒患儿用鼻呼吸，闭唇困难的患儿应教会其对唇肌的训练，必要时用胶布帮助上下唇闭合。

（1）唇挡：为防止吮指、咬唇等不良习惯，可使用上颌唇挡丝活动矫正器（图23—9）。

（2）破除吮指习惯可使用腭网活动矫治器（图23－10）。

（3）腭刺：为上颌可摘式活动腭刺矫正器，是破除不良吐舌习惯用的矫正器（图23－11）。

口腔不良习惯病人矫治的护理如下：

1.心理护理　在纠正儿童口腔不良习惯的同时，要注意保护儿童的心理健康。对患有不同程度的不良习惯的儿童不能一味批评或恐吓，如"再吐舌头就变傻瓜","再吃手指头就不要吃饭了"等。应多做说服工作,讲明不良习惯对身体健康的危害,要鼓励他们,使他们产生改正不良习惯的愿望,自动克服不良习惯。同时,还可适当采取一些措施,如游戏、听音乐、讲故事,以转移儿童注意力。特别是对婴幼儿要密切观察,及时满足他们的生理需要。

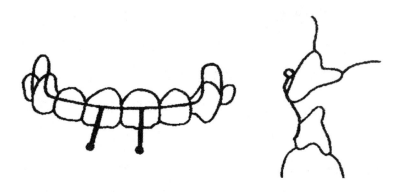

图 23-9　上颌唇挡丝活动矫正器示意图

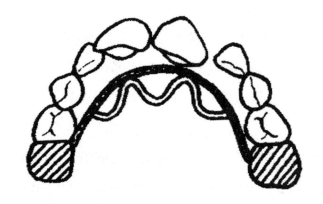

图 23-10　腭网活动矫治器示意图

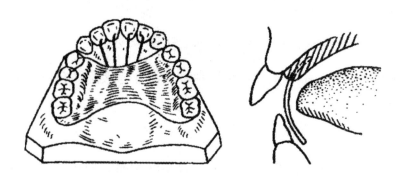

图 23-11　活动腭刺矫正器示意图

2. 制取上下颌印模

（1）取印模要点：①保证印模质量，即上下颌牙列，上下颌唇侧及颊侧黏膜移行皱襞，上下颌唇系带，上颌腭盖，下颌舌侧，上拾结节，下颌磨牙后垫，所有这些口腔内解剖标记印迹要完整、清晰。②正确使用藻酸盐印模材料。③选择合适托盘，临床分大、中、小号，根据牙弓大小选用。④正确书写印模记录单，病人姓名、年龄、取模用途、取模时间应详细记录，以备保存和查对。

（2）取上下颌印模：①准备工作：取常规检查器1份、漱口杯、面巾纸、合适托盘，必要时还可取酒精灯、蜡片备用。做好卫生宣教工作，使病人明确取模目的，消除顾虑，放松面部肌肉，做好口腔清洁，争取积极合作。②取模过程：上颌：护士位于病人右侧后方，用左手轻轻拉起病人上唇，右手将放有印模材料的托盘按逆时针方向旋转放入病人口中，牙中线对准托盘凹陷处。放正后，右手再将托盘向腭盖部抬起，唇颊侧印模要充实，2分钟后取出。下颌：护士位于病人右侧前方，左手轻轻拉起病人下唇，右手将放有印模材料的托盘按顺时针方向旋转放入病人口中，嘱其卷舌，同时将托盘平行按下，唇颊侧印模要充实，2分钟后取出。

（3）注意事项：调拌印模材料时动作要快，加压调匀。取模时动作要轻，托盘要1次就位，不能调整，以免印迹不清楚。印模材料用量不可过多或过少，过多会给病人造成不适，过少会影响印模质量。

四、记存模型装托技术

根据石膏模型的不同用途，临床上将其分为工作模型和记存模型。工作模型用于制作各种矫正器，记存模型则作为一种重要的病历资料长期保留，因此把石膏模型制成统一形状，临床称之为装托技术。

1. 用物橡皮托、直角架、熟石膏、调拌碗、调拌刀、石膏刻刀。

2. 步骤

（1）在准备装托的石膏模型上刻好痕迹，目的是加强固位力，然后对准咬合关系。

（2）将调拌好的石膏倒入上颌托内，同时加以震动，排出混入石膏内的气泡。

（3）将对好咬合关系的石膏模，上颌模型咬合面向上，颠倒放入橡皮托内，唇系带对准橡皮托正中线。

（4）去除下颌石膏模型，使上颌石膏模平面与直角架水平面平行。选择合适的高度，从直角架刻度表上观测，一般为 26°，约 3.5cm 高。

（5）确定位置后立即用毛刷在石膏可塑期内对石膏模进行初步修整。

（6）将上下颌石膏模型重新对好咬合关系，按上颌石膏模的装托方法装好下颌石膏模型。

（7）精细修整，用雕刻刀修复牙龈缘及唇颊系带等处，用搓草或细砂纸等打磨石膏模型表面，使之光滑。

3. 注意事项

（1）装好托的石膏模型咬合关系一定要准确，后侧面要在一个水平面上，竖放的时候上下颌石膏不能有丝毫移动。

（2）带托的模型整体高度一般为 7cm。颌平面与地平面平行并位于上下石膏模中间。

（3）选择合适的橡皮托，橡皮托分大、中、小 3 种型号，根据模型大小选用。

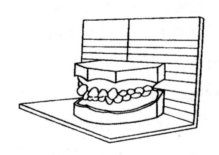

图 22 - 12 橡皮托直角板模型装托示意图

（4）装好托的石膏模型托底不可过大或过小，过大会使模型外观不协调，过小会使模型不稳定。橡皮托直角板模型装托见图 23 - 12。

（郭　鸿）

第二十四章　老年病人护理

衰老是一个逐渐演变的过程，很难在成长和衰老之间划出截然的界限。中华医学会老年医学学会建议将 60 岁以上称为老年期，90 岁以上为长寿期，100 岁以上为百岁老人。

第一节　老年人生理特点

衰老是一个复杂的过程，也是生命过程中的一种必然现象和客观规律。但是衰老有很大的个体差异性。在外观皮肤、牙齿缺失、头发脱落或变白、老视、白内障、听力、体力、记忆力、各脏器萎缩、组织学改变、动脉硬化及实质细胞的改变等方面，不同个体有不同程度的差别。这些可能受遗传、环境等各种因素的影响。但衰老有共同的特点，即发生老年性退行性改变，并由于这种改变导致老年人生理功能上的变化。老年人生理变化的特点主要表现在以下几个方面：

1. 脏器储备功能降低。正常体内各脏器都有相当大的储备能力，在一般情况下，各个脏器只需有一部分，甚至一小部分投入工作就能满足身体需要。例如，肺和肾在一侧切除后，肝、胃部分切除后，剩余脏器仍可满足机体正常需要；心脏可以担负相当程度的体力劳动和剧烈运动。这都说明人体有很强的储备能力。进入老年期，人的脏器功能减退首先表现在储备功能的降低。在平稳、安静的状态下，这种储备功能减退的情况可能表现不明显，但在体力劳动量增大或在手术、感染、中毒等情况下，储备功能减退的状况则会突出显露出来。

2. 对外环境改变的适应及反应能力减退。老年人对外环境改变的适应能力较差，如在气压、气温、湿度等气象环境明显改变时，易出现无力、胸闷、气短、呼吸困难、失眠、情绪抑郁等症状。初到一个陌生的环境，生活也不易习惯。老年人对外环境的改变作出反应时，花费时间长，常常在实施相应措施时为时已晚，如当老年人自己感到寒冷时，体内实际上已经受寒了，所以严寒和酷热的季节，老年人患病者较多。

3. 对内环境各种刺激的反应调节能力缓慢并减退。这种反应缓慢叫作"延迟反应"。例如，血糖除受饮食影响外，在体内主要受胰岛素和肾上腺素的制约。当血糖超过正常高限，胰岛素即分泌，使血糖下降；当血糖低于正常低限时，肾上腺素即分泌使其升高。老年人可能出现血糖调整的延迟反应。即当血糖超过正常上限较多以后才开始有胰岛素分泌增多，而当血糖恢复正常时胰岛素分泌也不适时停止，所以会出现反应性低血糖现象。

4. 对感染的防御能力减退。皮肤是人体对外界的第一道防御屏障。表皮的角质、皮脂和皮下脂肪，能减弱外来的冲击、压迫和摩擦等。皮脂分解后产生的脂肪酸具有杀菌作用。真皮中柔韧的结缔组织可以抵抗撕裂性损伤。由于皮肤的老年性改变，皮肤对外防御功能随之降低，对外界刺激反应的敏感性相应减弱，细菌也就容易入侵。加上产生抗体的免疫组织发生萎缩，对外源性抗原产生抗体的能力降低，白细胞增高和活化反应过程不敏捷，即体内第二道防御屏障免疫系统功能降低，对抗感染的反应能力亦较差。因此，老年人在许多慢性病基础上易并发感染，机体修复能力差，疾病恢复期延长。

与脏器的退行性改变同时存在的有，中枢神经系统退行性改变造成的精神老化。老年人会出现一些行为、情绪或性格方面的改变，这种变化为衰老性人格改变，特别是丧偶等严重感情创伤能加速精神老化。

第二节　老年人心理特点

人的心理状态是内外界因素综合影响的结果。老年人有长期的生活经验积累，容易形成一些固定不变的思维模式和行为习惯。同时，老年期也有其共同的心理变化特色。

1. 自尊及自卑老年人由于长期丰富的生活经验和工作技能，在家庭中和社会上，特别是在自己的工作岗位上曾多受到人们的尊重。离开工作岗位后，地位的变迁，容易感到自己成为可有可无的角色；在家庭中，由支撑家庭的角色转变为被照顾对象，因而发生心理上的落差，即失落感，从自尊滑向自卑的心态。

2. 孤独感　由于退休，与社会的联系减少，获得各种信息的机会减少，会感到无聊；同龄亲友的相继死亡，特别是丧偶等精神刺激，更增加了孤独和伤感情绪。心理老化对衰老的影响在某种程度上比生理老化更重要，心理老化往往会促使生理衰老现象迅速加快。

同时，感觉功能的老年性改变，视力、听力的明显减退，使老年人对语言和其他信息的理解力下降，特别对较复杂、快速的语言和图像的理解力衰退更为明显，这加重了老年人与周围环境接触的障碍，易引起抑郁、淡漠和孤独等复杂的心理反应。

3. 对疾病和死亡的忧虑　随着年龄增长、体力下降、疾病的加重，老年人容易产生一种"垂暮感"。一方面表现为缺乏信心，不肯与医护人员配合积极治疗，一方面又向往着健康长寿，对衰老死亡存在忧虑和恐惧感。这种内心矛盾情绪很容易受客观环境的影响，如果引导得力，会有效地增强生活的信心；如果受到冷遇，情绪就会消沉。医护人员的一言一行，都会对老年病人的情绪发生很大的影响。

第三节　老年病人基本护理要点

一、安全护理

1. 避免意外事件的发生

（1）老年病人的床铺不宜太软，软床不易翻身和移动体位。应避免老年人移动身体时失去重心而造成坠床，必要时应加床档。如果没有专用设备可在床两侧备置有靠背的木椅，使老年人便于手扶靠背移动体位，同时起到床档的作用。

（2）老年人血管运动中枢功能减低，腿脚欠灵活，因此，在活动时，如由卧位一坐位一站位一行走等体位改变时，嘱咐老年人动作要缓慢，每一动作后可暂停片刻，防止眩晕和不稳定；在睡醒后不宜立即起床，应先在床上活动一下手足，使血压稍升高些。特别是在夜间睡前服安眠剂者，醒后应短时睁眼静卧，对周围环境或灯光有一适应的过程，然后再改变体位。

（3）老年人肾脏浓缩功能减退，男性老年人亦常因前列腺肥大造成膀胱残留尿量增多，使夜尿次数增加，有时夜间排尿间隔和白天几乎一样，同时从出现尿意到排尿时间也缩短。因此，有条件者可把便器置于床边伸手可及之处。如仍需去厕所，则应保证过道通畅，减少障碍物，避免碰撞摔倒。

2. 老年人用药剂量要准确　老年人肾血流量减低，药物清除缓慢，而药物剂量通常是以青年、中年人为对象测试出常规剂量，因此老年人用药剂量及间隔时间应根据具体情况做相应的调整。有人认为，一般情况下 60～80 岁老人用药剂量可为成人的 3/5～4/5，80 岁以上老人用药剂量为成人量的 1/2。护士应仔细观察老年病人用药反应，以保持最佳疗效而避免毒副作用。例如，洋地黄类药物在出现可疑中毒征象时应向医生报告，必要时测定血药浓度。阿替洛尔等药物只需服用半片或 1/4 片，在分装时应保证剂量准确。

二、饮食护理

老年病人的饮食应保证足够的营养，强调定时定量，照顾到老年人的生活习惯和消化能力。饮食上应注意粗细粮搭配、干稀搭配、生熟搭配，要多吃蔬菜和水果。新鲜的蔬菜、水果中不但富含各种维生素，而且含有丰富的无机盐及纤维素。对于老年人，获得足够的维生素 C 尤为重要，它能调节脂肪代谢，减少血液中的脂类物质，促进胆固醇转化并通过胆汁排出体外，降低血中胆固醇含量，有助于防止动脉硬化。70 年代以来，科学家们发现，维生素 C 能抑制亚硝胺的生成，破坏癌细胞增生时所需的某些酶的活性，抑制癌细胞增殖；纤维素可以增加粪便的固体成分，促进肠蠕动，增加消化液的分泌，缩短内容物在肠道内停留的时间，使水分不容易被完全吸收，粪便易于排出。

绝大多数的蔬菜、瓜果、豆类属于碱性食品，大部分的肉、蛋、米、面食品属于酸性食品。一般情况下，食入酸性食品易超过机体所需数量，致血液偏酸。为维持酸碱平衡，机体需要较多钙质。因此，老年人必须多吃蔬菜和水果，注意酸性食物和碱性食物的搭配，保持生理上的酸碱平衡。

有消化不良或咀嚼功能差的老年人，应进食软、烂、碎、糊状食物。1日 3 餐的量可酌情减少，在三餐之间增加 2 次辅餐点心。病情较重者或不思进食时，可给予流质饮食，少量多餐，每 2～3 小时 1 次，每次量为 200ml～300ml，选择营养价值高的食物。但流质食物供给的热能及营养成分相对不足，只宜作为过渡应用。

应重视老年病人水的摄取。在正常情况下，肾脏血流量约为心排出量的 1/5，新陈代谢产生的非挥发性废物主要靠肾脏排出。若以 30 岁时的肾血流量为 100%，则 60 岁时肾血流量将减至 70%，100 岁时将减至 40% 左右。老年病人由于动脉硬化造成肾动脉管腔狭窄可致肾血流量减少。肾血流量减少后，首先表现肾脏的浓缩功能减退，以致重新回吸收率降低，尿量增加，这实际上消耗了体内的水分。因此，老年病人要预防发生缺水状态。由于老年病人感觉较迟钝，对体内缺水自我感觉不灵敏，体内缺水时不易感到口渴，即使感到口干也往往认为是"津液不足"，而想方设法采取药物治疗。有些行动不便的老年病人为避免麻烦而有意减少饮水量，尤其是夜间更因怕影响睡眠而不敢喝水。由于耗水量大而饮水不足，易导致血液浓缩，使血液黏稠度升高、循环阻力增加，这也是引发心脑血管并发症的诱因。因此，要特别注意调节老年病人适时、适量饮水，每天饮水总量 2000ml 左右，以饮用白开水或茶水为主，也可适量饮一些其他饮料，分多次饮用，每次不超过300ml。清晨及午睡后饮 1 杯温开水十分有益，可清理已排空的胃肠道，利于当天食物的消化和吸收，亦有利于排便、排尿。高龄老年病人、行动不便或记忆不佳者，可制订"饮水计划"，以醒目的图表形式标明在什么时间应饮水多少，贴在室内，随时提起注意。

夜间不宜禁水。饮水量可根据老年病人生活习惯、就寝时间及实际夜尿情况考虑。有的老年病人习惯于临睡前喝杯牛奶以消除夜间饥饿感，有利睡眠，故不应取消。考虑到夜间饮水过多影响休息，可在临睡前准备 1 杯水，用保温杯更好，夜间起床排尿后适量饮水 100ml～150ml，一般不会增加夜尿次数，且对防止凌晨血液过分黏稠很有好处。

三、皮肤护理

老年人皮肤组织萎缩，弹性较差，皮脂腺及汗腺分泌少，皮肤干燥、多皱褶，同时也变薄，对冷、热、痛、触压等的感觉功能降低，皮肤损伤后修复能力差，血液循环不良易发生压迫损伤。若因病不能随意移动体位，同一部位长时间受压很易引起皮肤受损。肌肉和脂肪组织耐受循环障碍的能力比皮肤弱，因此往往局部受压过久在皮肤出现变化之前，肌肉及脂肪组织已陷于坏死状态，发生融解并向皮肤表面破溃。临床上常能遇到受压部位皮肤破损后很快就出现溃疡。因此，对长期卧床的老年病人应注意以下几点：

1. 保持皮肤清洁，增进皮肤血液循环。每日用热水擦背 2 次，每周擦澡 1～2 次。夏天出汗多，要随时用热水擦洗。尽量少用粉剂，在潮湿情况下粉剂常会结成块，增加皮肤的摩擦。

2. 定时协助更换体位，防止局部皮肤受压过久。每隔 2～3 小时更换 1 次卧位，同时用 50% 酒精按摩受压部位，手法为固定旋转按摩 3～5 分钟。

3. 对大便失禁或腹泻的老年病人，每次排便后均要用软纸擦净并用温水清洗会阴及肛门处。如肛门周围皮肤有红肿破溃，可用紫草油外涂，效果较好。紫草油配制方法是：紫草 100g 切碎放入玻璃器皿中，加植物油（香油或花生油）200g，浸泡 72 小时后即可使用。使用次数根据肛门周围红肿轻重、范围大小而定。一般红肿范围在（4cm～7cm）×（2cm～3cm）无破损及渗出液者，可 2～3 小时涂 1 次。红肿面积较大，虽无破溃但已有渗出液者，每 1～2 小时涂 1 次。以上处理均需按时进行，夜间也不可中断。

四、排尿排便护理

保持尿便通畅，特别是保持排便通畅，是老年人日常生活中的一个重要问题。常有老年人由于当天没有排出粪便，而直接影响到一天的生活安排和情绪。

老年人容易发生排便困难的原因主要有以下几点：

1. 食物过于精细　牙齿缺失、牙周病或义齿等原因使咀嚼能力减弱，不愿意多食富含粗纤维的食物，食物过于精细，食物残渣减少，使结肠、直肠壁承受的膨胀压力降低，致便意刺激不明显。

2. 自身感觉减退　每天在一定的时间内，通常是清晨或饭后，结肠发生几次大蠕动，这种蠕动的信号往往未被察觉。

3. 腹肌肌力减弱　大多数老年人腹部肌群收缩力较弱，且常伴有慢性支气管炎、肺气肿等症，因气短，排便时屏气能力较差。

4. 饮水量不足　饮水量少可致食物残渣内水分含量少，粪便干燥，结肠黏液分泌也有所减少，使粪便润滑性低，不易排出。由于排便困难，食物残渣在大肠内停留过久，使之更加干燥形成硬块，更不易排出。解决排便困难的方法，首先是多食含粗纤维的食物及适当增多饮水量，养成定时排便习惯，注意把握结肠大蠕动的时机。即使感觉不到这种大蠕动的出现，晨起或早饭后定时如厕效果也较好。同时，可应用腹部自我按摩方法，于清晨及睡前排尿后取仰卧位以手掌沿升结肠、横结肠、降结肠走向，自右下腹向上至右上腹，再横行至左上腹再向下至左下腹，沿耻骨上转至右下腹按摩腹部。

每转 1 圈为 1 次，同时做肛门收缩动作。活动量可根据体质及具体情况酌定。可由 10 次开始，移动速度及轻重以自觉舒适为宜。还可采取服用缓泻药或甘油栓塞肛等辅助措施通便。如上述方法仍不能解决排便问题，可选用以下措施：

（1）开塞露通便：自觉粪便堆积于肛门口难以排出时，可用开塞露 1 个剪开后挤出少量液体以润滑管口，然后塞入肛门用力挤压，将液体全部挤入肛门直肠内，保留片刻。如自觉腹胀，且便秘已有数日，可将开塞露 3 枚打开后用灌肠器连接肛管按保留灌肠的方法缓慢灌入直肠，然后俯卧 10 分钟。

（2）变换卧位清水灌肠：方法同灌肠法，不同之处在于采用边灌边更换卧位的方法，这样可减轻灌肠时的腹痛，避免结肠突然扩张引起虚脱，且能将溶液全部灌入。具体操作法为先采取左侧卧位灌入 100ml 液体后，取平卧位，继续灌入 100ml，右侧卧位灌入 200ml，最后又左侧卧位灌入 100ml，保留数分钟后再排便。

（3）尿便失禁：有些老年病人存在排便失禁的情况，且往往流出时自己没感觉，有时一有便意即马上要排便，不能控制。除针对病因治疗外，每次便后应用软纸擦净并洗净。两侧臀部可用软纸隔开，使流出的粪水立即被纸吸入，减少污染皮肤的机会。应注意有些大便失禁时流出稀便的情况，往往是由于干结的粪块堵塞上段结肠所致，是肠壁受到刺激引起的假性腹泻，可应用小剂量灌肠法排出硬粪块，流便现象则可能停止。

对意识清楚的老年病人，应按其排尿习惯在晨起、饭前、睡前嘱其排尿，耐心训练其按时自然排尿，并从精神上给予鼓励和体贴。在应用利尿剂、脱水剂或进食含水量多的饮食后，应及时提醒病人排尿。睡眠中也可以按时唤醒病人排尿。虽然不一定每次均能排尿，但只要持之以恒，养成条件反射，就能促进膀胱功能恢复，使控制排尿的神经功能障碍得到改善。

对尿失禁的老年男性病人，可制作各类简易储尿袋使用。

五、口腔护理

老年人的口腔组织随着年龄的增长发生解剖结构和生理功能的变化。最明显的是牙齿和牙齿周围支持组织的退行性改变。由于长期咀嚼、磨损，牙齿颌面和牙颈部露出牙本质。外露的牙本质产生过敏，冷、热、甜、酸等的刺激可引起酸痛。磨损严重时可达到牙髓。牙髓暴露即可引起疼痛，口腔内的细菌也可进入牙髓组织，发生感染而引起牙髓炎。

由于老年人牙周膜稍薄，牙龈和牙槽萎缩，常使牙根暴露。牙间隙也因龈乳头萎缩而增大，造成食物残渣的嵌塞集聚。又由于口腔黏膜上皮的角化加重，唾液分泌量减少，冲刷自洁作用减弱，唾液黏稠。尤其是习惯张口呼吸者口腔更易干燥，为细菌生长提供有利条件。

常见的老年口腔疾病有：牙周脓肿、牙槽脓肿及化脓性腮腺炎。当身体劳累、紧张或其他原因造成抵抗力下降时容易发生口腔疾病，也是各种疾病的并发症之一。因此，要强调口腔清洁，坚持早晚刷牙、饭后漱口，使食物残渣冲洗出来。每月更换牙刷。有义齿者，刷牙、漱口时应取下清洗，以免挂带食物。牙齿稍有不适，晚睡前刷牙、漱口后可用适合的漱口液，如0.15%氯己定液稀释10倍后含漱，至少3次，或根据口腔pH值有针对性地选择漱口液。不能自行刷牙、漱口者要坚持定时做口腔清洁，每日多次。

第四节　老年常见疾病护理

一、内科常见疾病护理

（一）肺炎

呼吸系统疾病对老年人的健康是严重的威胁。老年人不仅易患多种原发性呼吸道疾病，而且呼吸道疾病也是老年人其他疾病的常见并发症，其中肺炎的患病率最高。

1. 老年人多有不同程度的老年性肺气肿，肺泡周围的弹力纤维由于退行性改变使肺泡回缩功能下降，残气量增加，影响呼吸功能。

2. 上呼吸道黏膜萎缩干燥，不利于净化尘埃和吸附细菌。有张口呼吸习惯的老年人，在湿度不够的环境中，更易使上呼吸道黏膜干燥。

3. 咽喉的神经反射功能减退，使人在吸入刺激性气体时的保护性反射减弱；使人在进食吞咽过程中易误吸入气管而发生呛咳；在平时特别在深睡中也易将口腔或鼻腔分泌物吸入气管。如果老年人原有牙周病、咽喉炎、腭扁桃体炎或副鼻窦炎等，这些病灶内的致病菌误吸后更易成为肺部感染的诱因。

4. 肋软骨钙化、脊椎关节增生、骨质疏松症、呼吸肌收缩力减弱、驼背及其他原因所致胸廓畸形等疾病，均可造成呼吸过程中胸廓活动幅度受限、咳嗽无力、排痰困难。同时，反复的慢性支气管感染致呼吸道黏膜损伤，纤毛运动不良，使有害分泌物离开肺泡进入小支气管后，也难以借助纤毛运动排向大气管而咳出。

老年人肺炎的护理如下：

1. 在应用抗生素药物之前，按医嘱留取痰标本进行细菌培养及药物敏感试验，这对指导治疗和估计预后均有意义。

2. 教会病人咳出气管深部的痰液，即咳前先做深呼吸 4~5 次，然后上身稍向前弯，双手按腹部，张口咳嗽至少 2 次。第 1 次咳嗽使贴在气管壁的痰液松动；第 2 次咳嗽即易于咳出痰液，痰吐出后休息片刻再进行第 2 轮咳痰。

3. 协助排出痰液。卧床时间较长的体弱老年病人，肺底部及后背部血液循环较差，分泌物容易瘀积，故应经常协助变换体位。每次变换体位后用两手手掌交替叩击病人背部，以机械性的震动改善局部血液循环，使黏附于气管壁的痰液移动而易于咳出。叩击时肩、肘、腕放松，手背隆起，手掌心与病人背部之间保留空隙以增强压力向深部传导。叩击要有节奏，按支气管解剖位置自边缘向中间，自下向上，边叩击边鼓励病人咳嗽。注意不宜叩击脊柱及肾区。

顺位引流也是一种排痰的方法。这种方法对体位的要求较高，有时需头低脚高位，有时需俯卧位或腰部垫高等。且历时较久，使一些老年病人难以耐受。某些体位易致颅内血管充血或使呼吸活动受限，甚至诱发心肌缺血、心律失常。因此，在具体操作上应从老年病人全身情况出发慎重考虑。

实施顺位引流时，首先要熟悉肺叶的解剖形态，根据正侧位胸片明确炎症所在部位，确定适当的引流体位。可应用叩背、雾化吸入等方法使痰液松动、黏稠度减低，借重力作用流向大气管，易于咳出。体位引流排痰应空腹进行，如午睡后或晚上睡觉前。进食后体位引流易发生恶心、呕吐或胃饱满不适。

对不能自行咳出痰液的老年病人，要随时观察，注意咽喉部有无痰鸣，有痰液时应及时吸出。

4. 注意观察痰液颜色、黏稠度及痰量，以指导治疗、估计预后。

5. 严密观察有无发绀、鼻翼翕动及三凹征（吸气时出现胸骨上窝、锁骨上窝及肋间隙下陷，是吸气性呼吸困难的常见体征），注意呼吸的频率、深浅、规律性，有无双吸气、呼吸暂停等现象，并作详细记录。老年重症病人病情变化快，常可出现呼吸情况的突变而失去抢救机会。

6. 保证足够而适量的液体摄入。能自行吞咽的老年病人可随时给予少量多次饮水；吞咽不利者适时采用鼻饲管进食，避免食物误入气管导致吸入性肺炎而加重病情。

7. 注意保暖。寒冷的刺激不利于康复，可使周围血管收缩、心排血阻力增大、心肌耗氧量增加，致心血管系统负荷增大。

（二）老年人高血压

老年人高血压绝大多数为原发性，其基本原因是动脉硬化。大动脉硬化导致血管弹性减弱，心脏收缩期大量血液涌入大动脉时，动脉不能随之膨大。小动脉硬化导致动脉总内径减小，血流的阻力增加，使全身各器官得到的血液减少。为了克服增高的血流阻力以改善器官的供血情况，只有提高血压。提高血压又必然会增加心肌的工作量导致心肌肥厚，肥厚心肌的供血也增多。而老年人冠状动脉所能提供的血液是有限的，致使心肌缺血，心收缩力降低。老年人高血压大体有4种类型。

1. 单纯收缩压升高　主要是由于大中型动脉弹性降低，心脏收缩时大量血液涌入动脉而动脉不能相应膨胀所致。

2. 收缩压、舒张压均升高　不单是大中型动脉弹性降低，小动脉也有痉挛、狭窄、硬化等病变，加重了心脏排血的阻力，引起心肌肥厚、劳损等。

3. 收缩压高，舒张压低　一方面有动脉硬化，另一方面又有老年性主动脉瓣退行性改变，主动脉瓣关闭不全，以致已进入动脉的血液一部分又反流回心脏。

4. 收缩压不高，舒张压高　这是因周围血管阻力过高使心脏负担过重，长期如此致心脏功能减退。

老年人高血压的护理如下：

1. 保持血压稳定，防止血压过度波动。尽可能保持心情舒畅，保证睡眠。注意掌握生活规律，适当活动，避免焦虑、紧张和兴奋等。

2. 宜进清淡饮食，避免进食过咸和过于油腻的食物，肥胖和血脂过高的老年人更应注意。

3. 服用降压药注意事项

（1）服药初要勤测血压，避免血压过分降低。

（2）防止体位性低血压。在改变体位时由于血管调节能力较差，不能很灵敏地适应较快速的体位改变，以致发生血液分布不均，引起一过性性脑缺血，出现头昏、眼前发黑，甚至会摔倒。观察中应注意，测量不同体位的血压（如平卧及站立）时，如立位血压明显降低（收缩压下降超过 2.6kPa），就应警惕体位性低血压。

（3）观察降压药疗效，询问病人的自我感觉，有无头晕、头痛、胸闷、憋气，观察其精神状态，以评估最佳血压值。

（三）老年人心肌梗死

心肌梗死病死率随病人年龄的增大而增高。其原因之一是基础状况较差，同时病人存在不同程度的脑、肾、肺等病变，机体储备量有限。老年人在心肌梗死后容易出现心衰、休克及各种严重心律失常等并发症，使病情复杂化。

老年人心肌梗死的护理如下：

1. 老年人心肌梗死更应注意全身状况的观察，包括精神情绪状况，语言表达是否正确，发音是否清楚，有无气短、面色苍白、发绀、不同于平常的乏力，能否安静平卧等。

2. 注意心脏监测指标。在停止监测或无监测条件时，应密切观察脉搏及心律是否规则，必要时进行心肺听诊，注意有无肺部啰音，观察有无颈静脉怒张、四肢末端温度及肤色有无异常。

3. 老年人心肌梗死的恢复过程可能较慢，由于卧床时间长，各种并发症较多。尤其要警惕下肢静脉血栓的形成，以及因血栓脱落而引起的肺动脉栓塞或肺梗死；少数病人在重度动脉粥样硬化或心房颤动的基础上，可能发生心房内或大动脉内血栓，并可因血栓脱落造成脑、肾或其他周围动脉栓塞；因肺部瘀血、排痰困难致肺部感染，并发症也常发生。此外，长期卧床也可导致食欲不振、消化不良、排便困难及情绪低落。因此，护理工作应严格执行医嘱，密切观察病情，在巡视时特别注意病人下肢深静脉部位有无原因不明的肿胀及压痛点，注意尽可能不用下肢静脉穿刺输液；在病情允许范围内，按时给予更换体位、叩击背部、肢体按摩及被动活动，以改善血液循环。

4. 懂得代谢当量（一个代谢当量相当于每公斤体重每分钟耗氧 3.5ml，约等于空腹静卧"基础状态"时的耗氧量）的意义和各种程度活动与代谢当量的换算关系，以便适当掌握活动量，避免因安排不当引起病情反复和发生意外。

（四）老年人糖尿病

糖尿病是老年人的常见病之一。老年糖尿病多为Ⅱ型，即非胰岛素依赖型。此型亦可出现各种并发症，特别是它作为心脑血管病的一种危险因素，对老年病人可造成致命的威胁。老年糖尿病的护理如下：

1. 饮食调控 这是治疗护理糖尿病的基本措施，对老年非胰岛素依赖型病人意义更为重要。病人饮食总热能、各种营养成分的含量及分配由医生制订，护士应耐心向病人解释饮食调控对纠正糖代谢障碍、防止病情发展、减少并发症和改善预后的积极意义，鼓励病人自觉遵守饮食制度。同时，注意观察病人在服用降糖药物过程中是否有低血糖反应或其他不耐受现象。为使病人逐渐适应饮食计划，可采用逐步到位的方法，或适当选用高容量、低热能的粗纤维食物，以减轻病人的饥饿感。并注意补充优质蛋白质、维生素、必需的微量元素及钙质，以增强免疫功能，防止营养不良、骨质疏松及贫血，做到全面兼顾。除此之外，还应鼓励病人坚持适当的体力活动，特别对肥胖病人，通过适当的饮食控制和体力活动恢复理想的体重，对控制糖尿病，纠正高血压、高血脂和减轻心、脑并发症都具有重要作用。

2. 皮肤、黏膜护理　糖尿病病人的黏膜和皮肤护理应受到特别重视。高血糖本身对细菌是一种良好的生长繁殖环境，皮肤和黏膜稍有受压、破损，极易发生感染。一旦被感染，治疗难度大。因此，应注意保持口腔及皮肤清洁，发生牙周炎、皮肤瘙痒或外阴瘙痒，均应及时向医生报告，以采取积极的治疗措施。

由于老年病人末梢循环状况轻差，特别是下肢处于身体低部位，常因静脉回流不畅而瘀血，因淋巴回流障碍而水肿。此外，老年人常有鸡眼、脚垫、皮肤角化等，这在一般情况下并不重要，而糖尿病病人却很容易因鞋袜稍紧挤压足趾引起压伤或自己修趾甲和角化的皮肤而造成皮肤破损、糜烂、感染等难治的严重情况。因此，护士应向病人讲清保护双足的意义，对生活能自理的病人，安排每晚睡前以温水泡足，肥皂清洗，认真按摩擦拭，及时修剪趾甲，去除角化层，发现肢体异常情况要及时告知医护人员。

对生活不能自理的病人，护理人员应将双足的护理纳入工作计划中。定期用温水洗泡、按摩，并检查皮肤有无起泡、破损、瘀血、肿胀，注意皮肤温度及颜色，及早发现各种可疑迹象。

3. 胰岛素药物注射的护理平时口服降糖药的老年病人，在某些急性应激状况下，如急性感染、手术、重症心脑并发症及糖尿病酮症等情况，都需应用胰岛素。应用胰岛素应注意以下几点：

（1）胰岛素应置于 2℃~15C 温度下保存，须防冻结。使用前注意检查有效期并应在室温下放置 l0~20 分钟，胰岛素温度过低注入体内会影响吸收，且对皮下组织也有刺激。

（2）用药剂量要准确。抽取药液前需查明每毫升含胰岛素单位数，按医嘱检查有无误。抽药时防止产生泡沫，以免用药剂量不准确。如要求两种胰岛素混合注射，应先抽吸短效胰岛素。

（3）注射时间宜在饭前 20~30 分钟，注射后应观察病人进餐情况，如进食减少，应警惕低血糖发生。

（4）可在上臂外侧、腹部、大腿内外侧注射。各注射点相隔 2cm 以上。对每日需数次注射者应划一表格，有计划地依次使用注射部位，避免短时间内重复于同一部位而引起胰岛素吸收不良。

（5）在急性应激情况下暂时加用胰岛素者，随着病情稳定，病人糖代谢可逐渐恢复平日状态，故应仔细观察有无胰岛素所致低血糖反应，并向医生报告。

（五）脑血管疾病

脑血管疾病分为出血性及缺血性两大类。两类在急性期间治疗措施各有不同，护理上也各有特点，但急性期的观察护理，后遗症及恢复期的功能锻炼则基本相同。

老年人脑血管病的护理如下：

1. 急性期护理

（1）安静卧床休息，以减少脑耗氧量。保持环境安静，适当避光以减少刺激。有高热者，室温不宜过高。

（2）氧气吸入。脑血管病病人一般都有不同程度的脑缺氧，其缺氧程度虽没有表现皮肤发绀，但足以使脑组织受损。氧流量以 2L~4L/分钟为宜，开始可持续给氧，以后视病情间断给氧。

（3）发病当天需禁食。通过静脉输液维持营养，以后视病情而定。部分病人可能发生应激性胃黏膜损伤、急性溃疡或出血。

（4）观察病情。急性期病情变化较大，特别是发病的最初3日，可能发生急剧的变化。开始时需每小时、半小时或更短时间观察1次。如经过连续观察有较多征象证明病情稳定，可遵医嘱酌情延长观察的间隔时间。

病情观察包括以下内容：①意识：意识的改变往往能提示病情的轻重。定时呼唤病人，注意能否回答简单的问题，有无自发的动作，是否由清醒转入嗜睡或由嗜睡转为清醒。观察昏迷是由深转浅还是由浅入深。注意昏迷时间的长短及其间有无清醒期。②眼球位置和瞳孔：眼球的位置是否居中，有无凝视、偏视、眼球分离等异常情况。一侧眼球向外或向内偏视均提示该侧为病变侧；双侧眼球均向外斜视说明病变在脑干；一侧眼球向上，另一侧向下常见于颅后窝病变，称为垂直性凝视麻痹；两眼同向一侧偏视，向左偏视称为向右凝视麻痹，向右偏视称为向左凝视麻痹。瞳孔是否等大等圆，对光反应是否存在、敏感或迟钝。瞳孔一大一小提示有颅内压增高、脑疝的可能；两侧瞳孔缩小呈针尖样，为脑桥出血的特征。③体温：体温高有可能为中枢性高热或为感染性高热。中枢性高热的特点为无感染的证据，不伴有寒战，躯干温度虽高但四肢则可不高，缺乏汗液分泌。体温低四肢厥冷，有发生休克的可能。④脉搏：注意脉搏的速率、节律、强弱及紧张度。脉强，提示血压可能升高；脉细弱提示可能有循环衰竭现象；脉缓提示可能有颅内压增高的趋势。⑤呼吸：观察呼吸的速率、是否规则和深浅程度。并注意有无鼾音、叹息样呼吸及潮式呼吸等。呼吸变快，可能为感染，常见的是肺炎；其次在脑桥、中脑受损时，可出现中枢性过度呼吸，呼吸可快至70~80次/分。呼吸变慢，可能为颅内压升高征象，颅内压升高可导致脑疝，发生突然呼吸停止。呼吸不规则提示病情严重。⑥血压：血压可以反映颅内情况及血管运动中枢的情况。急性颅内压增高常引起血压增高，其特点是收缩压明显增高，而舒张压不增高或增高不明显。血压增高的机制可能是由于延脑受压缺血引起血管舒缩中枢的缩血管调节使血压增高，以改善延脑的缺血及缺氧。因此，及时观察血压的变化使之维持在适当水平。⑦抽搐：观察抽搐情况对分析病因和定位均有重要意义。观察要点为：抽搐的状态，抽搐从哪一部位开始，持续多久，有无反复，其间间隔多久，有无大小便失禁及唇舌咬破现象。⑧肢体瘫痪情况：观察何部位何时出现瘫痪，是反复发作还是进行性发作。反复发作是指瘫痪短期内能自行缓解，继而又再次出现瘫痪；进行性发作瘫痪程度及范围呈逐渐加重的趋势。

（5）及早预防可能发生的并发症。包括：①预防口腔疾病：注意口腔卫生，如能自行刷牙漱口者，坚持早晚刷牙、饭后漱口，测定口腔中 pH 值，以便选择适宜的漱口液，注意口腔内瘫痪侧颊黏膜的清洁。不能自行刷牙漱口者按时清洁口腔，1 日 4 次以上。②防止肢体畸形：合适的体位可以预防挛缩、足下垂等因瘫痪而引起的畸形。瘫痪肢体应保持在功能位置，上肢略屈肘，用一枕使其保持外展，同时抬高手腕部以预防手部水肿，有强握反射者应于患侧手掌中置一柔软毛巾，使其手指分开；下肢用 L 形脚架或固定脚板使足保持背屈位和身体成直角，以预防跟腱缩短和足下垂强直。平卧时，可用支被架抬高足部被子，消除被子对足背的压力，减少造成足下垂的因素。侧卧时，将下面的腿伸直，上面的腿屈曲以防下肢挛缩，足底用硬物扶托。③预防褥疮：在病情稳定后要经常变换体位，左右侧卧及平卧，以分散体重对局部的压迫，使抵抗力低的皮肤承受的压力减少到最低程度。一般每 2 小时翻动 1 次，夜间可适当延长时间。血压低时，可减少翻动次数，且动作要轻柔，翻动时切忌推或拉拽，要先抬起，后挪动病人身体，以免因摩擦而损伤皮肤。翻动前用 50% 酒精在褥疮好发部位作顺时针方向环形按摩 3 ~ 5 分钟，并叩击背部。吸净或擦净口腔内分泌物，防止体位改变后痰液倒流。翻动后仔细观察受压部位有无褥疮迹象，并再次用 50% 酒精按摩、叩击背部，注意体位的舒适，抻平衣裤。床单被褥应保持干燥、平整，没有碎屑及皱褶，有接缝的床单应使接缝处避开易受压点。

加强皮肤护理，出汗和皮肤不洁会增加皮肤的摩擦性。夏季每天及时用热水清洗，并擦干。局部皮肤若有污染应随时清洗以减少刺激。发现受压处皮肤发红，应去除压力，增加酒精按摩的次数并缩短再次受压的时间。经过处理后如肤色恢复正常，也不应认为损害已不存在，应警惕再次出现皮肤发红。对去除压力后红色不消退，甚至可摸到硬块者，应以酒精按摩，用60W普通白炽灯距皮肤约30cm～45cm处照射，手试有温热感，照射15～20分钟，每日2次。同时，应相应缩短或避免该处皮肤的受压时间。

发现皮肤有水疱形成，应用注射器按无菌操作要求抽出水疱中的液体，并以棉签驱尽疱中液体。以照明灯照射使其干燥，再以新鲜生鸡蛋内膜覆盖后照射15～20分钟，每日2次。鸡蛋膜如脱落需更换。水疱部位应避免再受压。

预防肺炎（详见本节"肺炎"的护理）。

（6）准确记录病情变化，观察结果，液体出入量，药物名称、剂量、给药途径及时间等。

（7）特殊护理。对出血性脑血管疾病病人，发病后24～48小时内尽量不搬动，以免发生再度出血。抬高床头10°～15°，采取头高脚低卧位，利于头部静脉回流，有助于降低颅内压。在改变体位时要注意保护头部，转头时要轻、稳、慢，避免猛烈急剧的动作，更不可使头部受到震动。

对缺血性脑血管疾病病人，根据病情及当时血压情况，可分别采取头低位、去枕或用一薄枕。防止血压过低或睡眠过深。在觉醒时如发现病人意识迟钝、说话不清、手足不灵，都提示病情有变化。

2. 恢复期护理

（1）饮食营养：病情稳定后，有吞咽困难者，可采用鼻饲饮食维持营养。一般食用混合奶，如混合奶达不到要求的热能，或不能被接受时，可用粉碎机将调整配好的食物粉碎，制成稀糊状，通过鼻饲管缓慢灌入。每次灌食前要抽吸胃液以观察胃内残留量及其性质，了解消化情况及

胃内有无出血等。如抽出较多上次灌入的食物，则灌入量应酌情减少，以免胃扩张而引起呕吐；如抽出物有出血情况，所灌的食物温度应稍低，量也要适当减少。

食物灌入的温度应接近正常体温的温度，以利于消化酶的作用发挥得最好。灌入的流速应接近于病人自己进食的速度，应用蠕动泵进食能控制速度。蠕动泵是较好的鼻饲器械。

灌食时最好采取右侧卧位或平卧位，因左侧卧位不利于胃蠕动及促使食物下行。灌食后 1 小时内尽量不搬动病人，以防呕吐，其他各项护理工作均宜在灌食前进行。

应用鼻饲管的病人更应注意口腔清洁。由于没有咀嚼动作，唾液分泌将减少，唾液黏稠，往往在咳嗽时口腔内残留一部分痰液，致细菌繁殖而发生口腔疾病，故每日应清洁口腔至少 5 次。

（2）功能锻炼：功能锻炼是一项重要治疗护理工作，应在急性期过后尽早开始，包括肢体运动、吞咽、语言等方面的功能锻炼。

肢体运动方面的锻炼：首先进行卧床时被动肢体活动。教会病人自己用健侧协助患侧进行功能锻炼。如将健侧腿置于患侧腘窝下，然后沿着患侧小腿往下滑至踝关节处，用健腿带动患腿作上下抬腿及屈膝等活动。以健侧手拉着患侧作抬臂及屈肘活动。逐渐增加活动的幅度及次数。床尾系上带子，以健侧上肢拉住带子协助抬起上身。此外，瘫痪侧要定时进行被动活动，包括大小关节屈伸、旋转、内收、外展及肌肉按摩等活动。其次是锻炼坐起及站立。首先抬高床头从 30° 开始，每次 15～30 分钟，渐延长抬高的时间和增大角度。如无不适，可在他人协助下试坐于床边，两腿下垂，足下垫一小凳，主要是锻炼脊椎和髋关节的肌肉及韧带功能。坐于床边如无不适可试行站立，由几秒钟逐渐延长至数分钟。并教会病人先将身体重量置于健侧，然后试图将体重逐渐地部分地向患侧转移。协助者应站在病人患侧进行扶持和保护。锻炼站立是锻炼下肢的肌张力及肌肉的协调作用。再次是锻炼行走，这是一个非常费力的过程，病人要努力在步行的各个阶段使体重平均分配在各种位置上，以保持体位平衡。大脑要高度集中地指挥瘫痪侧肢体的挪动。起初应两人搀扶，边走边向病人下达行走、抬左右腿的指令，走几步坐下休息一会儿。行走时提醒病人抬起头向前看，注意行走姿势、速度及安全。脚后跟要抬起，瘫痪的手臂用三角巾悬挂于胸前，以免造成患侧肩关节下垂及手指肿胀。

吞咽功能的锻炼：每次更换胃管前可用少量易吞咽的滑润糊状物试吞。

观察病人吞咽动作有无进步，必要时带着胃管也可试吞。

语言功能的训练：首先分析失语的类型，类型不同，训练的侧重点也有所不同。如命名性失语，主要为遗忘症。在对病人进行护理时有意识地反复说出有关事物的名称，并在用具上贴出相应的字条以强化记忆。给病人看图片，令其说出名称。运动性失语主要是构音困难，训练用喉部发"啊"音或模仿用嘴吹火柴诱导发音。训练时应着重讲解口形，分析发音要领，多做示范。语言训练中，要发挥成年人的有利条件。根据病人不同职业、文化程度，选择原来最熟悉的事物作为语言训练的开始用语。这些词汇在他们的脑中印象最深，经过训练恢复的机会多。语言训练是需要持之以恒、长期坚持的艰苦工作。应不厌其烦地、耐心地从单

方面示范性地与病人说话，逐渐进展到能有简单的对话。鼓励病人与家人、邻居、朋友进行正常交谈，要接触社会，促使病人多听、多说，促进思维能力和发音能力更快恢复。训练中要了解病人原有的方言，不能勉强地要求发标准音。

功能锻炼中，大关节活动的恢复往往比小关节容易些；下肢活动的恢复比上肢容易。手指活动和语言的恢复更困难些。这些人类特有的功能，是相关肌群高度协调和大脑思维活动发展到最高层次的产物，此种功能受到损害后恢复过程很缓慢，且不易完全恢复。

在功能恢复过程中，往往开始锻炼进步幅度大，以后会逐渐减小。要鼓励病人坚持不懈。因为每种功能锻炼的效果都可能对其他功能的恢复起积极作用。在每次训练时，要时刻考虑到不影响病人的自尊心。不允许用任何语言，甚至细微的表情使病人感到被嘲笑，或者使病人感到护理人员对他们失去信心、耐心。

二、老年病人手术前后护理

以往对适于手术治疗的疾病，常因病人年老而尽可能采取保守疗法。对心、肺、肾等生理功能已有所减退的老年人，手术本身是一种打击，术后的并发症又可增加病死率。近年来，由于医学科学的发展，医疗技术设备的改

善，对老年疾病进行手术治疗的手段随之增多，手术类型也由中等以下手术上升为大型手术。尽管如此，对老年病人的手术治疗仍应十分慎重。术前要进行全面的检查，制定手术方案，研究麻醉的选用、手术中采用的各种监测技术设备、意外情况的处理及缩短手术时间等事项。同时，加强术前、术后护理，预防并发症的发生，对老年病人的手术成功具有关键性意义。

1. 术前准备

（1）为消除老年病人对手术的顾虑，首先向病人解释手术的必要性，术后的效果；其次让病人了解并配合做好各项术前准备工作，每项操作都要向病人讲明必要性，让其了解各项术前措施都是为了保证手术顺利进行，并争取最佳的疗效。

（2）做好心、肾、肺功能检查，以对老年病人主要器官的状况及储备功能有充分的了解。

（3）积极治疗伴发病和尽可能改善器官功能，以期能较好地耐受手术。

（4）重视营养和水、电解质的平衡，补充蛋白质。

（5）有吸烟习惯者，术前2周应禁止吸烟，每日应做深呼吸运动锻炼。鼓励练习术后咳嗽、排痰方法，必要时用雾化吸入使呼吸道引流通畅。

2. 术后护理 除注意观察生命体征、排便、手术切口、加强营养及早期离床活动外，老年病人术后护理应强调以下几点：

（1）加强口腔清洁。对术后禁食者，应随时用清水协助漱口，早晚用漱口液漱口。

（2）术后第1日即可进行热水擦背，其后每日2次。让病人做深呼吸长吹气，变换体位，叩击背部，每2~3小时1次。必要时辅以超声雾化吸入，每日1~2次。雾化吸入过程中，鼓励病人咳嗽（护士双手按压手术切口，减轻因咳嗽震动切口引起的疼痛）、排痰，预防肺炎、肺不张的发生。

（3）预防术后血栓栓塞。术后机体往往出现反应性高凝状态，这对避免出血、促进伤口愈合有积极作用。但高凝本身对心脑血管疾病是一种危险因素，甚至可诱发术后心肌梗死、脑血栓形成及血栓脱落造成栓塞等。特别对糖尿病、高血脂等已有高凝基础的病人，术后高凝血反应及卧床休息可致循环缓慢，更增加了血栓栓塞的危险。

静脉血栓形成多见于下肢，特别是左侧。从解剖上看，左髂静脉上段，前有右髂动脉，后有坚硬的脊柱，平卧伸腿时此段静脉前后均受压，使血流受阻而瘀滞，这是引起左股静脉血栓的最主要原因。手术因素也增加了血栓形成的倾向。因此，应指导病人及早在床上进行屈腿活动及屈膝侧卧，使右髂动脉抬高，减轻对左髂静脉前面的压力，避免此段血流瘀滞，预防静脉血栓形成。

（4）静脉补液的护理。注意水、电解质平衡和营养物质的补充，对促进术后恢复和防止并发症有重要意义。静脉输液要适当控制速度和总量，既要避免因静脉输液过速、过多而引起心功能不全或肺水肿，又要避免因严重脱水引起血流灌注不足。尿量和脉率是了解输液速度的基本指标。手术当日要了解术中输液量及尿量的情况，在心、肾功能正常的情况下若每小时尿量少于 50ml，则可能存在输液量不足；如果每小时尿量超过 100ml，则提示输液量偏多。脉率增快，一般提示输液过快，有引起心衰、肺水肿的可能。但个别病人也可因输液量不足，致心排出量减少而引起心率增快。应根据输液量及滴速，结合病人全身情况具体分析。

在完全靠静脉输液作为摄入营养的手段时，一方面要注意各类液体的搭配，另一方面要注意全日的液体量，应在晚 10 时左右全部输入，以保证病人的睡眠和休息。例如，第 1 瓶可选择葡萄糖含量较高的液体输入，以提高血糖，减轻病人饥饿感。对血管有刺激的溶液（如氯化钾），不宜放在最后输入。为保护静脉及避免引起刺激性疼痛，最后输入的液体宜为不含刺激性药物的等渗溶液。

三、老年妇女阴道常见病护理

女性阴道上皮层由于雌激素的影响而增厚，阴道上皮细胞内富含糖原，经寄生在阴道内的乳酸杆菌分解产生乳酸而使阴道内保持一定的酸度，以抑制致病菌的生长和繁殖。老年妇女绝经后卵巢功能衰退，雌激素降低，致使阴道上皮层变薄，上皮细胞的糖原减少，不能供乳酸杆菌产生更多的乳酸，使阴道内偏向碱性，失去了自净作用。局部抵抗力降低易引起炎症。常见的为老年性阴道炎和外阴瘙痒症。

（一）老年性阴道炎

临床表现为阴道分泌物增多，呈黄水状。严重时分泌物呈脓性，有时伴有臭味。病人有时感外阴灼热和隐痛，小腹下坠及盆腔不适。如炎症累及外阴和尿道周围，可有尿频、尿痛等症状。

老年性阴道炎病人的护理如下：

首先要注意外阴卫生，并应积极治疗。治疗原则是增加阴道抵抗力及抑制细菌的生长。可用乳酸或硼酸稀释液每日洗外阴。有条件者可用1%乳酸溶液冲洗阴道，以改变阴道酸碱性，增加阴道黏膜抵抗力。冲洗后阴道内可适当使用抗生素，同时在医生指导下应用雌激素。

（二）外阴瘙痒症

引起外阴瘙痒的原因很多，局部的原因有滴虫、真菌感染、外阴炎、外阴局部皮肤营养障碍、湿疹、局部不良刺激、外阴白斑及外阴溃疡等。全身的原因有糖尿病、白血病、梗阻性黄疸、内分泌失调和药物过敏等。瘙痒的部位主要在外阴部，严重时可波及肛门及双大腿内侧，多在夜间加重。

外阴瘙痒病人的护理如下：

1. 从预防入手

（1）保持外阴清洁干燥，每晚用温水清洗外阴部，不宜用肥皂，并用专用毛巾擦干，毛巾要保持清洁。

（2）勤换内裤，选用宽松、柔软的棉布内裤，内裤洗净后最好在阳光下晒干。

（3）便后用干净的卫生纸擦净外阴，以免污物刺激外阴皮肤。

2. 积极治疗原发病重视外阴瘙痒症状，如通过一般措施外阴瘙痒仍不好转，应及时请妇科医生查明原因。

（张　睿）

第二十五章 急症救护

第一节 休 克

休克（shock）是指由各种强烈致病因子作用于机体引起的急性循环衰竭、重要脏器的灌流障碍和细胞与器官功能代谢障碍，是一种危重的全身性病理过程。其典型的临床表现是神志障碍、皮肤苍白、湿冷、血压下降、脉压缩小、脉搏细速、发绀及少尿等。

一、病因及病理变化

（一）病因

引起休克的原因很多，常见有以下几类病因引起的休克。

1. 低血容量性休克　某些疾病大出血（外伤、消化性溃疡大出血）和大面积烧伤、剧烈呕吐与腹泻等引起大量的血浆或体液的丢失，导致血容量的急剧减少。当急性失血超过总血量30%即可引起休克，超过总血量50%则可导致病人迅速死亡。

2. 创伤性休克　见于骨折、挤压伤、火器伤等严重的创伤，这种休克的发生与疼痛和失血有关。

3. 感染性休克　见于各种致病微生物所引起的严重感染。特别是革兰阴性细菌感染所致的休克最为多见。由于细菌内毒素的作用致使机体产生生物活性物质引起小血管扩张，血管床容积扩大，血浆渗出，血容量相对不足。

4. 心源性休克　大面积心肌梗死、严重心律失常等，引起心室功能减退，心排血量减少，而使有效循环血量不足。

5. 过敏性休克　具有过敏体质的人，对某种药物（如青霉素）或生物制品（如破伤风抗毒素）发生过敏反应所致。因致敏原作用于机体后，使致敏细胞释放出组织胺、缓解肽等物质，引起周围血管扩张，血管床容积扩大，使有效循环血量相对不足。

6. 神经源性休克　见于高位脊髓麻醉或脊髓损伤，剧烈疼痛等。这些因素均可使交感神经功能紊乱，致小动脉和小静脉扩张，周围血管阻力下降，血管内容量增加，其结果是有效循环血量相对不足而发生休克。

（二）病理变化

目前常以低血容量性休克为代表，说明休克的病理生理变化的分期以及各期的特点。

1. 微循环的变化

（1）微循环收缩期（休克代偿期）休克早期循环血量减少使血管内压力降低，反射性兴奋交感—肾上腺髓质系统，使交感神经节后纤维释放大量儿茶酚胺，引起微动脉和毛细血管前括约肌强烈收缩，结果周围血管阻力增加，毛细血管内血流量减少，静脉回心血量得以保证，血压维持正常。

（2）微循环扩张期（休克期）休克进一步发展时，有效循环血量继续减少，持续而广泛的小动脉收缩致使组织缺血、缺氧加重，酸性代谢产物增多，血管对儿茶酚胺的反应性降低，组胺类血管舒张物质增加，毛细血管前括约肌松弛，处于关闭状态的毛细血管网大量开放，使毛细血管容积大增，血液滞留在内，使回心血量锐减，心排血量更降低，血压下降。

（3）微循环衰竭期（休克的难治期）休克晚期，由于血液进一步浓缩，血细胞聚集，血液黏滞度增高，血液处于高凝状态，加上血液流速显著减慢，酸中毒越来越严重，微血栓形成，出现弥散性血管内凝血。此时，血液灌流停止，组织细胞缺氧加重，钠—钾泵机制失效，细胞水肿，溶酶体破裂，释放出蛋白水解酶等物质，造成细胞自溶并损伤其他细胞，引起多器官功能衰竭和器质性损害，以致休克不可逆转。

2. 休克时主要器官病理变化

（1）心脏休克时冠状动脉灌注量下降，心肌缺氧，心肌细胞受损，心肌收缩力减弱，致心功能下降。

（2）肺脏当休克持续时间较长时，病人肺组织可出现严重的间质性肺水肿，肺泡水肿、充血、出血、局限性肺不张。肺毛细血管内微血栓形成，肺内透明膜形成，此种肺称为休克肺。主要临床表现是急性呼吸衰竭，动脉血氧分压进行性下降，呼吸困难。

（3）肾脏休克早期，肾血液循环障碍引起功能性肾衰竭，如持续性肾小管缺血和瘀血，可引起肾小管坏死。当肾脏微循环有弥散性血管内凝血，可加重肾小管上皮的损害，引起急性肾衰竭。

（4）肝脏及胃肠休克时由于肝动脉、门静脉血流减少，肝内微循环障碍和形成弥散性血管内凝血，致使肝细胞缺血缺氧，引起肝结构破坏和功能障碍。肝脏代谢和解毒功能不全，导致肝功能衰竭。胃肠道因缺血、缺氧引起黏膜糜烂出血。

二、病情评估

（一）收集资料

在采集病史时注意询问休克症状的发生时间、程度及经过，是否进行过抗休克治疗，是否使用过升压药物（药物名称、剂量、用药后反应）等。注意询问伴随症状，伴随症状出现的时间及程度等。

（二）临床表现

各型休克的共同表现为神志障碍、血压下降、心动过速、呼吸增快、皮肤苍白、湿冷、脉搏细速、发绀及少尿等。休克在不同的阶段临床表现又有所不同。一般分为三个时期。

（1）缺血性缺氧期（代偿期）主要表现为非重要器官灌注减少和交感神经兴奋。如脸色苍白、四肢冰凉、脉搏细速、脉压减小、尿量减少、呼吸急促、烦躁不安。该期血压无明显改变，但脉压可有明显减少，所以血压下降不能作为判断早期休克的指标。

（2）瘀血性缺氧期（可逆性失代偿期）　如果休克的原始病因不能及时除去，病情继续发展，组织持续缺血和缺氧，病情可发展到休克期。故瘀血性缺氧期又称休克期。该期病人主要表现为：①血压进行性下降，收缩压低于 12.0 kPa（90 mmHg），平均动脉压低于 8.0 kPa（60 mmHg）。②少尿（24·h 尿量少于 400 ml）或无尿（24 h 尿量少于 100 ml）。③脉搏细速无力、静脉塌陷、四肢湿冷。④皮肤发绀，病人神志由烦躁、淡漠转入昏迷。

（3）休克的难治期（不可逆期）　该期可发生弥散性血管内凝血或重要器官功能衰竭，甚至发生多系统器官功能衰竭。

（三）辅助检查

血、尿、便常规，血型，凝血功能，血细胞比容，血气分析，血清电解质，血肌酐，血尿素氮，心电图，X 线，B 超，超声心动图以及血和分泌物细菌学检查，毒理学检查等。

（四）休克程度估计

临床匕常将休克分为轻、中、重三度。

（五）病因鉴别

病人如有喉头水肿、哮鸣音以及用药或虫咬史，则应高度怀疑过敏性休克；有明显呕吐、腹泻史，失液量大或有急腹症合并休克者应考虑低血容量性休克；有晕厥史且血红蛋白进行性下降应考虑失血性休克；有颈静脉怒张、心音低、肝大者应考虑心源性休克；有颈椎损伤、四肢瘫痪，应考虑神经源性休克。

（六）临床鉴别

四种常见休克的临床鉴别。

（七）诊断要点

1. 病因和病史　如失血、脱水、创伤、急性心肌梗死、药物过敏、严重感染或麻醉药过量等。

2. 心率　超过 100 次/min，脉搏细速无力，甚至不能触及。

3. 组织、器官 低灌注表现，如皮肤苍白、湿冷、毛细血管再充盈时间超过 2 s、尿量少于 0.5 ml/（kg·h）或少于 30 ml/h、神志改变。

4. 缺氧和酸中毒的表现。

5. 低血压 收缩压低于 90 mmHg，脉压小于 30 mmHg。原有高血压者，血压下降幅度超过基础血压的 30%。

三、救护原则

休克的救护应在去除病因的前提下采取综合性治疗措施，尽快恢复有效循环血量，纠正微循环障碍、改善心脏功能和恢复正常代谢，并根据病情作相应处理。

四、救护措施

引起休克的原因很多，病理变化较为复杂，但其共同的救护措施有以下几方面：

（一）紧急处理

1. 保持呼吸道通畅清除口咽部异物、血块、黏液等。同时抬起下颌，头偏向一侧，防止舌后坠，必要时气管插管或气管切开。给予氧气吸入，缺氧严重者，可通过面罩给氧或人工辅助呼吸。

2. 立即止血对失血性休克病人，应立即采取直接压迫出血处止血，如仍不能止血，应压迫出血大血管的近段；四肢血管出血还可上止血带止血。如遇腹腔内、胸腔内血管破裂出血或肝脾破裂、宫外孕破裂出血，应快速做好手术前准备，在抢救休克的同时手术止血。

3. 立即开放两条静脉通道，及时补充血容量。

4. 休克病人应就地进行抢救，避免过多搬动或远距离的转运，保持病人安静。

5. 体位取休克卧位即头和躯干抬高 20°～30°，下肢抬高 15°～20°，这既有利于呼吸运动，又能增加回心血量。

6. 镇痛有创伤或剧烈疼痛时给予镇痛剂，吗啡 5～10 mg 肌肉或静脉注射。有严重颅脑外伤、呼吸困难、急腹症病人诊断未明确者禁用。

7. 降温与保暖根据病人具体情况和室温采取降温和保暖措施，对感染性休克的高热病人，应采用冰帽、冰袋和酒精擦浴方法降温。对怕冷和体温较低的病人应采取保暖措施。

8. 采血标本送检、查血型及配血。

9. 监测肾功能。

10. 放置中心静脉压导管监测中心静脉压；心电图监测有无严重心律失常及心肌梗死等。

（二）液体复苏

各型休克均有绝对或相对的低血容量现象，所以建立良好静脉通道，迅速补足有效循环血量，是抢救休克的最基本措施。原则上是失血补血，失水补水，丢失多少补多少。常用的复苏液体有晶体液和胶体液两类。

1. 晶体液常用的晶体液有：

（1）生理盐水在组织间液充足的情况下，输入生理盐水可增加血容量。有肾功能不全时可使氯、钠滞留体内引起高氯血症。

（2）林格乳酸盐液除扩容外，乳酸盐成分在肝脏内可转变成碳酸氢盐，有助于缓冲酸中毒。大量输入则可引起代谢性碱中毒。

（3）5% 葡萄糖氯化钠液严重脱水或低血容量性休克时，输入 5% 葡萄糖氯化钠液能均匀分布到全身，有一定的复苏疗效。常与其他液体联合应用。

（4）高渗氯化钠溶液高渗盐水的浓度为 1.8% ~ 25%，最常用的是 7.5%。输入后，通过渗透压作用使血管外液进入血管内。其优点是复苏时所需液量少，并发症发生率低，还具有正性肌力和血管扩张作用。过多输入易引起高钠、高氯血症和血浆渗透压升高。

2. 胶体液　常用胶体液包括全血、血浆、血浆蛋白等天然血液成分和化学合成的胶体液两大类。

（1）全血和血液成分对于大量急性出血所引起的休克，以输全血扩容最好。休克可使用血浆，能够提高血浆蛋白和补充凝血因子，但无携氧能力。

（2）右旋糖酐有短时高渗透作用，提高血容量，并能降低或抑制红细胞、血小板的聚集及减低血液黏稠度，有促进微循环血液循环及防止微血栓形成的作用。同时也改善了肾脏的血液循环，有预防急性肾功衰的作用，因其仅存留于血管内 8 h，故扩容作用短，主要用于疏通微循环。

（3）白蛋白　白蛋白是血浆中维持胶体渗透压的主要蛋白质，在血管内保留时间较长。白蛋白有 5% 和 25% 两种制剂，分别能产生 20 mmHg 和 70 mmHg 的胶体渗透压。

（4）羟乙基淀粉为合成淀粉，维持血浆胶体渗透压的能力类似白蛋白，维持作用 24 h。

（三）药物治疗

1. 血管活性药　休克时交感肾上腺素能活性增强，引起微循环血管强烈收缩。在未补足血容量前禁用血管加压药。充分补液或内在交感神经反应不能维持血压时，可选用肾上腺素、去甲肾上腺素或多巴胺等。

2. 抗心律失常药　休克时可发生各种心律失常。根据心律失常类型及对血流动力学的影响，选择适当药物进行治疗。

3. 极化液（葡萄糖—胰岛素—钾）　输注极化液能提供心肌能量物质，改善心肌功能。

4. 呋塞米（呋塞米）　充分补液后仍少尿时，静脉给予呋塞米。

5. 血管扩张药　用来对抗休克时的严重血管收缩，应用前必须先纠正血容量不足。

6. 碳酸氢钠　对严重酸中毒（pH 低于 7.0）者给予碳酸氢钠 0.5～1 mmol/kg，5～10 min 内静注。监测动脉血气以指导碳酸氢钠用量，使 pH 升至 7.20～7.25 之间，避免发生碱血症。

（四）营养支持

对休克病人进行合理营养支持有助于保护胃肠黏膜完整性、提高免疫功能、促进伤口愈合和减少脓毒症的发生。严重创伤或感染时，机体呈高分解代谢状态，每天所供热能应在 125～146 ml/kg。增加蛋白质供应以维持正氮平衡。补充各种维生素和微量元素。

长期肠外营养可导致胃肠黏膜萎缩。肠内营养能刺激 IgA 和黏液分泌，保护胃肠黏膜免遭损伤，防止细菌易位和内毒素吸收入血循环。只要胃肠功能存在，即应行肠内营养。

（五）低血容量性休克的救治

低血容量性休克的治疗主要是补充血容量和处理原发病两个方面。

（1）液体复苏　急性血容量丢失后首选晶体液，力争在短时间内恢复有效循环血量。开始，快速输入林格乳酸盐液 1 000 ~ 2 000 ml。通常在输入 2 000 ~ 3 000 ml 晶体液能使血压维持 30 ~ 40 min。若失血性休克病人在快速输入 2 500 ml 晶体液无反应时，应予输全血或血液成分。轻度休克时可输注缩浓红细胞，中、重度休克时应输全血，输血量取决于病人的临床反应，应维持血细胞比容在 30% ~ 35%。对非失血性低血容量性休克的病人，可单用晶体液复苏。

（2）医用抗休克裤　医用抗休克裤是通过充气压迫外周血管床，增加外周血管阻力和促进静脉回流而使血压升高。目前，医用抗休克裤仅作为一种压迫装置，用于止血或骨盆骨折、下肢长骨骨折时的固定夹板。

（3）病因治疗　由出血引起的低血容量性休克最为多见，也是最危险的。为了防止失血过多，而危及生命，必须在现场抢救过程中重视止血。止血方法视出血部位而定。对创伤性出血者，可采取包扎、填塞或压迫止血；对胸、腹腔或盆腔脏器破裂出血者，一方面快速补充血容量，另一方面紧急进行手术止血；对消化道出血者，采取相应止血措施。如食道静脉曲张破裂出血，可用双气囊三腔管压迫止血；消化性溃疡出血，可用药物止血，必要时手术止血。

（六）休克的监护

1. 生命体征及神志、尿量监测

（1）脉搏　观察脉搏的频率、节律和强度。脉搏超过 120 次/min，应考虑已发生休克。若脉搏规则，慢而有力，表示休克有好转。

（2）血压观察血压动态变化，可对病情做出正确判断。休克早期，由于周围血管代偿性收缩，阻力增加，使血压保持或接近正常。由于心排血量明显减少，40 min 后血压便开始下降。脉压差主要反映心搏量或主动脉、大动脉的顺应性，正常时约为 40 mmHg，脉压差变小是休克早期的敏感指标。心排血量发生变化时，脉压差先于收缩压下降。

（3）呼吸　呼吸频率增快是感染性休克的早期征象。失血性休克病人血容量丢失 30%，呼吸可正常；失血量超过 40% 时，血液运氧能力衰竭，出现呼吸急促。

（4）体温休克病人体温一般偏低或不升，感染性休克可有高热达 39℃以上或低于 36℃以下，如体温从高热转为不升，是病情危重的征象。测定趾腹温度与环境温度差有助于判断休克预后，12 h 内两者温差大于 4℃时存活率高，小于 3℃时预后不良。

（5）神志病人神志清楚，反应敏捷，提示循环血量充足，脑灌注良好。休克早期病人精神紧张，烦躁不安，头晕眼花。随着休克程度的加重，可由神志清晰转为表情淡漠，意识模糊，反应迟钝。休克晚期病人可出现昏迷。如恢复清醒，安静，为休克好转征象。

（6）尿量是反映肾脏血流灌注情况的指标，休克或疑有休克的病人应留置导尿管，观察尿液颜色、性质、准确记录每小时尿量，如尿量每小时 25 ml，尿质量密度增加，提示有早期休克。如尿量稳定在每小时 30 ml，表示休克已纠正。

2. 血流动力学监测　应用血流导向气囊导管（Swan‐Ganz 导管），能准确进行血流动力学的监测，指导临床治疗。监测包括中心静脉压、肺毛细血管楔压、混合静脉血饱和度和心排血量等。

（1）中心静脉压参考值为 5~12 cmH$_2$O。中心静脉压变化常先于动脉血压改变，通常每 30~60 min 测定一次。监测中心静压有助于早期诊断低血容量性休克。中心静压低于 5 cmH$_2$O 时，提示循环血容量减少；中心静脉压高于 15 cmH$_2$O 时，提示心力衰竭、静脉血管床过度收缩或输液过量。

（2）肺毛细血管楔压 肺毛细血管楔压是估计血容量、掌握输液速度、指导血管活性药物治疗及防止肺水肿的重要参数，参考值为 6~12mmHg，如大于 18 mmHg 提示输液过量、心功能不全；如 >30 mmHg，将出现肺水肿。过低提示血容量不足。

3. 心电监测 休克使心肌血流灌注减少，引起心肌缺血。电解质和酸碱平衡失常又可引起心律失常。在心源性休克时，心电监测尤为重要。常规心电图检查和连续心电监测有助于病因诊断，能及时发现急性心肌梗死和严重心律失常，并有效指导治疗。对急性心肌梗死或严重心律失常者需每小时描记一次心电图。

4. 脉搏血氧饱和度监测 脉搏血氧计是一种无创性技术，可连续监测脉搏血氧饱和度，已广泛用于危重症病人监测。脉搏血氧饱和度比动脉血氧饱和度高 2%~5%。严重休克病人脉压差变小，可影响测定结果。

（七）护理要点

1. 设重症记录单 病人入院后应仔细地进行护理体检，判断休克程度，针对病人症状和体征，设重症记录单，严密观察病情变化，每 15~30 min 测定并记录生命体征一次，记录每小时出入量，12 h 小结一次，24 h 总结一次，并扼要记录病人主诉及护士观察所见，直至病情稳定。

2. 加强临床护理 休克病人应保持床单的清洁，平整和干燥，病情许可时每 2~4 h 给病人翻身，拍背一次，身体受压部位加软垫，预防褥疮。根据病情需要做好基础护理，力争做到不发生压疮、感染及其他并发症，使病人尽早康复。

3. 心理护理 休克病人由于创伤、疼痛和失血等刺激，常表现为焦虑、烦躁不安，应提供安静、舒适的环境，避免外界刺激。医务人员要以高度的责任感关爱病人，给予病人精神上的支持，让病人产生安全感。鼓励病人讲述内心的忧虑与恐惧，建立良好的医、护、患关系，赢得病人及家属的信任与合作。通过实施护理措施，解决病人护理需要，鼓励病人增加自信心，促使病人身心处于接受诊疗和护理的最佳状态。

4. 预防医院感染　因为休克病人防御能力明显降低，加之实施多种有创性监测和治疗，所以易发生感染。应采取以下预防措施：

（1）保持环境清洁将病人置于安静、清洁的病室内，并定期对病室进行紫外线消毒。

（2）防止病原微生物传播：医护人员对每个病人进行医疗护理活动前后均应洗手。所有有创性操作均应严格按无菌操作规程进行操作。

（3）减少感染途径经常检查创伤伤口或有创性操作伤口，了解有无出血、渗出、感染和坏死，及时换药。一旦有创性导管不再需要或发生感染，应及时拔除。

（4）减少肠源性感染的危险尽早开始胃肠营养，减少细菌易位的危险。

（5）提高病人防御能力　包括营养支持、应用免疫增强剂（如新鲜冰冻血浆、γ-球蛋白、转移因子），对粒细胞缺乏的病人可输注白细胞。

（6）合理应用抗生素合理选择抗生素的应用时机、种类及剂量，缩短预防性抗生素的应用时间，避免滥用抗生素，防止耐药菌株的产生和医院感染。

第二节　昏　迷

昏迷（coma）是指中枢神经系统对内、外环境的刺激处于抑制状态。主要临床特征是意识丧失和随意运动消失，对外界刺激减缓或无反应，并出现运动、感觉、反射功能的障碍和大小便失禁等。

一、病因和发病机制

（一）病因

引起昏迷的原因大致可分为二大类：一类是全身性原因；另一类是局部原因。

1. 全身性原因

（1）急性感染性疾病感染性休克、败血症、中毒性肺炎、中毒型细菌性痢疾、流行性出血热。

（2）内分泌与代谢障碍甲状腺疾患（甲状腺危象、甲状腺功能减退）、肝性昏迷、尿毒症、肺性脑病、糖尿病酮症酸中毒、低血糖昏迷、高渗性高血糖昏迷等。

（3）水、电解质平衡紊乱稀释性低钠血症（水中毒）、低氯血性碱中毒、高氯血性酸中毒。

（4）外源性中毒工业毒物、农药类、药物类、植物类、动物类中毒。

（5）物理与缺氧性损害触电、淹溺、中暑、中毒等；阿斯综合征。

2. 局部原因　指中枢神经系统本身的疾患。

（1）颅内疾病脑出血、脑栓塞、脑血栓形成、脑脓肿、各种脑膜炎、脑炎、脑肿瘤、脑寄生虫病、癫痫等。

（2）颅脑损伤脑挫裂伤、外伤性颅内血肿等。

（二）发病机制

由于脑缺血、缺氧、葡萄糖供给不足、酶代谢异常等因素可引起脑细胞代谢紊乱，从而导致脑干网状结构功能损害和脑活动功能减退，均可产生意识障碍。脑干网状结构上行激动系统（非特异投射系统）被称为意识的"开关"系统，任何病变只要累及这一系统，就会产生不同程度的意识障碍，直至昏迷；中枢整合机构指的是双侧大脑皮层为意识"内容"所在地，人类的学习、记忆、判断、语言和其他心理活动功能完全取决于大脑皮层的完整性，大脑皮层的弥漫性损害会导致意识水平的低下，严重时也会昏迷。

二、病情评估

（一）收集资料

1. 发病方式　询问昏迷的发病过程、时间、起病急或缓。急性起病者多见于急性感染、颅脑外伤、急性脑血管病、中毒、触电等；亚急性发病则以代谢性脑病、化学伤、放射伤多见；起病缓慢者，常见于尿毒症、肝性脑病、颅内占位性病变、肺性脑病等；瞬时昏迷多见于癫痫大发作后和一过性脑供血不足。

2. 首发症状 昏迷是首发症状，还是某些疾病发展过程中逐渐发生。若为逐渐发生则昏迷前必定有其他症状提供病因诊断。首发症状是昏迷提示颅内病变居多。

3. 发病年龄和季节 年幼者，春季发病以流动性脑膜炎多见，夏秋季则常见于乙脑、中毒性菌痢等；青壮年以脑血管畸形为多。

4. 发病现场 应询问发病现场的环境情况。现场环境有高压电线断落时应考虑电击伤可能；有安眠药瓶和农药瓶遗留应注意安眠药中毒和有机磷杀虫药中毒。

5. 病人思想情绪及生活情况 询问病人日常思想情绪、工作情况和婚恋、家庭生活情况，了解有无精神刺激因素，排除服用药中毒的可能。

6. 既往史 重点了解高血压、癫痫、糖尿病和心、脑、肝、肾等重要脏器疾病史，以确定有无急性脑血管病、低血糖或血糖过高、心脑综合征、肺性脑病、肝性脑病和尿毒症的可能。

（二）体检

1. 一般检查 观察皮肤、黏膜颜色和有无出血点、瘀斑、发绀、荨麻疹、黄疸、外伤等。注意病人口腔有无特殊气味，如酮味、肝臭味、大蒜味、尿臭味、酒味等。昏迷初期应 $0.5 \sim 1\ h$ 观察并记录一次病人神志、生命体征及尿量的变化。病情稳定后可改为每小时观察一次。

2. 神经系统检查 昏迷病人常有一些特殊的症状和体征，护士应进行必要的检查，有利于病情的判断与分诊。

（1）瞳孔观察瞳孔大小、形状、对光反射、是否对称，可以协助神经系统损害的定位与定性。①双侧瞳孔散大，可见于深昏迷、阿托品中毒、氰化物中毒、脑出血、外伤等。②双侧瞳孔缩小如针尖样，可见于吗啡、安眠药、氯丙嗪、有机磷杀虫药等中毒和脑干出血等。③一侧瞳孔大伴对光反射消失可见于脑疝等。④双侧瞳孔散大伴对光反射消失，为濒死状态的表现。

（2）角膜反射检查者用棉签的棉花毛由角膜外缘轻触被检查者的角膜。

正常情况下被检查者的眼睑迅速闭合。可以用来判断昏迷的程度：浅昏迷时，角膜反射存在；中度昏迷时减弱；深昏迷时消失。如果一侧角膜反射消失，考虑对侧大脑半球病变或同侧脑桥病变。

（3）神经反射　注意腱反射和腹壁反射、提睾反射是否对称。如单侧腱反射和腹壁反射、提睾反射减弱和消失常为脑局限性病变。

（4）脑膜刺激征脑膜刺激征阳性，表示有脑膜炎、蛛网膜下腔出血。

（三）昏迷程度的判断

按病人昏迷程度可分为浅昏迷、中度昏迷和深昏迷：

1. 浅昏迷　病人的随意运动消失，对外界事物及声、光等刺激无反应，但对疼痛等强烈刺激可表现痛苦表情或肢体退缩的反应，吞咽反射、咳嗽反射、瞳孔对光反射等存在或减弱，生命体征较平稳，但大小便可有潴留或失禁。

2. 中度昏迷　对外界各种刺激均无反应，对强烈刺激的防御反射及生理反射均减弱，生命体征不稳定。

3. 深昏迷　全身肌肉松弛，对外界任何刺激全无反应，各种反射均消失，生命体征有不同程度异常，机体仅能维持最基本的生命活动。

（四）昏迷量表的使用

目前通用的格拉斯哥昏迷分级（Glasgow coma scale，GCS）计分法检查（表9—3）。

该方法为世界许多国家所采用，GCS 是根据病人眼睛、语言以及运动对刺激的不同反应给予评分，从而对病人的意识状态进行判断。该方法还能对病情发展、预后、指导治疗提供较为可信的客观数据。

根据 Glasgow 昏迷量表打分，正常人为 15 分。8 分以下为昏迷，3 分者为深度昏迷。GCS 计分与预后有密切相关性，计分越低，预后越差。>8 分者预后较好，<8 分以下者预后较差，<5 分者死亡率较高。

（五）伴随症状及体征

1. 发热　先发热后有意识障碍可见于重症感染性疾病；先有意识障碍后

有发热，见于脑出血、蛛网膜下腔出血、巴比妥类药物中毒等。

2. 脑膜刺激征　可见于脑膜炎、乙型脑炎、蛛网膜下腔出血等。

3. 偏瘫　可见于脑出血、脑梗死或颅内占位性病变等。

4. 抽搐　可见于癫痫、先兆子痫等。

5. 呼吸缓慢　可见于吗啡、巴比妥类、有机磷杀虫药中毒等，银环蛇咬伤等。

6. 心动过缓　可见于颅内高压症、房室传导阻滞以及吗啡类、毒蕈等中毒。

7. 皮肤黏膜改变　出血点、瘀斑和紫癜等可见于严重感染和出血性疾病，口唇呈樱桃红色提示为一氧化碳中毒。

8. 体温过低可见于药物中毒、休克、周围循环衰竭、冻伤等。

（六）实验室及特殊检查

1. 常规及生化检查血、尿、便常规检查，血、尿生化检查，电解质测定，动脉血气分析，有助于内分泌及代谢性疾病，水、电解质和酸碱平衡失调的诊断与鉴别诊断，血培养检查有助于感染性疾病的诊断。疑中毒者，应进行尿、血中毒物测定及胃内容物分析。

2. 特殊检查　根据病情选择心电图、X线摄片和B超检查。对疑有颅内病变者可根据需要选择脑电图、CT、核磁共振、脑血管造影等检查。

（七）鉴别诊断

为了正确救护昏迷病人，必须迅速准确地排除一些类似昏迷的情况。

1. 癔症性昏睡　因精神因素诱发，经暗示治疗可恢复。多见于青年女性，表现为卧床不动、双目紧闭，对针刺无反应，但翻开其眼睑可见眼球转动，瞳孔等大，对光反射存在，腱反射正常。生命体征平稳。可持续数小时或数日。恢复后清醒如常。

2. 木僵状态　表现为不语不动，不进饮食，大小便潴留，对任何刺激均无反应，极似昏迷但无意识障碍。脱离木僵后，病人能回忆木僵时期所受的环境刺激。

三、救护原则

对昏迷病人应迅速采取紧急措施，以防止有害因素继续使脑及其他重要器官遭受损害而危及生命。其措施包括保持呼吸道通畅，维持循环功能，促进脑细胞代谢及功能恢复等。

四、救护措施

（一）体位

对昏迷病人取平卧位，避免搬动，松解衣服、腰带，取出义齿。头偏向一侧，防止舌后坠，或用舌钳将舌拉出，以防阻塞气道。

（二）保持呼吸道通畅

对昏迷病人注意随时清除口腔及呼吸道分泌物、呕吐物，防止窒息。有呼吸困难或缺氧者，给予氧气吸入。并注意观察病人呼吸幅度，是否有口唇、指甲发绀等缺氧征象，必要时进行气管插管，如插管时间持续较长，应及时进行气管切开，加压给氧。呼吸抑制者应给予中枢兴奋剂。自主呼吸停止者，则应给予人工呼吸或机械通气。

（三）迅速建立静脉通道

维持水、电解质及酸碱平衡，维持血压，抗感染，给予药物治疗，如给予镇痛、镇静、降温、解毒、促进脑细胞代谢和功能恢复的药物等，以降低颅内压，控制脑水肿。

（四）密切观察病情变化

根据病人病情严重程度，确定意识、瞳孔、体温、脉搏、呼吸及血压的观察测定时间，昏迷初期病情严重者测量时间每 15～30 min 一次；病情较轻者可 0.5～1 h 测一次。病情稳定者可逐渐增加观察间隔时间，如每 4 h 一次。测定结果应及时准确记录，观察中应密切注意 GCS 指数的变化，如发现 GCS 指数迅速下降，则提示有中枢神经系统继发性损害的可能须及时报告医生进行救治。

（五）病因治疗

1. 颅内占位性病变引起者，应尽早行开颅术，摘除肿瘤。

2. 细菌性脑膜炎引起者，应给予大量而有效的抗生素治疗。

3. 因脑型疟疾而引起者，可给予盐酸奎宁 0.5 g 加入 5% 葡萄糖液 250 ~ 500 ml 中，静脉（滴注）。

4. 由低血糖引起者，应立即给予高渗葡萄糖液。

5. 若为有机磷杀虫药引起者，应立即用胆碱酯酶复能剂和阿托品治疗。

6. 糖尿病昏迷应给予胰岛素治疗。

（六）预防并发症

1. 坠积性肺炎　由于病人吞咽反射减弱或消失，因而容易使口腔分泌物和呕吐物坠入呼吸道，同时由于咳嗽反射和呼吸道纤毛运动减弱，使分泌物堆积，引起坠入性肺炎和窒息。

护理中在呼吸道充分湿化的基础上，定时翻身、叩背，及时吸除痰液，防止呼吸道分泌物或呕吐物坠入气道。做到定期更换吸氧导管，以保持其清洁和通畅。

2. 角膜干燥、角膜炎、角膜溃疡　昏迷病人的眼睑闭合不全，导致角膜外露，角膜干燥和异物刺激而发生角膜炎、角膜溃疡。每天用生理盐水或 l% 硼酸水洗眼 1 ~ 2 次，以 0.25% 氯霉素溶液滴眼，并用无菌生理盐水浸湿的纱布覆盖于眼部。

3. 口腔感染　昏迷病人的吞咽反射迟钝，口鼻分泌物积聚，极易引起感染，需做好口腔护理。口唇干裂者，可涂液体石蜡，黏膜溃破可涂甲紫。有霉菌感染者用 1% ~ 4% 碳酸氢钠溶液擦拭。如有绿脓菌感染可用 0.1% 醋酸溶液擦拭。

4. 压疮　昏迷病人由于长期卧床，皮肤受压，局部血液循环障碍，加上理化因素对皮肤的刺激，易发生褥疮。护理应做到定时翻身，每 2 h 一次，必要时 30 min 一次。给予局部组织按摩。保持病人皮肤的清洁干燥，每日用温水清洗一次。床铺也应保持清洁、干燥、平整、无渣屑。注意对骨骼突起部位给以气圈或海绵衬垫。对受压部位可用 50% 酒精按摩局部，每次 3 ~ 5 min，以改善局部血液循环。

5. 泌尿系感染　昏迷病人常伴有尿潴留、尿失禁，对尿潴留者多采用保留尿管。为防止泌尿系感染，应保持尿管通畅，避免尿管扭曲受压。每天为病人清洁插管局部和尿道口，必要时每日用 1∶5 000 呋喃西林溶液或生理盐水冲洗膀胱两次，并注意观察引流出的尿液的质和量，发现感染征象应及时报告。病人一旦能自行排尿，导尿管应迅速拔掉。

第三节　呼吸困难

呼吸困难（dyspnea）是指病人主观感觉空气不足，呼吸费力；客观表现呼吸运动用力，重者鼻翼扇动、张口耸肩，口唇、皮肤、黏膜发绀，辅助呼吸肌参与活动，并出现呼吸节律、频率与深度的异常。

一、病因和发病机制

（一）病因

引起呼吸困难的原因主要是呼吸系统疾病和心血管系统疾病。

1. 肺源性呼吸困难　常见于气管异物，支气管哮喘，肺炎，自发性、开放性或张力性气胸，严重胸廓、脊柱畸形等。

2. 心源性呼吸困难　常见于急性左心衰竭、右心衰竭、心包积液等。

3. 中毒性呼吸困难　可见于急慢性肾衰竭、糖尿病酮症酸中毒、吗啡中毒、安眠药中毒，有机磷杀虫药中毒、一氧化碳中毒、亚硝酸盐类中毒、苯胺类中毒、氰化物中毒等。

4. 神经精神性呼吸困难　见于颅脑外伤、脑血管病、脑炎、脑脓肿、癔症等。

5. 血源性呼吸困难　见于重度贫血、白血病、高铁血红蛋白血症、硫化血红蛋白血症等。

（二）发病机制

1. 肺源性呼吸困难　由于上下气道阻塞、胸廓与膈肌运动障碍、呼吸肌力减弱与活动受限，致肺通气量降低，肺泡氧分压降低等引起呼吸困难。

2. **心源性呼吸困难** 左心衰竭发生呼吸困难的主要机制是：由于心肌收缩力减退或心室负荷（阻力负荷、容量负荷）增加，左心功能减退，左心搏出量减少，相继引起左心房压、肺静脉和毛细血管压升高，引起肺瘀血，导致间质性肺水肿、血管壁增厚，致使气体弥散功能障碍。

右心衰竭发生呼吸困难的机制是：①由于体循环瘀血，右心房和上腔静脉压升高，刺激压力感受器反射性兴奋呼吸中枢。②血氧含量减少，以及乳酸、丙酮酸等酸性代谢产物增加，刺激呼吸中枢。③瘀血性肝大、胸水和腹水，使呼吸运动受限，肺受压气体交换面积减少。

3. **中毒性呼吸困难** ①在急、慢性肾衰竭、糖尿病酮症酸中毒时，血中酸性代谢产物增多，强烈刺激颈动脉窦、主动脉体化学感受器或直接作用于呼吸中枢，出现深长规则的呼吸，可伴有鼾声，称为酸中毒呼吸。②某些药物和化学物质如吗啡类、巴比妥类和有机磷杀虫药中毒时，呼吸中枢直接受抑制，致呼吸运动减弱，肺泡通气减少，严重时不仅会引起低氧血症，而且有二氧化碳潴留。③某些毒物作用于血红蛋白，如一氧化碳中毒时，一氧化碳与血红蛋白结合成碳氧血红蛋白；亚硝酸盐和苯胺类中毒，均使血红蛋白转变为高铁血红蛋白，致使血红蛋白失去携氧功能。氰化物中毒时，氰离子抑制细胞色素氧化酶的活性，影响细胞的呼吸作用，导致组织缺氧而引起呼吸困难。

4. **神经精神性呼吸困难** 各种器质性颅脑疾患引起呼吸困难，是由于呼吸中枢兴奋性受颅内压增高和供血减少的影响，或病变位于间脑、中脑、脑桥和延髓的呼吸中枢部位，从而引起呼吸困难。癔症等引起呼吸困难是由于受到精神或心理因素影响呼吸频率明显增快。

5. **血源性呼吸困难** 主要是红细胞减少或携氧量减少，血氧含量降低，组织细胞缺氧从而使心率加快、呼吸加快；特别是大出血或休克时，缺氧及血压下降会刺激呼吸中枢使呼吸加快。

二、病情评估

（一）收集资料

1. 发病方式　询问呼吸困难发生的缓急，急性起病多见于自发性气胸、急性左心衰竭、一氧化碳中毒等；缓慢性发生者多见于阻塞性肺气肿、肺纤维化、慢性充血性心力衰竭、大量胸水等。

2. 既往史　重点了解是否患有支气管哮喘、慢性支气管炎、胸廓畸形和高血压性心脏病、冠状动脉硬化性心脏病、风湿性心脏病、心肌炎等，以帮助判定是呼吸困难类型，并为临床治疗提供依据。

3. 注意了解发病与季节、活动、职业、情绪的关系。

（二）体检

首先判断呼吸困难的性质、程度以及对呼吸、循环、胃肠及肾功能的影响，评估病人的体能及社会心理反应。观察病人生命体征、神志和皮肤、黏膜的颜色、温度、湿度等变化。并根据所得资料重点对胸部、腹部进行必要的检查。

（三）伴随症状及体征

1. 呼吸困难呈发作性伴有哮鸣音见于支气管哮喘、心源性哮喘、骤然发生的严重呼吸困难，见于急性喉水肿、气管异物、大块肺栓塞、自发性气胸、急性呼吸窘迫综合征等。

2. 呼吸困难伴发热和肺部干、湿啰音多见于肺炎、肺脓肿。

3. 呼吸困难伴咳嗽，咳脓痰见于阻塞性肺气肿并发感染、肺脓肿、支气管扩张症并发感染。

4. 呼吸困难伴昏迷见于脑出血、尿毒症、肺性脑病、急性中毒。

5. 呼吸困难伴咳粉红色泡沫痰、强迫坐位见于急性左心衰竭。

6. 呼吸困难伴一侧胸痛见于大叶性肺炎、肺梗死、自发性气胸、急性心肌梗死、支气管肺癌等。

（四）实验室及特殊检查

1. 血、尿常规检查　有助于诊断呼吸系统感染性疾病和血液系统、泌尿系统疾病所引起的呼吸困难。

2. 血生化检查　对引起呼吸困难的各种疾病提供诊断、治疗和监测的依据。

3. 其他检查　胸部 X 线、肺功能、心功能、心电图、纤维支气管镜、CT 检查有助于疾病的诊断和指导治疗。

三、救护原则

呼吸困难病人的救护主要是有效清除气道分泌物，保持气道通畅；针对病情迅速给氧，改善机体的缺氧状态；实施监护，治疗原发病。

四、救护措施

（一）体位

协助病人取合理体位，减轻呼吸困难。如急性左心衰竭、严重哮喘、肺气肿等病人取坐位或半坐位；肋骨骨折病人取健侧卧位；胸腔积液的病人取患侧卧位；急性呼吸窘迫综合征（ARDS）病人取平卧位。

（二）保持气道通畅

有效清除气道分泌物，增加肺泡通气量。可采取协助病人咳嗽、咳痰的各种方法，如翻身、拍背、指导病人做深呼吸和有效的咳痰动作；进行雾化吸入，湿润呼吸道及稀释痰液；给予祛痰药以及采取机械吸痰措施；必要时建立人工气道，给予机械通气，辅助呼吸。

（三）给氧

呼吸困难的病人，应针对病情及时吸氧。有效地吸氧可改善机体缺氧状态，增加病人活动的耐受性和自信心，帮助病人保持镇静，消除病人紧张、恐惧情绪。

（四）实施监护

观察呼吸困难的改善情况，根据各项监护参数分析呼吸困难及缺氧改善情况，及时调整。同时加强对病情的观察和护理，注意生命体征的变化，观察神志、发绀程度，观察和记录出入液量，保证营养支持和基础护理措施的实施。

（五）原发病治疗和护理

积极治疗原发病，如肋骨骨折固定、肺脓肿及肺炎选用抗生素药物治疗等。

第四节　惊　　厥

惊厥（convulsion）是神经科常见症状之一，属于不随意运动。当全身或局部骨骼肌群突然强直性和阵发性痉挛时，称为惊厥。惊厥表现的抽搐一般为全身性、对称性，伴有或不伴有意识丧失。

一、病因和发病机制

（一）病因

1. 脑部疾病

（1）感染脑炎、脑膜炎、脑脓肿等。

（2）外伤新生儿产伤、颅脑外伤。

（3）肿瘤原发性肿瘤、脑转移瘤。

（4）血管疾病脑出血、蛛网膜下腔出血、脑栓塞、脑血栓形成等。

（5）寄生虫病脑血吸虫病、脑型疟疾等。

（6）其他如结节性硬化、播散性硬化、核黄疸等。

2. 全身性疾病

（1）感染性疾病新生儿和婴幼儿感冒、中毒性菌痢、败血症、狂犬病、破伤风等。

（2）中毒①内源性：如尿毒症、肝性脑病；②外源性：如苯、铅、砷、汞、阿托品、酒精、氯喹、有机磷杀虫药等中毒。

（3）心血管疾病高血压脑病、颈动脉窦过敏。

（4）代谢障碍低血糖症、子痫等。

（5）其他中暑、系统性红斑狼疮、触电等。

（二）发生机制

惊厥的发病机制尚未完全明了，认为可能是运动神经元的异常放电所致。

二、病情评估

（一）收集资料

1. 惊厥发生的年龄、病程　新生儿或婴儿期发生者多见于颅脑产伤；青壮年发生见于脑血管畸形；中老年人突然发生惊厥见于脑出血、蛛网膜下腔出血、脑栓塞等；中年以上反复发生惊厥应考虑为颅内肿瘤。

2. 惊厥的诱发因素　6个月至6岁之间的小儿高热时引起热性惊厥；生气、激动或各种不良刺激等引起癔症性发作；过度疲劳、感情冲动易激发癫痫发作。

3. 惊厥发作先兆　发作前有剧烈头痛者，见于高血压、蛛网膜下腔出血、颅脑外伤，颅内占位性病变等。

4. 惊厥发作形式　发作时有意识丧失、小便失禁和外伤者考虑为癫痫发作所致；发作时无意识丧失，无自伤及小便失禁者考虑为癔症性发作。

5. 惊厥发作持续的时间及终止方式　发作持续1~2 min，并自行停止者为癫痫发作；发作持续数小时，需要安慰和暗示治疗而终止者为癔症发作。

6. 了解有无脑部疾病、全身性疾病、癔症、毒物接触、外伤等病史及相关症状。

（二）体检

1. 病情观察　观察惊厥发作的特点，监测神志、体温、脉搏、呼吸、血压、瞳孔的变化。

2. 必要体检　检查病人的神经系统和心肺情况，寻找原发病及病变的部位。

（三）伴随症状及体征

1. 婴幼儿惊厥时伴发热，多见于急性感染；不伴随发热者，可见于癫痫；惊厥伴高热及脑膜刺激征，可见于脑炎、脑膜炎等。

2. 伴血压增高，可见于高血压病、子痫等。

3. 伴瞳孔缩小，可见于有机磷杀虫药中毒。

4. 伴意识丧失，见于癫痫大发作，重症颅脑疾病等。

5. 进行性头痛、呕吐、视力模糊伴惊厥，可见于颅内肿瘤。

6. 有外伤史，神志清醒，遇外界刺激后即发生惊厥，可见于破伤风。

7. 妊娠后期发生惊厥，并伴有头痛、头晕、呕吐、高血压、水肿、蛋白尿，见于子痫。

（四）实验室及特殊检查

1. 血液检查　白细胞计数及分类可帮助判断感染性疾病。血生化检查和动脉血气分析有助于疾病的治疗与效果监测。

2. 脑脊液检查　细胞计数、分类及压力测定可帮助诊断脑血管疾病及颅内感染性疾病。

3. X线、脑电图检查　可帮助诊断颅内占位性病变和癫痫。

4. 特殊检查　头颅 CT、计算机核磁共振体层显像及脑血管造影检查可帮助诊断颅内占位性病变和脑血管疾病。

三、救护原则

持续和反复发作的惊厥可引起脑水肿和心脏负担过重，甚至危及病人的生命，因此必须迅速采取措施控制惊厥发作及预防复发；进行病因治疗去除引起惊厥的疾病；还要进行对症治疗。

四、救护措施

（一）惊厥发作时的救护

1. 体位　病人惊厥发作时取仰卧位，解开其衣领、衣扣，以保持呼吸道通畅。同时，将头偏向一侧，清除口咽分泌物及呕吐物，以防吸入引起窒息。或将病人下颌托起，防止舌后坠而阻塞呼吸道。

2. 防止病人咬伤舌头及颊部　尽快用开口器或压舌板、筷子缠上纱布置于病人口腔的一侧上下臼齿之间，防止咬伤舌头及颊部。

3. 保持气道畅通　病人有义齿者应取下义齿。出现呼吸困难、发绀，应及时给予氧气吸入。

4. 安全保护 保持环境安静，避免刺激。应派专人护理或加床档，防止坠床。对抽搐的肢体要进行保护或适当约束，但不能暴力硬压，以防骨折和关节脱臼等。

5. 镇静解痉 立即按医嘱给予快速、足量、有效的镇静、抗惊厥药物，控制抽搐与惊厥的发作。如果病人处于持续强直阵挛性抽搐状态，要注意防止脑水肿、呼吸抑制，应纠正代谢障碍和水电解质失衡，防止呼吸、循环衰竭。

6. 观察并记录病情 观察并详细记录惊厥发作的次数、持续时间、临床表现，还应观察病人的神志、瞳孔、生命体征的变化，为诊断提供依据。

7. 对症护理发热者应给予物理降温。

（二）惊厥发作后的护理

1. 休息 无论何种原因引起的惊厥，发作后者要让病人安静、充分的休息，让其恢复体力。

2. 基础护理 对于呕吐、大小便失禁者，应及时清洗皮肤，保持皮肤清洁、干燥、更换床单、衣服，防止受凉。对昏迷病人，做好皮肤、口腔护理，防止褥疮和口腔炎症的发生。

3. 心理关怀 鼓励病人正视疾病，树立自信心，积极配合治疗及护理，减少诱发因素的刺激。

第五节　急性大咯血

咯血是指喉及喉以下呼吸道部位的出血经口排出者。急性大咯血是指一次咯血量在 500 mL 以上。咯血不是一个独立的疾病，而是多种疾病的临床症状，大咯血是呼吸系统疾病急症之一，若急救不及时，可发生窒息或出血性休克等并发症而导致死亡。但大咯血须与上消化道出血引起的呕血象鉴别。

一、病因和发病机制

（一）病因

引起咯血的原因很多，以呼吸系统疾病和心血管疾病为常见，在我国，大咯血的主要原因是肺结核，其次是支气管扩张症、肺癌。

1. 呼吸系统疾病

（1）支气管疾病常见的有支气管扩张症、支气管肺癌、支气管内膜结核等。

（2）肺部疾病常见的有肺结核、肺脓肿等。

2. 心血管疾病较常见的是风湿性心脏病二尖瓣狭窄，其次是肺动脉高压。

3. 全身性疾病

（1）急性传染病肺出血型钩端螺旋体病，流行性出血热等。

（2）血液病血小板减少性紫癜、白血病、再生障碍性贫血等。

（3）其他系统性红斑狼疮，气管、支气管子宫内膜异位症等。

（二）发病机制

1. 由于支气管的炎症、肿瘤或结石损伤支气管黏膜或病灶处毛细血管通透性增高或黏膜下血管破裂所致。

2. 肺部病变侵蚀小血管使其破裂出血。

3. 心血管疾病，由于肺瘀血造成肺泡壁或支气管内膜毛细血管破裂所致，如支气管黏膜下层支气管静脉曲张破裂，常表现为大咯血。

4. 全身性的某些疾病，如血液系统疾病，是由于各种病因所致凝血机制障碍，血液成分异常；某些急性传染病使全身的小动脉及毛细血管充血、扩张、通透性增加，而在肺部的表现为咯血。

二、病情评估

（一）收集资料

1. 发病年龄　青年人大咯血多由于支气管扩张症引起，50岁以上又有吸烟史而发生大咯血，多考虑为支气管肺癌所致。

2. 发病过程及发病前后症状

（1）有长期低热、咳嗽、消瘦，有结核病史提示为肺结核空洞。

（2）有不明原因的呛咳、咯血，应考虑有肺癌的可能。

（3）有畏寒发热、肌肉关节酸痛、眼结膜充血，并有疫水接触史，应考虑为出血型钩端螺旋体病。

（4）有皮肤、黏膜、牙龈出血，提示为血液病。

（5）有咳大量脓痰与体位有关提示为支气管扩张或肺脓肿。

3. 观察咯血的量、颜色、性状，估计出血量并记录。

4. 既往史，了解有无结核病史及风湿性心脏病病史。

5. 传染病接触史及预防接种史，有无全身出血倾向与黄疸表现。

（二）体检

1. 观察生命体征、神志、皮肤和黏膜颜色、有无出血点和杵状指（趾）、有无颈静脉怒张、精神状态、社会心理反应。

2. 心脏检查，注意肺部呼吸音、啰音及心脏杂音。

（三）伴随症状及体征

1. 咯血伴发热　见于肺结核、肺炎、肺脓肿、流行性出血热等。

2. 咯血伴胸痛　见于大叶性肺炎、肺梗死、支气管肺癌等。

3. 咯血伴呛咳　见于支气管肺癌、支原体肺炎。

4. 咯血伴脓痰　见于支气管扩张症、肺脓肿、肺结核空洞等。

5. 咯血伴皮肤黏膜出血　应考虑血液病、流行性出血热、肺出血型钩端螺旋体病、风湿性疾病等。

6. 咯血伴黄疸　应考虑钩端螺旋体病、大叶性肺炎、肺梗死等。

（四）实验室及特殊检查

1. 血液检查　血常规、出凝血时间、凝血酶原时间、血细胞比积等检查可以判断出血原因、贫血程度、是否感染等。

2. 痰液检查　可进行痰涂片查结核杆菌、癌细胞、寄生虫等。做痰培养和药物敏感试验可确定致病菌及指导治疗。

3. X线和CT检查　一般肺实质病变均可诊断。

4. 纤维支气管镜检查　可确定病变性质、咯血原因、出血部位、清除积血及取活组织检查。

5. 其他检查　支气管造影，心血管造影，心脏彩色多普勒等检查有助于明确诊断。

（五）鉴别诊断

大咯血时来势凶猛，犹如泉涌，血液经口、鼻喷出，是一种危急病症，必须尽快做出正确判断，以利急救处理。

三、救护原则

首先应弄清血是从何而来，确定是呕血还是咯血。对于大咯血的救护重点是及时制止出血；保持呼吸道通畅，防治气道阻塞；维持病人的生命功能及病因治疗。在救治的过程中，不要忘记密切观察病人有无呼吸困难或窒息先兆，随时准备抢救。

四、救护措施

1. 休息及体位　对于大咯血病人应绝对卧床休息，取患侧卧位，以减少病侧肺部的活动，或取半卧位以减少下肢和腹腔血液的回流，降低肺循环阻力，使肺血管收缩以利止血。大咯血出血部位不明确时，为防止吸入性肺炎或堵塞气道造成窒息，病人可取平卧位，头偏向一侧休息，不宜搬动或转送，以防加重咯血造成窒息或休克。

2. 心理护理　大咯血病人常有恐惧、烦躁心理。由此使交感神经兴奋性增强，心率增快，血液循环加速，肺循环血量增多，不利于止血。因此，要做好病人的心理护理，要鼓励和安慰病人，避免紧张，增强战胜疾病的信心。同时要鼓励病人咳出滞留在呼吸道的血液、血凝块，避免呼吸道阻塞。

3. 饮食　大咯血时病人暂禁食，待咯血停止后可给流质或半流质饮食，每次以温凉、少量为宜。保持大便通畅，防止用力排便。

4. 迅速建立静脉用药通道，保证及时合理治疗。

5. 对症处理

（1）对剧烈咳嗽或频繁咳嗽者，应给予镇咳药如可卡因。但对于年老体弱或肺功能不全者要慎用强镇咳药，以免抑制呼吸和咳嗽反射，使血液和分泌物不易排出而发生窒息。

（2）应用止血药止血，可用垂体后叶素 10 ~ 20 U 加入 5% 葡萄糖注射液 500 ml 中，静脉滴注，但高血压、心衰病人及孕妇禁用。也可用维生素 K、酯磺乙胺、氨甲苯酸、云南白药等药止血。夏天还可采取胸部冷敷止血。

（3）对有窒息先兆征象者（如胸闷、气憋、唇甲发绀、冷汗淋漓、烦躁不安、牙关紧闭等），应立即取头低脚高位，用压舌板和开口器打开口腔，向患侧卧位行体位引流，轻拍背部刺激咳嗽，迅速排除在气道和口咽部的血块，必要时用吸痰管进行机械吸引，并做好气管插管或气管切开的准备与配合工作。

6. 特殊治疗　配合医生进行纤维支气管镜下止血和行支气管动脉栓塞治疗。必要时进行外科手术治疗。

7. 原发病治疗与护理　积极寻找引起咯血的原发病，达到最终止血的目的。

8. 严密观察病情变化　定时监测生命体征，同时记录病人神志、情绪、瞳孔变化，皮肤、黏膜颜色及温度有无改变，有无呼吸困难、胸闷、三凹征，出血量、尿量及尿质量密度有无变化。注意有无窒息、呼吸衰竭、循环衰竭的症状及体征。

第六节　急性大呕血

急性大呕血是指上消化道疾病（十二指肠屈氏韧带以上的消化器官）或某些全身性疾病所致的急性上消化道大出血，于数分钟至数小时内出血量超过 1 500 ml，血液经口腔呕出者。

一、病因和发病机制

（一）病因

1. 上消化道疾病　常见于急性腐蚀性胃炎、应激性胃溃疡、消化性溃疡、胃癌、食管胃底静脉曲张破裂出血、食管—贲门黏膜撕裂等。

2. 上消化道毗邻器官疾病　见于肝硬化门静脉高压、肝癌及肝动脉瘤破裂出血、胰腺癌破裂出血。

3. 全身性疾病　见于血小板减少性紫癜、白血病、弥散性血管内凝血、流行性出血热、急性重型肝炎、钩端螺旋体病、尿毒症等。

如上所述，引起大呕血的原因很多，但以消化性溃疡引起最为多见，其次为食管胃底静脉曲张破裂，再次为急性胃黏膜病变。

（二）发病机制

1. 上消化道的黏膜由于受到各种致病因子的作用，局部黏膜出现炎症、损伤、糜烂、浅表性溃疡等导致出

血。如消化性溃疡、食管炎、胃炎、尿毒症等。

2. 由肝硬化等引起的门静脉高压形成侧支循环，出现食道胃底静脉扩张充盈、管壁变薄，遭损伤易破裂出血。

3. 肿瘤的糜烂、溃疡或坏死，侵蚀血管而引起出血。如胃癌。

4. 病人因频繁而剧烈地呕吐或其他原因使腹压骤然升高，导致食管与胃贲门连接处黏膜下层纵行撕裂而引起出血。

5. 血液及造血系统疾病致使血小板数量和质量发生异常改变，凝血因子异常，而引起凝血机制异常而发生出血。如血小板减少性紫癜、白血病、弥散性血管内凝血等。

二、病情评估

（一）收集资料

1. 年龄及过去史　中青年过去有反复发作的上腹痛病史考虑为消化性溃疡出血，中青年过去有肝病史又有脾肿大、肝掌等应考虑肝硬化、门静脉高压所致食管、胃底静脉曲张破裂出血。中老年人过去身体健康，近期出现上腹痛、厌食、消瘦、贫血等。应考虑为胃癌。

2. 呕血的诱因　有无饮食不节，大量饮酒、毒物及特殊药物摄入史。

3. 呕血的颜色　从呕血的颜色可帮助推断出血的部位，食管病变出血多为鲜红或暗红色；胃内病变出血多呈咖啡渣样颜色。

4. 呕血量　可作为估计出血量的参考，但由于部分出血滞留在胃肠道，估计出血量应根据全身反应来判断，大量呕血则有急性周围循环衰竭的表现，显示脉搏频数、血压下降、呼吸急促及休克等。

5. 确定是否是呕血，须与大咯血相鉴别，见第五节急性大咯血的救护。

（二）体检

1. 观察神志，测量体温、脉搏、呼吸、血压并记录。

2. 观察面容，观察皮肤、黏膜的温度及颜色变化，检查有无肝掌、黄疸、腹壁静脉曲张。

3. 检查肝、脾，查看有无腹水征和肠鸣音亢进。

（三）伴随症状及体征

1. 呕血伴肝脾肿大、消瘦、蜘蛛痣、肝掌、腹壁静脉曲张、腹水，可见于肝硬化。

2. 慢性规律性上腹痛伴呕血，可见于消化性溃疡。

3. 呕血伴黄疸、寒战、发热、右上腹绞痛，可见于肝胆疾病。

4. 呕血伴皮肤和黏膜出血、发热、肌肉酸痛，可见于血液病、脓毒症、流行性出血热。

5. 呕血伴消瘦、贫血、上腹部无规律性疼痛，见于胃癌。

（四）实验检查及特殊检查

1. 血液检查

（1）白细胞、血小板、血红蛋白低于正常，出凝血时间延长。凝血酶原时间异常，肝功能异常，白蛋白/球蛋白比例倒置，有助于诊断急性肝病、肝硬化。

（2）白细胞异常增高，血小板、红细胞均减少，血红蛋白下降，出凝血时间延长，考虑白血病。

2. 内镜检查　是上消化道出血病因诊断的重要方法。可确定出血部位、病变性质，必要时可止血。

3. B 超、CT 检查　有助于明确诊断肝硬化、脾功能亢进、胰腺癌、胆囊结石等。

4. 选择性腹腔动脉造影　用于诊断动静脉畸形、血管瘤，还可协助诊断出血部位。

5. X 线检查　多在出血停止后 2 周进行。钡餐检查对诊断食管静脉曲张、消化性溃疡及胃癌有重要价值。

（五）鉴别诊断

呕血和咯血的鉴别（见本章第五节）

三、救护原则

大呕血病人由于大量血液丢失其救护应首先补充血容量；其次采用止血措施防治持续出血和再出血；再则病因治疗。

四、救护措施

（一）解除病人恐惧心理

大呕血病人常有恐惧心理，让病人绝对卧床休息，保持安静、给予安慰和鼓励以消除其恐惧心理。

（二）基础护理

大量呕血病人应暂禁食，出血停止后给予流质或半流质富有营养的饮食，避免粗纤维多的蔬菜与刺激性食物。对肝性脑病前驱期应立即暂停蛋白质饮食，防止血氨升高，加重昏迷。对食管胃底静脉曲张者应给予低盐、低蛋白、少渣、高热量、高维生素饮食，少量多餐；避免食物过热以防止再次出血。注意保暖，做好口腔和皮肤护理。

（三）生命体征观察

密切观察神志、生命体征、皮肤与黏膜颜色及温度变化，判断是否有出血性休克和继续出血。如病人感到头晕、心悸、恶心、烦躁、上腹部不适，考虑为先兆出血，应立即采取措施。强调观察尿量及尿质量密度，记录出入液量，这是抢救休克成功与否的重要指标。

（四）畅通气道

对于大量呕血病人，首先稳定病人和家属情绪。让病人取平卧位，头侧向一边，防止血液进入气管引起窒息或吸入性肺炎。保持气道通畅，必要时给予氧气吸入。

（五）抢救失血性休克

1. 如大量呕血病人出现口渴、烦躁、面色苍白、心率大于每分钟 120 次、收缩压低于 90 mmHg 时，立即建立两条静脉通道，一条通道输入止血药物，另一条通道用于维持有效的血容量。

2. 溃疡病出血病人可用西咪替丁、雷尼替丁、尼扎替丁、法莫替丁等 H_2 受体拮抗药。

3. 食管胃底静脉曲张病人可用垂体后叶素 75 U，加入 5% 葡萄糖注射液 500 ml 中，静脉滴注，但高血压、冠心病病人和孕妇忌用。

（六）口服止血药

用去甲肾上腺素 4~8 mg，加入冷生理盐水 150 ml 中，分次口服。

（七）双气囊三腔管压迫止血

用于食管胃底静脉曲张病人，可起到良好的止血效果。注意充气量和压力，以达到切实压迫、止血的目的；并做好双气囊三腔管护理，用液体石蜡滴入插双气囊三腔管的鼻腔内，每日 3 次，以减少管腔对鼻黏膜的刺激。定时放气、充气，以防止压迫局部组织；及时抽取胃内容物及引流物，并注意观察胃内容物及引流物的颜色和量等，以判断有无继续出血。出血停止后，放气留置观察 24 h 后方可拔出，拔出前口服润滑剂润滑食管。

（八）特殊治疗

必要时胃镜直视下止血或手术止血。

（九）预防并发症

对肝硬化所致上消化道出血者，应注意消除肠内积血，以免诱发肝性脑病及加重腹水。

（李海燕　孙　青　赵　洁　冯　静　张明灿）